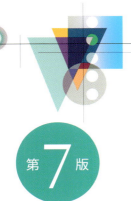

歯科矯正学

第7版

Orthodontics for Dental Students

編集

後藤滋巳
齋藤　功
西井　康
槇　宏太郎
森山啓司
山城　隆

執筆（執筆順）

日本歯科大学生命歯学部教授
新井一仁

東京医科歯科大学大学院医歯学総合研究科教授
森山啓司

岡山大学学術研究院医歯薬学域教授
上岡　寛

大阪大学大学院歯学研究科教授
山城　隆

明海大学歯学部教授
須田直人

鹿児島大学大学院医歯学総合研究科教授
宮脇正一

九州大学大学院歯学研究院教授
髙橋一郎

鶴見大学歯学部教授
友成　博

鶴見大学歯学部講師
関谷利子

東京医科歯科大学大学院医歯学総合研究科講師
辻　美千子

東京医科歯科大学大学院医歯学総合研究科教授
小野卓史

東京医科歯科大学大学院医歯学総合研究科准教授
細道　純

東京歯科大学教授
西井　康

東京歯科大学講師
有泉　大

元東北大学大学院歯学研究科教授
溝口　到

北海道大学大学院歯学研究院教授
佐藤嘉晃

昭和大学歯学部特任教授
槇　宏太郎

昭和大学歯学部准教授
芳賀秀郷

朝日大学歯学部教授
北井則行

日本大学松戸歯学部教授
根岸慎一

九州歯科大学教授
川元龍夫

愛知学院大学歯学部准教授
田渕雅子

愛知学院大学名誉教授
後藤滋巳

徳島大学大学院医歯薬学研究部教授
田中栄二

長崎大学大学院医歯薬学総合研究科教授
吉田教明

大阪歯科大学名誉教授
松本尚之

福岡歯科大学教授
玉置幸雄

日本大学歯学部教授
本吉　満

日本歯科大学生命歯学部講師
栃木啓佑

岩手医科大学歯学部教授
佐藤和朗

愛知学院大学歯学部准教授
藤原琢也

愛知学院大学歯学部教授
宮澤　健

北海道医療大学歯学部教授
飯嶋雅弘

九州歯科大学病院講師
黒石加代子

九州歯科大学講師
郡司掛香織

元日本歯科大学新潟生命歯学部教授
小林さくら子

神奈川歯科大学歯学部教授
山口徹太郎

神奈川歯科大学歯学部診療助手
池中僚亮

神奈川歯科大学歯学部准教授
小泉　創

奥羽大学歯学部教授
福井和徳

奥羽大学歯学部教授
川鍋　仁

東北大学大学院歯学研究科准教授
北浦英樹

広島大学大学院医系科学研究科教授
谷本幸太郎

大阪歯科大学准教授
西浦亜紀

新潟大学名誉教授
齋藤　功

昭和大学歯学部講師
長濱　諒

東京医科歯科大学大学院医歯学総合研究科講師
東堀紀尚

福岡歯科大学助教
石井太郎

松本歯科大学教授
影山　徹

松本歯科大学教授
川原良美

医歯薬出版株式会社

This book is originally published in Japanese
under the title of :

Sɪᴋᴀ Kʏᴏsᴇɪɢᴀᴋᴜ
(Orthodontics for Dental Students)

Editors :

Goᴛᴏ, Shigemi et al.

Goto, Shigemi
  Professor Emeritus, Aichi Gakuin University

ⓒ 1974 1 st ed.
ⓒ 2024 7 th ed.
ISHIYAKU PUBLISHERS, INC.
  7-10, Honkomagome 1 chome, Bunkyo-ku,
  Tokyo 113-8612, Japan

第7版　序

『歯科矯正学』は，1974年に初版である第1版第1刷が発行され，以後，改版を重ね，約50年が経過し今日に至っております．第6版は2019年1月に発行され，全国レベルの教科書としての認識のもと，多くの日本の歯科大学，歯学部の学生に利用されてきました．

昨今，様々な科学分野において目まぐるしい変化が遂げられており，歯科医学においても同様に学術的な研究成果をもとにした歯科臨床技術は日進月歩で発展し，歯学教育を取り巻く環境も大きく変化しています．

具体的には，平成28年から6年ぶりに改定された令和4年版「歯学教育モデル・コア・カリキュラム」が令和6年度の歯学部入学生から導入されました．また，「歯科医師国家試験出題基準」も令和5年版に改定され，第116回歯科医師国家試験から新基準にて出題されています．また，近年，矯正歯科臨床における診療ガイドラインが策定され，診療システムにおいては，歯科矯正用アンカースクリューの薬事承認により「固定」の概念が刷新されました．また，先天性多数歯欠如や小児の口腔機能発達不全への対応，診断技術のデジタル化や口腔内スキャナーの応用など，診断・治療方針・方法の策定に伴う矯正装置の取り扱い等についても新しい知識と正しい理解が必要です．多くの歯科学生が教科書としている本書においては，これらの内容について見直し，時代の要請に応えて追加記載しています．

一方で，第7版の編纂においても，これまでと同様，先進的な研究に意欲的に取り組む研究者や確かな知識・技術を有する臨床家を多く育成することを目的とした，歯科学生向けの教科書という基本的な姿勢は，従来同様，堅持しました．また，第6版までに築き上げられた「総論」・「診断学」・「治療学」の大きな骨格をもとにした構成は，第7版でも踏襲しています．

第7版でもわが国の教育・研究の第一線で活躍されている優れた先生方に執筆をお願いしました．本書が歯科矯正学教育における中心的な教科書として，よりいっそう歯科医学の発展に貢献できれば望外の喜びです．

編集委員　後藤　滋巳　齋藤　　功
　　　　　西井　　康　槇　宏太郎
　　　　　森山　啓司　山城　　隆

第6版 序

　本書『歯科矯正学』は1974年に榎　恵先生監修による初版が発行されてから，改版を重ねて44年が経過した．これまでの第5版は2008年に第1刷が発行され10年余が経過している．この第5版は多くの大学の先生にご執筆いただき，日本全国の歯科大学，大学歯学部で多くの学生に利用される日本を代表する歯科矯正学の教科書としての地位を得ている．

　一方で，歯科医学は学術的な研究成果や歯科臨床技術の進歩・発展によって日進月歩しており，また歯学教育に対する姿勢やそれを取り巻く環境も昨今大きく変化している．平成28年度（2016年度）には「歯学教育モデル・コア・カリキュラム−教育内容ガイドライン−」が改訂され，平成30年（2018年）には「歯科医師国家試験出題基準」も改訂された．このような背景を鑑みると，多くの歯科学生が教科書としている本書においては，その内容を新たに見直して時代の要請に応えていく必要性が生じているものと考えられる．すなわち第5版の初版が発行されてから10年余を経過した現在，本書は第6版として新たに改訂する必要があるものと考えられる．

　本書は試験対策本や実習書とは異なる．第6版への改訂にあたっては，歯科学生に必要な最低限の内容を網羅することは勿論だが，それだけではなく，先進的な研究に意欲的に取り組む研究者や，確かな知識・技術を有する臨床家を多く育成することをも目的とした歯科学生向けの教科書，参考図書にするという基本的な姿勢を，従来と同じく堅持した．

　第6版の構成は第5版までに築き上げられてきた「総論」・「診断学」・「治療学」の大きな骨格を踏襲し，また細部の章の構成も第5版を基本的に参考にして進めた．この従来からの構成は，歯科大学学長・歯学部長会議によって編纂された「歯科医学教授要綱」の内容に概ね準拠したものである．また執筆者としては，これまでと同様に多くの大学の先生がたにご参加いただくこととし，全国29のすべての歯科大学，大学歯学部の教授31名をはじめとして総勢39名の大学教員の先生がたにご執筆いただいた．執筆依頼から発刊までの間に移動や定年退任されて所属や肩書きが替わられた先生もいらしたが，執筆時には日本国内すべての歯科大学・大学歯学部の教授，准教授が著者として名を連ねた．

　著者を多く擁すると，書物全体の偏りは少なくなるものの，執筆の姿勢に著者間でのバラつきが生じる懸念がある．それを避けるために，編集委員会では頻回に会議を開催し，一般に常識として認められた内容であるかどうか，教科書に記載するに値するエビデンスに基づいた内容であるかどうか，また用語が適切かなど，綿密に内容を検討させていただき，著者にご理解を頂いて修正をお願いしたこともあった．

　本書が学生諸君の教科書，参考書として役立つだけでなく，読者が歯科矯正学に対する興味を深め，延いては将来，歯科矯正学，矯正歯科治療の発展に寄与されることにつながれば，望外の喜びである．

　　2018年12月

　　　　　　　　　　　　　　編　集　飯田順一郎　　葛西　一貴
　　　　　　　　　　　　　　　　　　後藤　滋巳　　末石　研二
　　　　　　　　　　　　　　　　　　槇　宏太郎　　山城　隆

第5版 序

　本書『歯科矯正学』の初版が榎　恵先生の監修により1974年に発刊されてから，早くも30余年が経過した．その間に，いくつもの歯科矯正学の教科書が刊行され，また海外の教科書も数多く翻訳されてきたが，本書は堅実に版を重ね，次第にわが国の代表的な歯科矯正学の教科書のひとつとしての地位を得てきているように思われる．

　このたび，第5版に改訂するにあたり，その当初より，医歯薬出版からは，できるだけ多くの大学機関の先生方にご執筆をお願いして，ぜひとも全国レベルで認識されるような教科書としたいとの並々ならぬご意向をお聞きした．

　いささか大仰な言い方をすれば，教科書は学生教育における公器である．したがって，教科書には基本的にその内容や考え方に偏りがないことが望まれ，その観点からは多数の機関からの参画は歓迎されるところである．ご執筆の依頼をご快諾された先生方の所属先を一顧すれば，全国のほとんどの大学がその名を連ねている．誠にもって，頼もしい限りである．先鋭的や特異的になることを避け，できるだけ標準的な思考のもとで編集にあたることを心がけ，願わくば歯科医師国家試験の問題作成に際しても，参考としていただけるようなわが国の統一的な教科書としたいところが偽りのない思いである．

　ところが，多くの執筆者を擁することは，偏りは少なくなるものの，それだけバラつきが大きくなって収まりが悪くなるのが自然の摂理である．それを避けるためにも，ひたすらそれぞれのご執筆者にご理解をいただき，最先端の研究成果や臨床技術，あるいはご執筆者個人の持説を控えていただき，われわれの分野で長年にわたって十分に揉まれ，すでに国際的にもコンセンサスが得られている歯科矯正学の智恵と技のエッセンスだけに焦点を絞り，その情報を本書でご披露願うことを原則とした．とはいうものの，ことに臨床科学は日進月歩である．教科書も，頑なに守旧一辺倒であってはならぬはずで，そのための改訂版でもある．

　近年の歯科矯正学の進歩を特色づけてきたものは，その対象領域を基礎的にも臨床的にも拡げてきたこと，また臨床診断に際して判断基準の客観性を深めてきたこと，さらには術式もさまざまに展開してきたことなどであろう．それぞれの基本的な理念と実例とが本書に明快に反映できるよう，構成上の工夫と，それにふさわしい執筆者の人選を行って，できるかぎりの対応に努めたつもりである．

　教科書とは一生お付き合いするもの．学生諸君には，本書に提供された歯科矯正学の厳選素材を存分に活かし，それに各自が創意の味つけをされて，学生時代はもとより将来にわたっても，さまざまな問題解決にあたっていただきたい．編集子一同のささやかな希望である．

　　2008年3月

　　　　　　　　　　　　　　　　　　編　集　相馬　邦道　　飯田順一郎
　　　　　　　　　　　　　　　　　　　　　　山本　照子　　葛西　一貴
　　　　　　　　　　　　　　　　　　　　　　後藤　滋巳　　（執筆順）

第4版　序

　本書は，大学歯学部あるいは歯科大学の学生を対象にした教科書として企画されたものである．したがって，歯科医学生として学ぶべき"歯科矯正学"の範囲は，網羅されている．さらに，学生の理解を助けるために構成についていくつかの工夫が加えられている．

　まず，"歯科矯正学"を総論，診断学，治療学に大きく分け，総論では基礎領域の関連情報を交えて歯科矯正学を支えている基礎的な部分の解説を行っている．つぎに，診断学では矯正歯科臨床の診断に関連する診査・検査の方法，およびこれらの診査・検査をもとにした総合的な診断について解説している．治療学の項では，矯正歯科治療によってもたらされる生体の反応，各種矯正装置の構成，作用，適応などについて述べている．さらに，ここでは矯正歯科治療の実際について症例を交えての解説を行っている．これらの解説に際して，本書では伝統的な考え方および治療法から，歯科医学生に必要な最新の基礎知識，検査法，治療法まで触れている．

　"歯科矯正学"は，歯科医学生にとって取り組みにくい領域の一つである．なぜなら，学生時代に臨床の現場をみる機会が他の臨床科目に比べて少なく，したがって，症状が治癒していく過程を観察する機会がほとんどないことなどがその理由としてあげられる．

　現在，歯科医学教育の現場では問題志向型の教育が叫ばれている．これは，患者がもつ問題（症状）を具体的に把握することから始まり，これらの問題点を解決するにはどのような診査・検査が必要か，またその結果をどのように考えるのかを学び，最終的にその症状にもっとも適した治療法を学習するというものである．

　このような教授法には，従来型の教科書は向いていないという意見もある．しかし，問題志向型の教育を充実させるのは基礎となる座学的知識を学生がどれほど豊富に持ち合わせるかにかかっている．その座学的な知識を学ぶ場合には，本書のような系統だった教科書が知識の整理には最適といえる．

　歯科医学生が，卒業後臨床に従事した時点で"歯科矯正学"を振り返り学ぶ場合には，本書のような整理された教科書がぴったりである．このような点から，歯科医学人生のあらゆる時点で本書を大いに活用していただきたい．

　2001 年 3 月 20 日

編　集

葛西　一貴　後藤　滋巳

亀田　　晃　相馬　邦道

川本　達雄　丹羽金一郎

（五十音順）

第3版　序

　　近年，わが国で出版されている歯科矯正学ならびに矯正治療に関する書籍数は驚くほど急増し，すでに50種を超えている．

　　このことは矯正治療を行う歯科医の急増と無関係ではない．

　　1980年には『矯正歯科』を標榜する歯科医数が2,680名にすぎなかったのに，わずか8年後の1988年には実に6,800名と2.5倍に達し，その後も依然としてふえ続けている．

　　この増加の最も大きな理由は，矯正治療を必要とする歯科医療の分野が著しく拡大したことにある．

　　それは補綴的治療に先立って行われる支台歯や鉤歯の矯正治療，咬合の異常に起因する歯周病や顎関節症の治療の一環としての矯正治療，唇顎口蓋裂児や成人の矯正治療の急増などによるもので，好むと好まざるとを問わず，すべての歯科医が矯正治療に正しい理解を持ち，適切な矯正治療を行いうることが要望されるようになったからである．

　　本書は1974年，榎　　　恵先生の監修によって出版された"歯科矯正学"（本橋康助，岩澤忠正 編集，医歯薬出版）の改訂版として企画されたものである．

　　本書では前書の刊行後，十数年間においてさらに進展，開発された学理や新しい矯正装置，治療方法などのうち，広く内外で認められたものをより多くとり入れることにつとめた．

　　そして，その執筆にはそれぞれの項目に最もふさわしい方を選んだため，歯科矯正学の教授17名とともに，全執筆者数は31名に達している．

　　執筆者はそれぞれの分野に精通する教育者であるだけに，分担されたテーマの記述はきわめて簡明で理解しやすいもので，学生ばかりでなく多くの臨床医にとっても座右の書となりうるものと自負している．

　　この本が日本の歯科矯正学の発展と，矯正臨床の普及の一助となることを願っている．

　　1991年9月

編　集
飯塚哲夫　瀬端正之
岩澤忠正　本橋康助
（五十音順）

第2版 序

　本書が第1版を刊行してから早くも5年，幸いに刷数も第6刷を重ね，ようやく版を改める機が熟してきたようである．しかし現実にどの章のどこを改め，どのような新しい情報を加えるかなどとなると，とまどいがないとはいえない．初版の序に述べたように教科書というものは，研究業績の報告などとは違って，"これならば一般に同感なり評価を得たと考えてよいという段階"で，その研究なり技術を取上げるべきだと考えているからである．

　この5年間に得られためぼしい業績は無くはない．たとえば，いわゆる整形外科的な強い力を用いて，単に歯の位置だけでなく，成長を抑制したり，隣接骨組織までの形を変えようとする試みが，基礎的実験のみでなく，臨床面でもかなりの業績をあげつつある．しかし，これを今の段階で教科書に取上げるのには，まだためらいを感ぜずにはいられない．一方，新しい名称を冠した技術が2，3はなばなしく登場し，一部の術者の間でも試みられつつある．しかし日本人の不正咬合に対しての応用面での評価が定まったとはいえない．また舌を含めての口腔周囲筋の異常な機能や行動を改善するための学際的な研究と，その臨床応用面での専門的な人材を養成しようとする試みも初期の段階にある．

　以上のようなわけで，今回の改版ではきわめて限られた部分の削除と追加とに限られた．"歯の小移動"M. T. M. という章を加えたのは，矯正学的な知識と技術の応用で，咬合のよりよい修復や，よりよい補綴物ができることは臨床家にとっての喜びであり，患者にとっても幸せであるに違いないからである．しかも，かならずしも専門的な技術を要するものでもなく，一応の研修を受ければ可能であることによるのである．

　本年になってようやく歯科において"矯正歯科"，"小児歯科"という診療科名の標榜が許されるようになった．専門家による高度の治療はそれなりに必要ではあるが，将来は一般の臨床家でも，ある程度の矯正学的知識や一部の技術が必要となる時期がくるに違いない．すでに小児歯科と矯正歯科との間でも重なり合いの分野がふえつつある．また全口腔単位治療とか，プライマリー・ケアという診療計画の必要性が強調されるようになった現在，一般臨床家にとっても，"患者にとって今何が必要か"を把えるために，専門的領域と考えられる分野についても一通りの情報を持つ必要が要求されるであろう．本書が在学生の教科書のみならず，そのような役目を果たしてくれることを念願している．

　　　1979年11月

　　　　　　　　　　　　　　　　　　　　　　　　　　　　　榎　　　　恵

第 1 版　序

　　第二次世界大戦を終えて間もなく 1947 年，恩師 高橋新次郎先生の戦前の著書である"矯正歯科学"の第 6 版と，岩垣　宏先生の"小矯正歯科学"とが刊行されたが，間もなく絶版となり，1960 年に高橋先生の著書が全く装いを新たにして"新編歯科矯正学"として刊行されるまでは歯科矯正学の教科書は絶無であった．1965 年には斎藤先生の"歯科矯正治療の臨床"が刊行されたが，基礎理論編を欠くために教科書としては用いられず，高橋新次郎先生の"新編歯科矯正学"のみがここ十数年にわたって唯一の教科書として用いられてきた．

　　しかし"新編歯科矯正学"が刊行されてからすでに十数年の年月を閲している．その間 1960 年ごろを境として歯科矯正学は基礎的な面においても，技術面においても新しい進展が見られ，それらのうちのいくつかの情報はすでに外国の教科書に採り入れられつつある現状である．

　　個人的な意見ではあるが，私は教科書というものは息の永い存在であるところに価値があるものであると考えている．日進月歩とはいえ，基礎理論的な業績が国際的な評価を経るまでには長い年月を必要とするものであり，また技術的な面でも多くの臨床的な追試を経て初めて国際的な承認を得るものなのである．したがってそれらの研究や報告が発表された段階で，これを教科書に採り入れるというような性急な態度はとるべきでないと考えている．

　　しかし現状はこれらの新しい情報のいくつかはすでに各大学の教育の中に採り入れられつつあり，それらを含めた新しい教科書の刊行を望む声がある．

　　本橋康助・岩澤忠正両教授が本書の刊行を企画されたのも，それらの要望をふまえてのことときいている．両教授はこうした考えに基づいて志を同じくする同僚にはかり，執筆者とその担当項目とを選んで共同執筆の形をとる教科書の刊行を企て，その監修を私に求められたのである．

　　それぞれの執筆者はその項目にふさわしく適任であると思われたので，監修といえばおこがましいが，ひととおり眼をとおして，重複するところ，調整を要するところなどについていささか助言し，ほぼ矯正教科書として体裁をととのえることができるように力添えをさせてもらったのである．

　　多数の執筆者からなる書物の利点は前述のように，おのおのが得意の領域について筆を執ることができることではあるが，一方では一貫したフィロソフィーに欠けるうらみがあって，ともすれば歩み寄りによって個性的な考えが失われることもある．しかし教科書としては片寄りがないという点で利点といえなくもない．

　　つとめて同じ事項についての重複を避けることを心がけたが，ときには重複は学生諸君の記憶を強化することに役立つと思いあえてそのままにしたところもある．また学会で選定するに至っていない新しい学術用語の訳についても一貫しない点もあるが，原語を付しているのでその同定はできるものと思っている．

　　本書が学生諸君に歯科矯正学に対する興味を覚えしめ，進んでその研究や技術の修得に志す人が増加することができれば執筆者の喜びこれにまさるものはないであろう．

　　1974 年 9 月

榎　　　恵

歯科矯正学 第7版
CONTENTS

I 編　総　論

1章　歯科矯正学の定義と歴史 …………………………………………新井一仁 ● 1
I 歯科矯正学の語源と定義 ……………………………………………………………… 1
　I・1　歯科矯正学の語源 ……………………………………………………………… 1
　I・2　歯科矯正学の定義 ……………………………………………………………… 1
II 歯科矯正学の歴史 …………………………………………………………………… 2
　II・1　欧米における歯科矯正学の歩み ……………………………………………… 2
　II・2　日本における発展 ……………………………………………………………… 6

2章　矯正歯科治療の目的と意義 ………………………………………森山啓司 ● 9
I 矯正歯科治療の目的 ………………………………………………………………… 9
II 不正咬合による障害 ………………………………………………………………… 9
　II・1　齲蝕の誘因 ……………………………………………………………………… 9
　II・2　歯周病の誘因 ………………………………………………………………… 10
　II・3　外傷の誘因 …………………………………………………………………… 10
　II・4　歯根吸収の誘因 ……………………………………………………………… 10
　II・5　咀嚼機能障害 ………………………………………………………………… 11
　II・6　筋機能異常 …………………………………………………………………… 11
　II・7　顎骨の発育異常 ……………………………………………………………… 12
　II・8　発音異常 ……………………………………………………………………… 13
　II・9　審美的な欲求と心理的な背景 ……………………………………………… 13
III 矯正歯科治療の意義 ……………………………………………………………… 14

3章　成長発育 ………………………………………………………………………… 15
I 成長発育概論 ………………………………………………………………上岡　寛 ● 15
　I・1　成長発育の定義 ……………………………………………………………… 15
　I・2　成長発育のパターン ………………………………………………………… 15
　I・3　一般的な身体発育経過 ……………………………………………………… 17
　I・4　成長発育の評価法 …………………………………………………………… 18
　I・5　相対成長 ……………………………………………………………………… 19
　I・6　生理的年齢 …………………………………………………………………… 20
　I・7　社会性・言語・情動の発達 ………………………………………………… 21

CONTENTS

Ⅰ・8　成長発育の影響因子 ……………………………………………………… 24

Ⅱ 頭蓋および顎顔面骨の発生および成長 ……………………………… 山城　隆 ● 25

Ⅱ・1　頭部の発生 ………………………………………………………………… 25

Ⅱ・2　頭蓋骨の発生 ……………………………………………………………… 29

Ⅱ・3　頭蓋骨の成長発育 ………………………………………………………… 30

Ⅱ・4　脳頭蓋の成長発育 ………………………………………………………… 35

Ⅱ・5　顔面頭蓋の成長発育 ……………………………………………………… 39

Ⅱ・6　加齢変化（成人以降の加齢変化） ……………………………………… 44

Ⅲ 歯列と咬合の成長発育・加齢変化 …………………………………… 須田直人 ● 44

Ⅲ・1　歯の形成と萌出 …………………………………………………………… 44

Ⅲ・2　乳歯列期の咬合 …………………………………………………………… 47

Ⅲ・3　混合歯列期の咬合 ………………………………………………………… 49

Ⅲ・4　永久歯列期の咬合 ………………………………………………………… 53

Ⅲ・5　咬合発育段階（歯齢） …………………………………………………… 53

Ⅲ・6　歯列弓の大きさの変化 …………………………………………………… 54

Ⅲ・7　歯列弓の加齢変化 ………………………………………………………… 56

Ⅳ 口腔機能の発達 ………………………………………………………… 宮脇正一 ● 56

Ⅳ・1　咀　嚼 ……………………………………………………………………… 56

Ⅳ・2　嚥　下 ……………………………………………………………………… 61

Ⅳ・3　発　音 ……………………………………………………………………… 63

4章　咬　合 …………………………………………………………………… 66

Ⅰ 咬合概論 ………………………………………………………………… 髙橋一郎 ● 66

Ⅰ・1　咬合の定義 ………………………………………………………………… 66

Ⅰ・2　咬合の解剖学 ……………………………………………………………… 67

Ⅰ・3　咬合の生理学 ……………………………………………………………… 73

Ⅰ・4　咬合と顎運動 ……………………………………………………………… 75

Ⅱ 正常咬合 ………………………………………………………………………… 77

Ⅱ・1　正常咬合の概念 …………………………………………………………… 77

Ⅱ・2　永久歯列期の正常咬合 …………………………………………………… 78

Ⅱ・3　乳歯列期の正常咬合 ……………………………………………………… 82

Ⅱ・4　混合歯列期の正常咬合 …………………………………………………… 83

Ⅱ・5　正常咬合の成立とその保持条件 ………………………………………… 84

Ⅲ 不正咬合 …………………………………………………… 友成　博，関谷利子 ● 86

Ⅲ・1　不正咬合の疫学 …………………………………………………………… 86

Ⅲ・2　不正咬合の種類 …………………………………………………………… 89

Ⅲ・3　不正咬合の分類 …………………………………………………………… 97

xi

5章　不正咬合の原因 ······101

I　不正咬合の原因のとらえ方 ·············森山啓司, 辻　美千子 ● 101
- I・1　環境的要因と遺伝的要因 ······101
- I・2　先天的原因と後天的原因 ······103

II　先天的原因 ······103
- II・1　不正咬合を発現する主な先天異常 ······103
- II・2　歯数の異常 ······108
- II・3　歯の形態異常 ······108
- II・4　口腔軟組織の形態異常 ······109

III　後天的原因 ·············小野卓史, 細道　純 ● 110
- III・1　全身的原因 ······110
- III・2　局所的原因 ······111

6章　不正咬合の予防 ·············西井　康, 有泉　大 ● 117

I　不正咬合の予防の意義と目的 ······117
- I・1　予防矯正 ······117
- I・2　抑制矯正 ······117

II　乳歯列期における予防 ······117
- II・1　機能的に偏位した顎位の改善 ······117
- II・2　口腔習癖の除去 ······118
- II・3　欠損部の保隙 ······118
- II・4　乳歯の先天性欠如, 癒合歯への対応 ······118

III　混合歯列期における予防 ······118
- III・1　過剰歯 ······118
- III・2　永久歯の先天性欠如 ······118
- III・3　乳歯の晩期残存 ······119
- III・4　乳歯の早期喪失 ······119
- III・5　小帯の異常 ······120
- III・6　歯の骨性癒着 ······120
- III・7　永久歯の萌出方向の異常 ······120
- III・8　口腔習癖, 口腔周囲筋の異常 ······120
- III・9　呼吸の問題 ······122

IV　永久歯列期における予防 ······122
- IV・1　最後臼歯の萌出余地不足 ······122
- IV・2　歯周病 ······122

7章　矯正歯科治療に伴う生体反応 ·············溝口　到 ● 123

I　全身的反応 ······123
II　局所的反応 ······123

CONTENTS

Ⅱ・1　歯，歯周組織 ………………………………………………… 123
Ⅱ・2　顎骨，顎関節などに起こる反応 …………………………… 129
Ⅲ **歯の移動に伴う骨改造** ………………………………………………… 131
Ⅳ **最適な矯正力による反応** …………………………………………… 132
Ⅴ **強い矯正力による反応** ……………………………………………… 133
Ⅵ **上顎歯列弓の拡大** …………………………………………………… 133
Ⅶ **全身状態との関連性** ………………………………………………… 134
Ⅶ・1　ビスホスホネート（BP）類 ……………………………… 134
Ⅶ・2　抗炎症薬 …………………………………………………… 135
Ⅶ・3　糖尿病 ……………………………………………………… 135
Ⅶ・4　感染性心内膜炎 …………………………………………… 135
Ⅶ・5　若年性特発性関節炎 ……………………………………… 135
Ⅶ・6　低身長 ……………………………………………………… 135

Ⅱ 編　診断学

8章　診　断 …………………………………………………… 佐藤嘉晃　136
Ⅰ **診断の基本** …………………………………………………………… 136
Ⅰ・1　矯正歯科治療における診断の特徴 ……………………… 136
Ⅰ・2　矯正歯科治療の流れとインフォームドコンセント，問題指向型診療 … 136
Ⅰ・3　根拠に基づいた医療と診療ガイドライン ……………… 138
Ⅱ **医療面接と診察** ……………………………………………………… 139
Ⅱ・1　医療面接 …………………………………………………… 139
Ⅱ・2　診　察 ……………………………………………………… 141

9章　検　査 …………………………………………………………… 145
Ⅰ **形態的検査** ………………………………………… 槙　宏太郎，芳賀秀郷　145
Ⅰ・1　全身的検査 ………………………………………………… 145
Ⅰ・2　顔面写真 …………………………………………………… 146
Ⅰ・3　口腔内写真 ………………………………………………… 147
Ⅰ・4　口腔模型 …………………………………………………… 148
Ⅰ・5　セットアップモデル ……………………………………… 154
Ⅰ・6　画像検査 …………………………………………………… 154
Ⅰ・7　頭部エックス線規格写真分析 …………………… 北井則行　158
Ⅱ **機能検査** …………………………………………… 小野卓史，細道　純　170
Ⅱ・1　下顎運動検査 ……………………………………………… 170
Ⅱ・2　筋機能検査 ………………………………………………… 173

xiii

Ⅱ・3　咀嚼機能検査 ···································· 174
Ⅱ・4　咬合機能検査 ···································· 174
Ⅱ・5　嚥下機能検査 ···································· 175
Ⅱ・6　発音機能検査 ···································· 175

10章　治療目標・治療計画の立案 ··············· 根岸慎一 ● 177
Ⅰ　分析結果による問題リストの作成 ··············· 177
Ⅱ　治療目標の設定 ···································· 177
Ⅱ・1　顎関係の不正 ···································· 178
Ⅱ・2　歯列・咬合関係の不正 ······················ 179
Ⅱ・3　その他 ·· 179
Ⅲ　治療計画の立案 ···································· 179
Ⅲ・1　治療の開始時期 ································ 179
Ⅲ・2　治療方法 ······································ 180
Ⅲ・3　治療結果の評価 ································ 181
Ⅳ　治療後の安定性の予測 ···························· 181

11章　矯正歯科治療における抜歯の考え方 ··········· 川元龍夫 ● 182
Ⅰ　歴史的背景 ·· 182
Ⅱ　抜歯の必要性 ······································ 183
Ⅱ・1　目　的 ·· 183
Ⅱ・2　適応症 ·· 183
Ⅱ・3　抜歯の基準 ···································· 184
Ⅲ　抜歯の部位と数 ···································· 187
Ⅲ・1　乳歯の抜去 ···································· 187
Ⅲ・2　永久歯の抜去 ·································· 187
Ⅲ・3　過剰歯などの抜去 ······························ 188
Ⅳ　連続抜去法 ·· 188
Ⅳ・1　連続抜去法とは ································ 188
Ⅳ・2　術　式 ·· 188
Ⅳ・3　連続抜去法の利点と欠点 ······················ 188

Ⅲ編　治療学

12章　治療学概論 ···························· 西井　康, 有泉　大 ● 190
Ⅰ　矯正歯科治療の目的 ································ 190
Ⅱ　動的矯正治療の種類 ································ 190

Ⅱ・1　予防矯正 ……………………………………………………………190
Ⅱ・2　抑制矯正（一期治療）………………………………………………191
Ⅱ・3　本格矯正（二期治療）………………………………………………192
Ⅲ　矯正歯科治療の開始時期 ………………………………………………193
Ⅳ　治療結果の評価 …………………………………………………………193

13章　矯正力　———————————————————— 田渕雅子，後藤滋巳 ● 195
Ⅰ　矯正力の種類 ……………………………………………………………195
Ⅰ・1　作用目的による分類 …………………………………………………195
Ⅰ・2　矯正力の大きさと作用様式による分類 ……………………………196
Ⅱ　歯の移動様式 ……………………………………………………………198

14章　矯正歯科治療における固定　——————————————— 田中栄二 ● 200
Ⅰ　固定の定義と意義 ………………………………………………………200
Ⅰ・1　定　義 …………………………………………………………………200
Ⅰ・2　意　義 …………………………………………………………………200
Ⅱ　固定の種類 ………………………………………………………………201
Ⅱ・1　部位による分類 ………………………………………………………201
Ⅱ・2　抵抗の性質による分類 ………………………………………………203
Ⅱ・3　抜歯空隙利用のための固定の分類 …………………………………205
Ⅱ・4　歯科矯正用アンカースクリューによる固定 ………………………206

15章　矯正用材料の特性　——————————————————— 吉田教明 ● 212
Ⅰ　矯正用材料の具備すべき条件 …………………………………………212
Ⅱ　矯正用ワイヤー …………………………………………………………212
Ⅱ・1　矯正用ワイヤーの機械的特性 ………………………………………212
Ⅱ・2　矯正用ワイヤーの材質と特性 ………………………………………214
Ⅲ　高分子材料 ………………………………………………………………216
Ⅲ・1　エラスティック ………………………………………………………216
Ⅲ・2　接着材 …………………………………………………………………217
Ⅲ・3　床用レジン ……………………………………………………………217

16章　矯正装置　——————————————————————————— 218
Ⅰ　矯正装置の種類と特徴　————————————————————— 松本尚之 ● 218
Ⅰ・1　矯正装置の基本的条件 ………………………………………………218
Ⅰ・2　矯正装置の分類 ………………………………………………………218
　①器械的矯正装置 …………………………………………………………218
　②機能的矯正装置 …………………………………………………………220
Ⅰ・3　歯科技工士との連携 …………………………………………………220

Ⅱ 器械的矯正装置 ……220
Ⅱ・1 固定式矯正装置 ……220
A 唇・舌側弧線装置 ……玉置幸雄 ● 220
①リンガルアーチ（舌側弧線装置） ……220
②パラタルアーチ ……225
③ Nance のホールディングアーチ ……227
④タングクリブ ……228
B マルチブラケット装置 ……本吉 満 ● 229
①エッジワイズ装置 ……229
C 拡大装置 ……新井一仁，栃木啓佑 ● 239
①急速拡大装置 ……239
②固定式の緩徐拡大装置 ……241
③可撤式の緩徐拡大装置 ……242
Ⅱ・2 可撤式矯正装置 ……242
A 顎内固定装置 ……243
①床矯正装置 ……243
②咬合斜面板 ……245
③咬合挙上板 ……247
④スライディングプレート ……248
B 顎外固定装置 ……佐藤和朗 ● 249
①ヘッドギア（上顎顎外固定装置） ……249
②チンキャップ（オトガイ帽装置） ……251
③上顎前方牽引装置 ……252
C その他 ……槇 宏太郎 ● 254
①アライナー型矯正装置（マウスピース型矯正装置） ……254

Ⅲ 機能的矯正装置 ……257
①アクチバトール ……藤原琢也，後藤滋巳 ● 257
②バイオネーター ……宮澤 健，後藤滋巳 ● 263
③ Fränkel 装置（ファンクショナルレギュレーター） ……264
④リップバンパー ……264

Ⅳ その他の矯正装置 ……266
①バイトジャンピングアプライアンス ……266
② Herbst 装置 ……266
③顎外力を併用した機能的矯正装置 ……267
④ペンデュラム装置 ……267

17章 乳歯列期・混合歯列期の治療 ……269
Ⅰ 乳歯列期の治療 ……根岸慎一 ● 269
Ⅰ・1 歯性の異常 ……269

Ⅰ・2　口腔習癖 ⋯⋯⋯⋯⋯⋯⋯⋯⋯⋯⋯⋯⋯⋯⋯⋯⋯⋯⋯⋯⋯⋯⋯⋯⋯⋯ 270
Ⅰ・3　咬合関係の異常 ⋯⋯⋯⋯⋯⋯⋯⋯⋯⋯⋯⋯⋯⋯⋯⋯⋯⋯⋯⋯⋯⋯⋯ 270

Ⅱ 混合歯列期の治療 　　　　　　　　　　　　　　　　飯嶋雅弘 ● 274
Ⅱ・1　上顎前突 ⋯⋯⋯⋯⋯⋯⋯⋯⋯⋯⋯⋯⋯⋯⋯⋯⋯⋯⋯⋯⋯⋯⋯⋯⋯⋯ 275
Ⅱ・2　下顎前突 ⋯⋯⋯⋯⋯⋯⋯⋯⋯⋯⋯⋯⋯⋯⋯⋯⋯⋯⋯⋯⋯⋯⋯⋯⋯⋯ 278
Ⅱ・3　開　咬 ⋯⋯⋯⋯⋯⋯⋯⋯⋯⋯⋯⋯⋯⋯⋯⋯⋯⋯⋯⋯⋯⋯⋯⋯⋯⋯⋯ 281
Ⅱ・4　過蓋咬合 ⋯⋯⋯⋯⋯⋯⋯⋯⋯⋯⋯⋯⋯⋯⋯⋯⋯⋯⋯⋯⋯⋯⋯⋯⋯⋯ 283
Ⅱ・5　臼歯部交叉咬合 　　　　　　　　　　　　　　　　根岸慎一 ● 286
Ⅱ・6　前歯部叢生，捻転 ⋯⋯⋯⋯⋯⋯⋯⋯⋯⋯⋯⋯⋯⋯⋯⋯⋯⋯⋯⋯⋯ 288
Ⅱ・7　正中離開 　　　　　　　　　　　　　川元龍夫，黒石加代子 ● 289
Ⅱ・8　歯の異所萌出 　　　　　　　　　　　川元龍夫，郡司掛香織 ● 291
Ⅱ・9　低位乳歯 ⋯⋯⋯⋯⋯⋯⋯⋯⋯⋯⋯⋯⋯⋯⋯⋯⋯⋯⋯⋯⋯⋯⋯⋯⋯⋯ 292
Ⅱ・10　口腔習癖による不正咬合 　　　　　　西井　康，有泉　大 ● 294

18章 永久歯列期の治療 ⋯⋯⋯⋯⋯⋯⋯⋯⋯⋯⋯⋯⋯⋯⋯⋯⋯⋯⋯ 297
Ⅰ 上顎前突 　　　　　　　　　　　　　　　　　　　宮脇正一 ● 297
Ⅰ・1　定　義 ⋯⋯⋯⋯⋯⋯⋯⋯⋯⋯⋯⋯⋯⋯⋯⋯⋯⋯⋯⋯⋯⋯⋯⋯⋯⋯ 297
Ⅰ・2　要因と治療法 ⋯⋯⋯⋯⋯⋯⋯⋯⋯⋯⋯⋯⋯⋯⋯⋯⋯⋯⋯⋯⋯⋯⋯ 297
Ⅱ 下顎前突 　　　　　　　　　　　　　　　　　　小林さくら子 ● 303
Ⅱ・1　下顎前突の形態的特徴 ⋯⋯⋯⋯⋯⋯⋯⋯⋯⋯⋯⋯⋯⋯⋯⋯⋯⋯ 303
Ⅱ・2　下顎前突の治療の考え方 ⋯⋯⋯⋯⋯⋯⋯⋯⋯⋯⋯⋯⋯⋯⋯⋯ 303
Ⅱ・3　各成因への対応 ⋯⋯⋯⋯⋯⋯⋯⋯⋯⋯⋯⋯⋯⋯⋯⋯⋯⋯⋯⋯⋯ 304
Ⅲ 叢　生 　　　　　　　　　　　　　　　山口徹太郎，池中僚亮 ● 309
Ⅲ・1　原　因 ⋯⋯⋯⋯⋯⋯⋯⋯⋯⋯⋯⋯⋯⋯⋯⋯⋯⋯⋯⋯⋯⋯⋯⋯⋯⋯ 309
Ⅲ・2　治療法 ⋯⋯⋯⋯⋯⋯⋯⋯⋯⋯⋯⋯⋯⋯⋯⋯⋯⋯⋯⋯⋯⋯⋯⋯⋯⋯ 309
Ⅳ 上下顎前突 　　　　　　　　　　　　　山口徹太郎，小泉　創 ● 313
Ⅳ・1　原　因 ⋯⋯⋯⋯⋯⋯⋯⋯⋯⋯⋯⋯⋯⋯⋯⋯⋯⋯⋯⋯⋯⋯⋯⋯⋯⋯ 313
Ⅳ・2　治療法 ⋯⋯⋯⋯⋯⋯⋯⋯⋯⋯⋯⋯⋯⋯⋯⋯⋯⋯⋯⋯⋯⋯⋯⋯⋯⋯ 314
Ⅳ・3　保　定 ⋯⋯⋯⋯⋯⋯⋯⋯⋯⋯⋯⋯⋯⋯⋯⋯⋯⋯⋯⋯⋯⋯⋯⋯⋯⋯ 314
Ⅴ 過蓋咬合 　　　　　　　　　　　　　　　福井和徳，川鍋　仁 ● 318
Ⅴ・1　定　義 ⋯⋯⋯⋯⋯⋯⋯⋯⋯⋯⋯⋯⋯⋯⋯⋯⋯⋯⋯⋯⋯⋯⋯⋯⋯⋯ 318
Ⅴ・2　治療上の留意点 ⋯⋯⋯⋯⋯⋯⋯⋯⋯⋯⋯⋯⋯⋯⋯⋯⋯⋯⋯⋯⋯ 318
Ⅵ 開　咬 　　　　　　　　　　　　　　　　　　　　北浦英樹 ● 322
Ⅵ・1　定　義 ⋯⋯⋯⋯⋯⋯⋯⋯⋯⋯⋯⋯⋯⋯⋯⋯⋯⋯⋯⋯⋯⋯⋯⋯⋯⋯ 322
Ⅵ・2　治療法 ⋯⋯⋯⋯⋯⋯⋯⋯⋯⋯⋯⋯⋯⋯⋯⋯⋯⋯⋯⋯⋯⋯⋯⋯⋯⋯ 322
Ⅶ 交叉咬合 　　　　　　　　　　　　　　　　　　　谷本幸太郎 ● 326
Ⅶ・1　定　義 ⋯⋯⋯⋯⋯⋯⋯⋯⋯⋯⋯⋯⋯⋯⋯⋯⋯⋯⋯⋯⋯⋯⋯⋯⋯⋯ 326
Ⅶ・2　特　徴 ⋯⋯⋯⋯⋯⋯⋯⋯⋯⋯⋯⋯⋯⋯⋯⋯⋯⋯⋯⋯⋯⋯⋯⋯⋯⋯ 326
Ⅶ・3　治療上の留意点 ⋯⋯⋯⋯⋯⋯⋯⋯⋯⋯⋯⋯⋯⋯⋯⋯⋯⋯⋯⋯⋯ 326

Ⅷ 埋　伏───────────────────松本尚之，西浦亜紀 ● 330
　　Ⅷ・1　原　因────────────────────────330
　　Ⅷ・2　埋伏歯に起因する続発症──────────────330
　　Ⅷ・3　矯正歯科治療の適否────────────────331
　　Ⅷ・4　治療の手順──────────────────────332
　　Ⅷ・5　治療の留意点──────────────────────332
Ⅸ 外　傷──────────────────────小林さくら子 ● 336
　　Ⅸ・1　原因と分類──────────────────────336
　　Ⅸ・2　受傷後にみられる症状と変化──────────336
　　Ⅸ・3　矯正歯科治療における一般的注意点──────337

19章　保　定 ─────────────────────342

Ⅰ 保定とは───────────────────────齋藤　功 ● 342
　　Ⅰ・1　定義と意義──────────────────────342
　　Ⅰ・2　保定の種類──────────────────────342
Ⅱ 保定装置────────────────────────343
　　Ⅱ・1　可撤式保定装置────────────────────343
　　Ⅱ・2　固定式保定装置────────────────────345
Ⅲ 保定期間────────────────────────347
Ⅳ 再発とその防止策────────────────松本尚之 ● 348
　　Ⅳ・1　再　発────────────────────────348
　　Ⅳ・2　再発防止策──────────────────────349
　　Ⅳ・3　外科的矯正治療後の再発とその防止策────350

20章　チーム医療の中の矯正歯科治療 ──────────351

Ⅰ 口唇裂・口蓋裂の矯正歯科治療─────槇　宏太郎，長濱　諒 ● 351
　　Ⅰ・1　概　論────────────────────────351
　　Ⅰ・2　術前顎矯正治療────────────────────353
　　Ⅰ・3　乳歯列期・混合歯列期の矯正歯科治療────353
　　Ⅰ・4　顎裂部骨移植術────────────────────354
　　Ⅰ・5　永久歯列期の矯正歯科治療──────────────355
Ⅱ 顎変形症の矯正歯科治療──────────────齋藤　功 ● 360
　　Ⅱ・1　外科的矯正治療の目的──────────────360
　　Ⅱ・2　外科的矯正治療の適応症──────────────360
　　Ⅱ・3　外科的矯正治療の手順──────────────360
Ⅲ 顎関節症と矯正歯科治療────────────谷本幸太郎 ● 368
　　Ⅲ・1　顎関節症の概念────────────────────368
　　Ⅲ・2　顎関節症の診断────────────────────368
　　Ⅲ・3　顎関節症を伴う不正咬合に対する矯正歯科治療の留意点──────369

Ⅳ 歯の先天性欠如と矯正歯科治療 ·········· 森山啓司，東堀紀尚 ● 376
Ⅳ・1 概　要·········· 376
Ⅳ・2 歯および顎顔面形態の特徴·········· 376
Ⅳ・3 病　因·········· 377
Ⅳ・4 診　断·········· 377
Ⅳ・5 先天性多数歯欠損症に対する矯正歯科治療·········· 378
Ⅴ その他の矯正歯科治療 ·········· 玉置幸雄，石井太郎 ● 380
Ⅴ・1 補綴科，保存修復科との連携·········· 380
Ⅴ・2 歯周病科との連携·········· 380
Ⅴ・3 口腔外科との連携·········· 381

21章 矯正歯科治療における口腔衛生管理 ·········· 藤原琢也，後藤滋巳 ● 388
Ⅰ 矯正歯科治療前の口腔内環境·········· 388
Ⅱ 矯正歯科治療中の口腔内環境·········· 388
Ⅲ 口腔内環境の検査と記録·········· 389
Ⅳ 口腔衛生指導·········· 390
Ⅳ・1 矯正歯科治療開始前の口腔衛生指導·········· 390
Ⅳ・2 矯正歯科治療中の口腔衛生指導·········· 390
Ⅳ・3 生活習慣への指導·········· 393
Ⅳ・4 医療者による口腔衛生管理と清掃指導·········· 393
Ⅴ 矯正歯科治療における口腔衛生管理·········· 393

22章 矯正歯科治療に伴う偶発症・併発症·········· 394
Ⅰ 歯根吸収·········· 藤原琢也，後藤滋巳 ● 394
Ⅱ 白濁・齲蝕·········· 396
Ⅲ 歯周組織への為害作用·········· 397
Ⅳ 口腔軟組織への傷害·········· 397
Ⅴ 顎関節症·········· 398
Ⅵ 皮膚への傷害·········· 398
Ⅶ アレルギー·········· 398
Ⅶ・1 金属アレルギー·········· 399
Ⅶ・2 ラテックスアレルギー·········· 399
Ⅷ 歯科矯正用アンカースクリューによる併発症·········· 宮澤　健，後藤滋巳 ● 400

付　録 ｜ 矯正用材料，矯正用器械・器具

Ⅰ 矯正用材料·········· 吉田教明 ● 402

Ⅰ・1	線材料	402
Ⅰ・2	バンド材料	405
Ⅰ・3	ブラケット	405
Ⅰ・4	接着材	406
Ⅰ・5	エラスティック	407
Ⅰ・6	床用レジン	408
Ⅰ・7	その他の矯正用材料	409

Ⅱ 矯正用器械・器具　　　　　　　　　　　　　　　　　影山　徹，川原良美 ● 410

Ⅱ・1	バンド製作のための器具	410
Ⅱ・2	線屈曲のためのプライヤー	411
Ⅱ・3	装着のための器具	413
Ⅱ・4	ワイヤーの切断に用いる器具	415
Ⅱ・5	その他の器具	415

コラム　早期治療と限局治療　　　　　　　　　　　　　　西井　康 ● 194
スタンダードエッジワイズ法とストレートワイヤー法　　本吉　満 ● 232
睡眠時無呼吸　　　　　　　　　　　　　　　小野卓史，細道　純 ● 386

参考文献 421
索　引 435

1章 歯科矯正学の定義と歴史

I 歯科矯正学の語源と定義

I・1 歯科矯正学の語源

「矯正」の語源には，曲がったものをまっすぐにするなどの意味をもつ「矯（た）める」が含まれている．わが国の教科書では，1891年に青山が初めて「歯列矯正術」と記載し，1906年に血脇が「歯科矯正学」を独立した教科とした．

欧米では，まず1841年のフランスで，ギリシャ語の「正しい」"ὀρθός"と「歯」"ὀδούς"の2語に由来する"orthodontosie"と表現された．その後，1849年にアメリカで，Harrisが教科書に"orthodontia"と記し，1908年にはイギリスのOxford辞典に"orthodontics"と収載されて現在に至る．

I・2 歯科矯正学の定義

19世紀までは主に前歯の歯並びとその治療に関心が持たれており，1889年に発行された全米共通の教科書では，「歯科矯正学は歯列不整（正）の治療に関する歯科臨床の一分野である」と定義されている．しかし1899年に，Angleが歯並びから咬合へ，すなわち審美的改善から機能的改善へと着眼点を転換し，「歯科矯正学は歯の不正咬合の改善を目的とする科学である」と定義を変更した．一方，1922年にイギリス矯正歯科学会は「特に顎と顔面，および全身の成長発育が歯の位置に影響を与えることを研究する学問であり，成長発育に及ぼす内的および外的影響の作用と反応，そして成長発育の障害と変形の予防と治療に関する学問である」と定義し，予防の概念を強調した．現在，アメリカ矯正歯科学会では「不正咬合の診断，管理，指導，および治療にかかわる歯科の専門領域」と簡潔に定義している．

わが国においては，1906年に血脇は「器械的装置もしくは人工をもって歯列の不正を矯正し，または顎骨の突出後退によりきたしたる咬合の不全を治療する手段を講究する学科なり」と咬合を重視した．1974年に本書の初版において榎は「歯，歯周組織，顎，さらにそれらを包含する顔の正常な成長発育を研究し，それら諸構造の不正な成長発育から引き起こされる不正咬合や顎の異常な関係を改善して，口顎系の正しい機能を営ましめ，同時に顔貌の改善をはかって，社会的，心理的に個人の福祉に寄与し，進んではそれら不正状態の発生を予防するための研究と技術とを含む歯科の一分科である」と表現した．

現在では一般的に，「歯科矯正学は，不正咬合の予防および診断と治療に関連する問題を研究する歯科医学の専門領域の1つ」と定義できる．また不正咬合は，単に歯並びや咬合の異常だけではなく，遺伝的・環境的な要因に起因する頭蓋顎顔面の成長発育と加齢に伴う機能的・

1

形態的な異常をも含む概念に発展している．そして矯正歯科治療の目的には，顎口腔機能と顔貌の改善とともに，患者の心理的・社会的な状態の改善が含まれ，総合的に生活の質の向上に寄与することも期待されている．

II 歯科矯正学の歴史

II・1 欧米における歯科矯正学の歩み （表1-II-1）

❶ ヨーロッパにおける発展

　ヨーロッパにおける歯科矯正学の歩みは，ギリシャの Hippocrates による歯列不正の記載，ローマの Celsus による不正な位置に萌出中の歯を指で押して誘導する記載に遡るとされる．18 世紀に入るとルイ王朝のもとでフランスは繁栄し，歯科医学が発展した．1728 年，Fauchard は，歯科学書 "*Le Chirurgen Dentiste*" で，金・銀製の薄い帯状の板に絹糸で歯を結紮する歯列不正の治療法を紹介し（図1-II-1），これが今日の装置につながる最初の記述とされている．宮廷歯科医を勤めた Bourdet による 1757 年出版の書籍では，改良された装置（図1-II-2）や小臼歯を抜去する治療方法も紹介されている．

　その後，産業革命でイギリス経済は好況期を迎える．スコットランド生まれの Hunter は，ロンドンで外科医となると解剖学的研究を深め，1771 年に "*The Natural History of the Human Teeth*" を出版した．彼は顎骨の成長と歯の交換を説明し，さらに不正咬合の特徴，歯の移植，矯正歯科治療における抜歯の必要性などについても記述している．ロンドンの医師 Fox は，臼歯まで延長した金製の唇側線に咬合挙上のための象牙製ブロックを付け，絹糸で前歯を結紮して叢生や反対咬合を治療する装置を考案し，1803 年の歯科学書で説明した（図1-II

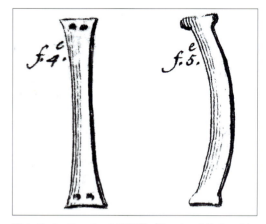

図1-II-1　Fauchard の装置（Fauchard P. Le chirurgien dentiste. Chez Jean Mariette, Paris, 1728. 日本歯科大学 医の博物館所蔵）

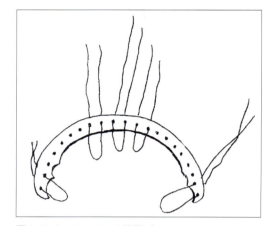

図1-II-2　Bourdet の装置（Bourdet E. Recherches et observations sur toutes les parties de l'art du dentiste. Jean-Thomas Herissantna, Paris, 1757. より一部改変）

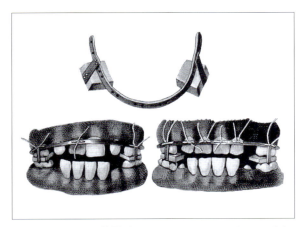

図1-Ⅱ-3 Foxの装置（Fox J : The Natural History of the Human Teeth. Thomas Cox, London, 1803. より一部改変）

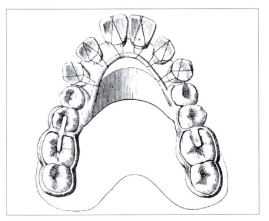

図1-Ⅱ-4 Schangeの装置（Schange JMA : Précis sur le redressement des dents ou exposé des moyens rationnels de prévenir et de corriger les déviations des dents ; suivi de quelques réflexions sur les obturateurs du palais. Béchet et Labé, Paris, 1842. より一部改変）

-3)．フランスのSchangeは，1842年に出版した著書で，叢生の改善方法を抜歯，エナメル質の削合，そして歯列弓の拡大の3つに整理した．また，固定として臼歯にバンドを装着する方法を考案した（図1-Ⅱ-4）．

❷ アメリカにおける発展とヨーロッパへの影響

1840年，HaydenとHarrisによって，世界初の歯科学校としてボルチモア歯科学校が設立された．Harrisは，前述のFoxの象牙製ブロックの代わりに金冠も推奨した．

ニューヨークに生まれたKingsleyは，"The Father of Modern Orthodontia（近代歯科矯正学の父）"と称される．1859年に口蓋裂患者のために金製の栓塞子や軟らかいゴム製の人工軟口蓋，そして咬合斜面板を考案した．また，1865年からはニューヨーク歯科大学の初代学部長を勤め，1880年には歯科矯正学の専門書 "A Treatise on Oral Deformities as a Branch of Mechanical Surgery" を出版した．

1893年からシカゴのロヨラ大学で教えたCaseは，顔面印象を採得して診断に顔貌の評価を取り入れ，歯根の移動も可能な装置を考案した．また，口唇裂・口蓋裂の患者のリハビリテーションにも力を注いだ．

ドイツのHerbstは，渡米して研修した後，1905年にHerbst装置を考案した．コペンハーゲンに生まれたAndresenは，スイスで歯科医学を修め，1908年にKinsgleyの咬合斜面板を改良し，筋の機能力に矯正力を求める機能的矯正装置（アクチバトール）を発表した．この治療法はオーストリア出身の病理学者Häuplの協力を得て機能的顎矯正法へと発展した．

20世紀初頭には，Sandstedtのイヌを使った組織学的研究によって，矯正装置による歯の移動に伴う硝子様変性や穿下性骨吸収が観察されていた．ノルウェーのReitanはパリ歯科学校で歯科医になると渡米，1937年からノースウエスタン大学でエッジワイズ装置を学んだ．帰

I編 総 論

国後は，オスロ大学で矯正力に対する生体の反応について幅広く研究した．

❸ Angle の影響

Angle は，"Founder of Scientific Orthodontia（科学的歯科矯正学の創設者）"と称される．
1878 年にペンシルベニア大学を卒業すると独自に矯正歯科治療を研究し，1885 年にミネソタ
大学の教授となった．1899 年，Angle が正常咬合の定義とともに第一大臼歯を基準とする不
正咬合の分類を発表したことによって，それまでは主に歯列不正の改善におかれていた治療目
標が，理想的な咬合関係（正常咬合）の達成へと転換された．その頃 Angle は，E アーチ（**図
1-Ⅱ-5**）に顎間ゴムを併用すれば，抜歯は不要であるという理論「抜歯不可論」を主張した．
この極端な意見は論争を巻き起こし，たとえば 1911 年，抜歯の必要性を主張する Case と後
述の Dewey の間で，「抜歯論争」とよばれる議論が展開された．この論争は，1923 年にス
ウェーデンの Lundström が非抜歯による歯列弓の拡大の限界を示して「歯槽基底論」を唱え
た後まで続くことになった．

Angle はその後も装置の改良を続け，1910 年に釘管装置（**図 1-Ⅱ-6**），1916 年に紐状装置
（**図 1-Ⅱ-7**），そして 1928 年には現在も使用されているエッジワイズ装置を発表している．

1900 年，Angle は専門教育の必要性に気づき，セントルイスに Angle School を開校した．
この学校は，その後ニューヨーク，ニューロンドン，パサデナへと移転し，30 年間に 17 か国
から 185 名の修了生を輩出することで強い影響を与えた．主な修了生を紹介する．Ketcham
はエックス線検査を活用することで，当時のエッジワイズ装置が発揮した比較的強い矯正力に
伴う歯根吸収のリスクを指摘した．Ketcham に学んだ Nance はアーチレングスディスクレパ
ンシーの計測方法を提案し，リーウェイスペース leeway space を定義し，ホールディング
アーチを考案した．Dewey は，1915 年に歯科矯正学の専門雑誌を創刊した．これは現在，ア
メリカ矯正歯科学会の公式刊行物として最も権威ある情報源の 1 つとなっている．Johnson は
遺伝と環境によって生じる生物の多様性を尊重し，個人差を認める個性正常咬合を提唱した．
Hellman はスミソニアン博物館などで人類学を学び，正常咬合にも個人差を認めて標準偏差の
応用を提案した．Rogers は不正咬合者の口腔周囲筋の不調和に着目し，筋機能療法を発表し
た．Hawley は Bonwill の三角形を応用した歯列弓形態の設計法を提案し，可撤式保定装置を
考案した．Mershon は自然な歯列の発育を重視し，歯の移動に生物学的な配慮を求める立場
から，弱い力で傾斜移動を主体とする舌側弧線装置を考案した．Broadbent は頭部エックス線
規格写真撮影装置を考案し，成長発育の研究に応用した．Brodie は Angle のもとでエッジワ
イズ装置による治療を修得し，イリノイ大学に歯科矯正学の大学院を開設すると，36 年間に
約 250 人の矯正歯科医を育成した．ウイーンの Oppenheim は Angle School で組織学を教え，
動物実験に基づき弱い間歇的な矯正力の必要性を唱えた．

❹ 診断の発展

Simon は上顎第一大臼歯を基準とする Angle の診断法に疑問を呈し，1922 年に顎態診断法
を発表した．1931 年，アメリカで Broadbent が頭部エックス線規格写真撮影法の成長発育研

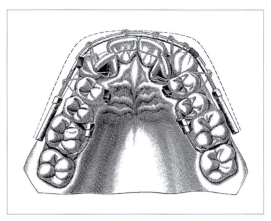

図1-Ⅱ-5　AngleのEアーチ（Angle EH : Treatment of malocclusion of the teeth. The S. S. White Dental Manufacturing, Philadelphia, 1907.）

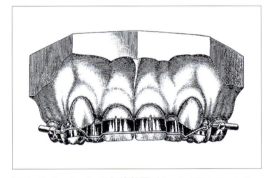

図1-Ⅱ-6　Angleの釘管装置（Angle EH : Evolution of Orthodontia : recent developments. *Dental Cosmos*, **54** : 853~867, 1912.）

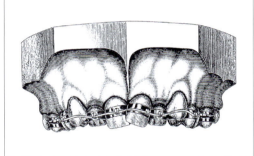

図1-Ⅱ-7　Angleの紐状装置（Angle EH : Some new forms of orthodontic mechanism, and the reasons for their introduction. *Dental Cosmos*, **58** : 969~994, 1916.）

究への応用を発表するのと同時期，ドイツではHofrathがSimonの診断法への応用を発表した．その後，頭部エックス線規格写真を不正咬合の診断に用いる研究がさかんとなり，Brodieの指導の下，1938年にDownsがフランクフルト平面を基準とするDowns法を，1942年にThompsonが機能分析を発表した．Thomsonがノースウエスタン大学で指導したRiedelは，1948年にANB角による上下顎骨の前後的位置関係の評価法を発表する．これはわが国ではノースウエスタン法とよばれている．また，スウェーデンのBjörkもノースウエスタン大学で研究し，デンマークの王立歯科学校におけるメタルインプラント法による成長パターンの研究へと発展させた．

⑤ マルチブラケット装置の発展

　オーストラリア出身のBeggはAngleから紐状装置を学び，アデレード大学で現地の原住民の咬耗咬合について研究して不正咬合を文明病と位置づけ，矯正歯科治療に抜歯が必要な根

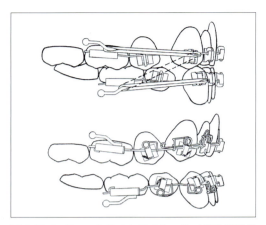

図 1-Ⅱ-8　Begg のライトワイヤー法（歯科矯正学第 2 版，医歯薬出版，東京，1979．より一部改変）

拠とした．また，紐状装置に，熱処理した高弾性の細い丸型のステンレススチール製アーチワイヤー（オーストラリアン・ワイヤー）を用い，ループで矯正力を弱めてスプリングで歯を傾斜移動させるライトワイヤー法（Begg 法）（**図 1-Ⅱ-8**）を開発した．一方，Angle からエッジワイズ装置を学んだ Tweed は，臨床経験から非抜歯での治療に限界を感じ，独自に抜歯基準を提案して，エッジワイズ法（Tweed 法）として発展させた．その後，シカゴの Jarabak は，Begg 法の利点をエッジワイズ装置に応用してライトワイヤー・エッジワイズ法（Jarabak 法）を開発した．

Ⅱ・2　日本における発展（表 1-Ⅱ-2）

　高山は 1881 年『保歯新論』で「齟跌論」として不正咬合の特徴や原因を説明した．その後，高山歯科医学院および東京歯科医学専門学校（現・東京歯科大学）の講義録では，歯科矯正学に関して青山，血脇，佐藤らが執筆している．

　寺木はメリーランド大学で歯科医となり，1907 年に Angle School を修了して帰国した．1908 年から東京歯科医学専門学校，1914 年からは日本歯科医学専門学校（現・日本歯科大学）で教え，幅広い分野で活躍した．日本歯科医学専門学校で受講した学生の中には，藤代，高橋，榎らがいる．

　榎本は，1911 年にカリフォルニア州立大学を卒業，市内で開業した後も大学で研修を続けて帰国し，1914 年から東京歯科医学専門学校で教え，できるだけ抜歯を避けるとともに，装置の種類によらず弱い力を推奨した．

　藤代は 1917 年に日本歯科医学専門学校卒業後に渡米，1922 年にハーバード大学を卒業して同大学で講師を務めた．1926 年の夏に藤代が一時帰国した際の会合を契機として，同年 10 月に榎本を会長とする日本矯正歯科学会が創立された．これはアメリカとヨーロッパ（イギリス，ドイツ，オーストリア）に続くアジアで初めての矯正歯科学会で，わが国の歯科領域で最初の専門学会となった．

表1-Ⅱ-1 欧米において歯科矯正学の発展に貢献した主な人物

人　名	生年〜没年	備　考
Hippocrates	紀元前460〜377	歯列不正に関する記載
Celsus AC	紀元前25〜50	手指による萌出期の歯の移動について記載
Fauchard P	1678〜1761	歯科学書を発行．唇側の金属板に歯を結紮して叢生を改善
Bourdet E	1722〜1789	Fauchardの装置を改良
Hunter J	1728〜1793	顎骨の成長と歯の萌出を説明．歯列不正と治療法を記載
Fox J	1776〜1816	臼歯部にブロックを設置した装置を考案
Harris CA	1806〜1860	世界初の歯科学校を創設し歯科矯正学を教えた
Schange JMA	1807〜没年不明	臼歯にバンドを装着し固定の概念を説明
Kingsley NW	1829〜1913	口蓋裂の治療に貢献．咬合斜面板や顎外固定装置などを紹介
Case CS	1847〜1923	歯根が移動可能な装置を考案．Angleを批判しDeweyと抜歯論争
Angle EH	1855〜1930	"Founder of Scientific Orthodontia（科学的歯科矯正学の創設者）"
Hawley CA	1861〜1929	Bonwill三角形で歯列弓形態を設計．可撤式保定装置を考案
Sandstedt CE	1864〜1904	動物実験で硝子様変性や穿下性骨吸収を観察
Mershon JV	1867〜1953	取り外して調整できるリンガルアーチ（舌側弧線装置）の考案
Ketcham AH	1870〜1935	強い矯正力による歯根吸収に警鐘を発した
Andresen V	1870〜1950	アクチバトールを考案
Herbst E	1872〜1940	Herbst装置を考案
Hellman M	1872〜1947	人類学的な研究から正常咬合に個人差を認めた
Rogers AP	1873〜1959	筋機能療法を提唱
Oppenheim AJ	1875〜1945	歯の移動に伴う組織変化を説明．弱い間歇的な矯正力を支持
Lundström AF	1875〜1941	非抜歯による治療の限界を示し「歯槽基底論」を提唱
Dewey M	1881〜1933	Caseとの間で抜歯論争．専門雑誌を編集
Johnson ALR	1881〜1967	個性正常咬合の概念を発表
Simon PW	1883〜1957	フランクフルト平面と眼窩平面を基準とする顎態診断法
Hofrath H	1889〜1952	頭部エックス線規格写真の診断への応用
Häupl K	1893〜1960	アクチバトールの理論を構築して機能的顎矯正法を提唱
Nance HN	1893〜1964	リーウェイスペースを定義し，ホールディングアーチを考案
Broadbent BH	1894〜1977	頭部エックス線規格写真による成長発育の研究
Tweed CH	1895〜1970	抜歯基準を提案し，エッジワイズ法（Tweed法）の普及に貢献
Brodie AG	1897〜1976	大学院に専門教育課程を設け，セファロ分析を研究
Begg PR	1898〜1983	人類学的な研究に基づいて抜歯を支持．Begg法を開発
Downs BW	1899〜1966	頭部エックス線規格写真を診断に応用（Downs法）
Jarabak J	1906〜1989	エッジワイズ装置で弱い矯正力を発揮するJarabak法を開発
Thompson JR	1910〜2004	頭部エックス線規格写真による機能分析を考案
Björk A	1911〜1996	メタルインプラント法で顎顔面の成長パターンを研究
Riedel RA	1922〜1994	頭部エックス線規格写真の分析でANB角を提案

Ⅰ編　総　論

表 1-Ⅱ-2　日本において歯科矯正学の発展に貢献した主な人物

人　名	生年～没年	備　考
高山紀齋	1850 ～ 1933	『保歯新論』に「齲跌論」として不正咬合の特徴や原因を説明
青山松次郎	1867 ～ 1945	『高山歯科医学院講義録』で「歯列矯正術」を執筆
血脇守之助	1870 ～ 1947	東京歯科医学院『歯科医学講義』で「歯科矯正学」に序論を執筆
佐藤運雄	1879 ～ 1964	東京歯科医学院『歯科医学講義』と『新纂歯科学講義』に歯科矯正学について執筆
寺木定芳	1883 ～ 1972	Angle の弟子となり専門分野としての矯正歯科治療を広めた
榎本美彦	1885 ～ 1970	装置の種類にこだわらず弱い力を支持．日本矯正歯科学会の初代会長
藤代眞次	1894 ～ 1946	ハーバード大学で講師を務め，日本矯正歯科学会創立のきっかけを作った
高橋新次郎	1897 ～ 1973	日本人に適した診断や治療を探求し，リンガルアーチ（舌側弧線装置）やアクチバトールを紹介
榎　惠	1906 ～ 1998	頭部エックス線規格写真撮影装置を製作して分析法を紹介．Begg 法の普及に貢献
三浦不二夫	1925 ～ 2018	Jarabak 法を紹介．ダイレクトボンディンク法や超弾性型ニッケルチタン合金製線を開発

　高橋は 1919 年に日本歯科医学専門学校を卒業後に渡米し，ペンシルベニア大学を卒業するとさらに大学院で歯科矯正学を専攻して Mershon や Johnson に教えを受けて帰国した．1937年に東京高等歯科医学校（現・東京医科歯科大学）教授となるとリンガルアーチ（舌側弧線装置）を改良して普及させ，さらにアクチバトールを紹介した．日本における不正咬合の特徴を研究し，それに適した治療法を探求した．また，矯正歯科治療を 3 つの流派（Angle の器械派，Mershon や Johnson の自然派，Andresen の機能派）に分けて説明した．

　榎は 1928 年に日本歯科医学専門学校を卒業後に渡米し，テキサス大学に進学した．1932 年から東京高等歯科医学校で教え，1948 年からは日本歯科医学専門学校の教授となり，その年にわが国初の頭部エックス線規格写真撮影装置を設置して研究を推進した．その後，1961 年にはオーストラリアを訪問して Begg 法を学び，普及に貢献した．

　三浦は 1947 年に東京高等歯科医学校を卒業し，1960 年からシカゴ大学で人類学を研究し，開発者から Jarabak 法を学んで日本に紹介した．また，画期的なダイレクトボンデイング法や超弾性型ニッケルチタン合金製ワイヤーを開発し，世界に発信した．

（新井一仁）

2章 矯正歯科治療の目的と意義

I 矯正歯科治療の目的

　世界保健機関憲章 Constitution of The World Health Organization（WHO）には，「健康」とは「完全な肉体的，精神的および社会的福祉の状態であり，単に疾病または病弱の存在しないことではない」と記載されている．また，WHO は，「口腔の健康」について，「個人が食事，呼吸，会話などの重要な機能を営むことができる口・歯・口腔顔面構造の状態であると定義し，"自信に満ちている"，"身体的・精神的・社会的に良好な状態にある"，"痛み・不快感・当惑なく社会生活に順応したり就労したりすることができる"，といった心理社会的側面を包んだより広い概念」ととらえている．さらに，WHO の国際疾病分類の第 11 回改訂版（ICD-11）では，「不正咬合 malocclusion」は "消化器系の異常" のカテゴリーに属する "口腔・顎顔面複合体の異常" の 1 つに分類され（DA0E.05），「効率的な咀嚼において重要となる顎運動機能を阻害する正常でない上下顎の歯・歯列の関係」と定義づけられている．すなわち，不正咬合は，成長や加齢の過程で顎口腔系の各構成要素（歯，歯周組織，顎顔面骨格，顎関節，口唇，舌，咀嚼筋など）が相互に関連し合って生じる形態的障害であるばかりでなく，人々が健康で豊かな生活を送るうえで欠かせない咀嚼，発音，呼吸といった機能的障害，さらには自己イメージとの不一致やコミュニケーションの不自由さなどに起因した心理社会的障害をもしばしば包含する多様かつ複雑な病態といえる．

　したがって，矯正歯科治療の目的は，不正咬合の原因となるさまざまな要因を排除し，口腔内，あるいは口腔周囲を好ましい環境へと導きながら，顎顔面骨格や歯列・咬合の健全な成長，ならびにそれらの形態的，機能的適正化を図ることにより，個々の患者にとって最適な咬合を獲得し，人々や社会の健康と福祉に寄与することであるといえよう．

II 不正咬合による障害

II・1 齲蝕の誘因

　不正咬合（個々の歯の位置・傾斜，歯列形態，対咬関係の異常などを含む）は，口腔内の食塊や唾液の円滑な流動を妨げ，自浄作用の低下をきたすばかりでなく，歯ブラシやデンタルフロスなどによる口腔清掃を困難にし，歯面へのプラーク付着を常態化させる可能性があることから（**図 2-II-1**），齲蝕の重要なリスクファクターの 1 つと考えられている．さらに，齲蝕によって歯冠崩壊や歯の喪失が生じると，隣在歯の傾斜や対合歯の挺出を招いて不正咬合を増悪させることから，不正咬合と齲蝕は常に表裏一体の関係にあるといえる．

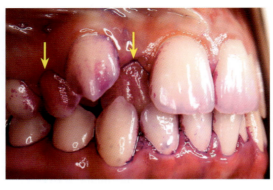

図2-Ⅱ-1　叢生によるプラークの付着
叢生症例においてプラークの染色を行うと，舌側転位した唇側面歯頸部に付着が多く認められる（矢印）．

一方，不正咬合の治療が齲蝕罹患の抑制に寄与するか否かについては，臨床的にきわめて重要な課題であるものの，多様なバイアスを排除した大規模かつ長期的な調査研究の実施が容易でないことから，現時点においては直接的な因果関係を示す信頼性の高いデータは得られていないのが現状である．

Ⅱ・2　歯周病の誘因

不正咬合は，しばしばプラークの付着（**図2-Ⅱ-1**）や歯石の沈着を招いて口腔衛生環境を悪化させ，歯肉炎や歯周炎を誘発する場合がある．また，歯の転位や傾斜によって生じる咬合性外傷は，歯周炎を憎悪させる要因にもなる．さらに，歯周病に起因する歯列・咬合の不安定化は，不正咬合の増悪の引き金となり，ひいてはこれが歯周病を相乗的に憎悪させて咬合崩壊への負の連鎖を加速させていく可能性がある．不正咬合を適切に治療し，歯周病の予防や治療につなげていくことは，全身的健康状態の向上にも貢献しうると期待される．

Ⅱ・3　外傷の誘因

過大なオーバージェットを呈する上顎前突においては，スポーツや事故の外傷により上顎切歯の歯冠や歯根の破折，歯の転位，脱落，動揺などを引き起こすリスクが高まるといわれている．このようなケースでは，受傷時に口腔粘膜に裂傷を生じたり，二次的に歯の変色や歯根の吸収・癒着（アンキローシス）を生じたりすることもある．また，歯の形成期に顔面を強打すると，歯胚の位置や歯の萌出方向に異常をきたし，後に不正咬合を発症させる原因となりうる．また，臼歯部の水平的被蓋が不足すると，咬頬を招くこともある．

Ⅱ・4　歯根吸収の誘因

永久歯の歯胚の位置異常，萌出余地不足，萌出方向の異常などにより，近接する永久歯の歯根を吸収させることがある．たとえば，上顎犬歯が近心方向に萌出して切歯歯根を吸収したり（**図2-Ⅱ-2A**），下顎第三大臼歯が近心傾斜して下顎第二大臼歯の遠心根を吸収したりすることが知られている（**図2-Ⅱ-2B**）．

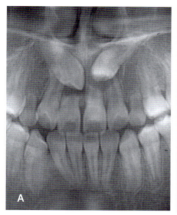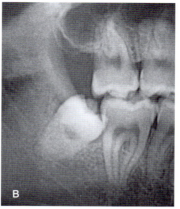

図 2-Ⅱ-2 歯根吸収の誘因
A：3|3 の萌出方向の異常により上顎切歯の歯根に吸収が生じた症例.
B：7| の萌出方向の異常により，6| の遠心歯頸部に吸収が生じた症例.

Ⅱ・5　咀嚼機能障害

　咀嚼とは，食物を切断，粉砕し，唾液と混合して嚥下しやすい食塊を形成するまでの過程をいい，その後の消化管での消化吸収に寄与する重要な顎口腔機能の1つである．
　咀嚼を客観的にとらえる手法として，食品を用いた直接計測法があり，ポリエチレンフィルム切断能力試験，生米などの粉砕能力試験，チューインガム法などの種々の検査法が考案されている．これらの方法を用いて正常咬合と不正咬合の咀嚼能力に関する比較がなされており，チューインガム法によって，叢生，反対咬合の症例における咀嚼能力の低下が観察されている．さらに，不正咬合においては咀嚼筋の筋活動や咀嚼運動のリズムの安定性が劣るとの報告もある．
　顎変形症患者の咀嚼機能は正常咬合者に比べて劣ることが報告されており，十分に咀嚼しないで食物を嚥下する習慣が定着化している可能性がある．外科的矯正治療を行っただけでこの機能を十分に回復させることは困難であることから，術後の咀嚼訓練の重要性も指摘されている．

Ⅱ・6　筋機能異常

　筋機能と咬合は互いに密接な関係にあることが古くから知られており，筋機能に異常が生じると，たちまち咬合の異常を引き起こす場合が往々にしてみられる．また，咬合の異常が筋機能の異常の原因となることもある．たとえば，舌突出癖は前歯部開咬をしばしば惹起するが，前歯部開咬の存在そのものが，舌突出癖の要因になるともいえる（**図 2-Ⅱ-3**）．同様の関係は，過大なオーバージェットを有する上顎前突と咬唇癖においても生じる．このように，筋機能の異常と不正咬合の間で成立する負の連鎖を矯正歯科治療によっていかに断ち切るかが，良好な咬合状態を維持・安定させるうえでの重要な鍵と考えられる．

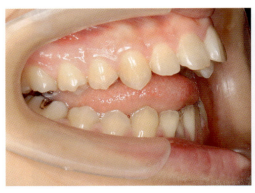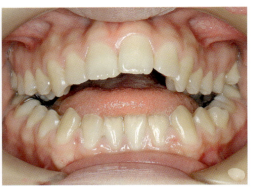

図2-Ⅱ-3 舌突出癖
無意識のうちに舌を上下顎歯の間に突出させる習癖を有する患者で，前歯部および臼歯部に重度の開咬を認める．

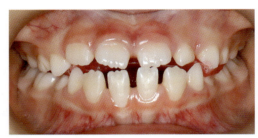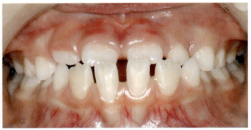

図2-Ⅱ-4 機能性不正咬合（前歯部反対咬合）
前歯部に早期接触を認め，下顎が近心に誘導されながら咬合する機能性不正咬合（前歯部反対咬合）を伴う成長期症例．このような症例の中には，骨格性下顎前突症へ移行するものもある．

Ⅱ・7　顎骨の発育異常

　顎骨の発育に異常が生じると，重度の咬合異常を引き起こして顎矯正手術を併用した矯正治療（外科的矯正治療）の適用となることがある．このような顎矯正手術を必要とする骨格性不正咬合を，一般の不正咬合と区別して顎変形症とよぶ．顎骨の発育は，遺伝的要因と環境的要因の双方の影響を受けるが，この2つの要因の顎変形症発症への寄与の度合は各個人で大きく異なると考えられている．環境的要因の1つとして，成長期にみられる機能性不正咬合があげられる（図2-Ⅱ-4）．これは，歯の早期接触に起因して下顎を近遠心的あるいは左右的に偏位させるいわゆる咬み癖による咬合の異常で，体位や姿勢，舌習癖，食物の嗜好などとともに長期にわたり顎発育に影響を及ぼし，顎変形症への移行にも影響しうると考えられている．適切なタイミングでこれを改善し，好ましい顎位や顎運動を習得させることで，調和のとれた顎発育を誘導し，不正咬合を改善したり，将来の矯正歯科治療を容易化したりすることにもつながると期待される．

II・8　発音異常

　一般に発音は，言語音を生成する生理的過程のこといい，呼気が声帯を振動させて音声を生じる「発声」，共鳴腔の形態を変化させて音声を特徴づける「共鳴」，音声にさまざまな変化を与えて言語音に変換させる「構音」の3つのステップからなる．

　不正咬合と発音は密接な関係にあり，特に重度の不正咬合患者では，声道を取り巻く構音器官である下顎，舌，唇，軟口蓋などの機能に影響が及び，特定の発音に異常が生じることが知られている．不正咬合によって生じる発音異常は，母音よりも子音に生じやすく，前歯部開咬や著しい上顎前突・下顎前突では，両唇破裂音（/p/，/b/）や歯擦音（/s/，/z/）の発音に，また，著しい下顎前突では歯茎破裂音（/t/，/d/），あるいは狭母音（/i/）の発音に生じやすいといわれている．一方，不正咬合を有する患者であっても機能的な順応が生じて発音機能に異常をきたさないこともある．機能と形態の関連性は，個々の症例によるバリエーションが大きいことも理解しておく必要がある．

　口蓋裂患者においては，鼻咽腔閉鎖機能不全が生じて開鼻声を生じることがあることもよく知られている（☞ p.351 参照）．

II・9　審美的な欲求と心理的な背景

　口腔・顎・顔面は，人が社会的存在として生活していくために欠かせない言語的コミュニケーションを司る重要な器官であるばかりでなく，①個人識別，②感情・意図・思考の推測，③好悪や審美性の価値評価，④パーソナリティや行動傾向の推測など，非言語的コミュニケーションの情報を発信・感知する身体的部位でもある．このような個人の内面と外界とを双方向性につなぐソーシャル・オーガン（社会的器官）としての機能を有する口腔，顎，顔面は，単に自分自身が外見的にこうありたいというボディ・イメージに直結するだけでなく，他ならぬ自分の生命的存在としての実存的意識であるアイデンティティ（自己同一性）の形成にも強く影響を及ぼす可能性がある．一方，自身の審美性に関する価値判断は人によって必ずしも一致するものではなく，年齢，性別，個人の嗜好，家庭環境，社会，文化，時代などによっても大きく異なる．また，健常な範囲での容姿のコンプレックスの域を越え，身体醜形障害（醜形恐怖症）といった心理障害に至る場合もある．

　不正咬合に対する関心（こだわり，劣等感など）は，一般に中学生，あるいは青年前期以降から強まり，また，男子よりも女子のほうがより強い傾向があるといわれている．さらに，顎変形症患者における顔貌に対する評価は，変形の大きさよりも，むしろ患者本人の性格や生活環境に大きく依存することが知られている．いずれにしても，不正咬合患者の矯正歯科治療の動機には，審美的な問題に起因した心理社会的障害が背景に根ざしている可能性があることを十分に理解しておく必要がある．

I編 総 論

III 矯正歯科治療の意義

「明眸皓歯」は，中国の詩人杜甫が，目元がはっきりして白く美しい歯並びをもつ楊貴妃の美貌を形容したことばである．また，Proffit は，「美しい歯並びと魅力的な笑顔は，あらゆる社会階層においてよりよい地位をもたらす」と述べており，成長期から口腔内の健康管理を十分に行って歯科疾患の予防に努めるとともに，矯正歯科治療によって正しい歯列・咬合を獲得することは，円滑なコミュニケーションの輪を広げ，社会的成功へと導く原動力となりうることを示唆している．すなわち，美しい歯並びや口元は，いつの世においても，個人を取り巻く社会に少なからずインパクトを与え，また同時に個人の人生にも多大な影響を及ぼしうるものであると考えられる．一方，わが国では，手で口元を隠す所作を奥ゆかしいととらえたり，八重歯を可愛らしさの象徴としたりするような欧米とは異なる文化や風習が形成されてきた．しかし，国際化，情報化が進展する現代社会においては，欧米的な価値観が若い世代を中心に急速に広がって日本人の口元に対する考え方にも大きな変化が生じてきており，これが近年の矯正歯科治療への関心の高まりにつながる要因の1つとなっている可能性が考えられる．

不正咬合は，ややもすれば，単に見かけ上の問題として狭義的に取り扱われがちであるが，これは本疾患のほんのわずかな一面をとらえたにすぎず，歯科矯正学的には必ずしも正確な理解に基づく考え方とはいえない．なぜなら，不正咬合は前述したとおりさまざまな障害をきたす複雑な疾患であるとともに，QOL（quality of life）の抑制，特に口腔関連 QOL（OHRQOL）の低下をきたすことが明らかとなっているからである．

矯正歯科治療においては，患者の形態的，機能的，心理社会的障害を抽出してリスト化し，その重みづけを行って，治療の時期や方法を決定していく．これらのプロセスを経て立案された治療計画に基づき，顎口腔系の生体力学的環境を変化させ，組織のリモデリングを誘導しながら，歯列・咬合の再構成を行う．このようにして獲得された個人にとって最も好ましい咬合を，健全な口腔内，口腔周囲の環境のもとで適応，順化させ，長期安定化させることで，顎口腔系の良好な機能と審美性を維持し，QOL の向上につなげていくことが矯正歯科治療の最大の意義といえよう．

（森山啓司）

3章 成長発育

I 成長発育概論

I・1 成長発育の定義

　成長 growth と発育 development は，密接に関連しているが類義語ではなく，異なる意味をもつ．

　成長は身長・体重などの身体が大きくなるような解剖学的に現れる所見を伴う．すなわち，全身または各器官の細胞の増殖ならびに細胞間基質の増大により，大きさ・数が増える過程にみられる変化である．

　一方，発育は各器官あるいは人の行動・精神が複雑さを獲得していく過程にみられる所見である．すなわち，各器官の機能およびヒトの行動・精神が成熟していく変化である．

I・2 成長発育のパターン

　ヒトは胎児から新生児，そして成人へと成長するに従って，頭部から下肢における各部の全身における比率が変化する．図3-I-1に示すように，頭部は出生時には全長の1/4を占めるが，成人になると1/7〜1/8となる．一方，下肢は出生時には全長の1/3を占めるが，成人では1/2となる．このように出生後は，頭部より下肢の成長が著しい．

　身体の頭部から下肢における異なる成長は，器官によって成長の速度が同じでないことによる．頭部の占める割合が，出生後に著しく小さくなるのは，四肢の成長にみられる筋骨格系の成長が脳神経系の成長より速くなることを表している．図3-I-2のScammonの臓器発育曲

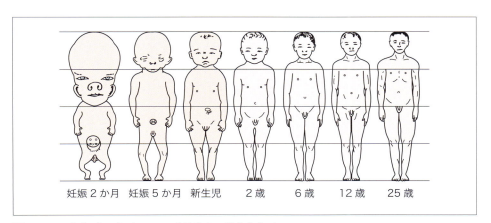

図3-I-1　身体プロポーションの成長発育に伴う変化（Corliss CE : Pattern's Human Embryology Elements of Clinical Development. McGraw-Hi, New York, 1976, 119.）

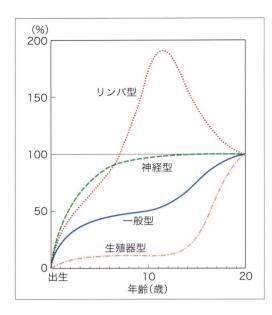

図3-Ⅰ-2 Scammonの臓器発育曲線
(Scammon RE：The measurement of the body in children. *In*：The Measurement of Man (Harris JA et al. eds.). University of Minnesota Press, Minneapolis, 1930.)

線に示すように出生後の成長発育のパターンは，一般型，神経型，生殖器型，リンパ型に大別される．

❶ 一般型

新生児～乳児期の急激な成長と幼児期の緩やかな成長および思春期の急激な成長によってS字状曲線を描く．身体の主な部分を構成する骨，筋肉，内臓などがこの型の成長パターンを示す．頭部では下顎がこのパターンを示す（☞ p.40 **図 3-Ⅱ-20** 参照）．

❷ 神経型

出生後から急速な成長を示し，6，7歳までにほとんどの成長が停止する．脳，脳頭蓋，脊髄，視覚器などの中枢・末梢神経系がこの型の成長パターンを示す．頭部では上顎がこのパターンを示す（☞ p.40 **図 3-Ⅱ-20** 参照）．

❸ 生殖器型

10歳頃までほとんど変化はないが，思春期になって急速な立ち上がりを示すカーブを描く．成長の立ち上がりとしては最も遅いパターンを示す．精巣，卵巣などの生殖器，乳房，恥毛，腋毛，喉仏などがこの型の成長パターンを示す．

❹ リンパ型

幼児期後半頃より成長の立ち上がりを示し，思春期直前に成人値の約2倍に達する．その後，徐々に小さくなり成人値となる．胸腺，リンパ節，口蓋扁桃，咽頭扁桃などのリンパ様組織がこの型の成長パターンを示す．

I · 3　一般的な身体発育経過

　ある個体が正常な変異の範囲にいるのか，その範囲から外れているのかを決めることは難しいが，臨床的には大変重要なことである．一般に，身体の大きさ（身長，体重，頭囲，胸囲，座高）の年齢的変化は成長曲線として表すことができる．図3-I-3は身長の成長曲線と成長速度曲線である．成長パターンは図に示すように4つの時期に区分される．また，成長速度には胎生期～幼児期前半と思春期の2つのピークがあることがヒトの成長発育の特徴である．
　以下に全身的な成長発育の一般的な経過をあげる．

❶ 胎生期（胎児期）

　胎生期（9週～出生）は，身体の各部分の大きさを主とした急速な成長と，器官形成後の身体内部各器官系の発達を特徴とする．

❷ 乳・幼児期

　胎生期に引き続いて乳児期（生後1年）から幼児期（1～6歳）の前半に急速な成長発育が起こる．その後は次第に成長速度が減衰し，幼児期後半以降から学童期の安定期へと変わっていく．生後1年間に身体の大きさは著しく増大し，身体の諸臓器，特に中枢神経系にも急速な発達がみられる．

❸ 学童前期

　学童前期（6～10歳）には身長と体重は穏やかに増加し，脳の成長は終盤を迎え，成人とほぼ同じになる．生後3～4歳から思春期の急速な成長促進までの期間は比較的安定した成長速度を保っており，この期間は成長の安定期ともよばれている．

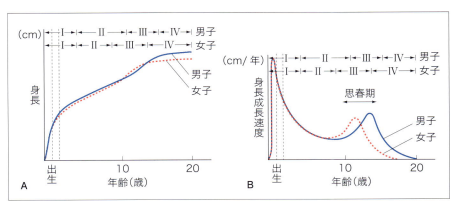

図3-I-3　身長の成長曲線と成長速度曲線（高石昌弘：身体計測値からみた小児の成長発達．新小児医学大系2 小児発達科学．中山書店，東京，1986，137～163．）
A：身長の成長曲線．B：身長の成長速度曲線．
I．第一急進期，II．安定期，III．第二急進期，IV．漸減期

❹ 思春期

男子では10歳頃になると，それまで穏やかだった身長の成長速度が上昇し，再び著しい成長がみられる．その後，年々身長の年間増加量が増大し，12〜14歳で最高に達し（最大身長成長速度），思春期性成長スパートを示して急激に身長が伸びるが，二次性徴形質はあまり現れていない（思春期前期）．14歳を過ぎると二次性徴形質が現れ，身長の伸びは穏やかになる（狭義の思春期）．17歳頃にほぼ成人の体格に近づく（思春期後期）．

女子では思春期の開始は男子に比べて1〜2年ほど早く，幼児期後半から学童前期を通じての穏やかな身長増加が8〜9歳で再び上昇し，10〜11歳頃にピークを迎える．そして，14〜15歳で身長の伸びはおおむね停止する．初潮は身長の最大身長成長速度を示す時期より半年〜1年後にみられる．

Ⅰ・4 成長発育の評価法

全身ならびに口腔領域の成長発育状態を評価するためには，対象の個体がその時点で集団の標準と比べてどの程度の成長発育の差があるかを評価し，それまでの個体の成長発育の経過（個成長）も評価する必要がある．

図3-Ⅰ-4A は5人の男子の身長成長速度を示しており，それぞれが独自の成長パターン（個成長）を示し，思春期における成長促進の時期や最大身長成長速度の大きさが異なっていることがわかる．点線で描かれている曲線はこれら5人の平均値を表した平均成長速度であるが，これには個体の成長パターンは現れない．

一方，**図3-Ⅰ-4B** のように1人ひとりの身長成長速度を，最大身長成長速度を示す時期で重ね合わせると，成長速度の大きさは異なるが平均値を表した曲線と同じようなパターンを示す．

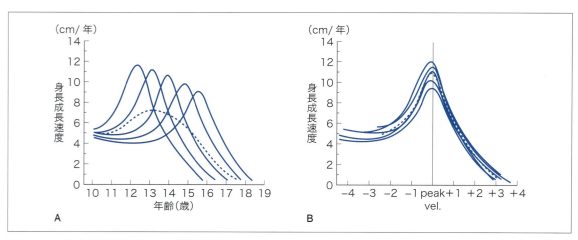

図3-Ⅰ-4 身長成長速度（Tanner JM：Growth at adolescence. 2nd ed. Blackwells, Oxford, 1962.）
A：5人の男子の身長成長速度曲線．点線は5人の平均成長速度曲線を示す．
B：5人の身長成長速度曲線を最大増加量を示す時期（peak vel.）で重ね合わせている．点線は5人の平均値を示す．

❶ 標準値との比較

　ある年齢における個体の身長発育の大小や遅速は，その属している集団の標準値と比較して，個体の値がどのくらい変異しているのか，生理的に許容される変動範囲内にあるのかに基づいて評価される.

　厚生労働省が10年ごとに実施している乳幼児身体発育調査による身体発育値は乳幼児に対する標準値として，また，文部科学省が毎年実施し報告している学校保健統計は，幼児期後半から学童期以後（5〜17歳）の子どもに対する標準値として用いることができる.

　子どもの成長の度合を検討するためには，これらの標準値および同時に得られる標準偏差を用いる. 一般に標準値となる全国平均値からの隔たりが±2 S.D. または±3 S.D. を超えた場合は注意を要する.

❷ 体格（発育）指数による方法

　身長，体重を組み合わせて指数を算出し，身体の発育や栄養状態などを評価する.

1）比体重

　比体重＝体重（kg）／身長（cm）×10^2

　22〜33を正常とする.

2）Kaup 指数

　Kaup 指数＝体重（kg）／身長（cm）^{2}×10^4

　Kaup 指数は，出生後2か月以降の乳幼児期を通して，ほぼ正常値が一定しているので，乳幼児保健に用いられている.

3）Rohrer 指数

　Rohrer 指数＝体重（kg）／身長（cm）^{3}×10^7

　Rohrer 指数は学齢期から成人の評価に用いられる. 小中学校の児童・生徒によく利用され，この数値が160以上で肥満児と判定される.

I・5　相対成長

　個体は時間とともに大きくなり，この時間を指標としてみられる成長を絶対成長という. しかし，個体の各臓器が一様に大きくなるのではなく，たとえば，ヒトの成長は Scammon の臓器発育曲線（**図3-*I*-2**）で示されるように神経型の成長が骨格型の成長に先行する. よって，幼児では身長に対して頭の比率が大きく，成人では相対的に小さい特徴を示し，身長に対する頭部の大きさの割合を尺度として個体の全体的な成長を予測することができる. このように個体の2つの形質（身体全体の成長と部分の成長や，ある部分の成長と他の部分の成長）の一方から他方の形質の成長を予測するために相対成長が用いられる. 身長や骨成熟と顎顔面各部との相対成長を検討することにより顎顔面の成長が予測できる.

Ⅰ・6 生理的年齢

　絶対成長に使われる暦年齢は，一般に社会で慣用されているいわゆる年齢のことである．しかし，成長発育はきわめて個体差が著しいため，各個体の組織や器官の生理的状態を基準にして成熟の度合を評価することを生理的年齢，あるいは発育年齢とよぶ．発育段階の明確なものが適しており，骨年齢，咬合発育段階（歯齢），二次性徴年齢などがある．

❶ 骨年齢

　骨年齢（骨格年齢）は，身長の伸びと密接な関係をもっており，身体的成熟指標として最も適切な生理的年齢として広く用いられている．骨年齢は，エックス線写真での骨核（骨化中心）の出現とその骨成熟に至る過程ならびに骨端軟骨（骨端核）の骨幹との癒合の過程に基づいて判定される．肩，肘，手，腰，膝，足の各部が対象となるが，手関節を含めた手根骨エックス線写真（図 3-Ⅰ-5A）は，下記の利点により臨床的によく用いられる．
① 撮影が容易で被曝量も比較的少ない．
② 骨核数が多く，判別に利用できる情報が多い．
③ 出生から成人に至る長期にわたって各骨核の成熟度が観察できる．
　手根骨の骨核や橈骨・尺骨遠位，中手骨，指骨の骨核数および大きさ，骨核部の形，骨化度，骨端線の幅などによって年齢が判定される（図 3-Ⅰ-5B）．

1）手根骨の骨核

　手根骨骨核の出現は，一般に有頭骨→有鉤骨→三角骨→月状骨→大菱形骨→小菱形骨・舟状骨→豆状骨の順である．豆状骨を除く全骨核が出現するのは男子で 7 歳前後，女子で 5 歳前後

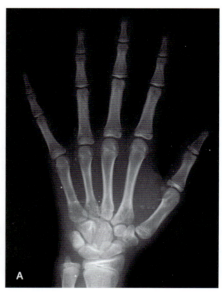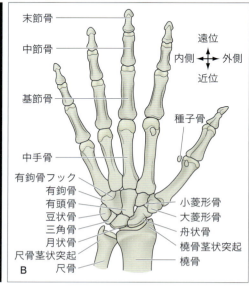

図 3-Ⅰ-5　手根骨エックス線写真（A）と模式図（B）
A は 10.8 歳，女子

であり，その完成はそれぞれ 12 歳半ば，10 歳半ばである．豆状骨の骨核と有鉤骨にフック（有鉤骨鉤）像がエックス線写真上に認められるのは，最大身長成長速度を示す時期より早い．男子の大部分と女子の半数において，フック像が完成して明瞭に認知できるのは最大身長成長速度を示す時期に一致する．

2）橈骨・尺骨遠位，中手骨，指骨の骨端核

男子は 1 歳半，女子は 1 歳頃に橈骨の骨端核，指骨の基節骨骨端核が現れ，次いで 2 ～ 3 歳にかけて中手骨，他の指骨の骨端核が出現する．尺骨の骨端核の出現は，男子で 7 歳半，女子で 6 歳半である．男子で 13 歳頃，女子で 11 歳頃に骨端核の縁が骨幹端に垂れ下がる「キャッピング」が顕著となり，第一中手骨遠心端に母指尺側種子骨も出現する．種子骨は，最大身長成長速度を示す時期と同時期あるいは，その 1 ～ 2 年前に出現することから，身長の思春期性成長スパートを予測する指標として利用できる．女子では種子骨の出現の 1 ～ 2 年後に初潮がある．16 ～ 17 歳頃橈骨の骨端核が癒合して成長が停止したことの指標となる．

骨年齢の評価法には，①一定部位の標準アトラスの年齢で表す Greulich と Pyle のアトラスや日本人健康小児の手根骨エックス線の標準図譜を参考にして判定する方法，② 1 部位の骨核の成熟を一定基準によって点数をつけ，これを総計して骨格成熟度を評価する方法（TW2 法など）がある．

このように手根骨による成長予測が一般的であるが，被曝の影響を考えて，診断に用いられる頭部エックス線規格写真（☞ p.158 参照）で観察される頸椎の形態変化を成長の指標に用いる CVM（cervical vertebral maturation）法も使われることがあるが，一方で信頼性が低いという指摘もある．

② 咬合発育段階（歯齢）

個体の身体発育段階を評価するために，萌出歯数や歯種を指標とするものである．歯の萌出開始時期，歯の石灰化の程度（石灰化年齢），歯冠あるいは歯根形成の程度も指標となる．Hellman の咬合発育段階は，乳歯および永久歯の萌出状態を表している（☞ p.54 参照）．

③ 二次性徴年齢

思春期の二次性徴形質（睾丸，陰嚢，陰茎，陰毛，乳房，腋毛，初潮，髭，喉仏，声変わりなど）の出現から成人に至るまでの発育変化を数段階に分けて，個体それぞれにおける思春期の身体成熟度を判定する Tanner の分類が広く利用されている．

I・7　社会性・言語・情動の発達

① 社会性および行動の発達

社会性を身につけた行動は学習によって発達する．身体の発達に比べて，社会性の発達を明確に段階づけることは難しい．社会性の発達は，母親などの養育者との相互関係から始まり，対人関係が広がるにつれて変化する．そして，次第に個々の生活習慣や文化形態をもつようになる．

Ⅰ編　総　論

❷ 言語の発達

　言語はコミュニケーションの道具であると同時に，認識のための道具でもある．言語があることによって，物，事象を認識することができる．よって，言語の発達は認識の発達に大いにかかわりをもつ．矯正歯科治療においては，各種の装置から，治療の概念的なものに至るまで言語を用いた説明が行われる．患者の年齢あるいは個人の素質に応じた説明を行うためにも，言語の発達過程を知ることは重要である．

　Piaget は人が物事を認識するには最初に似たようなものをまとめる「同化」の過程が必要であり，その後，同化されたものを分類する「調節」を行うことによって認識は発達すると提案している．この分類に言語が必要であり，知性はこの「同化」と「調節」の相互作用によって形成される．

　Piaget によると認識は次の4つの発達段階によって形成される．

1）感覚運動期

　出生から2歳までの時期は，ものに対する基本的な概念が形成される．そして，言語の基礎となる考えが形成されるが，会話としての言語は形成されていない．

2）前使用期

　2〜7歳の子どもは，成人と同じような思考の過程をもち，大人のように言語を使い始める．しかし，言語として認識できるものは五感で体験できるものだけに留まり，ことばの意味はそのままに受け取る．また，この時期は擬人化してものを認識することができるが，論理的に考えることは困難である．

3）具体的使用期

　7〜11歳は論理的な思考もある程度行うことができ，具体的なものを用いることによって理解を深めることができる．

4）形式的使用期

　11歳以降では論理的な思考も確立し，「健康」，「病気」，「予防治療」などの抽象的なことばも理解できるようになる．この時期には，会話も大人と同じような扱いでなされるべきである．

❸ 情動の発達

　情動とは，喜び，悲しみ，怒り，恐れなどによって代表される感情群であり，その感情に伴う自律神経系の変化や，顔の表情・筋肉の緊張などの身体的変化を客観的にとらえることができる．それらは一時的で急激に起こる．情動には，喜び，悲しみ，怒り，恐れなどの基本情動と不信，恥，罪悪感，劣等感などの高次の社会的感情までの多岐にわたる．

　Erikson は，乳児期から老年期までの8段階からなる心理社会的発達の精神分析理論を提案した．これは Erikson の「人は本質的な社会的危機を首尾よく解決するように，自我の危機を経験し，与えられた課題に対する成功と失敗の結果が情動の発達につながっている」という考えに基づいている．

1）乳児期（誕生〜1歳半頃）

　出生後に両親の密なかかわりによって形成される信頼感と，それが得られなかった場合に生じる不信感が芽生える時期である．この形成が発達していないと他人へ預けられるような状況を受け入れにくくなる．

2）歩行期（1歳半〜3歳頃）

　母親から離れて自律しようと行動を始める．それができなかったときには，恥を感じるようになる．この時期にはみずから進んで突発的で挑戦的な行動を取りやすいので，十分に周りが注意する必要がある．また，後半では簡単な選択肢を与え，自分で選ばせるようなことも自律心の形成のために必要になってくる．

3）学童前期（3〜6歳頃）

　この時期には，行動に積極性を伴うようになる．そのために子どもが簡単に達成できるような課題を与えるべきである．一方，積極的に行動を始めたにもかかわらず達成できない場合に子どもは罪悪感をもつ．この時期は初めて歯科医院にいく子どもが多い．最初の達成感が自信につながりその後の通院を容易にさせるので，この時期は非常に大切である．

4）学童中期（7〜11歳頃）

　学業成績や社会的な技能を伸ばそうと励む時期である．これが達成できるとより勤勉さを獲得する．逆にこの結果が否定的であれば劣等感をもつようになる．矯正歯科治療はこの時期に始めることが多い．与えられた装置を一生懸命につけようとするのでそれをサポートする必要がある．抽象的な指導より具体的な指示を与えることが効果的である．

5）思春期（12〜17歳頃）

　思春期には自我・自分らしさを獲得する過程での葛藤がある．そして，同時にこの時期は集団の中での一員であることが彼らにとって重要であり，この集団で自分らしさを発揮できない場合には，疎外感・役割の欠落感をもつようになる．仲間からの評価を非常に気にする時期でもある．そのため，必要のない治療を希望してくることもあるので注意が必要である．

6）成人期

　仲間同士の親密感を形成する時期である．特に仕事での目標が同じ方向に向いているもの同士の影響を受ける．そして，その親密感を形成できない場合には孤立感を深める．最近は，この時期に治療を始める患者も多くなっている．新しい外見を得ることで，孤立感をなくせると思って来院する患者がいることも留意すべきである．よって，矯正歯科治療に期待する潜在的な心理をよく確認しなくてはならない．

7）壮年期

　次の世代に対する使命感をもつような時期である．子どもの矯正歯科治療に熱心な親がその例である．このような欲求を形成しない場合には，迎合・自己中心的な発達を遂げる．

8）老年期

　品位，正直さ，律儀さといった全人的な個性を形成する．その反対の発達が絶望感である．

Ⅰ編　総　論

Ⅰ・8　**成長発育の影響因子**

身体の成長発育に影響を与える因子は内因性と外因性に大きく分けられ，相互に作用する．

❶ 内因性因子

1）遺伝

遺伝は両親から受け継がれている遺伝形質として成長の経過に影響を与える．親子間の相関が最も高いのは身長とされる．遺伝的影響は発育，成熟にも認められ，たとえば母と娘，姉と妹などの初潮年齢には相関性がある．

2）ホルモン

成長過程においてホルモンの作用が最大に発揮される時期は個体によって異なる．子どもの成長発育は多くのホルモンの複雑なバランスによって影響を受け，その分泌異常や作用の異常によって成長発育の障害が生じる．

成長ホルモン分泌不全性低身長症は，成長ホルモンの分泌低下により生じる．また，成育における精神，情動，愛情などの環境に問題がある場合，成長ホルモン分泌の中枢神経機序の異常によると考えられる低身長を発現することがある．

下垂体性巨人症は，思春期前に成長ホルモンが過剰に分泌されることにより生じる．骨成長が停止する思春期以降に成長ホルモンの分泌が亢進すると，先端巨大症（アクロメガリー）となる．

胎生期からの甲状腺機能低下症（クレチン症）では，知的障害とともに身長の伸びと骨年齢の遅れ，特異なクレチン様顔貌（低い鼻根，両眼乖離，巨舌）を示す．

思春期には性ホルモンが多量に分泌される．男性ホルモンは骨伸長作用が著しく，女性ホルモンは骨成熟を促進して骨端閉鎖を進める．

❷ 外因性因子

1）栄養

成長発育期の栄養障害は，身体発育と思春期性成長スパートの到来を遅らせる．

2）疾病

発育に障害を及ぼす疾病に，中枢神経系，肝臓，腎臓，心臓，循環器系，呼吸器系疾患などがある．

（上岡　寛）

II 頭蓋および顎顔面骨の発生および成長

II・1 頭部の発生

　頭部には眼，鼻，耳，口，歯といった重要な感覚器官が収まっており，体幹と比べ複雑な構造をもち，その発生過程も複雑である．発生段階における遺伝的および環境的障害はさまざまな顎顔面形成不全を引き起こす．そのため，顎顔面の発生は不正咬合や顎顔面の先天異常の原因を理解するうえで重要である．

❶ 神経堤細胞の発生

　神経堤細胞は胎生3～4週にかけて表皮外胚葉と神経上皮の間にあたる神経堤から発生する．神経堤は，神経板の陥入過程でその両縁に生じる外胚葉由来の細胞集団であり，神経堤細胞は上皮から分離して中胚葉層に侵入し間葉系細胞となる（上皮間葉転換）（図3-II-1）．神経堤細胞は間葉のさまざまな部位へと移動する．

　これにより間葉には，将来的に顔面の筋肉などへと分化する本来の中胚葉の他に外胚葉である神経堤由来の中胚葉も存在することとなり，神経堤細胞は「外胚葉性中胚葉」とよばれる．さまざまな部位へと移動した神経堤細胞は，末梢神経系の神経細胞，頭部骨格，平滑筋などの多彩な細胞に分化する．神経堤細胞は頭部から尾部まですべての神経堤から発生するが，頭部の神経堤細胞は他の部位の神経提細胞と異なる分化を示すため，頭部神経堤細胞として区別される．頭部神経堤細胞は体幹神経堤細胞と異なり，自己再生能と多分化能を有する幹細胞としての性質を備えており，骨，軟骨，象牙質といった硬組織にも分化する．

　神経堤細胞の発生段階における障害には，Treacher Collins症候群，第一第二鰓弓症候群をはじめとした多くの疾患が同定されている．

❷ 鰓弓の出現

　神経堤細胞はやがて腹側に移動し，胎生4週頃，頭部下の腹側に左右6対の神経堤由来の鰓弓（咽頭弓）が出現する（ただし，第五鰓弓は非常に退化傾向が強く，ほぼ痕跡的である）（図3-II-2）．それぞれの鰓弓が独自の筋・神経・動脈をもち，頭頸部のさまざまな部位の形成に寄与する．それぞれの鰓弓には独自の脳神経の神経支配がある．

　第一鰓弓からは，口裂をはさんで上顎突起と下顎突起が形成される．上顎突起からは上顎骨

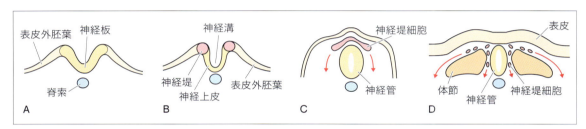

図3-II-1　神経堤細胞の発生（大峡　淳：口腔組織・発生学．第3版．医歯薬出版，東京，2024）
A：神経板の陥入．B：神経堤が認められる．C：神経堤細胞が上皮から分離する．D：神経堤細胞の移動．

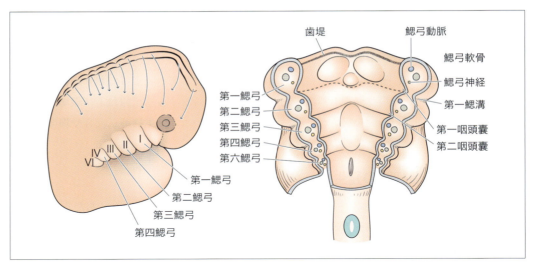

図 3-Ⅱ-2 鰓弓と咽頭嚢，鰓溝 (Gray H and Clemente CD：Anatomy of the Human Body. Lea & Febiger, Philadelphia, 1985. を参考に作成)

や頬骨などが生じる．下顎突起からはメッケル軟骨が形成され，上部でキヌタ骨・ツチ骨，下部で下顎骨などが生じる．メッケル軟骨はやがて消失する．第一鰓弓は咀嚼筋，口蓋帆張筋などの筋肉や顔面の真皮の形成にも関与し，三叉神経が分布する．

第二鰓弓からは，舌骨弓に位置するライヘルト軟骨が形成され，そこから舌骨小角，舌骨体の上部，アブミ骨や側頭骨の茎状突起などが生じる．顔面の表情筋の形成にも関与し，顔面神経が分布する．

第三鰓弓からは舌骨体の下部と舌骨の大角が生じる．舌咽神経が分布する．

❸ 顔面と口蓋の形成

顔面の発生は，前頭鼻突起，上顎突起，下顎突起が口窩という陥凹を取り囲むように出現し，開始する（図 3-Ⅱ-3）．前頭鼻突起は脳胞から口窩の上縁に生じ，口窩の側方と尾方には第一鰓弓から上顎突起と下顎突起が生じる．その後，口窩の両側に鼻板が現れ，正中側に内側鼻突起，外側に外側鼻突起が生じ，鼻板は陥入し鼻窩となる．上顎突起はその後内側に伸長し，内側鼻突起，外側鼻突起と癒合する．上顎突起と外側鼻突起との間で鼻涙管が生じる．外側鼻突起は鼻翼を形成する．内側鼻突起は内側に伸長し正中で癒合し，上唇の正中部，鼻の正中部を形成する．さらに，内側鼻突起は口腔側にも移動し，一次口蓋を形成する．

口蓋は，内側鼻突起に由来する一次口蓋と，上顎突起に由来する口蓋突起（二次口蓋）によって形成される（図 3-Ⅱ-4）．後の切歯孔より後方においては，上顎突起の内面で口蓋突起が発生し，左右の口蓋突起は舌の両側を下方へ伸長する．さらに，胎生 7 週には水平方向へ伸長方向を変え，左右の口蓋突起が癒合し二次口蓋となる．また，同時期に二次口蓋は前方の一次口蓋と癒合し，口蓋が形成される．癒合した口蓋突起はさらに鼻中隔と癒合し，左右の鼻腔が完成する．

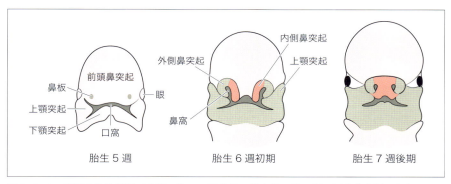

図 3-Ⅱ-3　顔面の発生過程（大峡　淳：口腔組織・発生学．第 3 版．医歯薬出版，東京，2024 を参考に作成）

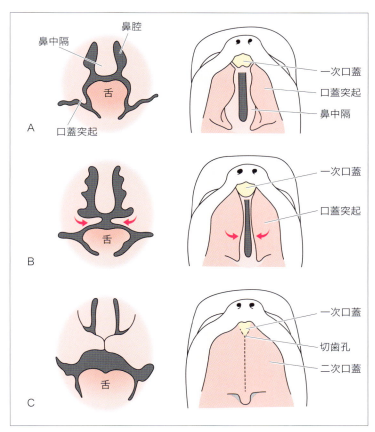

図 3-Ⅱ-4　口蓋の形成（大峡　淳：口腔組織・発生学．第 3 版．医歯薬出版，東京，2024．より改変）
A：一次口蓋と口蓋突起および鼻中隔．
B：左右の口蓋突起が進展して癒合し二次口蓋となる．
C：一次口蓋と二次口蓋が癒合し，口蓋が形成される．

出生後の口蓋は，横方向には1～2歳で終わる正中口蓋縫合部での成長と，7歳頃まで続く上顎骨の歯槽突起外側面での骨添加によって増大する．前後方向では思春期近くまで続く上顎結節後面での骨添加で増大する．

❹ 下顎骨と関節突起の発生

下顎骨の発生は，下顎突起内に耳胞からオトガイにかけて左右1対のメッケル軟骨が形成されることから開始される（**図3-Ⅱ-5**）．メッケル軟骨は軟骨内骨化によって下顎骨に置換するのではなく，下顎骨はこの軟骨の外側に沿って膜内骨化によって出現する．中耳ではツチ骨・キヌタ骨といった耳小骨が出現する．メッケル軟骨は下顎骨が発育するにつれて消失する．

関節突起はメッケル軟骨から分化したツチ骨・キヌタ骨の前方部に形成された下顎頭原基から軟骨組織が形成され，軟骨内骨化による骨形成の後，下顎骨体と癒合する．

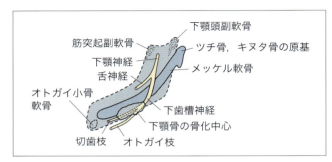

図3-Ⅱ-5　下顎骨の発生（Sperber GH：Craniofacial embryoloby. 4th ed. Wright, London, 1989.）

❺ 口唇裂，口蓋裂および顔面裂

内側鼻突起，外側鼻突起，上顎突起，口蓋突起の癒合不全により，口唇裂，口蓋裂，顔面裂が生じる．

口唇裂は内側鼻突起と上顎突起の癒合不全によって片側性または両側性に生じる．口唇裂は赤唇に限局する口唇裂から，外鼻孔の底部から歯槽突起に至る唇顎裂まで多様である（**図3-Ⅱ-6**）．

口蓋裂は主に両側の口蓋突起間の癒合不全により生じる．口蓋裂も口唇裂と同様に多様であり，二次口蓋が前方から口蓋垂まで癒合不全を呈する（完全）口蓋裂，後方の軟口蓋のみ癒合不全を呈する軟口蓋裂や口蓋垂裂，もしくは粘膜下における筋肉の断裂を主症状とする粘膜下口蓋裂などに分類される（**図3-Ⅱ-6**）．

顔面裂は口唇裂，口蓋裂に比べ，まれである．横顔裂は上顎突起と下顎突起の癒合不全により生じる．斜顔裂は上顎突起と外側鼻突起の癒合不全によって生じ，鼻涙管が体表に露出する．正中唇裂は両側の内側鼻突起の正中線上での癒合不全により生じる（**図3-Ⅱ-7**）．

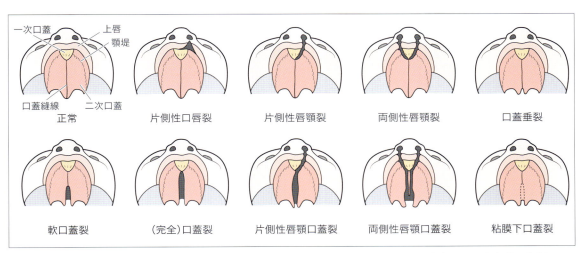

図 3-Ⅱ-6 口唇裂，口蓋裂の分類（大峡 淳：口腔組織・発生学．第 3 版．医歯薬出版，東京，2024 を参考に作成）

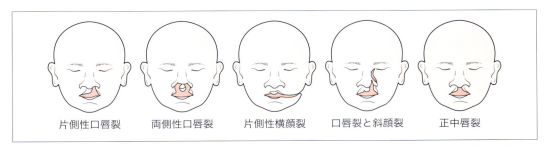

図 3-Ⅱ-7 口唇裂と顔面裂（Sperber GH：Craniofacial embryoloby. 4th ed. Wright, London, 1989. を参考に作成）

Ⅱ・2 頭蓋骨の発生

　頭蓋骨は上部の脳頭蓋と下部の顔面頭蓋に分けられる．脳頭蓋は主に脳や視覚器，聴覚器，嗅覚器など感覚系を覆う骨であり，顔面頭蓋は呼吸器系，消化器系の開口部としての役割を果たす骨である．脳頭蓋は膜性脳頭蓋と軟骨性脳頭蓋の 2 つに分けられる．それぞれ，膜性脳頭蓋は頭蓋冠，軟骨性脳頭蓋は頭蓋底となる部分である（**図 3-Ⅱ-8**）．頭蓋骨の大部分は神経堤に由来し，残りは沿軸中胚葉に由来する．

❶ 膜性脳頭蓋

　膜内骨化によって扁平骨が形成され，頭蓋冠となる．各膜性骨間は縫合によって連結される．

❷ 軟骨性脳頭蓋

　頭蓋基底部には，多数の軟骨が癒合した軟骨頭蓋が形成される．軟骨頭蓋の中から軟骨内骨化によって骨が形成される．これらの骨の間は軟骨結合で接合する．

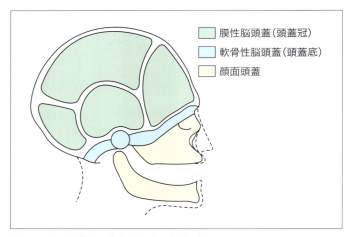

図 3-Ⅱ-8　頭蓋骨の主な発生上の区分（Sperber GH：Craniofacial embryoloby. 4th ed. Wright, London, 1989.を参考に作成）

❸ 顔面頭蓋

　顔面頭蓋は鼻と顎に関連して出現し，呼吸器系と消化器系としての役割を果たす．鼻上顎複合体など大部分の骨は膜内骨化で形成される．下顎骨が形成される場所に第一鰓弓を由来とするメッケル軟骨が現れる．その近傍で膜内骨化が生じ，下顎骨が形成されメッケル軟骨はやがて消失する（☞ p.28 参照）．

Ⅱ・3　頭蓋骨の成長発育

❶ 顎顔面の骨格を形成する組織の分化

　骨形成および骨組織の維持には骨芽細胞，骨細胞，破骨細胞の存在が必要不可欠である．骨芽細胞や軟骨細胞は未分化間葉系細胞から分化するのに対し，骨吸収にかかわる破骨細胞は造血幹細胞から分化する．骨組織は常にリモデリング（骨改造）（後述）を行っており，骨組織の発生，維持にはこれらの細胞のバランスのとれた，時期・領域特異的な発現および活性化が必要である．

❷ 骨組織を構成する細胞

1）骨芽細胞

　骨芽細胞は骨表面に一列に局在して，骨形成を行う細胞である（**図 3-Ⅱ-9 参照**）．高いアルカリフォスファターゼ活性を有し，骨基質となるⅠ型コラーゲンおよびオステオカルシンやオステオポンチンなどの非コラーゲン性タンパク質を分泌する．骨芽細胞の分化には RUNX2 などの転写因子が必須であり，BMP，IGF1，FGF2，PTH などのさまざまなサイトカインが制御する．また，骨芽細胞は骨組織の表面に局在しながら，破骨細胞分化因子（RANKL）を発現し，破骨細胞の分化誘導に深くかかわっている．

Ⅰ型コラーゲンなどの遺伝子変異によって骨形成不全症が生じる. *RUNX2* の遺伝子変異によって鎖骨頭蓋骨異形成症（☞ p.106 参照）が生じ, 膜性骨の形成不全や歯の萌出遅延が認められる.

2）骨細胞

骨細胞は骨基質中に埋め込まれた細胞で, 骨において最も大量に存在する（**図 3-Ⅱ-9** 参照）. 成熟した骨細胞は骨小腔とよばれる空間に存在し, 細長い細胞突起を骨基質中の骨細管に伸ばしている. この細胞突起は, 骨細胞同士や骨表面の骨芽細胞の間で細胞性ネットワークを形成し, 何らかの方法で力学的負荷を感知すると考えられている.

この他に, 骨細胞は破骨細胞を誘導し, 骨リモデリングを制御する働きや, FGF23 の発現を介してリン酸代謝を調節するなどして, 骨量の維持に重要な役割を果たす.

3）軟骨細胞

軟骨細胞はⅡ型コラーゲンやプロテオグリカンなどからなる軟骨基質の産生と維持を担い, その分化や増殖を調節する種々のホルモンや細胞成長因子の受容体を有する. 成長ホルモンは軟骨組織の成長を促す主要なホルモンである. また, FGF シグナルは軟骨内骨化に重要であり, その遺伝子変異によって軟骨無形成症が生じる.

4）破骨細胞

破骨細胞は単球・マクロファージ系の前駆細胞が分化した骨吸収を営む多核巨細胞である（**図 3-Ⅱ-9C** 参照）. 骨リモデリングに関与して, 血清カルシウムの恒常性を維持する. また, 骨粗鬆症, 歯周病, 関節リウマチをはじめとする代謝性骨疾患において骨の破壊を引き起こす.

破骨細胞は, 造血幹細胞から破骨細胞前駆細胞へ分化し, 骨芽細胞が発現する RANKL が破骨細胞前駆細胞上の RANKL 受容体と結合すると, 細胞同士が融合し骨吸収能を有する多核巨細胞となる. 破骨細胞の分化にはさらに M-CSF が必須である.

PTH やカルシトニンなどにより, 破骨細胞の骨吸収が制御され, 血中のカルシウム濃度が維持される. 骨粗鬆症の治療などに用いられるビスホスホネートは破骨細胞に直接作用して破骨細胞による骨吸収を阻害する.

大理石病は, 破骨細胞から分泌されるプロテアーゼの機能不全によって生じる疾患であり, 骨硬化と骨脆弱性をきたす.

❸ 骨リモデリング

骨組織の恒常性は, 破骨細胞による古い骨基質の除去（骨吸収）と, 骨芽細胞による新たな骨基質の置換（骨形成）のバランスによって保たれている. この過程は骨リモデリングとよばれ, 吸収と形成が共役（カップリング）しているため, 骨量は維持される. 矯正歯科治療中の歯槽骨では, 適切な矯正力が歯に作用すると骨リモデリングが生じ, 歯が歯槽骨中を移動する.

❹ 骨の発生様式と成長

骨の発生様式は, 間葉系細胞が直接骨芽細胞に分化し骨を形成する膜内骨化と, 間葉系細胞

I編 総論

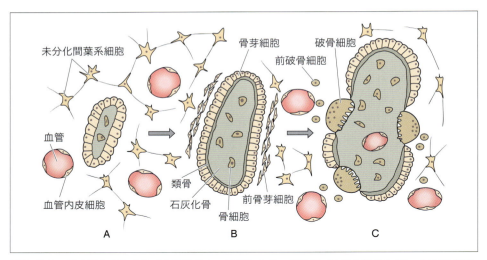

図 3-Ⅱ-9 膜内骨化のしくみ（宇田川信之：口腔生化学．第 5 版（早川太郎ほか編）．医歯薬出版，東京，2011．）
A：結合組織中の未分化間葉系細胞は骨芽細胞に分化し，骨を形成する．
B：形成された骨周囲の骨芽細胞によって，類骨形成と石灰化が進行し，骨基質が増大する．同時に基質中の骨細胞が形成される．
C：骨基質の拡大とともに血管が取り込まれ，骨梁が形成される．破骨細胞が出現し，骨基質の吸収が始まり，骨のリモデリングが開始する．

から分化した軟骨細胞が軟骨を形成した後に，その軟骨が骨に置換する軟骨内骨化の 2 つに分けられる．また，骨の成長は，細胞の肥大，細胞数の増加および細胞による細胞外基質の分泌からなる．

1）膜内骨化

膜内骨化では，未分化間葉系細胞が密集して，骨原性細胞，前骨芽細胞さらに骨芽細胞へと分化し，成熟した骨芽細胞がⅠ型コラーゲンや他の非コラーゲン性タンパク質を分泌し，これが石灰化することで骨が形成される（**図 3-Ⅱ-9**）．骨が形成されると，骨は内部から骨組織そのものを大きくすることができず，表面においてのみ変化する．

2）軟骨内骨化

軟骨内骨化では，骨形成予定領域に集積した未分化間葉系細胞が軟骨細胞に分化し，軟骨基質を分泌することで軟骨原基を形成する．軟骨原基が石灰化した後に血管と間葉系細胞が侵入して，軟骨が骨に置換される．軟骨細胞は増殖能が高く，細胞が肥大し細胞外基質をさかんに産生するため，軟骨原型の骨組みを大きく形づくることができる．

長管骨においては，軟骨から骨へ置換する過程で，軟骨の骨幹にあたる中央に一次骨化中心が形成され，骨幹部の骨化が始まり，さらに骨端部に二次骨化中心が現れ，骨端の骨化が始まる．骨幹部と骨端部から形成された骨組織は骨端板軟骨（成長板軟骨）とよばれる軟骨層で隔てられ，性成熟が完了すると骨端板軟骨は消失するが，骨端の両側には関節軟骨が残る（**図 3-Ⅱ-10**）．

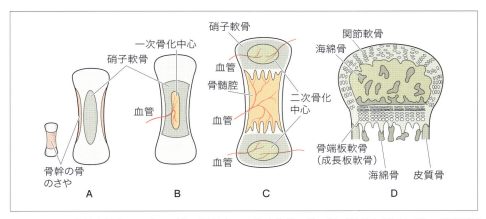

図 3-Ⅱ-10　軟骨内骨化のしくみ（宇田川信之：口腔生化学．第 5 版（早川太郎ほか編）．医歯薬出版，東京，2011．）
A：長管骨の中心部位に硝子軟骨が増大する．
B：一次骨化中心が形成される．軟骨周囲の血管が発達し，軟骨内に侵入する．血管とともに入り込んだ間葉系細胞が骨芽細胞に分化し，海綿骨を形成する．
C：骨幹では骨髄腔が形成される．その後，骨端の軟骨に血管が侵入し，二次骨化中心が形成される．
D：最終的に骨端および骨幹部の骨髄腔は海綿骨で満たされ，それぞれは骨端板によって隔てられる．

5 頭蓋骨の成長

　頭蓋骨は膜性骨と軟骨性骨がさまざまな形態で混ざり合っており，それぞれの骨は線維性結合あるいは軟骨結合で連結している．頭蓋骨を構成する骨が完成した後，それぞれの骨の表面で生じる骨膜性成長と，骨と骨の結合部における縫合性成長と軟骨性成長によって頭蓋骨は成長する．

1）骨膜性成長

　頭蓋骨のような頭蓋顔面部の扁平な骨の多くは，膜内骨化によって形成される．結合組織性の骨膜，あるいは骨内膜に含まれる未分化間葉系細胞が骨芽細胞に分化する．この骨組織は表面の骨添加によってその大きさを増す．骨表面の添加と吸収とのバランスにより頭蓋骨の形状を複雑に変える（リモデリング）．

　この膜内骨化は，体表面に分布する頭蓋骨や鎖骨などの比較的扁平な骨組織にみられる骨化様式であり，この形成が障害される疾患の 1 つである鎖骨頭蓋骨異形成症（☞ p.106 参照）では，大泉門の開大（閉鎖不全）がみられる．

2）軟骨性成長

　軟骨性成長は，軟骨内骨化によって形成される骨の成長様式である．出生後の顔面の形成において軟骨性成長が関与する部位は，顎関節軟骨と頭蓋底の軟骨結合部の 2 か所である．

　顎関節軟骨は関節軟骨としての役割と，骨の成長に関与する役割がある．そのため，外傷などによって関節に傷害が生じると，顎偏位の原因になる．一方，頭蓋底の軟骨結合部の成長は上顎と下顎の相対的な前後的位置関係に著しい影響を与える．

　軟骨結合部の軟骨組織は，両側性の骨端板軟骨のような形態をしており（**図 3-Ⅱ-11**），頭蓋底の軟骨結合部には中央に細胞増生の領域（増殖軟骨層）があり，それらが前方，後方ある

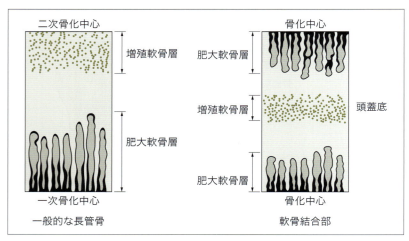

図3-Ⅱ-11 軟骨結合部の成長
(Proffit WR：Contemporary Orthodontics. 5th ed. Elsevier-Mosby. St. Louis, 2013. を参考に作成)

いは両方向に伸び，最終的には骨と置き換わり，成長を終了する．

3）縫合性成長

縫合は脳頭蓋と顔面頭蓋を構成する膜性骨間にみられる線維性結合である．縫合性成長は，出生後，脳の成長による張力が働くことによって縫合部で二次的に生じる成長である．縫合部で骨組織の添加が起こり，出生後2～3年で成長のピークがきて泉門は急速に閉鎖されていくが，その後何年もの間，骨膜に覆われた狭い縫合によってそれぞれの骨は分離されたままの状態であり，最終的に思春期から成人期にかけて癒合する．

❻ 頭蓋骨の成長を制御する要因

咬合異常や歯・顔面の形成異常を理解するにあたり，頭蓋骨の成長がどのような影響を受けて制御されているか理解する必要がある．頭蓋骨の成長を制御する要因については，これまでに以下のような仮説が提唱されてきた．

1）縫合部位を成長の重要部位とした説（Sicherら）

Sicherらは，頭蓋骨の成長に関与する軟骨性成長，骨膜性成長，縫合性成長のいずれも強く遺伝的に規定されるが，特に縫合部が頭蓋骨の成長に重要な部位であるとし，縫合部の成長が骨を離開させると推論した．しかし，顔面骨の縫合部を含む部位を腹腔内に移植した実験で，縫合部の成長は停止したこと，さらに縫合部を牽引すると骨の成長量が上昇したことから，縫合部は独立的に成長する部位ではないと考えられる．

2）軟骨結合部を成長の重要部位とした説（Scottら）

これは顔面頭蓋の成長は軟骨の成長が司ると考えたものであり，軟骨の成長が骨の成長の様相を決めるペースメーカーとなるという考え方である．鼻中隔軟骨や頭蓋底の軟骨結合は単独で成長する能力をもつと考えられるが，部位によって軟骨の成長に対する重要度は異なる．また下顎頭軟骨は重要な成長中心ではないと考えられている．

3）骨格を包む軟組織を重視した説（機能母体説）（Mossら）

頭蓋骨の形成において，神経，筋，血管などの骨格を包む軟組織，つまり機能母体（ファン

クショナルマトリックス）の成長により頭蓋骨の成長量や形態，成長方向が決定され，その結果，二次的に頭蓋骨の成長発育が起こるという考え方である．このため頭蓋骨の成長は脳の成長に対して，上下顎骨の成長は鼻腔および口腔の成長に対して反応的に起こると考えられる．

成長は遺伝的要因によって強い影響を受けているとともに，生理的な活動に関連する圧力や力などによる環境的要因によっても影響を受ける．現在では，頭蓋底，鼻中隔，下顎頭軟骨などの軟骨性成長は遺伝的要因で強く規定されている一方，頭蓋冠や鼻上顎複合体は，遺伝的要因で決定される構造物の位置の変化や，骨に付着する筋や軟組織の影響などの環境的要因に対して成長が規定されると考えられている．

II・4 脳頭蓋の成長発育

脳頭蓋は脳を保護する半球状の頭蓋冠と，底部の頭蓋底からなる．また脳を入れる空間を頭蓋腔という．

1 頭蓋冠の成長発育

頭蓋冠は頭蓋上部を覆っている部分で，膜内骨化によってつくられた扁平骨からなる．胎生期には，扁平骨は各骨膜間の辺縁部における拡張と，骨表面における骨添加と骨吸収の相互作用によって成長する．乳児期においても脳の容積は急速に拡大するため，頭蓋冠は縫合部での骨成長と扁平骨表面の骨リモデリングによってその大きさを増し，頭蓋腔の容積を増大させる（図3-II-12）．

1）頭蓋冠の縫合性成長（図3-II-12A）

扁平骨間は縫合とよばれる線維性結合組織で満たされている．いくつかの縫合の接合部は泉門とよばれる．泉門には，大泉門，小泉門，前側頭泉門，後側頭泉門がある（図3-II-13）．出生後の骨成長によって縫合の狭小と泉門の閉鎖が生じ，大泉門は生後18か月頃に閉鎖する．骨縁には新たな骨芽細胞の分化が生じる．

思春期頃に縫合性成長が終わるまでの間，縫合は石灰化せずに，それぞれの骨は分離された

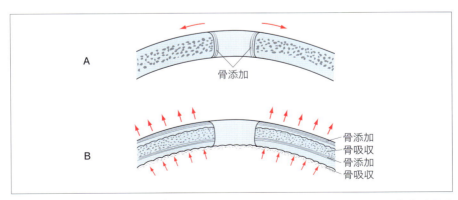

図3-II-12 頭蓋冠の成長機構（Sinclair D：Human Growth after Birth. 4th ed. Oxford University Press, Oxford, 1985.）
A：縫合での骨成長．B：骨の添加・吸収による成長．

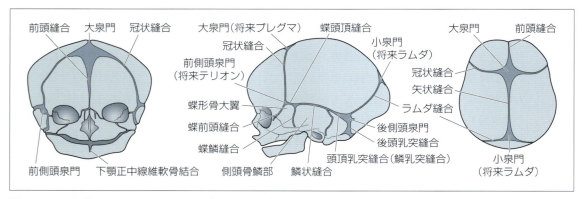

図 3-Ⅱ-13　頭蓋冠にみられる縫合と泉門（星野一正：臨床に役立つ生態の観察．体表解剖と局所解剖．第 2 版．医歯薬出版，東京，1987．）

ままの状態を続ける．

　縫合が早期に癒合するとその部分で頭蓋骨の拡大が起こらず，頭蓋の変形が生じる．これは頭蓋骨縫合早期癒合症あるいは狭頭症とよばれる．頭蓋の変形は早期癒合が起こった縫合の部位と関係があり，両側冠状縫合が早期癒合すると頭部の前後径が短くなり短頭を示す．舟状頭は頭蓋の前後径が増大した状態で，矢状縫合の早期癒合によって生じる．斜頭は片側の冠状縫合の早期癒合によって，前頭骨が非対称に拡大することで生じる．冠状縫合を含む複数の頭蓋骨縫合が癒合し，頭頂部が突き出すように変形すると尖頭（塔状頭）が生じる（**図 3-Ⅱ-14**）．一部の症例では早期癒合によって頭蓋の発育拡張が制限され，頭蓋腔内圧が亢進し，脳の発達に影響を与えることがある．頭蓋骨縫合早期癒合症は，頭蓋だけの変形を示す単純性の早期癒合症と顔面の低形成や手足の異常を伴う症候群性の早期癒合症に分けられる．

　くる病，甲状腺ホルモン欠乏症，水頭症では，大泉門の閉鎖が遅延することがある．また，Crouzon（クルーゾン）症候群や Apert（アペール）症候群などでは，頭蓋冠の縫合の早期癒合に加えて，鼻上顎複合体の縫合や頭蓋底における軟骨結合の早期癒合が併発し，顎顔面に著しい変形が生じる．

　一方，縫合の癒合不全は鎖骨頭蓋骨異形成症や Down（ダウン）症候群，クレチン症でみられる．

2）頭蓋冠の骨の添加・吸収による成長（添加性成長）（図 3-Ⅱ-12B）

　頭蓋冠は，出生時は単層であるが，4 歳時には内板と外板が形成される．頭蓋冠内面は，脳の成長による頭蓋腔内圧の増大によって骨吸収が生じ，一方，外面は骨膜性の骨形成・添加がみられる．この頭蓋冠の骨リモデリングは頭蓋骨の丸みを平坦化し，頭蓋腔の容量の増加に対応する．

❷ 頭蓋底の成長発育

　頭蓋底を構成する骨格は，まず軟骨頭蓋として形成される（**図 3-Ⅱ-15**）．その後，軟骨頭蓋に骨化中心が現れ，軟骨内骨化によって骨に置き換わる．骨化が進行するにつれて軟骨結合とよばれる軟骨組織の帯が骨化中心の間に介在するようになる．軟骨結合は頭蓋の正中部の成長発育に重要である．

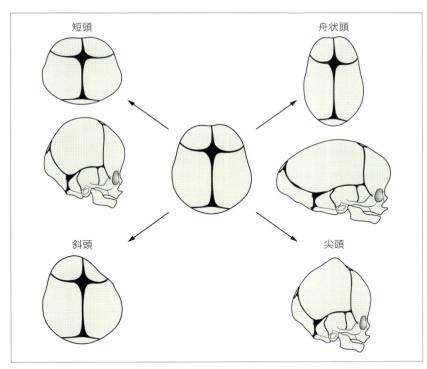

図 3-Ⅱ-14 縫合の早期癒合による頭蓋の変形

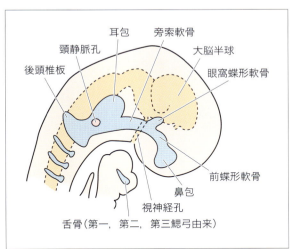

図 3-Ⅱ-15 軟骨頭蓋の発生（胎生 7 週）(Sperber GH：Craniofacial embryoloby. 4th ed. Wright, London, 1989.)

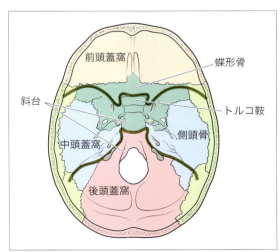

図 3-Ⅱ-16 頭蓋底の構造

一方，頭蓋底には，前頭蓋窩，中頭蓋窩，後頭蓋窩の 3 つに分けられるくぼみがある（**図3-Ⅱ-16**）．前頭蓋窩は鼻上顎複合体とつながっているため，鼻上顎複合体の成長に影響を及ぼす．中頭蓋窩は外側で側頭骨の下顎窩を介して，間接的に下顎骨とつながっている．

出生後，①軟骨結合部での成長，②縫合部での成長，③骨表面での骨リモデリングにより成

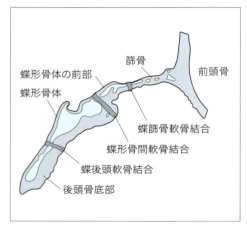 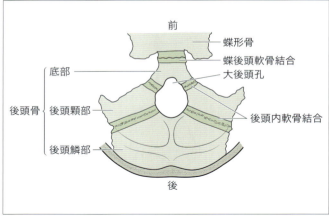

図 3-Ⅱ-17　軟骨結合部（Enlow DH：The human face. Harper & Row, New York, 1968.）　図 3-Ⅱ-18　後頭内軟骨結合（後頭骨を頭蓋冠側から観察）

長する.

1）軟骨結合部での成長（図 3-Ⅱ-17）

（1）蝶後頭軟骨結合

　頭蓋底正中部の後頭骨と蝶形骨間の軟骨結合である．斜台の中央に位置する．頭蓋で最後に癒合する．女子では 12 〜 13 歳頃，男子では 14 〜 15 歳頃に骨化が始まり，20 歳頃に骨化が完了する．胎生期や出生後初期には，多くの軟骨結合が機能を有しているが，幼少期に入ると，頭蓋底の主要な成長軟骨は，蝶後頭軟骨結合のみとなる．

（2）蝶形骨間軟骨結合

　蝶形骨体の前部と後部の間の軟骨結合は出生直前に癒合し，蝶形骨体と大翼間の軟骨結合は出生時頃癒合する．

（3）蝶篩骨軟骨結合

　蝶形骨体と篩骨の接合部の軟骨結合は軟骨が線維変性して蝶篩骨縫合となり，7 歳頃まで成長する．

（4）後頭内軟骨結合（図 3-Ⅱ-18）

　出生時に後頭骨は軟骨結合によって 4 つの部分に分かれているが，後頭鱗部と後頭顆部の間の軟骨結合は 2 歳の終わりまでに癒合し，後頭顆部と底部の間の軟骨結合は 6 歳頃に癒合する．

　斜台の中央にある蝶後頭軟骨結合による成長は，その解剖学的構造から，後頭骨に隣接し側頭骨にある下顎窩を後下方に位置づける．そのため，頭蓋底に対する斜台の傾斜の程度は顔面骨格形態に影響を及ぼすことが示唆されている．

　Crouzon 症候群，Apert 症候群などでは軟骨結合の早期閉鎖に起因する前頭蓋底の短縮により鼻上顎複合体の成長が阻害される．

2）縫合部と頭蓋底の骨リモデリングによる成長

　頭蓋底は，軟骨結合以外に，縫合性の成長と部位により異なる骨リモデリングによって形態

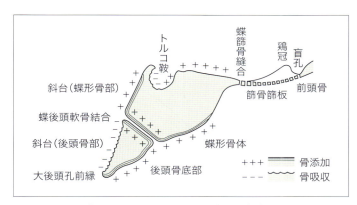

図 3-Ⅱ-19　頭蓋底正中部における骨リモデリング（Melsen B：The cranial base. *Acta Odontol Scand*, **32**：9～126, 1974.）

の恒常性を維持している．

　出生後，前頭蓋窩における蝶前頭縫合，前頭篩骨縫合，蝶篩骨縫合でのその矢状方向の成長は，脳の成長発育に伴って7歳頃まで継続する．トルコ鞍から盲孔までの成長は8～12歳頃に成人の域に達する（**図3-Ⅱ-19**）．

　トルコ鞍では骨リモデリングによって，その形状と大きさが変わる．下垂体窩内面の前部では5～6歳までに骨添加が生じ，内面後部と床部の一部では16～17歳頃まで骨吸収が続き，トルコ鞍背部には骨が添加して，下垂体窩が拡大する（**図3-Ⅱ-19**）．斜台は，蝶後頭軟骨結合における軟骨内骨形成に加えて，大後頭孔の後頭骨周縁部の骨リモデリングよって成長する．そのため，蝶後頭軟骨結合の癒合後も伸長する．

❸ 頭指数

　頭指数 cephalic index とは，最大頭長に対する最大頭幅の百分率のことである．頭指数はヒトの人種的集団の分類基準の重要な項目の1つである．

　頭指数＝最大頭幅 maximum head breadth/ 最大頭長 maximum head length × 100
で表現され，頭指数の値によって，75以下を長頭型 dolichocephaly，80以上を短頭型 brachycephaly，その間を中頭型 mesocephaly，85以上を超短頭型 super brachycephaly に頭型を区分している．

Ⅱ・5　顔面頭蓋の成長発育

　顔面頭蓋は鼻と顎に関連して出現する膜性骨であり，呼吸と咀嚼において重要な役割を果たす．顔面頭蓋を構成する上顎骨と下顎骨の成長曲線は，上顎骨は前頭蓋窩に隣接しているため，神経型と一般型の中間型を示す一方，下顎骨は上顎骨と比べてより一般型に近い中間型を示す（**図3-Ⅱ-20**）．そのため，新生児の顔面は頭蓋に比較して小さいが，成長に伴い頭部における顔面頭蓋の占める割合は，脳頭蓋に対し次第に大きくなる．

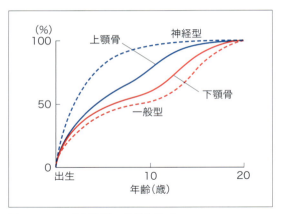

図3-Ⅱ-20　上下顎骨の成長曲線（Proffit WR：The etiology of orthodontic problems. *In*：Contemporary Orthodontics. Elsevier-Mosby, St. Louis, 1986, 137～141.）

❶ 鼻上顎複合体の成長

　上顎骨とその周辺の小さな骨（鼻骨，涙骨，篩骨，口蓋骨，頰骨および鋤骨）の集まりは鼻上顎複合体（あるいは上顎複合体）と総称される．鼻上顎複合体は膜内骨化より形成され，その成長は，縫合部での成長と骨の表面のリモデリングの2つに分けられる．

1）縫合部での成長

　鼻上顎複合体は頭蓋底に対して前下方へ成長する．頭蓋底と鼻上顎複合体の間には，前頭上顎縫合，頬骨上顎縫合，頬骨側頭縫合，翼突口蓋縫合といった縫合が存在し（**図3-Ⅱ-21**），上顎骨の前下方への移動のために理想的に位置づけられている（**図3-Ⅱ-22**）．生後1～2年の間は，顔面の側方への拡大に鼻骨間縫合，上顎間縫合，正中口蓋縫合も関与する．

2）骨リモデリングによる成長

　縫合部での成長に伴い，各顔面骨の骨膜面および骨内膜面では骨の添加・吸収（骨リモデリング）が生じる．縫合部での成長がほぼ終了する10歳以降においても鼻上顎複合体の成長に関与し，骨の大きさと厚みを増すとともに，結節，洞，口腔，鼻腔，副鼻腔を拡大させる．

（1）鼻腔

　鼻腔上部の高さと幅は，成人値に達するまで増大する．鼻上顎複合体は鼻腔上壁の最上部を除く外壁および下壁の（鼻底）のほとんどで骨吸収が生じ，口腔側の口蓋の骨には骨添加が生じる．これらの骨吸収と骨添加により鼻腔は前方と側方に拡大し，口蓋は下方へ移動する（**図3-Ⅱ-23**）．

（2）頬骨

　頬骨弓および頬骨は，頬骨側頭縫合による前後方向への成長と，頬骨前方部の骨吸収，後下方部の骨添加によって後方に移動する（**図3-Ⅱ-24**）．頬骨弓前部と上顎の頬骨領域は，前頭頬骨縫合による下方への成長と頬骨下縁の骨添加によって，顔面の深さの発育に伴い，垂直方向に成長する．頬骨弓は，側頭窩の内側の骨吸収と外側の骨添加によって側方に移動する．

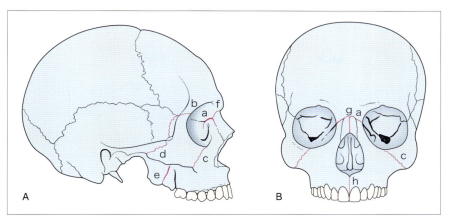

図 3-Ⅱ-21　鼻上顎複合体の縫合（山下　浩：小児歯科学総論．医歯薬出版，東京，1977．）
A：側面観，B：正面観
a：前頭上顎縫合，b：前頭頬骨縫合，c：頬骨上顎縫合，d：頬骨側頭縫合，e：翼突口蓋縫合，
f：前頭鼻骨縫合，g：鼻骨間縫合，h：上顎間縫合

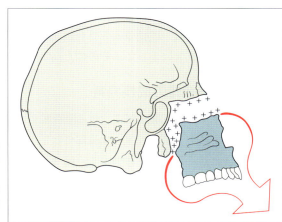

図 3-Ⅱ-22　上顎骨の前下方移動（Proffit WR：Contemporary Orthodontics. 5th ed. Elsevier-Mosby. St. Louis, 2013．）
頭蓋底と鼻上顎複合体の間にある縫合の両側での骨添加によって，上顎骨は頭蓋底に対して前下方に平行移動する．

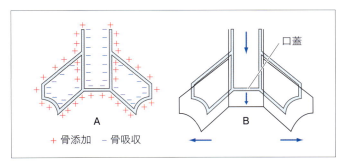

図 3-Ⅱ-23　鼻上顎複合体の下方成長（Moyers RE：Handbook of orthodontics. 4th ed. Year book Medical Publishers, Chicago, 1988．）
A：鼻腔内壁および下壁に骨吸収が生じる．上顎洞の内壁では骨添加が生じ，それ以外の洞壁では骨吸収が生じるため，上顎洞は拡大する．
B：鼻腔の拡大とともに口蓋は下方に移動する．

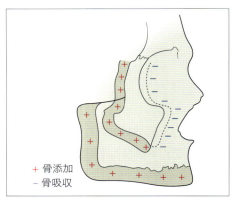

図 3-Ⅱ-24　頬骨の後方成長（Enlow DH: Handbook of Facial Growth. 2nd ed. W.B. Saunders, Philedelphia, 1992．）

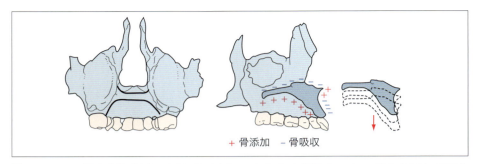

図3-Ⅱ-25　口蓋の成長（Enlow DH：Facial Growth. 3rd ed. W.B. Saunders, Philadelphia, 1990.）
口蓋は下方に成長する．

（3）口蓋

　口蓋では，口腔面での骨添加と鼻腔面での骨吸収により口蓋は下方移動し（**図3-Ⅱ-25**），鼻腔も拡大する．一方，口蓋に近接する歯槽突起の前方部では，骨吸収が生じる．歯の萌出に伴って形成される歯槽突起は口蓋の深さと幅を広げ，舌の機能空間を増大させる．

（4）咽頭腔

　咽頭腔は，蝶後頭軟骨結合による頭蓋底の前後的および垂直的な伸長と，中頭蓋窩の水平方向への拡大によって，その幅と高さを増大させる．

❷ 下顎骨の成長発育

　下顎骨は下顎頭部における軟骨内骨化と，骨表面のリモデリングによって，大きさを増し成長する．下顎骨の主な成長部位は，下顎頭，下顎枝の後縁表面と筋突起である．下顎骨は頭蓋底に対し前下方に移動する（**図3-Ⅱ-26～28**）．

　下顎骨体長や下顎枝高などの値は，身長の伸びと同様のS字曲線を描いて増大していくため，思春期以前の成長は比較的穏やかであり，思春期以降に促進される．

1）下顎頭

　下顎頭は軟骨で覆われている．長管骨では関節面においてクッションの役割を果たす関節軟骨と，軟骨内骨化による成長を司る骨端軟骨が別々に存在し機能するのに対して，下顎頭軟骨は両方の役割を果たすことが特徴である．

　下顎頭および側頭骨下顎窩は，緻密な線維性結合組織でつくられ，さまざまな運動によって生じる圧力に適応する構造を有している．そして，下顎頭軟骨は機能環境の変化や機械的刺激に応答して，細胞増殖能や基質形成能を変化させることでその成長を制御する．下顎頭の成長は，思春期である12～14歳頃にピークに達し，通常18歳頃に完了する．

2）下顎枝と下顎体

　生後4～12か月頃，左右の下顎体が骨性癒着して下顎結合を形成し，単一の骨となる．概して下顎枝は後上方に骨リモデリングが起こり，下顎骨全体は前下方へ転位し，その結果，下顎体と歯列弓は後方に伸長する．

　下顎体前部では，内側面の骨吸収と外側面の骨添加が生じて切歯部が前方に移動すること

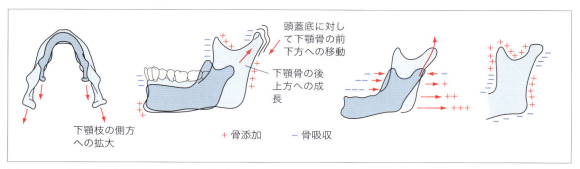

図 3-Ⅱ-26 下顎骨の成長（骨リモデリング）（Enlow DH：Facial Growth. 3rd ed. W.B. Saunders, Philadelphia, 1990.）

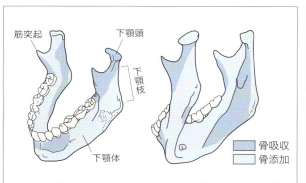

図 3-Ⅱ-27 下顎骨の骨リモデリング（Enlow DH：Facial Growth. 3rd ed. W.B. Saunders, Philadelphia, 1990.）

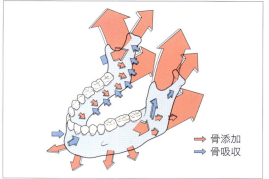

図 3-Ⅱ-28 下顎骨の成長方向（Enlow DH：Handbook of facial growth. W.B. Saunders, Philadelphia, 1975.）

で，乳歯の萌出を可能とする．下顎枝前縁で大量の骨吸収が生じると同時に下顎枝後縁への骨添加が生じ，下顎枝は後方へ移動しながら下顎骨体長が増大する．成長が進むにつれて，下顎枝後縁上部の骨吸収，後縁下部の骨添加およびその前縁下縁の骨吸収が生じ，筋突起上縁への骨添加が生じることで，筋突起の高さと幅は増大し，下顎枝が直立する（**図 3-Ⅱ-26**）．その角度は，男子では女子よりも小さく，咀嚼筋機能の発達や咀嚼力の強弱を反映すると考えられている．

下顎枝基底部内側面には骨吸収が生じ，その外側面に骨添加が生じることで，下顎頭角部は外側方に張り出す．下顎枝と下顎角は咀嚼筋の付着部位となっており，下顎枝と下顎角の外側面の咬筋粗面に咬筋が，下顎枝と下顎角の内側面の翼突筋粗面に内側翼突筋が，筋突起の前縁と内側面に側頭筋が付着する．

幼児期以後，オトガイ隆起が骨添加により形成され，思春期の頃，オトガイの突出が目立ってくるようになる．

下顎骨はオトガイを頂点として外方および後方に広がるV字型を呈している．EnlowのいうV原理に従い，内側舌面の骨皮質の添加と外側唇面の骨皮質の吸収を伴いながら下顎枝が側方に拡大し，下顎頭幅径は増大する（**図 3-Ⅱ-26**）．

I編　総　論

❸ 上下顎骨の成長完了

　上下顎骨の成長は，最初に水平（左右）方向，次いで前後方向，最後に垂直方向の成長というはっきりとした順序をもって完了する．歯列弓幅径を含む上下顎骨の幅径の成長は，おおよそ思春期性成長スパートが始まる前に完了し，上下顎骨の前後的な成長は，女子で14～15歳頃に停止し，男子では18歳頃まで続く．顎骨と顔の高径の成長は，前後径の成長より，男女ともに長く続く．

II・6　加齢変化（成人以降の加齢変化）

　出生後の成長発育は青年期中頃にピークを迎え，青年後期には著しく低下する．しかし，成人期以降に成長発育が完全に停止するわけではない．顔面の成長は成人期を通じて持続し，その変化量は1年あたりでみると小さいが，数十年にわたる累積の変化量は大きい．成人期の顔面骨格の変化量は垂直的高径，前後的な長さ，幅径の順に大きく，成人期にみられる変化は，成長期のパターンの延長上にあると考えられる．

　加齢に伴う顔面の軟組織の変化は，硬組織の変化よりも程度が大きい．加齢に伴い，口唇などの顔面の軟組織は下方に垂れ，鼻は長くなり，口唇は薄くなる．歯の露出量は，上顎前歯では減少し，下顎前歯では増加する．したがって，成長期の矯正歯科治療では，青年期以降の口唇と歯の垂直的な位置関係の変化を考慮することが重要である．

（山城　隆）

III 歯列と咬合の成長発育・加齢変化

III・1　歯の形成と萌出

❶ 歯の形成

　正常な歯の発生は，顎骨内の定められた部位に（位置情報），一定の順序のもとに（時間情報），形態的・構造的特徴（パターニング）をもって進行する．これら3つの特徴は，正常な歯の発生に必須なのはもちろんのこと，正常な咬合と歯列の確立においてもきわめて重要である．そのため歯の発生を学ぶことは歯科矯正学で不可欠といえる．

1）歯胚の発生

　歯胚の発生段階は，エナメル器の形態的特徴から，蕾状期，帽状期，鐘状期に分けられる（図3-III-1）．

（1）蕾状期

　ヒトの歯胚の発生は，胎生6週に上顎突起と下顎突起の一部で口腔上皮（歯堤）が活発に増殖・肥厚することで開始される．歯胚の上皮性成分はエナメル器に分化し，内側に陥入し馬蹄形構造を呈する歯堤を形成する．この時期を蕾状期とよび，口腔上皮の増殖や肥厚には上皮下の外胚葉性間葉の誘導が不可欠と考えられている．

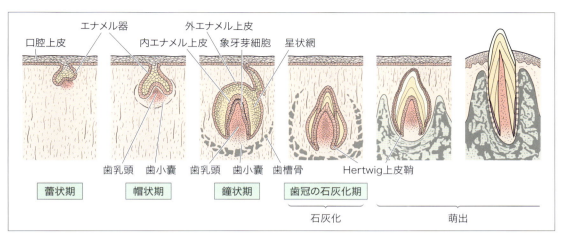

図 3-Ⅲ-1　歯の発生から口腔内への萌出（Schour I and Massler M : The development of the human dentition. *J Am Dent Assoc*, 28：1153〜1160, 1941. を参考に作成）

（2）帽状期

　胎生 8 週になると，馬蹄形の歯胚に沿って上皮の陥入はさらに進んで結節状となり，その周囲に間葉組織が集積する．結節状の上皮細胞塊であったエナメル器は次第に大きくなり，周縁部が伸長し歯乳頭を内部に包み込む．この時期の歯乳頭は上皮の帽子をかぶったようにみえることから帽状期とよばれ，エナメル質形成を担うエナメル器，歯髄と象牙質を形成する歯乳頭，歯周組織を形成する歯小囊が分化する．

（3）鐘状期

　その後，歯胚の増大とともにエナメル器の周縁部はさらに伸長し，エナメル器が歯乳頭を完全に包み込む．この時期の歯胚は，口腔上皮から鐘が吊り下げられた形状にみえるため，鐘状期とよばれる．エナメル器は，エナメル器外表面を覆う外エナメル上皮，ドーム状の内面を覆う内エナメル上皮，これらの間の星状網の 3 つに分かれる．鐘状期の後期には石灰化が開始され，内エナメル上皮と歯乳頭表面における細胞分化が進行する．内エナメル上皮は背の高い円柱状の前エナメル芽細胞を経てエナメル芽細胞に分化し，エナメル質を形成する．一方，歯乳頭表層においても前象牙芽細胞が細胞突起を伸ばし始め，やがて象牙芽細胞に分化し象牙質を形成する．

2）歯冠形成期から歯根形成期へ

　歯冠象牙質とそれを覆うエナメル質形成が完了すると，歯冠形成期から歯根形成期に移行する．エナメル器は歯頸部形成が終了しても細胞増殖を継続し，内・外エナメル上皮のみから構成される Hertwig 上皮鞘を形成する．この上皮鞘は将来の根尖の方向に向かって伸長しながら歯乳頭に作用して，歯根を形成する象牙芽細胞の分化を促す．

3）先天性欠如

　歯の発生は，多くの遺伝子機能によって担われている．正常な歯胚の発生には，前述した位置情報，時間情報，パターニングが整然と制御される必要がある．これらの制御には，数多くの種類の遺伝子機能が必要となり，さらに複数の遺伝子間の相互作用も必須と考えられてい

る．

　歯胚形成に関与する数多くの遺伝子のうち，永久歯の先天性欠如の原因と考えられる遺伝子がある．いずれも非症候群性の先天性多数歯欠如の大家系を対象とした遺伝子解析の結果から同定されたものである．このうち*PAX9*の遺伝子変異をもつ家系では大臼歯の欠如が多く，遺伝子機能に歯種特異性があると考えられている．

❷ 歯胚の萌出

　歯の萌出とは，歯が口腔内に出現することをさす．また，歯胚は上下顎いずれにおいても顎骨中に発生し，エナメル質と象牙質という硬組織を形成しながら口腔に近づくために，顎骨中を移動（骨内萌出）する．骨内萌出においては，歯胚の萌出路形成と歯胚の垂直的移動という2つの異なった機構が同調して進行する．

1）歯胚の萌出路形成

　歯胚の萌出路形成では，その上皮成分から顎骨や歯槽骨の吸収を担う骨吸収因子が放出され，骨表面で受容されると考えられている．その候補として，歯胚から副甲状腺ホルモン関連ペプチド（PTHrP）が産生され，骨表面でⅠ型PTH/PTHrP受容体を介して骨吸収のシグナルが伝わると考えられている．

2）歯胚の垂直的移動

　歯胚の垂直的移動を担う力に関しては，歯根の伸長，根尖部の骨形成，根尖部の血管圧，歯根膜の牽引力の関与が考えられてきた．このうち，歯根の伸長は，短根歯であっても萌出不全とならない例もあり，歯の萌出力として必須ではないと考えられている．同様に根尖部は骨形成よりも骨吸収量が多く，先天性高血圧症の患児においても歯の萌出が早くないことから，根尖部の骨形成や血管圧は歯の萌出力の本体ではないと考えられている．一方，歯根膜は，形成途上の歯根に対して萌出を促進する方向に付着し，萌出力として機能する可能性が考えられている（**図 3-Ⅲ-2**）．

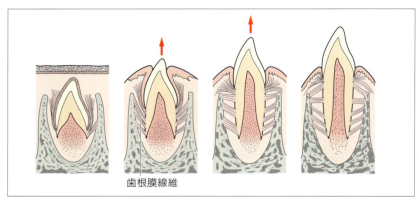

図 3-Ⅲ-2　歯の萌出と歯根膜線維（大江規玄：歯の発生学．医歯薬出版，東京，1984．を参考に作成）
歯根形成期に歯頸部に発生した歯根膜線維は，歯の萌出方向（矢印）に向かって歯を口腔内に牽引していき，最終的な歯根膜構造を形成する．

3）萌出の停止

歯の萌出は対合歯との接触によって停止する．よって，対合歯との接触を欠く歯は，萌出を継続し高位となることが多い．

III・2　乳歯列期の咬合

❶ 乳歯の萌出

乳歯は通常，生後半年頃に下顎乳中切歯から萌出を開始する．生後1年以内に上下顎の乳中切歯と乳側切歯が，1歳半までに上下顎の乳犬歯と第一乳臼歯が萌出する．通常，2歳半までに上下顎の第二乳臼歯が萌出を完了し，乳歯列が完成する．なお，下顎乳中切歯の萌出は，男児のほうが女児よりも早い．

萌出順序に関しては，下顎乳中切歯⇒上顎乳中切歯⇒上顎乳側切歯⇒下顎乳側切歯⇒上下顎第一乳臼歯⇒上下顎乳犬歯⇒下顎第二乳臼歯⇒上顎第二乳臼歯，の順序で萌出することが最も多い．しかし，これには個人差はもちろんのこと，人種間の差や性差も存在することが知られている．

❷ 乳歯列における歯間空隙

乳歯列では歯間空隙が存在することが一般的である．歯間空隙は永久歯との交換に有利に働く．特に前歯部では，先行乳歯よりも大きな永久前歯の交換に有利となる．そのため，乳歯列における歯間空隙は正常なものと考えられる．

乳歯列の歯間空隙には，霊長空隙 primate space と発育空隙 developmental space がある（**図 3-III-3**）．霊長空隙は，霊長類に共通して存在し，上顎では乳側切歯と犬歯間，下顎では乳犬歯と第一乳臼歯間の空隙をさす．第一大臼歯萌出時に閉鎖し，咬合の安定に役立つといわれている．乳歯列が完成してから4～5歳までは空隙量は変化しない．一方，発育空隙は，乳歯列でみられる霊長空隙以外の空隙をさし，個体によってその発現部位は異なる．

個体によって，霊長空隙のみがみられるもの，発育空隙のみがみられるもの，両方がみられるもの，両方ともないものなど多様性がある．しかし，霊長空隙と発育空隙の両方がある乳歯列は，上顎91.8％，下顎70.9％に及び（**表3-III-1**），歯間空隙がない歯列は永久前歯に叢生を

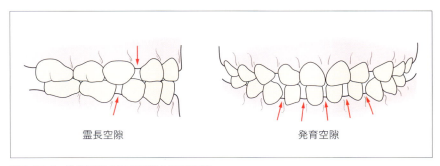

図3-III-3　乳歯列期の霊長空隙と発育空隙

表 3-Ⅲ-1　乳歯列期における発育空隙と霊長空隙の発現率（％）

	上　顎	下　顎
発育空隙のみ	2.5	12.0
霊長空隙のみ	2.5	7.6
発育空隙＋霊長空隙	91.8	70.9
空隙なし	3.2	9.5

（日本小児歯科学会：日本人の乳歯歯冠並びに乳歯列に及ぼす影響．小児歯誌，11：97〜102，1993.）

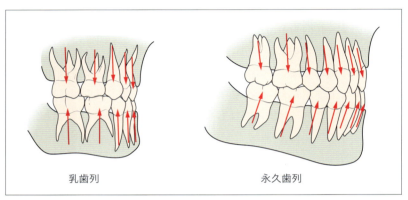

図 3-Ⅲ-4　乳歯列と永久歯列の歯軸の差

きたすことが多い．

❸ 乳前歯の歯軸傾斜と被蓋

　乳切歯歯軸は上下顎とも咬合平面に対して直立し垂直に近い．一般に永久歯への交換に伴って，上下顎前歯とも唇側傾斜が強くなり，オーバージェット（☞p.80参照）は増加する（**図 3-Ⅲ-4**）．

　また，乳歯列では，上顎前歯が下顎前歯の切縁をわずかに覆うことが多く，オーバーバイト（☞p.80参照）は永久歯列よりも小さい．そのため切端咬合も多い．このような乳歯列における切端咬合は，永久歯列の確立とともにオーバーバイトが増加することが多い．

❹ 乳臼歯の歯軸傾斜

　乳臼歯は上下顎とも咬合平面に対してほぼ垂直的な歯軸をなす．このため咬合力は垂直方向に加わる．一方，永久臼歯は乳臼歯よりも近心傾斜し，咬合力も近心方向に加わる（**図 3-Ⅲ-4**）．

❺ ターミナルプレーン

　乳歯列期における第二乳臼歯の咬合は，上下顎第二乳臼歯の遠心面の前後的関係によって分類される．この関係をターミナルプレーン terminal plane とよび，垂直型，近心階段型，遠心階段型の3つに分類される（**図 3-Ⅲ-5**）．左右で異なるタイプのターミナルプレーンをもつ場

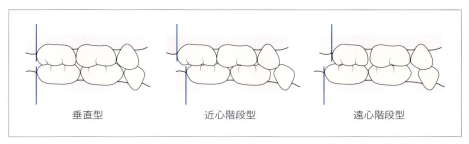

図 3-Ⅲ-5 ターミナルプレーン（上下顎第二乳臼歯の咬合関係）の分類

表 3-Ⅲ-2 ターミナルプレーンの発現頻度

	ターミナルプレーンの型	発現頻度（％）
両側	垂直型	77.8
	近心階段型	3.2
	遠心階段型	3.8
片側	垂直型と近心階段型	5.7
	垂直型と遠心階段型	9.5

（日本小児歯科学会：日本人の乳歯歯冠並びに乳歯列に及ぼす影響．小児歯誌，11：97～102，1993．）

合もある．
① 垂直型：上下顎第二乳臼歯の遠心面に前後的な差がない．
② 近心階段型：下顎第二乳臼歯の遠心面が上顎第二乳臼歯の遠心面よりも近心位にある．
③ 遠心階段型：下顎第二乳臼歯の遠心面が上顎第二乳臼歯の遠心面よりも遠心位にある．

日本人のターミナルプレーンの発現頻度としては，両側とも垂直型が77.8％である（**表 3-Ⅲ-2**）．ターミナルプレーンによって，乳歯列期に永久歯列の近遠心的位置関係や上下顎骨の前後関係を予測することができる（後述）．

Ⅲ・3 混合歯列期の咬合

❶ 第一大臼歯の萌出

上下顎第一大臼歯は，歯冠形成期から歯根形成期を通じて，それぞれ異なった萌出経路をたどる．すなわち，上顎第一大臼歯は，萌出直後には歯冠が遠心頰側へ傾斜し，萌出の進行とともにこの傾斜が軽減する．一方，下顎第一大臼歯は，萌出直後には歯冠が近心舌側へ傾斜し，萌出の進行とともにこの傾斜が軽減する（**図 3-Ⅲ-6**）．

❷ ターミナルプレーンと第一大臼歯の咬合関係（近遠心的位置関係）

第一大臼歯は上下顎とも第二乳臼歯の遠心面に沿って萌出する．そのため，上下顎第一大臼歯の近遠心的位置関係は，ターミナルプレーンが3つのうちどのタイプかによって影響を受け

I編　総　論

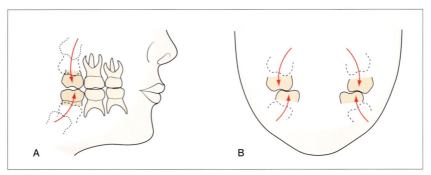

図 3-Ⅲ-6　上下顎第一大臼歯の萌出
A：近遠心方向の歯軸の変化．B：頰舌方向の歯軸の変化．

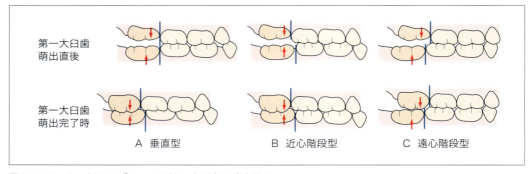

図 3-Ⅲ-7　ターミナルプレーンと第一大臼歯の咬合関係
A：垂直型．第一大臼歯萌出直後は Angle Ⅱ級であるが，萌出完了時には Angle Ⅰ級．
B：近心階段型．第一大臼歯萌出直後は Angle Ⅰ級，萌出完了時は Angle Ⅰ級か Angle Ⅲ級．
C：遠心階段型．第一大臼歯萌出直後も萌出完了時も Angle Ⅱ級．

る（図 3-Ⅲ-7）．また，上下顎第一大臼歯の近遠心的位置関係は，乳歯列の上下顎の空隙量，上下顎の顎骨の大きさや前後的位置によっても影響を受ける．

1）垂直型

　上下顎第二乳臼歯の遠心面に前後的な差がない垂直型では，第一大臼歯が萌出した直後は，Angle Ⅱ級の咬合関係になる．その後，側方歯群の交換に伴う大臼歯の近心移動量が，上顎第一大臼歯より下顎第一大臼歯のほうが大きいために第一大臼歯は Angle Ⅰ級の咬合関係になることが多い．

　このような第一大臼歯の近心移動量における上下顎間の差は，後述する下顎歯列のリーウェイスペースが，上顎歯列よりも大きいことが関係する．また，下顎第一大臼歯の萌出が一因となって下顎乳犬歯遠心の霊長空隙は閉鎖する．

2）近心階段型

　下顎第二乳臼歯の遠心面が上顎第二乳臼歯の遠心面よりも近心位にある近心階段型では，第一大臼歯は萌出直後から Angle Ⅰ級の咬合関係になりうる．その後この臼歯関係が維持され，第一大臼歯萌出完了後も Angle Ⅰ級関係が維持されることもある．しかし，側方歯群の交換に伴う大臼歯の近心移動や下顎骨の成長量によっては，垂直型より Angle Ⅲ級の咬合関係にな

る可能性が高い．

3）遠心階段型

下顎第二乳臼歯の遠心面が上顎第二乳臼歯の遠心面よりも遠心位にある遠心階段型では，第一大臼歯は萌出直後からAngle II級の咬合関係となる．その後，側方歯群交換に伴う大臼歯の近心移動量が下顎で大きくても，骨格的に上顎の成長が旺盛な場合は，最終的な咬合関係もAngle II級となることが多い．

③ 永久切歯の萌出と交換

永久切歯の萌出は上下顎ともほぼ同じように進行する．すなわち永久切歯は先行乳切歯の歯根舌側面を吸収しながら，次第に唇側に移動し萌出する．下顎の永久切歯は，上顎と比較して唇側方向への移動が少なく，乳切歯の脱落前に舌側に萌出することがある．

乳切歯より大きな永久切歯の正常な萌出には以下の3つの条件が必要となる．

1）歯軸の変化

乳切歯は咬合平面に対して垂直的に萌出することが多いのに対し，永久切歯はこれより唇側傾斜して萌出する．すなわち歯列弓長径が増加する必要がある．

2）乳犬歯間幅径の増加

切歯交換期に乳犬歯間幅径（両側咬頭頂間距離）が，上顎で3.0 mm，下顎で2.5 mm増加し，円滑な交換に寄与する．この側方への変化は，乳歯列完成以降にみられる最大の変化である．

3）空隙の閉鎖

霊長空隙は第一大臼歯の萌出や切歯の交換に伴って閉鎖することが多い．発育空隙も通常，乳歯から永久歯への交換に伴って閉鎖する．

④ みにくいアヒルの子の時期

上顎中切歯は，歯軸が遠心傾斜し，正中離開して萌出することが多い．これは上顎中切歯の萌出における生理的な特徴であり，Broadbentがみにくいアヒルの子の時期 ugly duckling stageと名づけた過渡期といえる（**図3-Ⅲ-8**）．上顎側切歯と犬歯の萌出に伴い，中切歯の歯

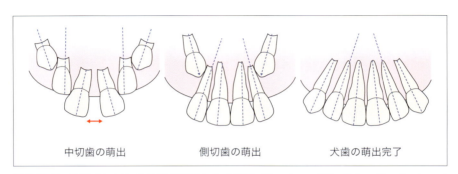

中切歯の萌出　　　側切歯の萌出　　　犬歯の萌出完了

図3-Ⅲ-8　みにくいアヒルの子の時期とその改善（Broadbent BH：Bolton Standards and Technique in Orthodontic Practice. *Angle Orthod*, 7：209～233, 1937. を参考に作成）

I編 総論

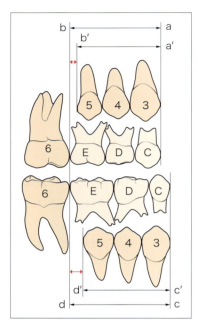

図3-Ⅲ-9　リーウェイスペース
乳犬歯＋第一乳臼歯＋第二乳臼歯の近遠心幅径の総和（上顎：a－b，下顎：c－d）は，後継永久歯である犬歯＋第一小臼歯＋第二小臼歯（上顎：a'－b'，下顎：c'－d'）よりも大きく，この差をリーウェイスペースという（↔）．

表3-Ⅲ-3　上下顎歯列のリーウェイスペース
(mm)

	男児	女児
上顎	0.73	1.01
下顎	2.95	2.89

（小野博志：歯列の成長変化に関する研究，第1報．乳歯列の成長変化について．口病誌，27：361, 1960.）

軸傾斜と正中離開は自然に改善していく．そのため少なくとも側切歯の萌出までは，空隙の閉鎖や縮小が起こるか経過観察するべきである．しかし，正中過剰歯や上唇小帯の高位付着などがみられる症例では自然な改善は期待できないため，適切な処置を行う必要がある．

❺ 側方歯群の交換

1）萌出順序

乳犬歯，第一・第二乳臼歯や犬歯，第一・第二小臼歯を側方歯群という．一般的に，上顎永久歯では第一小臼歯⇒犬歯⇒第二小臼歯，下顎永久歯は犬歯⇒第一小臼歯⇒第二小臼歯の萌出順序が多い（**表3-Ⅲ-4** 参照）．

2）リーウェイスペース

上下顎側方歯群の乳歯3歯と永久歯3歯の歯冠近遠心幅径を比較すると，上下顎とも乳歯のほうが大きく，この差をリーウェイスペース leeway space という（**図3-Ⅲ-9**）．リーウェイスペースは，側方歯群の交換に関与し，永久側方歯が正常に排列する余地を提供している．しかし，リーウェイスペースは個体差が大きく，その他にも歯の大きさ，霊長空隙，発育空隙，歯列弓形態などさまざまな要素が永久側方歯の正常な排列に関与する．

リーウェイスペースは，上顎で約1mm，下顎で約3mmと，通常は下顎のほうが上顎よりも大きい（**図3-Ⅲ-9**，**表3-Ⅲ-3**）．側方歯群の交換後，リーウェイスペースは第一大臼歯の近心移動によって閉鎖されることが多く，この近心移動量は上顎よりも下顎のほうが大きい．ターミナルプレーンが垂直型で第一大臼歯が萌出直後にAngleⅡ級関係であっても，第一大臼歯の萌出完了時にはAngleⅠ級関係を獲得するのは，上下顎歯列でリーウェイスペースの大きさが異なることも大きく関与している．

3）歯列弓幅径の増加

側方歯群の交換に際しては，歯列弓幅径の増加がみられる．永久犬歯は乳犬歯の唇側に萌出し，犬歯間幅径が増加する．さらに，第一・第二小臼歯部においても歯列弓の幅径は増加する．

❻ 乳歯の早期脱落

乳歯列の完成後，齲蝕や外傷によって正常な脱落時期よりも早期に乳歯が脱落すると，永久歯列や咬合に悪影響が生じる．特に第一大臼歯が萌出した後の乳臼歯の早期脱落は影響が大きく，第一大臼歯の近心転位を生じることが多い．

Ⅲ・4　永久歯列期の咬合

日本人の永久歯の半数以上は，上顎は第一大臼歯⇒中切歯⇒側切歯⇒第一小臼歯⇒犬歯⇒第二小臼歯⇒第二大臼歯，下顎は第一大臼歯⇒中切歯⇒側切歯⇒犬歯⇒第一小臼歯⇒第二小臼歯⇒第二大臼歯の順序で萌出する（表3-Ⅲ-4）．同名歯では，小臼歯を除いて上顎よりも下顎の歯のほうが萌出時期が早い傾向がある．

上顎は約1割，下顎は約2割で，第二小臼歯より先に第二大臼歯が萌出する．このような萌出順序では，第二大臼歯の萌出が第一大臼歯を近心に移動させ，側方歯群の叢生や異所萌出を生じる場合がある．ただし，表3-Ⅲ-4は50年以上前の報告であり，最近の歯の萌出順序にはこの結果と異なる点もある．

第二大臼歯の萌出方向は第一大臼歯と同様に，萌出直後は，上顎では遠心頬側傾斜，下顎では近心舌側傾斜している．上下顎ともこれらの傾斜は軽減しながら萌出が進行する．

Ⅲ・5　咬合発育段階（歯齢）

咬合発育段階は生理的年齢の1つであり，歯の萌出や歯列の成長変化に伴う上下顎の歯の咬

表3-Ⅲ-4　日本人の永久歯の萌出順序の頻度

頻度の順	上顎		下顎	
	萌出順序	頻度(%)	萌出順序	頻度(%)
1	6→1→2→4→3→5→7	50.4	6→1→2→3→4→5→7	56.6
2	6→1→2→3→4→5→7	21.4	6→1→2→3→4→7→5	13.4
3	6→1→2→4→5→3→7	12.1	6→1→2→4→3→5→7	10.5
4	6→1→2→4→3→7→5	4.3	1→6→2→3→4→5→7	4.0
5	6→1→2→3→4→7→5	2.9	6→1→2→3→7→4→5	3.8
6	6→1→2→4→7→3→5	1.6	6→1→2→3→5→4→7	1.9
7	6→1→2→4→5→7→3	0.8	6→1→2→4→3→7→5	1.6

（北村晴彦：永久歯の萌出順序型に関する生物統計学的研究．歯科学報，67：315〜345，1967.）

Ⅰ編　総　論

表 3-Ⅲ-5　Hellman の咬合発育段階

Ⅰ	A	乳歯萌出前
	C	乳歯咬合完成前
Ⅱ	A	第二乳臼歯萌出完了による乳歯咬合完成期
	C	第一大臼歯および前歯萌出開始期（前歯の交換期）
Ⅲ	A	第一大臼歯萌出完了期（永久前歯の一部あるいは全部の萌出完了）
	B	側方歯群交換期
	C	第二大臼歯萌出開始期
Ⅳ	A	第二大臼歯萌出完了期
	C	第三大臼歯萌出開始期
Ⅴ	A	第三大臼歯萌出完了期

A：attainment（完了），B：between（間），C：commencement（開始）

合状態をもとに分類される．口腔内や歯列模型の簡便な検査のみによる分類が可能なため，Hellman の咬合発育段階が使用されることが多い（表 3-Ⅲ-5）．Hellman の咬合発育段階では，歯の萌出段階をローマ数字と，それに続く A，B，C の文字で 10 ステージに分類している．A は attainment（完了），B は between（間），C は commencement（開始）の頭文字である．

　一方，Nolla はエックス線写真から歯の石灰化を指標として，歯の発育を評価している．Nolla の分類は Hellman の咬合発育段階とは異なり，評価の対象は咬合ではなく歯の発育（石灰化）である．

Ⅲ・6　歯列弓の大きさの変化

❶ 犬歯間幅径

　永久切歯が萌出する 6 ～ 8 歳の時期に，左右の乳犬歯間幅径は大きく増大する（図 3-Ⅲ-10）．これは萌出中の永久切歯が，乳犬歯を遠心の空隙に向かって押し，乳犬歯が遠心に移動することによる．

　永久犬歯は，上顎では乳犬歯よりも唇側に萌出することが多いため，犬歯間幅径は大きく増大する．これに対し，下顎では上顎ほど大きな増加はない．Moorrees によると，5 ～ 18 歳の乳犬歯間幅径から永久犬歯間幅径への増大量の平均は，上顎で 4.4 mm，下顎で 2.5 mm と報告されている．

❷ 第一大臼歯間幅径

　両側の第一大臼歯間幅径は経年的に増加する．この変化は下顎よりも上顎で大きく，その理由も異なる．すなわち上顎では，第一大臼歯の萌出は頬側方向であることが主たる原因である．一方，下顎では舌側傾斜して萌出する大臼歯が，次第に頬側に歯冠の向きを変化することが原因である．

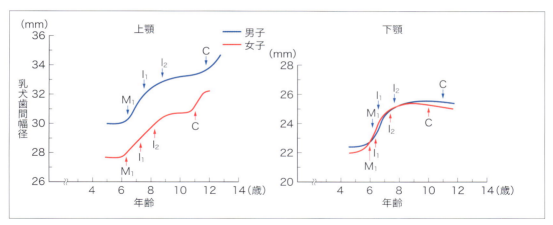

図 3-Ⅲ-10　乳犬歯間幅径の変化（Moorrees CF et al.：Changes in dental arch dimensions expressed on the basis of tooth eruption as a measure of biologic age. *J Dent Res*, **44**：129～141, 1965.）
M_1：第一大臼歯，I_1：中切歯，I_2：側切歯，C：犬歯，矢印：平均萌出年齢

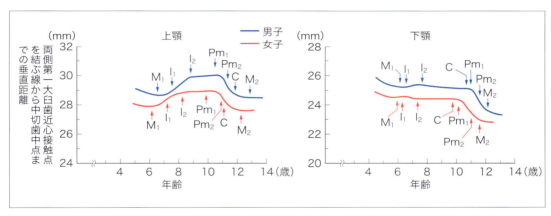

図 3-Ⅲ-11　両側第一大臼歯近心接触点を結ぶ線から中切歯中点までの垂直距離（Moorrees CF et al.：Changes in dental arch dimensions expressed on the basis of tooth eruption as a measure of biologic age. *J Dent Res*, **44**：129 ～141, 1965.）
M_1：第一大臼歯，I_1：中切歯，I_2：側切歯，C：犬歯，Pm_1：第一小臼歯，Pm_2：第二小臼歯，M_2：第二大臼歯，矢印：平均萌出年齢
両側第一大臼歯近心接触点を結ぶ線から中切歯中点までの垂直距離は，側方歯の交換に伴う第一大臼歯の近心移動により減少する．

❸ 両側第一大臼歯近心接触点を結ぶ線から中切歯中点までの垂直距離

　両側第一大臼歯近心接触点を結ぶ線から中切歯中点までの垂直距離は，乳歯列期には変わらないかわずかに減少するが，一般に乳切歯よりも唇側傾斜している永久切歯の萌出によって上顎では増加する．しかし，側方歯群交換期にリーウェイスペースによって大臼歯が近心移動し，上下顎とも減少する．結果的に 5～18 歳の間に，上顎で 1.6～2.2 mm，下顎で 2.5～3.3 mm 減少する（**図 3-Ⅲ-11**）．

Ⅰ編　総　論

❹ 歯列弓周長（アベイラブルアーチレングス）

　歯列弓周長は，第一大臼歯近心面（乳歯列では第二乳臼歯遠心面）から各歯の接触点（切歯では切縁）を通り，反対側の第一大臼歯近心面（乳歯列では第二乳臼歯遠心面）までを結んだ距離である（☞ p.153 **図9-Ⅰ-11A** 参照）.

　下顎の歯列弓周長は，側方歯の交換に伴う第一大臼歯の近心移動，接触点の摩耗，下顎骨の成長に伴う下顎前歯の経年的な舌側傾斜などを原因として大きく減少する．一方，上顎歯列のリーウェイスペースは下顎よりも小さいために第一大臼歯の近心移動が小さく，上顎前歯歯軸の経年的変化も小さいために，上顎の歯列弓周長は乳歯列と比較して大きな変化はない．

Ⅲ・7　歯列弓の加齢変化

　上下顎の永久歯が萌出して対咬関係が得られた後も，歯は咬合力や継続的な萌出力によって移動し続ける．その結果，対合歯同士の咬頭や隆線が溝や窩と緊密に嵌合するようになる．この機構を尖頭漏斗機構という．

　完成した永久歯列は，長期にわたって緊密な咬合関係が継続すると，加齢とともにエナメル質の摩耗や咬耗がみられるようになる．その結果，尖頭漏斗機構がさらに働き，咬合や対咬関係はより緊密なものとなる．

　この状態は40〜50歳まで継続するものの，齲蝕，歯周病，歯の脱落などの影響を受ける．2022年の1人平均現在歯数は，50〜54歳で26.4歯，60〜64歳で24.8歯，70〜74歳で21.0歯と報告されている．一般に，前歯より臼歯のほうが歯の脱落は早く，この傾向は上顎より下顎で顕著である．最も早く脱落する歯種は男女とも下顎第二大臼歯である．

（須田直人）

Ⅳ　口腔機能の発達

Ⅳ・1　咀　嚼

❶ 咀嚼の概要

1）咀嚼とその過程

　咀嚼とは，口腔へ取り込んだ食物を主に歯を用いて咬断・破砕・臼磨し，食片を嚥下しやすい状態にする過程をさし，ヒトを含む動物において，生存に必要な栄養を摂取するための重要な運動機能であり，学習によって獲得される．また，咀嚼運動とは，咀嚼中に生じる下顎骨と舌・頰・口唇などの顎顔面軟組織が協調したリズミカルな運動であり，ヒトが行う最も複雑な運動の1つである．閉口時には，食片が内側の舌と外側の頰・口唇粘膜によって上下顎歯間に保持され，主に臼歯によって細かく粉砕される．

　食物の味やにおい，食片の接触や咀嚼運動による歯根膜や口腔粘膜への機械的刺激などによって反射的に分泌された唾液と，粉砕された食片が混和され，嚥下に適した食塊が形成され

る．嚥下された食塊は食道から胃・腸へと送られて，消化され，栄養が吸収される．多くの草食動物は，植物の細胞壁の主成分であるセルロースを分解する酵素（セルラーゼ）を産生する微生物を消化管内にもっているが，セルロースを分解できない哺乳動物は，咀嚼することで細胞壁を破砕し，細胞内成分の消化・吸収を可能にする．

2）咀嚼の意義

咀嚼には，前述の消化や栄養摂取にかかわるものに加え，以下のような生理的意義もある．

（1）食べる喜び

食物を咀嚼し味わうことによって強い快情動が生じる．この「食べる喜び」は，生活の質quality of life（QOL）の維持にきわめて重要である．

（2）過食の防止

食物の咀嚼回数が増えるとインスリンやグレリンなどの血液内の濃度が高くなり，満腹感が増して食物摂取量が減少し，食後も満腹感が長く持続するようになるため，過食とそれによる肥満の予防や改善につながる可能性がある．

（3）脳の活性化

咀嚼によって，口腔顎顔面領域の運動・感覚機能に関連する領野を中心として脳の広い領域が活性化される．これは，咀嚼を実行するための運動指令の形成と調節に関係する回路，ならびに咀嚼によって生じる口腔顎顔面領域の各種感覚受容器からの情報を処理する回路の双方の活動が上昇することによる．咀嚼と高次脳機能の関連については多くの研究があり，咀嚼が脳の覚醒レベルと注意力を向上させること，長期的には学習・記憶能力の維持に重要な役割を果たしていることなどが示唆されている．たとえば，ガム咀嚼を行うことで，作業記憶の能力を測定する課題の成績が向上すること，その際に海馬の活動が上昇していることがわかっている．また，高齢マウス・ラットを用いた実験では，軟性餌による継続的な飼育や臼歯の歯冠切除によって，海馬の錐体細胞数やシナプス密度の低下，海馬や大脳皮質へ投射する前脳基底部コリン作動性ニューロンの細胞死，ならびに受動的回避学習試験の成績低下などが認められた．これは，ヒト認知症患者の死後脳で認められる前脳基底部コリン作動性ニューロンの細胞数の減少と合致している．

また，次のような興味深い報告がある．脳血管障害によって摂食嚥下機能が低下した患者が摂食嚥下リハビリテーションを行うと，それらの機能に加え，ともに低下していた会話や排泄などの機能も回復するケースが少なからずあるという．このことは，咀嚼を含む摂食嚥下機能に関する脳領域の回復が，その他の機能を司る脳領域の状態にも影響を及ぼすことを示唆している．

（4）口腔顎顔面の発育促進

成長期に咬みごたえのある食物を咀嚼することで，口腔顎顔面領域の硬組織・軟組織の発育が促進される．

（5）その他

咀嚼には，免疫機能の向上，運動機能の維持・向上，骨粗鬆症の予防，疼痛緩和，情緒安定・ストレス緩和などの効果があることも示唆されているが，それらのメカニズムについては

まだよくわかっていない．

❷ 咀嚼運動の制御機構

1）咀嚼サイクル

　口腔内へ取り込まれた食物は前歯で咬断された後，舌によって左右どちらか一側（作業側または咀嚼側という）の臼歯の上へと移送される．その後，硬さや大きさなどの食片の性状に応じたリズムや経路で下顎が運動し，上下顎臼歯の間で食片が粉砕・臼磨される．ヒトを含む多くの動物では，利き脚や利き腕があるのと同様，より高頻度に用いる習慣性咀嚼側を有するものもいる．

　各咀嚼サイクルは，開口相，閉口相（または速い閉口相）ならびに咬合相（または遅い閉口相）に分けられる（**図 3-Ⅳ-1**）．咀嚼運動のパターンは個人差が大きいが，一般的に，開口相では，下顎が咬頭嵌合位から下方へ回転しつつ，わずかに作業側の反対側（非作業側または非咀嚼側という）へ偏位し，途中で作業側へと向きを換えて正中線を越えた後，そのサイクルにおける最大開口位へと至る．続く閉口相では，下顎が上方かつ作業側方向へ移動し，そのサイクルにおける最大側方位へ至ると向きを換えて内方へ移動する．咬合相では，下顎が咬頭嵌合位方向に移動し，上下顎臼歯の咬合面間で食片が押しつぶされる．

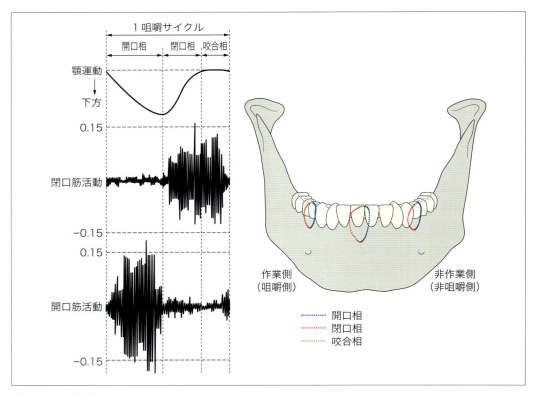

図 3-Ⅳ-1　咀嚼サイクル

2）咀嚼の中枢パターン発生器と大脳皮質咀嚼野

咀嚼運動は，呼吸運動や歩行運動と同様，下顎骨や軟組織の動き，口腔周囲の受容器に由来する感覚に対して特に意識を集中しなくても行うことが可能であるが，意識的に強くあるいは弱く咬むなど，随意的な調節も可能である．

咀嚼時の下顎および軟組織の運動の基本パターンは，脳幹に存在する咀嚼の中枢パターン発生器 central pattern generator によって形成されている．大脳皮質咀嚼野はこの中枢パターン発生器を起動して，咀嚼運動の開始，維持ならびに調節にかかわっていると考えられている．

3）咀嚼運動にかかわる反射機構

咀嚼中には，口腔顎顔面領域に存在するさまざまな感覚受容器からの信号，つまり，食片・食塊の物理的性質（硬さ・粘弾性・表面性状・温度・容積など）や口腔内での位置，下顎や舌・頰・口唇の位置・姿勢・速度の情報が，咀嚼の中枢パターン発生器へ，また，直接咀嚼筋運動ニューロンへと伝達され，反射的に運動が調節される（**図 3-Ⅳ-2**）．

歯根膜感覚，つまり歯根膜機械受容器からの求心性情報は，食物の硬さに応じた閉口筋活動の調節に重要である．食物を正常に咀嚼する際に生じる歯根膜に加わる力の方向，力の強さならびに力の強さの上昇率に応じて，閉口筋活動は促進される．これを歯根膜咀嚼筋反射という．一方，力が異常な方向，過大な強さ，急激な上昇率で加わると，閉口筋活動は反射的に抑制される．

また，筋感覚，つまり筋紡錘に由来する感覚情報も閉口筋活動の調節において，大きな役割を担っている．一方，ヒトの開口筋には筋紡錘がない，あるいは，あったとしても機能していないと考えられている．筋紡錘を有する筋が随意的に収縮する際には，錘外筋を支配する α 運動ニューロンと錘内筋を支配する γ 運動ニューロンが同時に駆動されることが知られている．γ 運動ニューロンの駆動によって錘内筋線維上の一次終末（環螺旋形終末）と二次終末（散形終末）が活性化され，求心性神経（Ia および Ⅱ 群感覚神経線維）にインパルス（活動電位）が生じることで，伸張反射回路を介して α 運動ニューロンの活動が上昇する（α-γ 連関）．

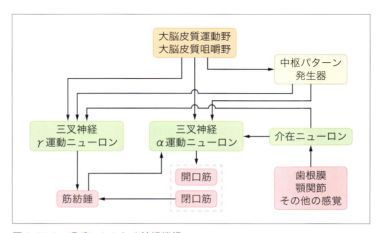

図 3-Ⅳ-2　咀嚼にかかわる神経機構

I編 総 論

ヒト咬筋に含まれる筋紡錘は，他の筋に含まれる筋紡錘に比べてきわめて鋭敏であり，咬筋の随意的収縮にはγ運動ニューロンの関与が大きいと考えられている．閉口中に食片が上下顎歯間に存在すると閉口量が小さくなる．つまり，食片が介在しないときに比べて閉口筋の短縮率が低くなり，それによって筋紡錘活動が上昇し，下顎張反射（閉口筋の伸張反射）回路を介して閉口筋α運動ニューロンの活動が促進されて咬合力が増加する．この効果は食片が硬く強靱であるほど強く現れる．

上記の閉口筋活動の反射的促進は各咀嚼サイクル内で完結するものであるが，ある咀嚼サイクルで検知された食物の硬さの情報を利用して，次サイクル以降の閉口筋活動が予測的に制御（フィードフォワード制御）されることも知られており，この現象には脳幹や小脳が関与していると考えられている．

❸ 咀嚼運動の発達と加齢的変化

1）咀嚼運動の発達

出生直後にみられる吸啜運動は，生得的な反射によって行われる．一方，咀嚼運動の実行には，口腔顎顔面諸器官および中枢神経系の発達のみならず，高度な運動学習が不可欠である．たとえば，先天性食道閉鎖症や先天性腸壁無神経節症の患児は，栄養を経口摂取することはできないが，構音などの他の口腔機能は正常に獲得できる．数年間の胃瘻や静脈栄養で成長した後に，外科的処置により食道あるいは腸管の機能を獲得すると経口摂取が可能となる．しかし，乳の吸啜や離乳食の摂取の経験がない患児は，ただちに食物を咀嚼・嚥下することはできない．同年齢の小児と同程度の咀嚼・嚥下を行えるようになるには長期の訓練を要する．つまり，咀嚼運動は，乳の吸啜，そして離乳食から徐々に成人の食事と同じものを摂るという年単位の運動学習を経ることによって初めて獲得される機能である．

一般的には，生後6か月頃の乳前歯萌出とともに「咬む」行為が開始される．軟らかい食物は，上下顎臼歯部の歯肉堤ではさんでつぶすことができ，咀嚼のような運動も行われるようになる．1〜3歳で上下顎乳臼歯が萌出してくると，臼歯間の咬断を伴う咀嚼が行われる．この時期に，齲蝕や外傷などによって歯の喪失や重篤な不正咬合が存在すると，咀嚼運動の獲得に悪影響を及ぼしうるので注意が必要である．

出生時は側頭筋に比べて咬筋は小さく，乳歯列期の咀嚼は側頭筋活動が優位である．成長に伴って咬筋が相対的に大きくなり，永久歯列期では咬筋活動が優位となる．また，新生児では下顎窩が浅いため，下顎頭が自由に動くが，成長して下顎窩の深さが増してくると，下顎頭の運動が制限を受け，それにより下顎位が安定してくる．

咬合力は成長とともに増加するが，咀嚼能力については9〜11歳頃の乳臼歯の脱落に伴って一時的に低下し，その後，成長が終了する頃まで上昇していく．

2）咀嚼の加齢変化

成人期以降は，加齢に伴って，関節結節は平坦化して下顎頭の可動性は増すとともに，咀嚼筋の筋力は低下する．高齢者になると，筋力低下と合わせ，臼歯の喪失や唾液分泌量の減少によって，咀嚼能力は著しく低下する．食片の粉砕・臼磨能力と食塊形成能の低下を代償するた

めに，嚥下までの咀嚼回数（嚥下閾）は増加する傾向にある．

IV・2 嚥　下

❶ 嚥下の概要

　嚥下とは，咀嚼によって形成された食塊や液体を，口腔から咽頭を経て食道へと送り込む過程である．摂食と嚥下の過程は，認知期（先行期）・咀嚼期（準備期）・口腔期・咽頭期・食道期の5期に分けられる（図3-IV-3）．通常，嚥下は口腔期以降をさすが，咀嚼期以降とする場合もある．なお，嚥下は咀嚼期にも起こること（挿入嚥下）が知られている．

　嚥下は，咀嚼中に高頻度（平均180回／時）で生じるが，覚醒時の安静状態では頻度が低下し（平均24回／時），睡眠時にはさらに低頻度（平均5.3回／時）となる．

❷ 嚥下の制御機構

　嚥下は，孤束核と延髄網様体の介在神経群からなる嚥下中枢によって制御されている．嚥下が生じる前の過程は随意的に制御可能であるが，いったん嚥下が誘発されると，嚥下終了までの各筋の収縮は時間的かつ空間的に決まった順序で生じる．嚥下にかかわる筋は，嚥下開始から終了までの間は嚥下のみに用いられ，それ以外の活動は抑制される．

　食塊が舌後方から中咽頭にかけて集められると，硬口蓋の後方にある軟口蓋が口蓋帆挙筋と

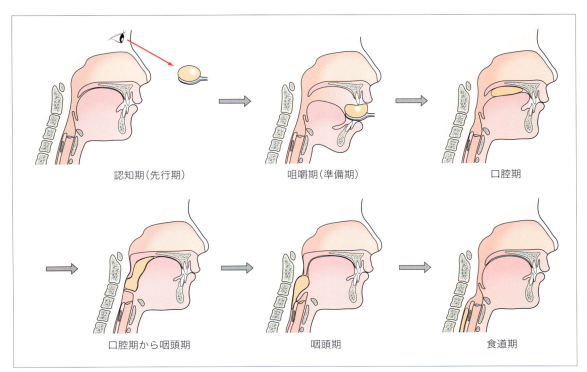

図3-IV-3　摂食と嚥下の過程

I編　総　論

口蓋帆張筋によって挙上され，上咽頭収縮筋と協働して鼻腔と咽頭腔の間を遮断する．これを鼻咽腔閉鎖とよび，鼻腔への食片の侵入を防止する．その後，舌筋と咽頭筋が順次収縮することによって形成される圧力差により，食塊は中咽頭から下咽頭へと移送され，一気に食道まで送り込まれる．その際，舌骨上筋群および甲状舌骨筋の収縮によって喉頭が挙上し，喉頭蓋による喉頭口閉鎖が起こることに加え，声門閉鎖，嚥下性無呼吸，呼気圧発生によって気道への食物の侵入を防ぐ．もし食片や液体が気道へ侵入してもこれらを排除するために，強力な気道防御反射（咳嗽反射）が存在する．多くの場合，食塊は喉頭口の左右にある梨状陥凹を流れる．嚥下後に食塊の一部が梨状陥凹に残ったとしても，通常はもう一度嚥下が起こり，すべての食塊が食道へと送り込まれる．なお，口腔期と咽頭期はきわめて複雑な運動ではあるが，約1.0～1.5秒と短時間で終わる．

　食道期とは，食塊が上部食道括約筋を通過した後をさす．食道上部は喉頭と脊柱にはさまれ括約筋によって狭窄しているが，嚥下時には喉頭の前上方移動に伴って拡張し，食塊が通過できるようになる．食塊は胃へ向かう食道の蠕動運動により運ばれる．通常，咽頭から胃噴門までは液体で約3秒，固形物で約8秒を要する．

　至適な1回嚥下量は食塊の性状に依存して変化する．通常，ヒトは1回の嚥下で，口腔内に取り込んだ食物すべてを食道へ送り出すことはできない．一口量の食物を咀嚼しそのすべてを口腔内から食道へと送り出すには，複数回の嚥下運動が必要である．

❸ 嚥下の発達と障害

　出生直後にみられる嚥下は，吸啜運動と同様，生得的な反射によって行われる．この乳児型嚥下は，乳首をくわえた状態で吸啜運動と連動して行われるため，口唇は閉じておらず舌は前後運動している（**図3-Ⅳ-4A**）．

　成熟型嚥下は，口唇を閉鎖した状態で，舌尖を口蓋に押しつけて行われる．このとき，咬合することにより，舌骨上筋群が付着している下顎骨が固定され，舌骨の挙上とそれに伴う喉頭挙上・気道閉鎖が行われる（**図3-Ⅳ-4B**）．

　成熟型嚥下は生後5か月頃の離乳開始時期から徐々に獲得され，1歳6か月頃にかけて移行する．このとき，嚥下時の食塊形成に必要な舌運動も発達してくる．乳児型嚥下が残存すると，開咬などの不正咬合を生じる可能性があると考えられる．

　ヒトを含む哺乳動物では，咽頭が呼吸と消化の共通路となるため，気道への食物侵入を防止することはきわめて重要である．ヒトでは，生後3～4か月頃までは喉頭蓋が高い位置（第2～3頸椎の位置）にあり，嚥下時には軟口蓋の高さまで挙上することで誤嚥を防いでいる．その後，成長に伴って咽頭腔が拡大し，喉頭蓋は徐々に下がり，成人では第7頸椎レベルとなり，嚥下時に喉頭蓋が上咽頭へ達することはなくなる．

　嚥下運動にかかわる器官（感覚系・中枢・運動系）の機能的・器質的問題により生じる嚥下機能の不全を嚥下障害とよぶ．嚥下障害は，加齢，頭部外傷，脳血管障害，脳腫瘍などの手術，口蓋裂によりしばしば認められ，機能的要因と器質的要因が複合的に関与する場合が多い．症状としては，咀嚼や嚥下の困難に加え，咀嚼中や咀嚼後のむせ・咳込み，食道の通過不

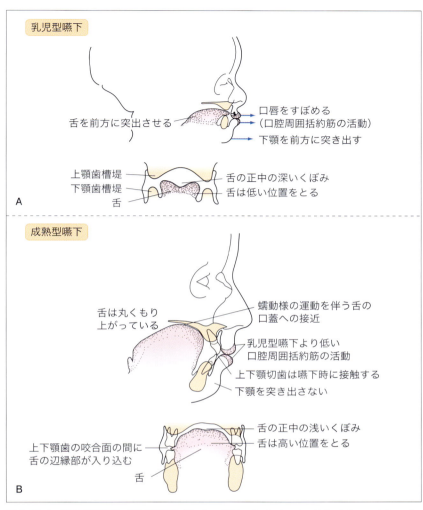

図 3-Ⅳ-4 乳児型嚥下と成熟型嚥下（Graber TM：Orthodontics Principles and Practice. 3 ed. W.B. Saunders, Philadelphia, 1972.）

良による胸部の違和感，食欲減退による食事時間の延長・栄養不良・体重減少，誤嚥性肺炎，窒息など多岐にわたる．2022年の人口動態統計によると，日本人の死亡原因の第5位が肺炎であり，第6位が誤嚥性肺炎である．誤嚥や窒息は食塊の形成能力の低下によっても生じることから，それらの防止には咀嚼能力の維持も重要である．

Ⅳ・3 発 音

❶ 発声と構音

　発声とは，呼気によって喉頭内部にある声帯を振動させて喉頭原音をつくり，それを声門より上方の管腔器官（喉頭腔・咽頭腔・口腔・鼻腔）に共鳴させて母音とし，軟口蓋・舌・口唇

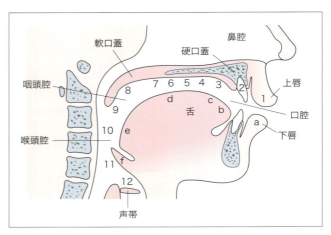

図 3-Ⅳ-5　発声と構音

表 3-Ⅳ-1　母音および子音の分類
■子音

	両唇音		唇歯音		歯音		歯茎音		硬口蓋音		軟口蓋音		咽喉音	
	無声	有声	無声	有声	無声	有声	無声	有声	無声	有声	無声	有声	無声	有声
破裂音	p	b					t	d	(c)		k	g		
通鼻音		m		(ɱ)				n ɲ		n ɲ		ŋ		
摩擦音	F	w	(f)	(v)	s	z	ʃ	ʒ	ç	j			h	
破擦音					ts	dz	tʃ	dʒ						
弾き音							r	(r)						

■母音

	閉母音	半閉母音	開母音
硬口蓋音 軟口蓋音	i (í) (ɯ̈) ɯ	e (ɛ) (ə) o	(æ) a

などの運動器官により声道を狭めてつくった音により子音をつくる過程である．上記の管腔器官と軟口蓋・舌・口唇などの運動器官を合わせたものを構音器官といい，構音器官により母音・子音を形成することを構音という（図 3-Ⅳ-5，表 3-Ⅳ-1）．また，通常，発声時には，口蓋帆挙筋や口蓋垂筋などによって口蓋帆が挙上するとともに，咽頭後壁の一部が帯状に隆起して鼻腔と咽頭腔を遮断して，呼気が鼻腔に漏れないようにする機能があり，これを鼻咽腔閉鎖機能とよぶ．

❷ 構音機能の発達

　乳児期の声道は，成人と比較して，前後径に対する咽頭から喉頭までの距離が短く，鼻咽腔の深さも浅いため，生後 2 か月頃までの声は鼻音化しており，成長に伴い喉頭が下降することで，軟口蓋と喉頭蓋が離れ，生後 4〜6 か月頃には鼻音化しなくなる．また，乳児期の舌は主

に前後運動であるが，成長とともに舌の可動域と運動速度が増して，さまざまな発声が可能となる．

年齢とともに喉頭の前後径が大きくなって声帯が長くなる．声帯長は10歳頃まで男女ほぼ同様に成長する．また，喉頭は下降して咽頭腔は長くなる．男女ともに7〜11歳頃に声の基本周波数が低下する．思春期後の男子では，二次性徴に伴い，喉頭の前後径・左右径は増加し，喉頭隆起が著明となる．その結果，男子の声帯は伸長して厚みも増し，声が1オクターブ低下する．これを変声とよぶ．7歳の基本周波数は男女ともに平均295 Hzであるが，男子は10歳で235 Hz，女子は11歳で265 Hzへとそれぞれ低下し，最終的には男性は130 Hz，女性は220 Hz程度となる．

ことばの明瞭度は，構音器官の可動部分（軟口蓋・舌・口唇など）と，非可動部分（硬口蓋・歯槽・歯など）との位置関係で決定されるため，構音機能の成熟には構音器官の形態的成長とそれに調和した機能発達が不可欠である．わが国では，聴覚的言語機能の発達の臨界期と同じ5〜6歳頃に小児の構音機能が完成するとされている．しかし，構音機能の発達の時期は，成長による口腔周囲組織の形態的・機能的変化が著しいこともあり，構音機能の完成にはさらに数年を要するとの考えもある．

❸ 構音障害

口唇裂・口蓋裂や著しい不正咬合を有する者は，構音器官の形態・機能異常により構音に問題がある場合が多く，混合歯列期の不正咬合は誤った構音動作の獲得を招き，永久歯列期での構音に影響を及ぼす可能性があることから，特に注意を要する．特に，口唇裂・口蓋裂を伴う患者においては，形成手術を行っても発声時に鼻咽腔閉鎖機能が不十分な場合，開鼻声（息が鼻に漏れているような声）や構音障害を生じることがあるので，スピーチエイドを用いる治療などが早期に必要となる（☞ p.351参照）．

高齢者では，生理的な加齢現象により口唇と頬粘膜の器質的な変化ならびにそれに伴う運動機能の低下が生じて，舌の運動巧緻性が低下する．また，脳血管障害や口腔悪性腫瘍に加え，齲蝕や歯周病による歯の減少，歯槽骨などの骨格的変化，咬合高径の低下ならびに義歯の使用などにより，しばしば構音機能に問題が生じる．

（宮脇正一）

4章 咬 合

I 咬合概論

　咬合という言葉は，その意味を調べてみると，「かみあわせ．上下の歯列がかみあったとき
の位置関係．異常な場合を不正咬合という」（岩波書店　広辞苑第六版）あるいは「咬合（か
みあわせ）」（南山堂　医学英和大辞典第12版）とされ，静的な関係を表している．一方，英
語の "occlusion" という言葉は，"the bringing of the opposing surface of the teeth of the
two jaws into contact" もしくは "the relation between the surfaces when in contact" とさ
れ，顎運動を含んだ動的な意味合いが含まれている．こうしたことから，日本語の「咬合」と
いう言葉と英語の "occlusion" という言葉の間には，若干の意味の相違があると考えられる．

　また，歯科医学用語としての「咬合」という言葉の使い方は，歯科の専門分野や，あるいは
時代によって変遷してきたと考えられる．上下顎の歯の静的な接触関係を表す意味である場合
もあり，下顎の運動に伴う上下顎歯列の相対的な運動を含めた意味をもたせる場合もある．歴
史的にも，下顎の運動と上下顎の歯の接触との関係を力学的に体系づけることが重要視され，
多くの咬合理論やそれに基づいた咬合異常の診断法ならびに治療法が提唱されてきた．すなわ
ち，日本語では一般用語としての「咬合」と歯科医学用語としての「咬合」の間には意味の違
いがあり，専門用語としての「咬合」は英語に近い意味となる．

　こうした歯と歯列を中心とした見方に加えて，矯正歯科においては，顎運動の主体となる上
下顎の成長発育や顎機能の発達を考える必要があり，「咬合」を顎顔面全体の中でとらえる必
要もある．不正咬合患者に限らず，すべてのヒトにおいて，顎顔面骨格ならびに歯列の成長発
育，すなわち，乳歯列期から混合歯列期，永久歯列期に至るまでの間に起こる歯の萌出交換や
顎骨の成長発育に伴い，「咬合」は多様な変化をみせる．この間，Moss（1997）が提唱してい
るように，口唇や舌など，歯列を取り囲む口腔周囲の組織，さらには頭頸部の筋や，脳，目，
耳などの実質臓器に加え，口腔，鼻腔，上顎洞を含む副鼻腔などの管腔臓器の成長や機能の発
達により，解剖学的にも生理学的にも影響を受け，「咬合」は，形態的にも機能的にも変化す
る．

　本項では，「咬合」を解剖学的，あるいは生理学的側面から解説しながら成長発育に伴う正
常像の変化などに言及するとともに，「不正咬合」とはどのようなものであるかを理解するた
めの基準となる「正常咬合」について解説する．

I・1　咬合の定義

　本項では，前述のようなことから「咬合」を静的な意味合いと動的な意味合いの両方が含ま

れる言葉として取り扱うべきであると考える．矯正歯科治療においては，一般的には静的な咬合に基準をおいて診断を行う場合が多いが，顎変形症の治療に際しては顎運動記録や咀嚼筋筋電図を検査項目とし，所見を得たうえで治療方針や計画を立案することとしており，動的な咬合の客観的指標を矯正歯科治療の診断に取り入れることが日常的に行われている．

　また，後述する早期接触に伴う下顎の閉鎖経路の異常は，矯正歯科治療の対象となるものであり，動的な咬合を含めて，咬合の概念を適切に知るためには，「咬合」という言葉に両方の意味合いをもたせて定義しておくことが肝要である．このようなことから，本項では，「咬合」とは，上下顎歯列が接触しているときの静的位置関係と，咀嚼，発音，嚥下などの口腔機能の基本的動作としての下顎運動中の歯列の動的位置関係の両方を含めた概念として定義することとする．

❶ 静的な咬合

　上下顎歯列が接触して静止しているときの歯列および歯の位置関係，すなわち顎間関係が，静的咬合を考えるうえでの前提条件である．これに基づいて種々の分類法や診断基準が提案された．後述する Angle の Line of occlusion（1899）や，Hellman（1921）と Friel（1927）の説，Andrews の「正常咬合の6つの鍵」Six keys to normal occlusion（1972）あるいは Angle の不正咬合の分類などがその1つとしてあげられる．同時に，上下顎の歯の接触だけではなく，顎関節における下顎窩と下顎頭の位置関係などについても，歴史的には種々の概念が提唱され，静的咬合における上下顎の顎間関係の基準として考えられてきた．したがって，本項では，単純な上下顎の歯の接触関係のみを静的な咬合と考えるのではなく，顎関節の状態なども含めて静的咬合について解説する．

❷ 動的な咬合

　開閉口運動や咀嚼運動，下顎の滑走運動など，下顎が運動する状況下で，上下顎あるいは上下顎の歯列が安定した静的咬合状態へ移行，あるいは運動の一時点において静的に咬合した状態を通過する過程を動的咬合としてとらえることができる．本項では，これに加えて，これらの運動やそれを制御するメカニズムも咬合と関連する要素として解説する．

I・2　咬合の解剖学

　上下顎の歯列を含む咬合を支える顎顔面の解剖学的構造は，上下顎の歯や歯列はもちろん，頭蓋骨や顎骨などの骨組織，顎関節，運動を司る咀嚼筋や開口筋に加え，舌運動を行う舌筋や舌骨上筋群，舌骨下筋群，表情の表出のために機能する表情筋，咀嚼時の頭部の姿勢を制御する頭頸部の筋などの多様な筋組織から構成される．さらに，骨と筋をつなぐ腱や靱帯，それらの運動を支配する運動神経に加え，咀嚼運動時も含め，歯根膜感覚を中枢に伝達する感覚神経などの神経組織の解剖学を理解しておくことが，咬合を理解する際には大変重要である．咬合にかかわる運動はこれらの組織によって統合的に営まれ，ヒトとして生きていくうえで最も重要な呼吸，咀嚼，嚥下あるいはコミュニケーションなどの機能を担っていることを理解しなけ

Ⅰ編　総　論

ればならない.

　さらに，矯正歯科治療の診断，あるいは，治療計画の立案において歯を移動し排列する空隙を設定し，それに従って安全に治療を行うには，こうした解剖学的構造を熟知している必要がある．特に，外科的矯正治療の治療計画を立案する際には，骨切り線の設定などについて口腔外科医と十分な議論を行うことが必要であるため，矯正歯科医も十分な知識を有している必要がある.

❶ 頭蓋骨・顎骨

　直接歯列を支える上顎骨，下顎骨に加え，下顎骨と顎関節を構成する側頭骨，この関節を形成する側頭骨と上顎骨を連結する位置にある前頭骨，篩骨，蝶形骨，頬骨，および口蓋骨などの骨や，さらにその周辺にある舌骨や頭頂骨，後頭骨，涙骨，鼻骨などの骨が，全体として咬合力を支える役割を果たしている．これらの骨は，縫合や種々の軟骨結合，あるいは鼻中隔軟骨など，異なる力学的特性をもつ組織によって複雑に連結されており，頭蓋骨全体で咀嚼力を分散して負担していると考えられている.

❷ 上顎骨

　上顎骨は，上顎洞を中に収める上顎骨体の下方に歯槽突起を，内方には口蓋突起，側方に頬骨突起，上方には前頭突起の4つの突起を有し，反対側の上顎骨に加え，口蓋骨，蝶形骨，前頭骨，鼻骨，篩骨，涙骨，鋤骨など8つの骨と縫合する．口腔，鼻腔，上顎洞，眼窩，あるいは側頭下窩など，顎顔面の多くの空間の壁面を構成する骨であり，上顎歯列のすべての歯の歯根を収容する歯槽窩を有している．頬骨突起ならびに前頭突起などを介して，咬合によって発生する力を周囲の骨に分散，伝達し，顎顔面全体で咬合力を支える中心的な役割を有する骨である．歯根膜感覚を伝達する三叉神経の第二枝である上顎神経は，蝶形骨の正円孔から出て上歯槽神経ならびに前上歯槽神経となる．上歯槽神経は上顎骨後面ならびに上顎結節後面から上顎骨の中に進入し，各歯槽窩に分布する．また，前上歯槽神経は切歯管を通り，上顎前歯部に分布する．上顎歯列とその周辺に栄養供給を行う下行口蓋動脈は，神経と併走するとともに，上顎骨と口蓋骨の縫合部に位置する口蓋管を経て歯槽突起の口蓋側や口蓋に達する．また，眼窩面の眼窩下管を通る眼窩下神経・血管が前顔面部に分布する.

❸ 下顎骨

　下顎骨の側面観は少し開いたL字型をしており，水平面観では後方が広がったU字型，あるいは，角がとれたV字型を呈している．大きく分けると，下顎骨は前方部を形成する下顎骨体と後方部を占める下顎枝に分かれ，下顎枝には関節突起と筋突起，骨体部には下顎歯列の歯根を収める歯槽突起が存在する．下顎骨は歯を介して左右の上顎骨に収められた上顎歯列と咬合を形成するとともに，顎関節で側頭骨と関節している．顎関節の構造と機能については後述するが，他の関節とは異なる特徴的な構造を有している．下顎枝内面のほぼ中央部には下顎孔が位置し，ここから，蝶形骨の卵円孔を出た下顎神経が下歯槽神経・血管となり下顎骨内部

へ入る．下顎神経は下顎の歯，下唇，頰，オトガイ，頰粘膜，舌の前方2/3の感覚を司るとともに，咀嚼筋の運動を制御している．三叉神経の中で運動神経成分を有しているのは下顎神経のみである．

❹ 咀嚼筋

一般に，咀嚼筋とよばれるのは，咬筋，側頭筋，内側翼突筋，および外側翼突筋である（図4-Ⅰ-1）．

1）咬筋
咬筋は浅層と深層に分かれ，それぞれの起始は頰骨弓前方2/3ならびに後方2/3，停止は下顎骨の咬筋粗面である．

2）側頭筋
側頭筋は側頭骨，頭頂骨および蝶形骨などにまたがる側頭窩に起こり，下顎骨筋突起に停止する．

3）内側翼突筋
内側翼突筋は蝶形骨翼状突起の内側板と外側板にはさまれた内面を起始とし，下顎骨内面の翼突筋粗面に停止する．

4）外側翼突筋
外側翼突筋は，蝶形骨翼状突起外側板の外面ならびに側頭下窩の下面から起こり，下顎頭の直下の翼突筋窩ならびに顎関節の関節包に停止する．

❺ 支配神経

これらの咀嚼筋群の運動を制御する支配神経は三叉神経である．三叉神経運動核から遠心性に伸びる運動神経線維であり，蝶形骨の卵円孔から頭蓋の外に出て咀嚼筋に至る三叉神経の第三枝である下顎神経である．下顎神経の枝である咬筋神経は下顎切痕を通って咬筋に分布する．同様に，深側頭筋神経が側頭筋に，内側翼突筋神経が内側翼突筋，外側翼突筋神経が外側翼突筋に分布し，咀嚼運動や発音，呼吸運動を支配している．

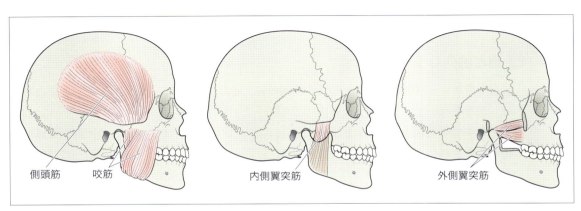

図4-Ⅰ-1　咀嚼筋

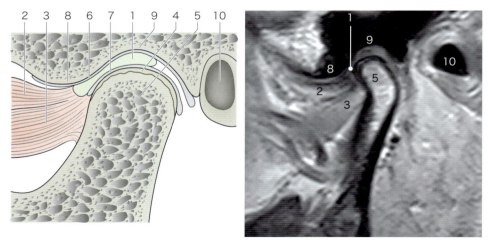

図4-Ⅰ-2 顎関節の断面図とMRI画像
1：関節円板，2：外側翼突筋上頭，3：外側翼突筋下頭，4：下顎頭軟骨，5：下顎頭，6：上関節腔，7：下関節腔，8：関節隆起，9：下顎窩，10：外耳道

❻ 顎関節

　顎関節は側頭骨の下顎窩ならびに下顎骨の下顎頭からなる可動関節であるが，他の関節とは大きく異なる特徴を有している．

　第一の特徴は，下顎骨の左右両端に同じ機能をもつ2つの関節を左右対称に形成していることである．一般的に，長管骨の両端に関節が形成されている場合でも，関節を形成する相手の骨は異なる名称の骨である．これに対して，下顎骨は左右の側頭骨の下顎窩に対して対称形の関節を形成し，回転運動と滑走運動を組み合わせたさまざまな運動を営んでいる．

　第二の特徴は，多くの関節の関節内にも関節円板のような組織はみられるが，関節腔を完全に2つに分けてしまうような関節円板は胸鎖関節と顎関節を除いてほとんどない（**図4-Ⅰ-2**）．

　この特徴的な構造が，回転運動と滑走運動を同時に可能にし，顎関節が左右非対称に運動することで，咀嚼などの複雑な運動を行うことができる．

❼ 歯と歯列ならびに歯槽骨

　咬合を構成する解剖学的構造として，前述の骨，筋および関節に加え，重要な位置を占めるのは，歯とそれによって構成される歯列である．

　ヒトの歯は中切歯から第三大臼歯まで，上下顎で32歯であり，それぞれ特徴的な歯冠形態と歯根形態を有している．切歯および犬歯は，口唇や舌と協働して食物摂取の最初の段階において食物を切断し，小臼歯および大臼歯は，頰や舌とともに，それらを破砕（粉砕），混合する咀嚼機能を発揮し，摂食機能における次の段階にあたる嚥下へと移行する重要な機能を果たしている．

また，歯は上下顎骨の歯槽突起上に排列し，歯列を形成している．上下顎骨の歯槽突起は歯の発育とともに形成され，歯が失われると，咀嚼などによる機能的な刺激が伝達されなくなるため歯槽骨も失われると考えられている．加えて，不正咬合に伴う歯の位置異常は歯槽骨と歯根の位置関係にも影響を与えると考えられる．

さらに，こうした硬組織を主体とした歯列の形態は，歯を支える歯槽骨の形態のみによって決定されているのではなく，歯列の周囲を取り巻くさまざまな軟組織によって影響を受け，決定されていると考えられる．

⑧ 口腔周囲筋ならびに咽頭・舌・扁桃

歯列を取り囲む口腔周囲には，咀嚼筋以外にも，舌骨上筋群，舌骨下筋群などの顎運動を制御する筋，舌運動を制御する筋，あるいは口腔周囲筋を含む表情筋など多数の筋が存在し，口腔が各種機能を発揮するうえで重要な役割を果たしている．

⑨ 表情筋

表情筋には多くの皮筋が含まれ，口腔周囲には口輪筋，頰筋など数多くの筋が存在する．下唇下制筋，オトガイ筋，上唇挙筋，口角挙筋など口唇の運動に関与する表情筋は，発話やコミュニケーションの際の表情表出になくてはならない筋群であり，ヒトとしての機能をより充実したものにするために発達したと考えられている．

⑩ 舌骨上筋群，舌骨下筋群，舌筋群

舌や下顎の機能を制御する筋としては，舌骨上筋群，舌骨下筋群，さらに舌筋群として，内舌筋と外舌筋があげられる．これらの筋は，咀嚼，嚥下ならびに頭部の姿勢を制御する機能を有している．

⑪ 咽頭筋

咽頭筋としては，上咽頭収縮筋などがあげられ，咽頭上方部の収縮や軟口蓋の挙上などの機能により嚥下や発音に関連している．さらに，咽頭筋の中でも咽頭挙筋群としては口蓋咽頭筋などの咽頭上部の筋があげられ，硬口蓋や茎状突起に起始し，咽頭後部の甲状軟骨上部に停止し，咽頭の挙上などの機能を発揮する．

⑫ バクシネーターメカニズム

表情筋である口輪筋，頰筋，および咽頭筋の1つである上咽頭収縮筋は，歯列の外側を取り巻き，歯列に対して外側から圧力を負荷し，一方，歯列の内側からは舌が圧力を負荷している．この圧力のバランスが歯列の唇・頰舌的な位置の決定に影響していると考えられており，これをバクシネーターメカニズム（頰筋機構）とよぶ（**図4-Ⅰ-3**）．

I編　総論

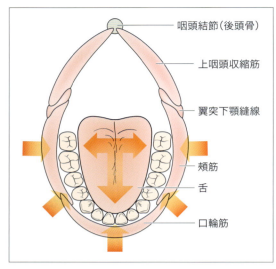

図4-I-3　バクシネーターメカニズム（Howland JP and Brodie AG：Pressures exerted by the buccinator muscle. *Angle Orthod*, 36：1～12, 1966.）
歯列を取り巻く帯状の口腔周囲筋群が，歯列に対して外側から圧力を負荷し，歯列の内側に位置する舌との圧力の均衡が歯列の形態に影響を与える機構をバクシネーターメカニズムとよぶ．歯列の位置決定に重要であると考えられている．矢印は力の向きを示す．

⑬ 咽頭，喉頭，扁桃

　口腔から食道へ，あるいは，鼻腔から気道へとつながる咽頭や喉頭，さらには，その周囲を取り囲む扁桃組織は，体外と体内を結ぶ最初の関門における免疫機能を含む防御機構を担う重要な器官であり，口腔機能と切り離して考えることはできない．

⑭ 頭部の姿勢を制御する筋

　口腔の周囲から，さらに外に目を向けると，眼輪筋など口腔周囲から離れた表情筋に加え，頭位を決定し，頭部の運動を制御する前頭筋，胸鎖乳突筋および広頸筋を含む浅頸筋，深頸筋（後頸筋），頸筋膜などがみえてくる．これらの筋や筋膜は咀嚼運動，呼吸，会話など種々の口腔顎顔面機能が発揮されるときに，口唇を含む口腔周囲軟組織の運動を制御するとともに頭部の姿勢を安定化させるために機能する．

1）前頭筋

　前頭筋は帽状腱膜に起始を有し，眉間と眉部の皮膚に停止する顔面神経支配の皮筋である．眉弓を引き上げ前頭部にしわをつくるとともに，頭部の前屈，後屈に伴いその姿勢の安定化にも寄与していると考えられる．

2）浅頸筋

　浅頸筋の1つである広頸筋は，胸筋筋膜に起始し，下顎下縁，咬筋筋膜などに停止する顔面神経支配の皮筋である．下唇の機能と表情を制御する．一方，胸鎖乳突筋は胸骨と鎖骨に起始し，側頭骨の乳様突起と後頭骨の上項線に停止する副神経支配の骨格筋である．頸部の屈曲ならびに頭部を回旋させる機能を有している．

3）深頸筋（後頸筋）

　深頸筋（後頸筋）は，前斜角筋，中斜角筋，後斜角筋，最小斜角筋，頭長筋，頸長筋および前頭直筋からなり，これらに加えて後頭直筋，大後頭直筋，小後頭直筋，頭斜筋，下頭斜筋，

上頭斜筋などの後頭下筋群とともに，頭部の姿勢制御に関与している．これらの筋の多くは頸神経支配である．

I・3　咬合の生理学

　咬合を理解するために必要な生理学の中で重要なのは下顎位に対する理解である．静的咬合と動的咬合について理解するうえで必須となる種々の下顎位について理解を深めるとともに，咀嚼運動や発音の基盤となる顎運動を制御するメカニズムに関する生理学的基盤について他の臨床歯科医学分野における解釈とも関連づけて理解することが求められる．

　下顎位とは，上下顎歯列が接触している，あるいは，接触はしていないが，生理学的に一定の位置であると定義できる下顎の三次元的位置をいう．下顎位は，下顎頭位（顆頭位）と咬合位に分けて理解することができる．下顎頭位は上下顎歯列の接触によって影響を受けない下顎窩と下顎頭あるいは関連する構造物の位置関係を主体として決定される下顎の位置であり，咬合位は上下顎歯列の接触によって規定される下顎の位置である．

❶ 下顎頭位（顆頭位）

　下顎頭位としては，顆頭安定位，下顎安静位，あるいは下顎最後退位などが定義されてきた．下顎頭位は，上下顎歯列の接触，すなわち咬合によって影響を受けない，顎関節の解剖学的構造物の位置関係が主な決定要因となる下顎位である．

1）顆頭安定位（中心位）

　左右の下顎頭（顆頭）が，ともに左右の下顎窩内の前上方で，関節隆起の後方斜面と対向し，かつ関節円板の最も薄い部分（中央狭窄部）と嵌合しているとき（**図4-I-2**参照）の下顎位を顆頭安定位とよぶ．一般的には，顆頭安定位が下顎窩と下顎頭の正常な位置関係であると考えられている．顆頭安定位の検査には，一般にバイラテラル法などが用いられ，健康な顎関節では，この下顎位を基準として咬合位を決定する．関節円板の転位や下顎頭の変形を伴う顎関節症や変形性の顎関節炎などの病態においては，この位置が臨床的に適切な位置関係でないことが多い．

2）下顎安静位

　下顎安静位は，下顎に付着する筋が安静な状態にあるときの下顎位として定義される．咀嚼筋などの力を抜いて自身の頭部を前屈，あるいは後屈してみればわかるとおり，頭部が前屈している状態と後屈している状態では上顎に対する下顎の位置が異なる．このため，一般的には，身体的，精神的に安静であって自然頭位にあるときの下顎の位置が下顎安静位と考えられている．下顎が安静な状態にあるときには，咬筋や側頭筋などの咀嚼筋は微量の筋電位を発生しているものの，下顎が運動せず，筋の長さが変化しない状態を保った等尺性収縮をし，上下顎歯列は接触していない状態にある．自然な状況では，ヒトはこの下顎位で日常生活を過ごしているといえる．

3）下顎最後退位

　下顎頭最後退位，下顎頭最後方位，最後方位，あるいは，顆頭最後方位ともいう．下顎頭が

I編 総 論

下顎窩の中で最も後方に位置しているときの下顎頭の位置あるいは下顎の位置をさす用語である．現在，定義されている顆頭安定位が，下顎頭の適切な位置であると考えられるようになる前には，この位置が下顎頭の正常な位置であると考えられていた．顎関節の解剖学や顎関節症の病理診断学が発達するとともに，この考え方が変わってきた．

❷ 咬合位

咬合位は上下顎歯列の接触を主体として決定される下顎の位置，すなわち下顎位であり，咬頭嵌合位，中心咬合位，習慣性咬合位，筋肉位などが定義されてきた．ある個体において咬合が正常な場合には，咬頭嵌合位，中心咬合位，ならびに習慣性咬合位における下顎位はほぼ同じであると考えられる．

1）咬頭嵌合位

上下顎の歯の対応する咬頭と窩を構成する斜面が，下顎頭位とは関係なく最大の面積で接触する上下顎歯列の下顎位を咬頭嵌合位とよぶ．正常な咬合を有するヒトにおいては，下顎安静位から最小限かつバランスのとれた咀嚼筋の収縮により，上下顎の歯列が接触するまで上下顎を閉鎖した位置における下顎位である．

なお，見かけ上，咬頭嵌合位が2つあるようにみえる状態のことを二態咬合とよぶ．これは正常から逸脱した状態で，多くの場合，上顎前突症患者においてみられる前後方向への下顎位のずれである．

2）中心咬合位

下顎頭が顆頭安定位にある状況で，上下顎歯列が接触するときの下顎位を中心咬合位とよぶ．咬合が正常な状態では，前述のように咬頭嵌合位と中心咬合位は同じ下顎位である．しかし，咬頭嵌合位が下顎頭位を基準としない咬合位であることから，顎関節症や後述する機能的不正咬合のような状態では，咬頭嵌合位と中心咬合位は一致しない．

3）習慣性咬合位

上下顎歯列が習慣的に接触する咬合位を習慣性咬合位とよぶ．顎関節症や顎関節炎，機能性反対咬合など，下顎頭位に影響を与える疾患を有しない正常者では咬頭嵌合位と一致する．

4）筋肉位

筋肉位とは，咀嚼筋群が機能的にバランスのとれた状態で，下顎安静位からゆっくりと最小の筋力で閉口したときの咬合位であると Brill（1959）により定義されている．また，最も効率的に筋力が発揮される下顎位であり，正常な顎関節機能と咬合が営まれている場合には中心咬合位と一致すると考えられている．

5）偏心位（偏心咬合位）

下顎の生理的運動を観察するにあたっては，前述のような緊密な咬合接触が成立する咬合位に加え，前方運動や側方運動の途中に現れる下顎位を定義する必要がある．下顎が前方滑走して切端咬合位をとるまでの運動経路や側方への滑走運動をして犬歯の尖頭間での接触がみられる状況など，後述する早期接触や咬頭干渉などの，下顎の運動経路上の不適切な上下顎歯の接触を検査するにあたって基準（目安）とする咬合位である．また，調節性咬合器の顆路角を設

定するために必要な咬合位である.

I・4　咬合と顎運動

　顎運動は，先に述べた咬合に関連する顎顔面の相対的な運動であるが，見た目には，単純に下顎の運動であると解釈することが多い．実際には，咀嚼時には頭頸部の多くの筋が活動し，頭蓋や顔面も含めて上下顎が全体で運動するものと考えられるが，下顎の運動に比べて他の骨格の運動は無視することができるほど小さいと考えられる．下顎の運動を顎運動として考えるとき，咀嚼，発音，嚥下あるいは呼吸に伴う筋活動と下顎の運動を直接的に観察，あるいは，記録することが重要である．しかし，臨床の現場でそのような記録を日常的に行うことは現在のところ困難であり，規格化され，標準化された顎運動を記録し，診断することだけが行われている．最も一般的に使われるのが，Posselt（1958）の限界運動経路の記録（Posselt の図形）である．Posselt がスウェーデンの研究者であることから，限界運動経路の外観は Swedish banana などともよばれており，咬頭嵌合位を基準の 1 つとして，滑走運動の前後方向，左右側方への限界，それぞれの限界点からの最大開口位までの下顎切歯点の運動範囲を記録するものである（**図 4-I-4**）.

　一方で，こうした限界運動に加え，種々の顎運動記録装置を用いてガム咀嚼運動など，日常的な動作に近い顎運動の記録が不正咬合診断に用いられている．研究レベルでは MRI やエックス線動画を用いた嚥下動作などの記録も行われ，こうした記録は，顎運動の記録のみならず，舌や咽頭，食道などの軟組織の運動の記録にも用いられている．咀嚼時の顎運動経路の記録は，1960 年代後半からさかんに行われるようになり，1970 年代からはコンピュータによる計測なども行われるようになった.

　他方，咀嚼を制御する中枢神経系の機能も含めて，顎運動を支配する三叉神経の機能についても多くの研究が行われてきた．三叉神経の上位にある脳幹網様体は咀嚼筋の活動を制御するパターンジェネレーターとしての機能を有し，大脳から発する信号を，三叉神経運動核を通して咀嚼筋群に伝達し，周期的咀嚼運動を制御していることが知られている．これらの運動制御メカニズムが，呼吸と同様の不随意運動である咀嚼運動と随意運動としての捕食から嚥下までの一連の摂食動作を制御していることが知られるようになった.

❶ 限界運動範囲

　咬頭嵌合位を基準として下顎切歯点の限界運動範囲をみると，矢状面の前後方向での滑走運動経路は，後方から，最後方位，咬頭嵌合位，切端咬合位，最前方位へと，点と点を結ぶ直線的な図形となる．最前方位から最大開口位まで切歯点はほぼ円弧を描くように運動するが，最後方位から最大開口位へ至る経路では，終末蝶番運動の終点で屈曲点を有する 2 つの円弧状曲線の上を切歯点が運動する（**図 4-I-4**）．また，前頭面上で観察すると，正常な咬合状態では，咬頭嵌合位から下顎の犬歯の尖頭が上顎犬歯の尖頭まで滑走し，それより側方部では上下顎の他の歯が接触しながら最側方点まで運動する．このため，切歯点の運動はおおむね直線的であるが，運動時に接している上下顎の歯の形態に応じた凹凸がある経路をたどることになる.

I編 総論

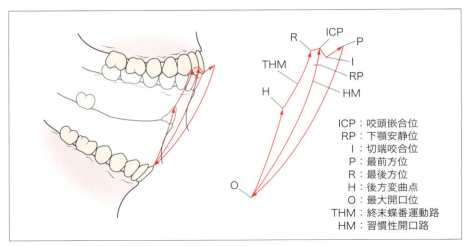

図4-I-4 矢状面における下顎切歯点の運動経路と限界運動範囲（Posseltの図形）

❷ 咀嚼運動経路

　咀嚼運動時の下顎の運動経路は，切歯点の前頭面での運動として観察すると，単純な上下運動ではなく，側方への運動成分を含んだ経路であることが知られている．咀嚼時の左右の歯列をみると，上下の歯列間に食物が存在する作業側と，存在しない非作業側がある．作業側を基準として観察すると，切歯点は咬頭嵌合位から，わずかに非作業側に偏位しながら下方へ移動し，途中で作業側へと向きを変えて正中線を越えた後，最下点へと至る．その後，上方へ回転しながら大きく作業側へ移動し，下側方から咬頭嵌合位へと移動する（☞ p.58 参照）．また咬合誘導の違いにより運動経路が異なっていることが知られ（小林，1991），犬歯誘導ではより水平成分が少ない運動経路，グループファンクションでは水平成分が多い運動経路を示す（後述）．側方運動の咬合様式に関するこうした研究の中で，Murphy（1965）は，咀嚼という周期的運動には，準備相，食塊接触相，咀嚼相，歯の接触相，食物臼歯相，ならびに咬頭嵌合位の6相からなる特徴があると提唱した．その後も多くの研究が進められ，前歯部の反対咬合（桑原，1989）や臼歯部の交叉咬合が咀嚼経路に影響を与えることなどが検討されるようになった．

❸ 閉鎖経路

　下顎が閉鎖する切歯点の経路の中で，下顎安静位から咬頭嵌合位に至る経路を閉鎖経路あるいは閉鎖路とよぶ．咬合が正常な状態では，下顎切歯点が咬頭嵌合位より2〜3mm下方に位置している下顎安静位から下顎頭を中心とした蝶番運動により，ごく短い円弧状の運動をして咬頭嵌合位へ移動する．後述する機能的不正咬合の状態においては，この運動経路の途中で上下顎の歯が接触する．こうした現象を早期接触あるいは咬頭干渉とよぶ．

❹ 顎運動を制御する筋

　顎運動を制御する筋は，主に前述の咀嚼筋および開口筋である．閉口運動にかかわるのは，

側頭筋，咬筋および内側翼突筋であり，開口運動にかかわるのは，顎二腹筋や顎舌骨筋などの舌骨上筋群と舌骨下筋群である．また，前方運動にかかわるのは，外側翼突筋や咬筋，後方運動にかかわるのは側頭筋後部と顎二腹筋や茎突舌骨筋など一部の舌骨上筋群である．発音や呼吸など左右対称に運動が行われる動作については，左右対称に筋活動が起こるものと考えられるが，側方運動を伴う咀嚼運動においては，左右同名筋が異なる活動を示すことになる．

❺ 顎運動を制御する神経

顎運動は，大脳皮質から脳幹，三叉神経下顎枝を経て咀嚼筋へ向かう遠心性の経路と，歯根膜や咀嚼筋から三叉神経を経て中枢へ向かう求心性の経路の双方によって巧妙に制御されている．また，表情筋，舌骨筋群，舌筋群あるいは咽頭筋群は，迷走神経，副神経，頸神経などによる制御を受けるため，顎顔面口腔の運動は非常に複雑に制御されており，顎運動を支配する神経制御機構は十分に解明されてはいない．

咀嚼運動は半自動性運動に分類され，大脳から発する信号を脳幹網様体がパターンジェネレーターとして三叉神経運動核を通して咀嚼筋群に伝達し，周期的咀嚼運動を制御していることが知られている．

II 正常咬合

不正咬合を診断するために最も重要で基本的な基準は正常咬合 normal occlusion を定義することである．また，歯科矯正学，あるいは矯正歯科治療のアウトカムとして求められるのが，「正常咬合」とよぶべき状態であるのか，「理想咬合 ideal occlusion」とよぶべき状態であるのかを知っておく必要がある．一般的に「正常」とよばれる状態を決定するためには，それぞれの状態を表す評価項目を設定し，平均値，中央値などとして数値化したうえで標準偏差などを基準として正常の幅を設定することが多い．しかし，「正常咬合」を規定する方法論としてはこの方法は用いられてこなかった．すなわち，おおむね1つの理想的な状態をもって「正常咬合」とよんでいる．このことから，正常咬合を「理想咬合」とよぶことがある．

加えて，口腔内の歯の排列や咬合状態だけで正常咬合を規定するのは不十分である．すなわち，これまで述べてきたような咬合のもつ機能的側面を支える骨格や，その運動を制御する咀嚼筋と支配神経，歯列の周囲を取り巻く舌や口腔周囲筋，さらには，発音，咀嚼，嚥下ならびに呼吸などを司る諸器官の適切な機能に加え，顔貌の中でも口元の適切な形態的バランスや表情の表出にかかわる切歯の露出度など，ヒトとしての社会的機能まで，すべてを含めて，「正常咬合」とは何か，ということを考える必要がある．

II・1　正常咬合の概念

ここでは，成長が終了して完成した永久歯列期の正常咬合と，そこに到達する過程となる乳歯列期および混合歯列期の正常咬合を解説する．

先にも述べたように正常咬合は矯正歯科治療の治療目標として目指すべき状態である．近

年，矯正歯科治療の治療目標の達成度を定量的に計測する方法として，いくつかの指標が確立されてきた．これは，矯正歯科治療が専門医によって行われるべきものであると考えられ，専門医によって行われた個々の矯正歯科治療の治療結果を評価するために導入されたものである．

II・2　永久歯列期の正常咬合

　正常咬合を理解するにあたっては，まず，成長が終了し，歯列・咬合の完成した永久歯列期の正常咬合を理解し，そこに至る正常な成長発育の過程を理解するとともに，正常咬合の形態学的特徴と生理学的特徴を分けて考えることが重要である．

❶ 正常咬合の形態学的特徴

　正常咬合を適切に理解することは，矯正歯科治療の治療目標を設定するうえで重要である．正常咬合の形態学的特徴を論じるうえで重要なのは，Angle の Line of occlusion，正常咬合に関する Hellman と Friel の説および Andrews の「正常咬合の 6 つの鍵」，Angle の不正咬合の分類などである．ここでは，Angle の Line of occlusion と Hellman と Friel の説について解説する．

　また，正常咬合を知るうえでは歯列の三次元的構造を理解しておくことも重要である．咬合平面の彎曲（咬合彎曲）の 1 つとして Spee 彎曲があげられる（図 4-II-1）．これは，下顎犬歯の尖頭，小臼歯ならびに大臼歯の咬頭頂と下顎頭の前縁によって構成される円弧として定義され，前方クリステンゼン現象による咀嚼運動時の臼歯の離開を減少させるものともいわれている．しかしながら，正常咬合を考えるうえで，これら咬合彎曲の咀嚼運動における機能的意義は十分に解明されていない．

1）Angle の Line of occlusion

　Angle は 1907 年に Line of occlusion として正常咬合を定義し，以下の 2 つの特徴を示した（図 4-II-2）．
① 上顎歯列における中心窩の排列と下顎歯列の頰側咬頭頂の排列が一致し，咬合する．

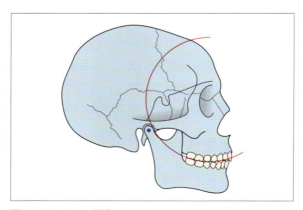

図 4-II-1　Spee 彎曲

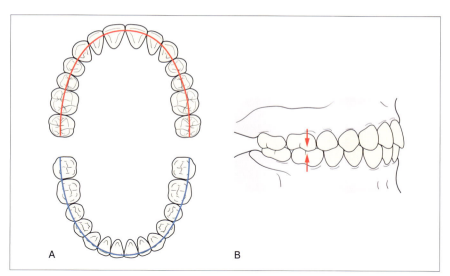

図4-Ⅱ-2　AngleのLine of occlusion
A：上顎歯列の中心窩（赤）と下顎歯列の頰側咬頭頂（青）を連ねた線が一致し，咬合する．
B：大臼歯の適切な咬合関係（Ⅰ級の大臼歯関係）．

② 上顎第一大臼歯の近心頬側咬頭が下顎第一大臼歯の頬面溝と接触し，咬合する（Ⅰ級の大臼歯関係）．

2）HellmanとFrielの説

　HellmanとFrielは，正常咬合の模型では，上下顎の歯が138点で接触しているという観察結果を発表し，これを検証した．この中でHellmanは上下顎歯の接触関係を4種類に分類した．それらについて前歯部から順にみると以下のとおりである（図4-Ⅱ-3）．

① 歯面接触：前歯部では上顎中切歯は下顎中切歯の1/4～1/3を覆い，接触する．
② 隆線と歯間鼓形空隙との接触：上顎第一小臼歯頬側咬頭の三角隆線は下顎第一・第二小臼歯の歯間鼓形空隙と接触する．
③ 咬頭頂と窩の接触：上顎第一大臼歯の近心舌側咬頭は下顎第一大臼歯の中心窩と接触する．
④ 隆線と溝の接触：上顎第一大臼歯の近心頬側咬頭の三角隆線は下顎第一大臼歯の頬面溝と接触する．

　Hellmanは，上述のような視点で正常咬合を評価するとき，個人の上下顎歯の接触点数をnとした場合，n/138が90±6%が正常咬合の分布範囲であるとしている．

　また，上顎中切歯と下顎中切歯の被蓋関係は，適切なオーバージェットとオーバーバイトを有していることを示している．日本人の正常咬合では，適切なオーバージェット，オーバーバイトはともに2～3mm程度であると考えられている（図4-Ⅱ-4）．

❷ 正常咬合の5つの分類

　ここまで，正常咬合の形態学的特徴を解説してきたが，前述した要件を満たす正常咬合は，理想咬合ともいうことができ，矯正歯科治療が目指すべき治療目標としての正常咬合である．

Ⅰ編　総　論

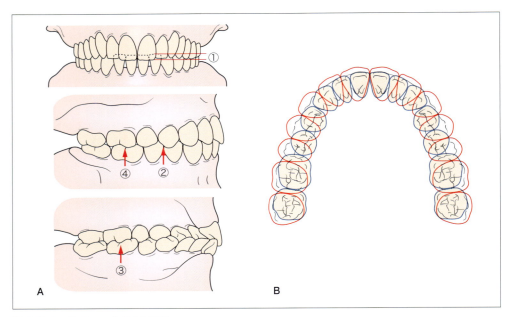

図 4-Ⅱ-3　Hellman と Friel の説
A：上下顎歯の 4 種類の接触関係.
　①歯面接触：上顎中切歯は下顎中切歯の 1/4 〜 1/3 を覆い，接触する.
　②隆線と歯間鼓形空隙との接触：上顎第一小臼歯頰側咬頭の三角隆線は下顎第一・第二小臼歯の歯間鼓形空隙と接触する.
　③咬頭頂と窩の接触：上顎第一大臼歯の近心舌側咬頭は下顎第一大臼歯の中心窩と接触する.
　④隆線と溝の接触：上顎第一大臼歯近心頰側咬頭の三角隆線は下顎第一大臼歯の頰面溝と接触する.
B：A に示された接触様式がすべて適切に形成された場合，最大となる接触点数は 138 点である．個人の接触点数 n/138 ＝ 90 ± 6％が正常とみなされる咬合である.

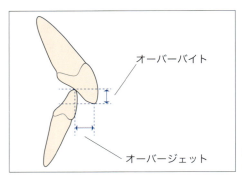

図 4-Ⅱ-4　オーバージェットとオーバーバイト

　一方で，正常咬合には，前述のような要件を満たさないが，成長期には正常な成長・発育過程としてみられるもの，あるいは地域によって正常咬合として認識されるものなどもある．これらをまとめて概念的に 5 つに分類すると以下のようになる．

1）仮想正常咬合

　仮想正常咬合 hypothetical normal occlusion は，これまで述べてきた理想咬合と同義であり，すべての条件が理想的に整った状況で，上下顎の歯が最大限の機能を発揮できるような理想的な咬合状態である．

80

2）典型正常咬合

典型正常咬合 typical normal occlusion は，それぞれの集団や民族などで典型的な形態を有する咬合状態である．

3）個性正常咬合

個性正常咬合 individual normal occlusion は，個体ごとに異なる条件下で得ることができる正常咬合であり，矯正歯科治療の治療目標として設定される咬合状態である．たとえば，不正咬合の改善のために第一小臼歯4歯を抜去し，適切な排列と咬合接触状態が得られているような状況は個性正常咬合に含まれる．

4）機能正常咬合

機能正常咬合 functional normal occlusion は，正常咬合としての形態的な要件は必ずしも満たしていないが，咀嚼，発音，嚥下，呼吸などは正常に行われ，機能的には正常な咬合状態である．

5）暦齢正常咬合

暦齢正常咬合 chronological normal occlusion は，年齢に応じた正常咬合であり，前述のような正常咬合の要件は満たさないが，後述する乳歯列期，あるいは混合歯列期において，生理的に問題のない正常な成長発育の段階の1つとして現れる咬合状態である．

❸ 正常咬合を取り巻く周囲組織の形態学的特徴

1）正常咬合の生理学的特徴

ここでは，正常咬合が有する生理学的な特徴，すなわち限界運動範囲や顎運動経路ならびに咀嚼運動について解説する．

（1）下顎位

正常咬合は，顎関節症など顎運動に障害が発生する病的な症状がないときに成立する．このような状況においては，顆頭安定位，咬頭嵌合位と習慣性咬合位における下顎位はほぼ一致している．

（2）顎運動

正常咬合に求められる顎運動については，適切な限界運動範囲と開閉口運動路を有し，左右バランスのとれた咀嚼運動を行うことができる状態と考えることができる．最大開口量は上下顎の切歯間距離として35 〜 40 mm 以上，滑走運動の限界については，前方運動，側方運動ともに10 mm 程度であると考えられる．同時に，前方滑走時に咬頭干渉がないこと，偏心咬合位における上下顎犬歯の接触関係が認められ，犬歯誘導が得られていることである．さらに顎運動の閉鎖経路上で早期接触や咬頭干渉が認められないことなどが正常咬合の要件である．

前述のように，正常咬合における側方運動の咬合様式には犬歯誘導およびグループファンクションがある．犬歯誘導とは，作業側犬歯の咬合接触によって下顎が誘導され，作業側臼歯部および非作業側では上下顎の歯が離開する咬合様式をいう（**図 4-Ⅱ-5A**）．グループファンクションは作業側の複数の歯が接触して下顎が誘導され，非作業側の歯においては咬合接触がない咬合様式である（**図 4-Ⅱ-5B**）．犬歯誘導では，咀嚼運動時に比較的縦長でチョッピングタ

I編　総論

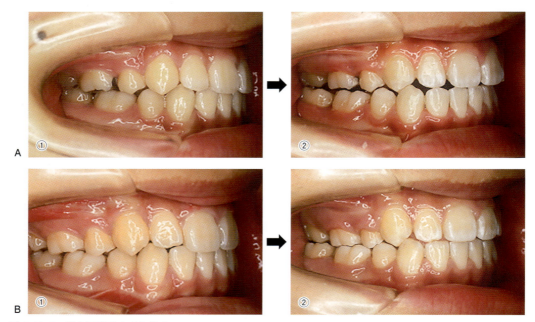

図 4-Ⅱ-5　側方運動時の咬合様式
A：犬歯誘導咬合．①：中心咬合位．②：下顎の右側方運動時．作業側（右側）犬歯の咬合接触により下顎が誘導され，作業側臼歯部は離開している．
B：グループファンクション．①：中心咬合位．②：下顎の右側方運動時．作業側（右側）の複数の歯が接触して下顎が誘導される．

イプの咀嚼運動経路を示し，グループファンクションでは下顎の作業側への移動が大きいグラインディングタイプの咀嚼経路を示す．正常咬合における一般的な側方運動時の咬合様式は犬歯誘導である．

Ⅱ・3　乳歯列期の正常咬合

❶ 乳歯の萌出開始から完了まで

　乳歯列期は生後6か月頃に下顎の乳中切歯が萌出を開始するHellmanの咬合発育段階のⅠCに始まり，2歳6か月頃にすべての第二乳臼歯の萌出が完了するⅡAで終了する．この間，乳歯の萌出開始から完了までにみられる正常咬合の特徴は，主に以下の4つである．
① 永久歯列に比べて切歯軸がより直立している．
② オーバージェットやオーバーバイトは永久歯列よりも小さい．
③ 上顎乳犬歯の近心と下顎乳犬歯の遠心に霊長空隙とよばれる小さな空隙が存在する．
④ ターミナルプレーンが垂直型，すなわち，上下顎第二乳臼歯の遠心面が近遠心的に一致している．

❷ 乳歯の萌出完了から混合歯列期の開始まで

　乳歯萌出完了以降，混合歯列期の開始までの正常咬合と歯列の特徴は，以下の3つである．

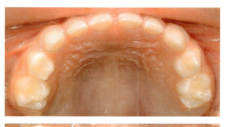
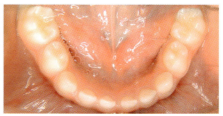

図4-Ⅱ-6　乳歯列期の口腔内
霊長空隙，発育空隙が認められる．

1）上下顎の乳切歯歯軸の直立
　上下顎の乳切歯歯軸は中切歯に比べて直立している．

2）乳歯の咬耗
　乳歯は永久歯に比べて咬耗しやすいという歯質の機械的特性を有していることなどから，乳歯列の咬耗により乳歯列期の後期では切端咬合あるいはそれに近い状態になる．

3）歯列の空隙
　霊長空隙に加え，発育空隙などの前歯部の空隙がみられる（図4-Ⅱ-6）．発育空隙は，上下顎骨の前方部での側方への成長によって生じ，この空隙ができることによって，乳歯よりも大きい歯冠近遠心幅径を有する永久切歯が適切に排列することが可能になる．
　こうした特徴の一部は，後の混合歯列期や永久歯列期に正常咬合になるための要件である．

Ⅱ・4　混合歯列期の正常咬合

　混合歯列期はHellmanの咬合発育段階のⅢAとⅢB，すなわち，切歯の萌出交換期と側方歯群（犬歯，小臼歯）の萌出交換期とに分けて理解するとわかりやすい．

❶ Hellmanの咬合発育段階ⅢA期

　この時期における正常咬合の特徴としては，「みにくいアヒルの子の時期」があげられる（図4-Ⅱ-7）．一見，不正咬合のようにみえるが成長に伴って永久歯列では正常咬合になる．
　また，ⅢA期に起こる前歯部の萌出交換に伴い，切歯軸が変化する．永久中切歯は乳中切歯よりも唇側傾斜するとともに，より唇側に萌出する．この現象とともにともに，発育空隙の形成により永久切歯の排列空隙が確保される．

❷ Hellmanの咬合発育段階ⅢB期

　この時期において正常咬合との関連で重要なのは，ターミナルプレーンである．乳歯列期においては，上下顎の第二乳臼歯の遠心面が一致している（垂直型）のが正常咬合の形態的特徴

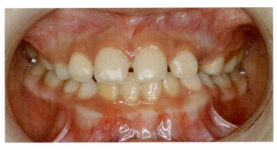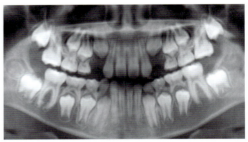

図 4-Ⅱ-7 みにくいアヒルの子の時期
ⅢA 初期においては，上顎切歯はいずれも遠心傾斜して萌出することで正中離開や空隙を認めるが，その後，犬歯が側切歯歯根遠心に沿って萌出してくることで，徐々に切歯間の空隙が減少し閉鎖する．

であるが，このような状態で上下顎の第一大臼歯が萌出すると，第一大臼歯は咬頭と咬頭が咬合接触することになる．Angle が示した適切な臼歯関係になるためには，下顎の大臼歯が近心に移動する必要がある．上下顎のリーウェイスペースの差によって下顎の第一大臼歯がより多く近心移動するため，永久歯列期の咬合において適切な第一大臼歯の関係が成立する．

Ⅱ・5 正常咬合の成立とその保持条件

　成人に達したときに正常咬合が成立するためには，成長発育期における歯列咬合を取り巻く環境が適切に制御されている必要があることはいうまでもない．歯列咬合を支える骨格ならびに歯周組織，および咀嚼，嚥下，発音あるいは呼吸などの口腔機能にかかわる筋組織や神経系の適切な成長発育と加齢変化，さらには，社会心理学的要件としての審美性など，咬合を取り巻く環境はさまざまである．それらのバランスが適切にとれていることが正常咬合を成立させ，さらには保持していく条件となる．以下に，正常咬合を成立させるための要件を列挙する．

❶ 顎顔面骨格ならびに顔面軟組織の形態学的特徴

　正常咬合を有するヒトの顎顔面骨格の形態的特徴を評価するために頭部エックス線規格写真（セファログラム）を用いる．特に側面頭部エックス線規格写真は，上下顎骨の大きさや顎顔面頭蓋における位置あるいは，それぞれの前後的あるいは垂直的位置関係を定量的に評価するために用いられる．正常咬合者では，上下顎骨の前後的ならびに垂直的位置関係，あるいは，顎顔面頭蓋における上下顎骨の位置がおおむね標準的な範囲内であると同時に，上下顎を取り巻く顎顔面骨格の大きさや形態についてもおおむね標準的であるものと考えられる．出生から成長期を通して成長発育が終了するまで適切な顎顔面骨格のバランスが保たれていることが重要である．

　こうした硬組織の形態的特徴に加え，側貌や正貌あるいはスマイルなどの表情を伴う正常咬合の形態的特徴についても知っておく必要がある．特に定量的な評価が可能であるのは側貌であり，側面頭部エックス線規格写真について種々の計測値が用いられる．ここでは特に E ライン esthetic line（E-line）について説明する（図 4-Ⅱ-8A）．E ラインは，側貌の鼻尖とオトガイに対して接線を引き，その接線に対して上下口唇がどのような位置にあるかを評価する．

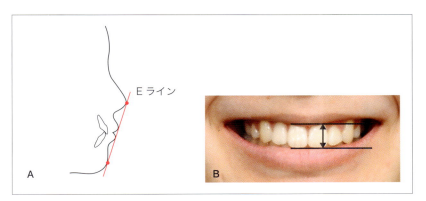

図 4-Ⅱ-8　正常咬合者の側貌とスマイル
A：正常咬合者における E ラインに対する口唇の位置.
B：スマイル時における切歯の露出度（矢印）.

日本人の正常咬合者では，上唇はこのラインに接しており，下唇は 1 mm ほど突出しているのが標準的であるとされている．また，正貌においてはスマイル時の切歯露出度について，上顎 6 前歯の切縁ならびに尖頭を連ねたラインが下唇のラインと一致し，上顎前歯の歯肉縁が 0 ～ 2 mm 程度見えているのが望ましいとされている（**図 4-Ⅱ-8B**）.

❷ 歯の形態学的特徴

　正常咬合を成立させる要因の 1 つとして，歯の大きさと上下顎骨の歯槽骨の大きさとのバランスの適切さがあげられる．歯の大きさに異常がある，あるいは顎骨の大きさに異常があり，適切な歯の排列空隙を獲得できなければ，正常咬合を実現することは難しい．

❸ 歯の正常な咬頭嵌合と隣接面接触関係

　上下顎の歯が適切な咬頭嵌合を示し，隣在歯の隣接面との間に間隙がなく歯列が排列していることが正常咬合を形成するための条件の 1 つである．同時にこうした関係が成立していることが，正常咬合を維持していくための要件となる．

❹ 歯周組織の健康

　歯肉，歯根膜，および歯槽骨などの歯周組織が健康であることは，正常咬合を成立させ，保持するために必須の要素である．歯周病などによる歯周組織の破壊は，切歯の挺出や唇側傾斜，あるいは臼歯部の近心傾斜と咬合高径の低下を招き，正常咬合を維持することは困難になる．

❺ 咀嚼筋活動と口腔周囲の環境

　正常咬合の生理学的特徴としては，咀嚼，嚥下，発音あるいは呼吸時に咀嚼筋や開口筋あるいは口唇や頰，舌あるいは咽頭などを含む口腔周囲筋の適切な活動が認められることがあげられる．

I編　総　論

　咀嚼時には，リズミカルな咀嚼運動を発生させる咬筋や側頭筋など閉口筋の活動と，それらとは位相を逆にする開口筋の活動が起こる．また，最大咬みしめ時には，咬筋の活動性が側頭筋のそれをやや上回るのが適切な筋機能のバランスであると考えられる．こうした咀嚼筋の適正な活動がバランスのとれた垂直的顎間関係を保持しているものと考えられている．

　一方，正常咬合では，バクシネーターメカニズム（**図4-I-3**）により，安静時に歯列の内外から負荷される圧力のバランスがとれていることも重要である．口唇圧と舌圧についても少なからず研究が行われてきたが，どの程度の圧力がどのような状況で負荷されているかに関する科学的エビデンスは，これまでのところ十分には得られていない．

❻ 顎関節の機能

　正常咬合の成立に必要な生理学的要件のうち，咀嚼にかかわる重要な要件として，顎関節の正常な機能があげられる．顎関節症などの顎関節疾患により，下顎頭軟骨が破壊され，軟骨内骨成長を含む下顎の成長が阻害されると，上下顎の前後的あるいは垂直的関係が崩れ，正常咬合の形成が阻害され，開咬や上顎前突などの骨格性の不正咬合が発現する．こうした顎関節の異常が片側性に現れた場合には，顔面の非対称を伴う側方歯の反対咬合などの不正咬合が発現する．したがって，顎関節症を含む顎関節疾患など，口腔機能を妨げる異常がないことが正常咬合の成立と維持に必要な要件と考えられる．

（髙橋一郎）

III　不正咬合

　不正咬合は，顎顔面や歯，歯周組織の形態的，機能的異常により正常咬合の範囲から逸脱した咬合状態である．正常咬合の範囲は国，人種，文化など社会的背景により異なるため，不正咬合の基準（とらえ方）もさまざまである．矯正歯科治療の必要性の有無は，個々の患者の顎顔面の形態的，機能的，審美的問題や要望を総合的に評価することで判断されるため，不正咬合の判断基準の1つとなりうると考えられる．

III・1　不正咬合の疫学

　わが国における不正咬合の疫学は，1957（昭和32）年の厚生省（現・厚生労働省）による歯科疾患実態調査報告で不正咬合が調査されたことから始まり，その後，一般母集団や大学の矯正歯科での不正咬合調査が行われてきた．これらの調査は調査時の年代，調査対象者，地域，さらに疫学研究の目的の違いから単純に調査結果を比較することは難しいが，不正咬合の実態と一般市民の矯正歯科治療への関心や意識の変化を把握するのに役立つ情報を与えてくれる．昨今，矯正歯科治療を希望する患者の理由は多様化する傾向にあり，不正咬合の実態のみならず矯正歯科治療の必要性という視点からの検討も必要である．

❶ 歯科疾患実態調査結果による不正咬合の実態と矯正歯科治療

　2016（平成 28）年に実施された厚生労働省による歯科疾患実態調査では，12 ～ 20 歳の歯列・咬合の状況として，①前歯部の叢生および空隙の有無，②オーバージェット，③オーバーバイト，④正中のずれについて調査された．その結果，前歯部に叢生のあるものは 26.4％，空隙のあるものは 10.4％であった．オーバージェットについては 0 mm 以下が 5.5％，4 mm 以上が 40.1％であった．オーバーバイトについては 0 mm 以下が 11.0％，4 mm 以上が 29.3％であった．正中のずれは 1 mm 以上が 56％であり，半数以上に認められた．これらの調査結果は，厚生省，厚生労働省による歯科疾患実態調査で歯列・咬合の状況を調査した 1969 年，1981 年，1999 年，2005 年，2011 年の項目や対象年齢，人数が異なることから調査結果を比較することは困難であるが，不正咬合の実態から矯正歯科治療が必要と考えられる患者が多く存在していることを示している．

　2022（令和 4）年度歯科疾患実態調査では，矯正歯科治療の経験がある者の割合は，全体で 7.7％であるが，50 歳未満では 2 割近くに経験があり，特に 10 歳以上 40 歳未満の年齢で高く，男女別では女性において高い傾向を示した．この結果は，ここ 30 ～ 40 年間で国民の不正咬合への関心が高まり，矯正歯科治療の必要性が理解されてきていることを示している．

❷ 矯正歯科治療の必要性についての疫学

　不正咬合における疫学的評価では，不正咬合の重症度や矯正歯科治療の必要性を数値化し，客観的に評価する方法が開発されている．

1）不正咬合の重症度と治療結果を評価する方法

　Peer Assessment Rating index（PAR index）は，不正咬合の状態を表す 11 項目について点数を割り当て，その合計から不正咬合の重症度を数値化して客観的に評価する指標である．矯正歯科治療前後の数値を比較することで治療による改善の程度を評価することができる．

2）矯正歯科治療の必要性を評価する方法

　矯正歯科治療の必要性を疫学的に評価する場合，2 つの要因が関与していると考えられる．1 つは咬合異常の重症度で，もう 1 つは主観的な要素が強い容貌の社会心理的な要因である．欧米ではこれらの要因を数値化して矯正歯科治療の必要性を評価する方法が開発された．評価法には，Dental Aesthetic Index（DAI）や Index of Treatment Need（IOTN）などがある．

（1）Dental Aesthetic Index（DAI）

　不正咬合の程度に関するさまざまな項目による臨床的要因とそれらの項目に対し歯科に関する知識をもたない人々の審美感覚を数値化した DAI スコアを作成することで，不正咬合の重症度と治療の必要性を評価する指標である．1989 年に WHO に不正咬合の評価法として採用され，国際比較が可能な指標である．

（2）Index of Treatment Need（IOTN）

　審美性を評価する Aesthetic Component（AC）と咬合状態を評価する Dental Health Component（DHC）の 2 つから構成され，両面から矯正歯科治療の必要性を評価することができ

I編　総　論

る．AC は，審美性を Grade 1 〜 10 まで並んでいる 10 枚の口腔内写真と評価対象歯列を比較することで AC の Grade を決定する．DHC は咬合状態を 10 項目から評価し，Grade が判定される．AC，DHC ともに Grade により矯正歯科治療の必要性を「必要なし」「ボーダーライン」「必要あり」に分類できる．

3）保険診療の対象となる不正咬合

わが国においては，一部の重篤な不正咬合（咬合異常）は保険診療の対象となっている．口唇裂・口蓋裂に起因する不正咬合（咬合異常）の矯正歯科治療は 1982 年より保険診療の対象となり，上下顎の著しい形態異常による顎変形症の手術前・後の矯正歯科治療は 1990 年より保険診療の対象となった．また，前歯永久歯 3 歯以上の萌出不全に起因した咬合異常（埋伏歯開窓術を必要とするものに限る）の矯正歯科治療は 2018 年より保険診療の対象となり，2022 年に対象が前歯および小臼歯の永久歯 3 歯以上の萌出不全に起因した咬合異常（埋伏歯開窓術を必要とするものに限る）に改定された．現在，厚生労働大臣が定める症候群や疾患による咬合異常の矯正歯科治療についても保険診療の対象とされている（**表 4-Ⅲ-1**）．

表 4-Ⅲ-1　別に厚生労働大臣が定める疾患

1. 唇顎口蓋裂	35. 骨形成不全症
2. ゴールデンハー症候群（鰓弓異常症を含む）	36. フリーマン・シェルドン症候群
3. 鎖骨頭蓋骨異形成	37. ルビンスタイン・ティビ症候群
4. トリーチャ・コリンズ症候群	38. 染色体欠失症候群
5. ピエール・ロバン症候群	39. ラーセン症候群
6. ダウン症候群	40. 濃化異骨症
7. ラッセル・シルバー症候群	41. 6 歯以上の先天性部分無歯症
8. ターナー症候群	42. CHARGE 症候群
9. ベックウィズ・ウイーデマン症候群	43. マーシャル症候群
10. 顔面半側萎縮症	44. 成長ホルモン分泌不全性低身長症
11. 先天性ミオパチー	45. ポリエックス症候群（XXX 症候群，XXXX 症候
12. 筋ジストロフィー	群および XXXXX 症候群を含む）
13. 脊髄性筋萎縮症	46. リング 18 症候群
14. 顔面半側肥大症	47. リンパ管腫
15. エリス・ヴァンクレベルド症候群	48. 全前脳胞症
16. 軟骨形成不全症	49. クラインフェルター症候群
17. 外胚葉異形成症	50. 偽性低アルドステロン症
18. 神経線維腫症	51. ソトス症候群
19. 基底細胞母斑症候群	52. グリコサミノグリカン代謝障害（ムコ多糖症）
20. ヌーナン症候群	53. 線維性骨異形成症
21. マルファン症候群	54. スタージ・ウェーバ症候群
22. プラダー・ウィリー症候群	55. ケルビズム
23. 顔面裂（横顔裂，斜顔裂および正中顔裂を含む）	56. 偽性副甲状腺機能低下症
24. 大理石骨病	57. Ekman-Westborg-Julin 症候群
25. 色素失調症	58. 常染色体重複症候群
26. 口腔・顔面・指趾症候群	59. 巨大静脈奇形（頸部口腔咽頭びまん性病変）
27. メビウス症候群	60. 毛髪・鼻・指節症候群（Tricho Rhino
28. 歌舞伎症候群	Phalangeal 症候群）
29. クリッペル・トレノネー・ウェーバー症候群	61. クリッペル・ファイル症候群（先天性頸椎癒合症）
30. ウイリアムズ症候群	62. アラジール症候群
31. ビンダー症候群	63. 高 IgE 症候群
32. スティックラー症候群	64. エーラス・ダンロス症候群
33. 小舌症	65. ガードナー症候群（家族性大腸ポリポージス）
34. 頭蓋骨癒合症（クルーゾン症候群および尖頭合	66. その他顎・口腔の先天異常
指症を含む）	

（厚生労働省：令和 6 年度診療報酬改定の概要【歯科】．2024.）

Ⅲ・2　不正咬合の種類

❶ 歯・歯列・咬合のとらえ方

顎堤には歯が排列され，歯列弓を形成している．歯列は正中に近いほうを「近心」，遠いほうを「遠心」という．また，歯列弓の外側で口唇の側（前歯・犬歯間領域）を「唇側」，頬の側（臼歯部領域）を「頬側」という．歯列弓の内側で舌の側を「舌側」（上顎では「口蓋側」ともいう）という（図4-Ⅲ-1）．

不正咬合には，上下顎歯列弓関係の異常，歯列弓形態の異常，歯の位置異常（1歯〜数歯）がある．

❷ 上下顎歯列弓関係の異常

上下顎歯列弓の位置関係の異常は，歯列弓の土台である顎骨の不正とも関連している．上下顎歯列弓の異常には，近遠心（前後的）関係，垂直（上下的）関係および水平（左右的）関係の異常がある．

1）近遠心関係の異常

(1) 上顎前突

咬頭嵌合位において，上顎歯列弓に対し下顎歯列弓が遠心位をとり，オーバージェットが大きいものをいう（図4-Ⅲ-2）．

(2) 下顎前突

咬頭嵌合位において，上顎歯列弓に対し下顎歯列弓が近心位をとり，オーバージェットがマイナスになっているものをいう（図4-Ⅲ-3）．

(3) 切端咬合

咬頭嵌合位において，上下顎前歯が切縁同士で咬合し，オーバージェットとオーバーバイトが0.0 mmのものをいう（図4-Ⅲ-5 参照）．

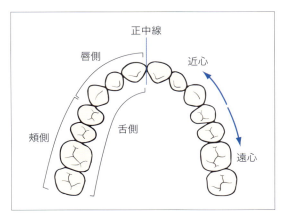

図4-Ⅲ-1　歯の位置関係を示す用語

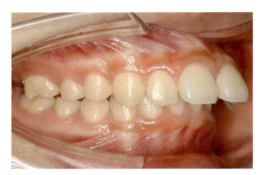
図 4-Ⅲ-2　上顎前突

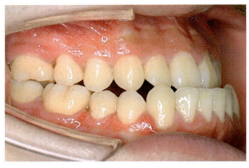
図 4-Ⅲ-3　下顎前突

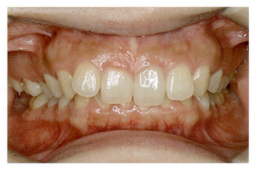
図 4-Ⅲ-4　過蓋咬合

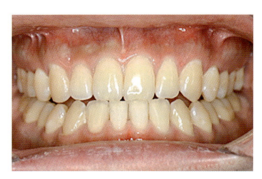
図 4-Ⅲ-5　切端咬合

2）垂直関係の異常
（1）過蓋咬合
　咬頭嵌合位において，前歯部が正常被蓋を大きく超えて，深く咬合している状態を過蓋咬合 deep bite という（**図 4-Ⅲ-4**）．重度な場合，上顎前歯が下顎切歯をすべて覆い，下顎切歯の切縁が口蓋粘膜に食い込むことがある．

（2）切端咬合
　咬頭嵌合位において，上下顎前歯の切縁同士が咬合し，オーバージェットとオーバーバイトが 0.0 mm の状態を切端咬合 edge-to-edge bite という（**図 4-Ⅲ-5**）．

（3）開咬
　咬頭嵌合位において，数歯にわたって上下顎の歯が接触していない状態を開咬 open bite という（**図 4-Ⅲ-6**）．主に前歯部にみられるが，臼歯部にもみられる．

3）水平関係の異常
（1）交叉咬合
　咬頭嵌合位において，上下顎歯列弓が左右的に交叉して咬合している状態を交叉咬合 crossbite という（**図 4-Ⅲ-7，9A**）．臼歯部の咬合状態が片側のみ交叉咬合になっている片側性交叉咬合 unilateral crossbite と，両側で交叉咬合になっている両側性交叉咬合 bilateral crossbite がある．上顎歯列弓幅径の過小（狭窄歯列弓）や下顎歯列弓幅径の過大によることが多く，片側性交叉咬合では，上下顎歯列正中線が一致していないことが多い．

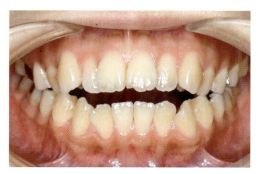

図 4-Ⅲ-6　開咬

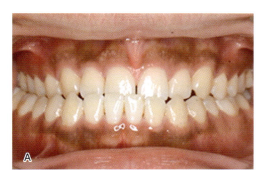

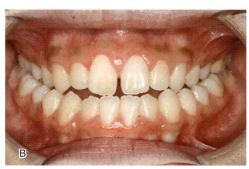

図 4-Ⅲ-7　交叉咬合
A：片側性（右側），B：両側性

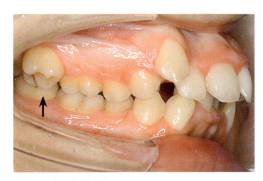

図 4-Ⅲ-8　鋏状咬合

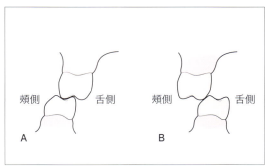

図 4-Ⅲ-9　交叉咬合（A）と鋏状咬合（B）

（2）鋏状咬合

　咬頭嵌合位において，上顎臼歯の舌側咬頭が下顎臼歯の咬合面と咬合せず，すれ違って咬合している状態を鋏状咬合 scissors bite（**図 4-Ⅲ-8，9B**）という．片側で鋏状咬合になっている片側性鋏状咬合 unilateral scissors bite と両側で鋏状咬合になっている両側性鋏状咬合 bilateral scissors bite がある．上顎歯列弓幅径の過大や下顎歯列弓幅径の過小（狭窄歯列弓）によることが多い．

❸ 歯列弓形態の異常

1）狭窄歯列弓
　正常より臼歯間幅径が狭い歯列弓を狭窄歯列弓 constricted arch という（**図 4-Ⅲ-10**）．上顎では口蓋が深いことが多い．

2）Ｖ字型歯列弓
　狭窄歯列弓の1つで，犬歯間幅径が狭く，中切歯が唇側傾斜してＶ字状を示す歯列弓をＶ字型歯列弓 V shaped arch という（**図 4-Ⅲ-11**）．

3）鞍状歯列弓
　小臼歯が舌側に転位または傾斜することにより鞍状となった歯列弓を鞍状歯列弓 saddle shaped arch といい，下顎に多くみられる（**図 4-Ⅲ-12**）．下顎骨の劣成長や大臼歯の近心転位などにより小臼歯の萌出余地が不足する場合にみられる．

4）空隙歯列弓
　歯間に空隙がみられる歯列弓を空隙歯列弓 spaced arch という（**図 4-Ⅲ-13**）．顎骨の大きさに対して歯が小さい，舌が大きい，歯数の不足，舌突出癖などの口腔習癖を有する場合にみられる．

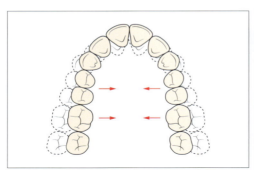 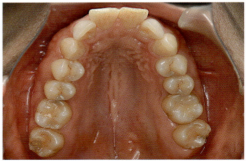

図 4-Ⅲ-10　狭窄歯列弓

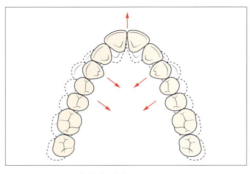 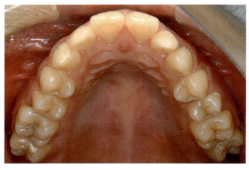

図 4-Ⅲ-11　Ｖ字型歯列弓

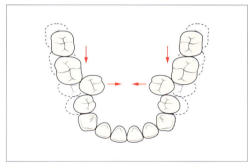
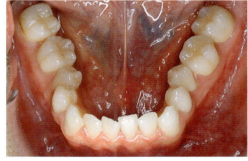

図 4-Ⅲ-12 鞍状歯列弓

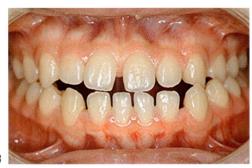

図 4-Ⅲ-13 空隙歯列弓

❹ 個々の歯の位置異常

1）転位

歯列弓を咬合面からみたときに，歯が歯列弓の正しい位置から外れている状態を転位という（**図 4-Ⅲ-14，15**）．

（1）近心転位

歯が正常な位置より正中線に近い方向にある状態を近心転位 mesioversion という．

（2）遠心転位

歯が正常な位置より正中線から遠い方向にある状態を遠心転位 distoversion という．

（3）唇側転位

前歯や犬歯が正常な位置に対して前方あるいは外側（唇側）にある状態を唇側転位 labioversion という．

（4）頰側転位

臼歯が正常な位置に対して外側（頰側）にある状態を頰側転位 buccoversion という．

（5）舌側転位

歯が正常な位置に対して内側（舌側）にある状態を舌側転位 linguoversion という．上顎歯列においては口蓋側転位ともいう．

2）傾斜

歯の長軸が正常な歯軸より近心，遠心，唇側，頰側，舌側のいずれかの方向に傾斜している

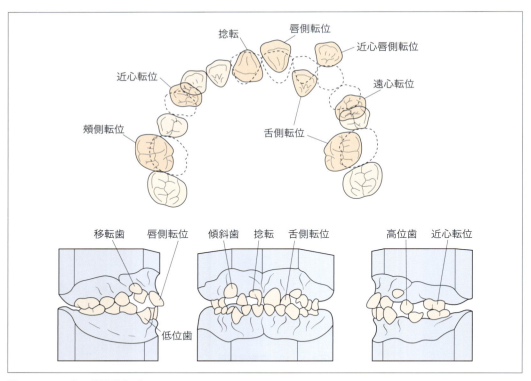

図 4-Ⅲ-14　歯の位置異常（Millärniemi S：Malocclusion in Finnish rural children. An epidemiological study of different stages of dental development. Doctoral thesis, Center for study of child growth and development, University of Helsinki, 1970. および Poulton DR et al.：The relationship between occlusion and periodontal status. *Am J Orthod*, **47**：690〜699, 1961.）

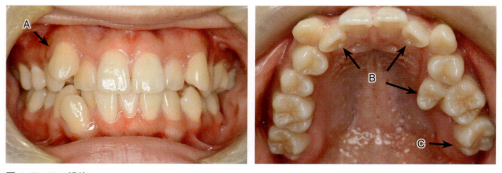

図 4-Ⅲ-15　転位
A：唇側転位，B：舌側（口蓋側）転位，C：頰側転位．

状態を傾斜 axiversion という．傾く方向によって近心傾斜，遠心傾斜，唇側傾斜，頰側傾斜，舌側傾斜という（**図 4-Ⅲ-14, 16**）．

3）移転

歯の萌出位置が入れ替わり，正常な排列順序と異なった状態を移転 transversion という（**図 4-Ⅲ-14, 17**）．

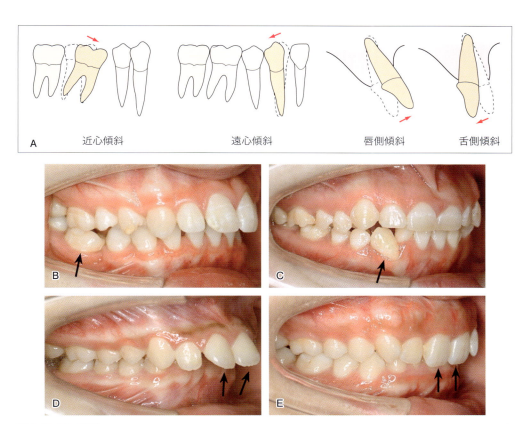

図 4-Ⅲ-16　傾斜
A：傾斜の種類，B：近心傾斜，C：遠心傾斜，D：唇側傾斜，E：舌側傾斜

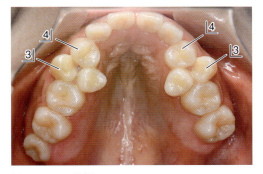

図 4-Ⅲ-17　移転

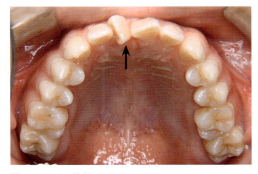

図 4-Ⅲ-18　捻転

4）捻転

　歯がその長軸を中心に回転している状態を捻転 torsiversion という（図 4-Ⅲ-14, 18）．

5）低位

　歯の切縁あるいは咬頭頂が咬合平面に達していない状態を低位 infraversion という（図 4-Ⅲ-14, 19）．

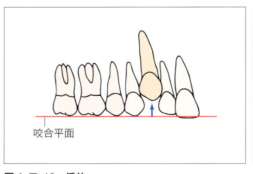
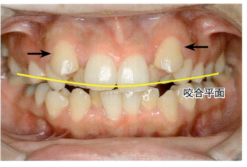

図4-Ⅲ-19 低位
歯が咬合平面に達していない．

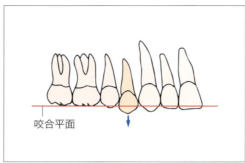
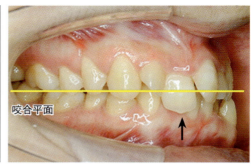

図4-Ⅲ-20 高位
歯が咬合平面を超えている．

6）高位

歯の切縁あるいは咬頭頂が咬合平面を超えている状態を高位 supraversion という（**図4-Ⅲ-14, 20**）．

❺ 数歯にわたる位置異常

1）叢生

数歯にわたって歯が転位，傾斜，捻転などの位置異常により重なり合っている状態を叢生 crowding という（**図4-Ⅲ-21**）．

2）正中離開

上顎両側中切歯間に空隙のある状態を正中離開 diastema という（**図4-Ⅲ-22**）．

3）対称捻転

上顎両側中切歯が対称的に近心方向や遠心方向に捻転している状態を対称捻転 winging という．近心側に捻転している場合を翼状捻転（近心対称捻転），遠心側に捻転している場合を相対捻転（遠心対称捻転）という（**図4-Ⅲ-23**）．

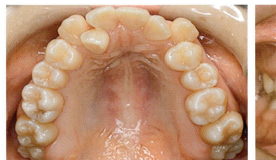

図 4-Ⅲ-21　叢生（3|3）　　図 4-Ⅲ-22　正中離開

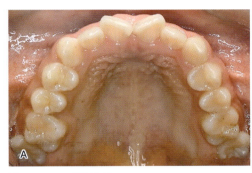
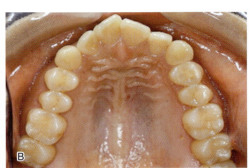

図 4-Ⅲ-23　対称捻転
A：翼状捻転，B：相対捻転

Ⅲ・3　不正咬合の分類

❶ Angle の不正咬合の分類

　Angle が 1899 年に発表した不正咬合の分類で，上下顎の咬合を上下顎歯列弓の近遠心的関係から分類したものである．すなわち，上顎第一大臼歯の位置（上顎第一大臼歯の位置不変説）を基準として，上下顎第一大臼歯の咬合関係から上顎歯列弓に対する下顎歯列弓の近遠心的関係を評価したものである（**図 4-Ⅲ-24**）．Angle の不正咬合の分類では，上下顎の第一大臼歯の咬合関係を頰側面からみて，上顎第一大臼歯の近心頰側咬頭の三角隆線が下顎第一大臼歯の頰面溝に接触し，舌側面では上顎第一大臼歯の近心舌側咬頭が下顎第一大臼歯の中心窩に咬合するものを正常としている．

1）Angle Ⅰ級不正咬合 Angle Class Ⅰ malocclusion
　上下顎歯列弓が正常な近遠心的関係にある不正咬合をいう．個々の歯の位置異常を伴った叢生や，上下顎の切歯が前突した上下顎前突 bimaxillary protrusion などがこの分類の不正咬合に属する．

2）Angle Ⅱ級不正咬合 Angle Class Ⅱ malocclusion
　上顎歯列弓に対し下顎歯列弓が正常より遠心で咬合する不正咬合（下顎遠心咬合）をいう．上顎第一大臼歯に対し，下顎第一大臼歯が半咬頭以上遠心位にある．片側性と両側性のものが

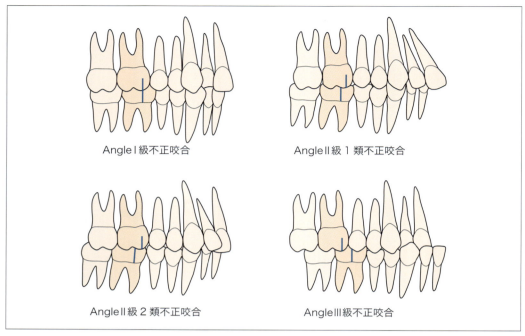

図 4-Ⅲ-24 Angle の不正咬合の分類

ある．
(1) Angle Ⅱ級 1 類不正咬合 Angle Class Ⅱ division 1 malocclusion
　下顎遠心咬合で，上顎切歯が前突しているものをいう．口呼吸を伴うものが多い．上顎切歯の唇側傾斜，唇側転位，あるいは下顎切歯の舌側傾斜がみられ，オーバージェットが大きい．上下口唇の閉鎖が困難となり，口唇の離開や下唇の過緊張など，筋機能の異常を伴うことがある．
(2) Angle Ⅱ級 2 類不正咬合 Angle Class Ⅱ division 2 malocclusion
　下顎遠心咬合で，上顎切歯が後退しているものをいう．正常な鼻呼吸を営むものが多い．上顎切歯の舌側傾斜と過蓋咬合がみられる．過蓋咬合が切歯の舌側傾斜に起因するものか，下顎骨の骨格的な特徴によるものかは明らかではないが，垂直的な不正要因を含んだ不正咬合である．
3) Angle Ⅲ級不正咬合 Angle Class Ⅲ malocclusion
　上顎歯列弓に対し下顎歯列弓が正常より近心で咬合する不正咬合（下顎近心咬合）をいう．上顎第一大臼歯に対し，下顎第一大臼歯が半咬頭以上近心位にある．下顎近心咬合のため，切歯は反対咬合を示すことが多く，ときには見せかけの機能的下顎前突を示すものもある．片側性と両側性のものがある．
4) Angle の不正咬合の分類を用いるときの留意点
　Angle の不正咬合の分類については以下の点に留意する必要がある．
① 上顎歯列弓を分類の基準としており，上顎歯列弓の頭蓋に対する位置が考慮されていない．
② 上顎第一大臼歯の位置は不変であるとし，上顎大臼歯の近遠心的な偏位を認めていない．

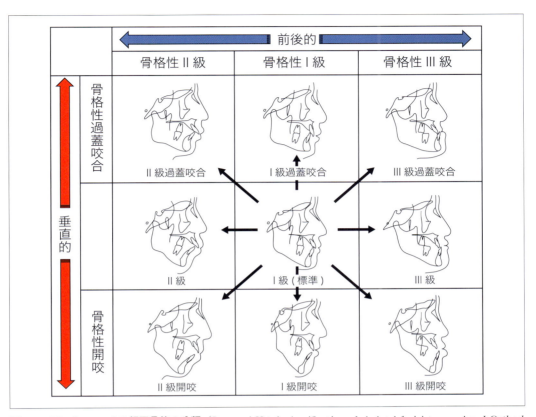

図 4-Ⅲ-25 Sassouni の顔面骨格の分類（Sassouni V：A classification of skeletal facial types. *Am J Orthod*, 55：109～123, 1969. より改変）

③ 上下顎歯列弓の近遠心的位置関係だけの分類であり，垂直的異常や水平的異常について考慮されていない．
④ 上下歯列弓の形態異常や歯数の異常がある場合など，大臼歯の近遠心的咬合関係が前歯の咬合関係へ反映しない場合がある（大臼歯関係がⅠ級の反対咬合，大臼歯関係がⅢ級の上顎前突などがありうる）．

❷ 骨格分類

1) 上下顎骨の前後的関係による分類

　骨格分類は，歯，あるいは歯列を支持する上顎骨や下顎骨の前後的関係を側面頭部エックス線規格写真の分析値から分類したものである．

(1) 骨格性Ⅰ級 skeletal Class Ⅰ
　顎・顔面は調和がとれており，側貌は直線型 straight type を示し，側面頭部エックス線規格写真分析の ANB 角が標準値の範囲（平均値±1 標準偏差内）にあるもの．

(2) 骨格性Ⅱ級 skeletal Class Ⅱ
　側貌は凸顔型 convex type で，上顎骨の過成長あるいは前方位，下顎骨の劣成長または後

Ⅰ編 総 論

方位を示し，側面頭部エックス線規格写真分析の ANB 角が標準値の上限（平均値＋1 標準偏差）を超えて大きいもの.

(3) 骨格性Ⅲ級 skeletal ClassⅢ

側貌は凹顔型 concave type で，上顎骨の劣成長あるいは後方位，下顎骨の過成長または前方位を示し，側面頭部エックス線規格写真分析の ANB 角が標準値の下限（平均値－1 標準偏差）を超えて小さいもの.

2）Sassouni の顔面型の分類

顎顔面形態を前後的に骨格性Ⅱ級から骨格性Ⅲ級，垂直的に骨格性過蓋咬合から骨格性開咬に分類し，顔面型の特徴をとらえたものである（**図 4-Ⅲ-25**）.

（友成　博，関谷利子）

5章 不正咬合の原因

I 不正咬合の原因のとらえ方

　不正咬合は，特定の病原菌によって発症する感染症や特定のホルモンの分泌異常によって引き起こされる代謝性疾患のように，必ずしも単一の因子によって発症するものではない．たとえば，歯列の大きさと歯の大きさの不調和により叢生が引き起こされ，舌突出癖により開咬が惹起されるように，歯，歯周組織，口唇，舌，咀嚼筋，顎骨といった各個体の顎口腔系を構成するすべての解剖学的形質が相互に関連する因子となり，これらの形態的・機能的不調和，成長発育の歪み，さらに生体内外からのさまざまな刺激などが不正咬合を惹起する要因となる．それらは，単独，またはしばしば複数で互いに影響しながら，直接的，あるいは間接的に不正咬合の発症に影響を及ぼす．

　不正咬合の原因を明らかにするには，それぞれの因子が正常咬合を成立，維持させる条件をいかに障害し，それらがどのような事象を生み出しているのかを精緻に観察し，理解することが重要である．

I・1 環境的要因と遺伝的要因

　疾患や症候の原因は，環境的要因と遺伝的要因に分類して理解することができる．主に環境的要因によって発症する疾患の代表例として外傷性疾患や中毒があげられ，また遺伝的要因により発症する主要な疾患として単一遺伝性疾患があげられる（**図 5-Ⅰ-1**）．不正咬合の原因となりうる環境的要因には，胎生期における母体や子宮内の環境から始まり，出生後に曝露される外界からの物理的・化学的刺激などの個体を取り巻く外的要因，さらには居住地域における社会・生活環境など，多種多様な因子が含まれる．一方，単一遺伝性疾患は，その名のとおり単一遺伝子の変異によって発症するもので，遺伝的要因にて発症し，遺伝形式はメンデルの法則に従う．現在まで 5,000 を超える単一遺伝性疾患が報告され，遺伝子変異が常染色体上にある場合を，常染色体顕性（優性）遺伝疾患あるいは常染色体潜性（劣性）遺伝疾患，X 染色体にある場合を X 連鎖性遺伝疾患とよぶ．

　このような単一遺伝性疾患と異なり，多因子疾患は複数の疾患関連遺伝子が相加的に働き，さらに環境的要因が複合的に関与して発症につながる（**図 5-Ⅰ-2**）．多因子疾患では，疾患により遺伝的要因，環境的要因それぞれの関与の度合が異なる．

　多因子疾患は，遺伝的要因と環境的要因が量的に蓄積し，ある閾値 threshold を超えたときに発症する閾値モデルによって説明することができる（**図 5-Ⅰ-2**）．多因子疾患は単一遺伝性疾患よりも発症頻度が高いにもかかわらず，その原因を明確に同定することは困難な場合が多い．

101

I編 総論

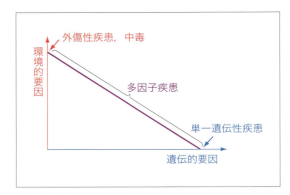

図5-I-1 疾患の要因

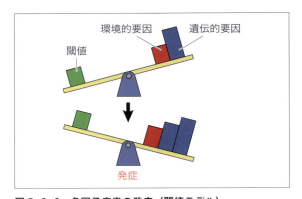

図5-I-2 多因子疾患の発症（閾値モデル）
遺伝的要因（青）と環境的要因（赤）の双方が蓄積され，閾値を超えたときにシーソーが右に傾き，疾患が発症する．

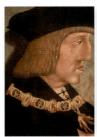 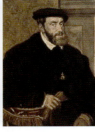 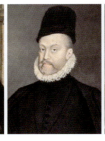 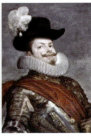 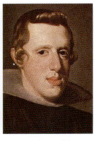 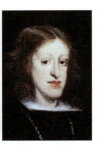

マクシミリアン1世　カール5世　フェリペ2世　フェリペ3世　フェリペ4世　カルロス2世

図5-I-3　ハプスブルグ家における骨格性下顎前突の家系内集積（大山紀美栄：ハプスブルク家の顔．かお・カオ・顔　顔学へのご招待（伊藤学而，島田和幸編），あいり出版，京都，2007，28～35．）
ハプスブルグ家では，何代にもわたって骨格性下顎前突を呈したことが知られている．

　不正咬合の原因は，後述する後天的原因だけでは説明不可能であり，先天的原因に含まれる遺伝的要因の関与が示唆されてきた．その一例としては，古くはヨーロッパのハプスブルグ家における骨格性下顎前突の家系内集積が知られている（**図5-I-3**）．
　不正咬合が多因子疾患であるか否かを判定するためには，咬合を形成する顎口腔系の構造を検証する必要がある．この構成要素として，咬合に直接関与する歯，それを支持する歯根膜，歯肉，歯槽骨，その土台となる顎骨，運動や種々の機能を司る神経・筋，周囲軟組織としての舌，小帯，口唇，頰粘膜，さらにそれらを支配する脈管系があげられる．このような組織の形態形成の過程は，遺伝的なプログラムにより厳密に制御されている．たとえば，歯胚の発生する部位や時期は，互いに隣接する上皮系，間葉系の組織がそれぞれ特異的に発現する種々の遺伝子を介し，相互に厳密に制御しあって決定される．しかしながら，歯胚の位置は，外力，先行乳歯の齲蝕や炎症などの歯胚を取り巻く外的環境によっても大きく影響される．また顎骨などの骨組織の形態や大きさの決定は，膜内骨化，軟骨内骨化にかかわる種々の遺伝子による制御下にあると同時に，付着する筋の走行やその機能力，口腔習癖，外傷によっても大きな影響を受ける．歯根膜に関しても，コラーゲン線維や弾性線維の形成を担う種々の遺伝子によって制御される一方，細菌感染や咬合性外傷といった外的要因によって組織改造や破壊が惹起され

表 5-Ⅰ-1　不正咬合の原因と考えられる要素

先天的原因	1．先天異常 2．歯数の異常 3．歯の形態異常 4．口腔軟組織の形態異常	
後天的原因	1．全身的原因	1）内分泌障害 2）栄養障害
	2．局所的原因	1）歯の萌出異常 2）永久歯の喪失 3）口腔習癖 4）齲蝕，歯周病 5）顎関節障害 6）鼻咽腔疾患 7）外傷，口腔腫瘍 8）ブラキシズム（歯ぎしり） 9）不適合修復物・補綴装置

る組織であることが知られている．

　これらのことから，あらゆるタイプの不正咬合は環境的要因と遺伝的要因の双方が密接にかかわりながら発症することがわかる．特に顎口腔系は多様な組織・器官によって構成され，その発生や成長発育の過程は多岐にわたること，組織間で環境的要因と遺伝的要因の関与の度合が異なること，組織発生の過程でその割合が変化しうることを考え合わせると，不正咬合は環境的要因と遺伝的要因がきわめて多様に相互作用しながら発症することが容易に想像できよう．近年，ゲノムワイド関連解析（GWAS）の手法を用いたさまざまな不正咬合に関与する疾患感受性遺伝子の同定が報告されている．

Ⅰ・2　先天的原因と後天的原因

　不正咬合の原因は，発症に関与する因子が出生前，出生後のどの時点で主にかかわったかによって，先天的原因と後天的原因に分類することができる（**表5-Ⅰ-1**）．すなわち，先天的原因には，出生前から個体に存在する不正咬合発症に寄与する構造的，機能的要因が含まれ，後天的原因には，出生後に現れてくる不正咬合を引き起こす要因が含まれる．なお，先天的原因は，遺伝的要因と混同して用いられる場合があるが，胎生期の母胎内外の環境的要因が関与する場合も含まれるため，両者は必ずしも同一とはいえない．

Ⅱ　先天的原因

Ⅱ・1　不正咬合を発現する主な先天異常

❶ 口唇裂・口蓋裂

　口唇裂・口蓋裂 cleft lip and/or palate は，単独で発症する非症候群性と，種々の症候群の一症状として発症する症候群性に大別できる．日本人における頻度は500人に1人と報告されている．口唇裂・口蓋裂の発症のメカニズムとしては，種々の遺伝的要因，環境的要因によっ

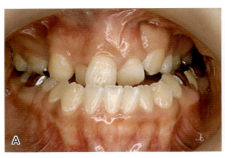 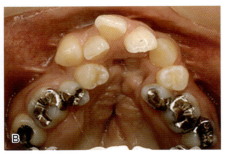

図 5-Ⅱ-1　片側性口唇裂・口蓋裂患者の口腔内
　A：正面観．前歯部から左側臼歯部に反対咬合，交叉咬合を認める．
　B：上顎歯列弓の狭窄，|2 の先天性欠如を認める．

て，胎生 4 〜 7 週に内側鼻突起と上顎突起間の癒合不全が，胎生 8 〜 12 週に左右の口蓋突起の癒合不全が，それぞれ口唇や顎堤，口蓋部に裂を生じる．

　口唇裂・口蓋裂によって生じる不正咬合は，裂そのものに起因するものと，裂隙閉鎖を目的とした種々の外科的手術の二次的影響に起因するものに大別される．前者の例として，歯の先天性欠如，歯の形態異常，歯の位置異常や捻転，埋伏歯や萌出遅延歯，歯列弓の変形や非対称などによって生じる場合があげられる．一方，後者の例としては，術後の瘢痕収縮の影響により上顎骨の劣成長を招き，上顎歯列弓の狭窄，交叉咬合，反対咬合を引き起こす場合があげられる（**図 5-Ⅱ-1**）．

❷ 第一第二鰓弓症候群（Goldenhar 症候群）

　種々の原因に起因した第一鰓弓や第二鰓弓由来の組織発生の異常によって引き起こされる先天異常で，約 65 ％が顔面の片側性の形成不全により非対称を呈する（Hemifacial microsomia）．両側性に異常が現れる場合もあるが，どちらか片側がより重度の症状を呈する場合が多い．本症候群の主症状として顎骨や耳の低形成があげられる．口唇裂・口蓋裂を併発する症例もみられるが，その頻度は 7 〜 15 ％程度といわれている．下顎骨の形態異常としては，下顎枝や下顎骨体の矮小化，下顎頭，下顎枝あるいは関節突起や筋突起の一部または全欠損といった多様な表現型がみられる．

　本症候群に伴う不正咬合としては，顎骨の形成や形態異常に起因した交叉咬合や咬合平面の左右傾斜，歯の先天性欠如や形態異常があげられる（**図 5-Ⅱ-2**）．また両側性に発現する症例では，小下顎を呈する場合も多い．このような形態的異常が重度の症例では，顎運動や筋機能などの機能的異常を併発する．

❸ Down 症候群（21 トリソミー症候群）

　21 番染色体全長あるいは一部の重複に基づく染色体異常で，トリソミー型（95 ％），転座型（3 〜 4 ％），モザイク型（1 〜 2 ％）の 3 種類に分類され，21 トリソミー症候群ともよばれる．出生頻度は 1,000 人に 1 人と高頻度である．眼瞼裂斜上，内眼角贅皮，への字の口といった特徴的な顔貌および精神発達遅滞，低身長，先天性心疾患が特徴的な所見である．

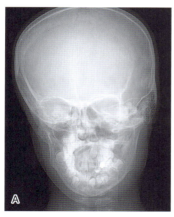
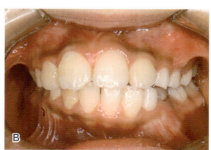

図5-Ⅱ-2　第一第二鰓弓症候群患者の正面エックス線規格写真および口腔内
A：顔面の非対称を呈する．B：上下の正中のずれを認める．

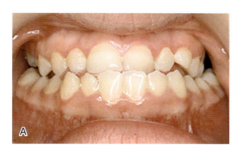
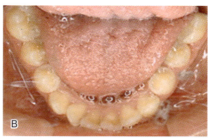

図5-Ⅱ-3　Down症候群患者の口腔内
A：前歯部から両側小臼歯部に反対咬合および交叉咬合を認める．7|7 は先天性欠如である．
B：巨舌を認める．

口腔内の特徴では，先天性欠如歯を認め，しばしば叢生，臼歯部交叉咬合，反対咬合，巨舌を呈する（図5-Ⅱ-3）．

❹ Turner症候群

X染色体のモノソミーあるいはX染色体短腕部分のモノソミーあるいはそれらと正常細胞とのモザイクにより生じ，低身長，性腺機能不全，外反肘，翼状頸，先天性心疾患などを特徴とする疾患である．頻度は新生女児の2,500人に1人とされている．

口腔内の特徴として，歯は小さめ，永久歯早期萌出傾向，狭口蓋を伴い，しばしば軽度の上顎前突を認める．

❺ Crouzon症候群

常染色体顕性（優性）遺伝疾患であるが，1/3～1/2は新生突然変異によって発症する．責任遺伝子は*FGFR2*，*FGFR3*で，頻度は6万人に1人である．特徴的な所見としては，頭蓋縫合部の早期癒合による短頭などの頭蓋の異常，眼球突出などがあげられる．

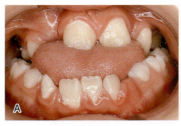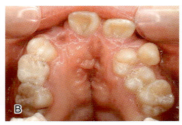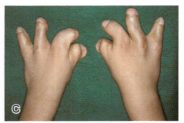

図 5-Ⅱ-4　Apert 症候群の口腔内と手指
A：重度の反対咬合と開咬．B：ビザンチン様口蓋．C：合指症．

口腔内の特徴として，高口蓋（ビザンチン様口蓋），上顎歯列弓の狭窄を伴い，中顔面部の低形成により反対咬合を認める．

❻ Apert 症候群（尖頭合指症）

常染色体顕性（優性）遺伝形式を示すものの，大多数は新生突然変異によって発症する．責任遺伝子は FGFR2，頻度は 15 万人に 1 人である．特徴的な所見としては頭蓋縫合部の早期癒合による尖頭および合指（趾）症である．顔貌は前述の Crouzon 症候群に一部類似し，眼球突出などを認めるが，両側の手足に合指（趾）症が認められることで鑑別できる．口腔内の特徴として，高口蓋（ビザンチン様口蓋），上顎歯列弓の狭窄を伴い，中顔面部の低形成による反対咬合や開咬を認める（図 5-Ⅱ-4）．

❼ 鎖骨頭蓋骨異形成症（鎖骨頭蓋異形成症，鎖骨頭蓋異骨症）

遺伝様式は常染色体顕性（優性）遺伝であり，20〜40％は新生突然変異によって発症する．責任遺伝子として RUNX2 が報告されている．頻度は 100 万人に 1 人である．特徴的な所見として，低身長，鎖骨の欠損，泉門の開存，頭蓋骨縫合部の骨化遅延を認め，口腔内の特徴としては，永久歯萌出遅延，乳歯晩期残存，過剰埋伏歯の存在に加え，下顎骨の前方位による反対咬合を認める（図 5-Ⅱ-5）．

❽ Treacher Collins 症候群

常染色体顕性（優性）遺伝であり，約 60％は新生突然変異によって発症する．責任遺伝子として TCOF1 が報告されており，第一・第二鰓弓由来組織が両側性に発育不全をきたすことによって生じる疾患である．特徴的な所見として，下眼瞼の欠損，頬骨弓の低形成，小下顎，小耳症，大口症，難聴などを認めることが多い．

❾ Beckwith-Wiedemann 症候群（EMG 症候群）

遺伝子のゲノムインプリンティング*の異常を原因とする遺伝性疾患の 1 つである．臍帯ヘルニア Exomphalos，巨舌 Macroglossia（図 5-Ⅱ-6），巨大児 Gigantism を 3 主徴とする疾患で，その頭文字をとって EMG 症候群ともよばれる．頻度は 13,700 人に 1 人である．顔面の火

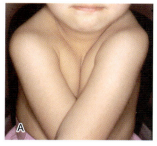 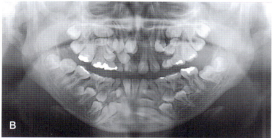 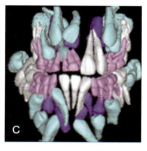

図 5-Ⅱ-5　鎖骨頭蓋骨異形成症
A：鎖骨欠損のため両肩を寄せることができる．
B：パノラマエックス線写真．多数の永久歯萌出遅延，埋伏過剰歯を認める．
C：歯科用コーンビーム CT（B と同一症例）．晩期残存乳歯（ピンク），萌出遅延永久歯（青），埋伏過剰歯（紫）で示す．

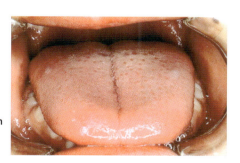

図 5-Ⅱ-6　Beckwith-Wiedemann 症候群患者の口腔内
巨舌を呈する．

炎状母斑，腎臓や肝臓の腫瘍，低血糖，腎臓や膵臓の過形成，耳垂の線状溝，骨年齢の亢進を伴う例も多い．

　口腔内の特徴としては，前歯部の開咬，下顔面の増大，下顎角の開大，反対咬合を高頻度で認める．これらの不正咬合の発現は巨舌との関連が指摘されており，咬合・歯列の改善や安定を目的として舌縮小術を適用する場合もある．

❿ Russell-Silver 症候群

　Beckwith-Wiedemann 症候群とともにゲノムインプリンティング*の異常を原因とする遺伝性疾患に分類される．全身的には，低身長，顔面や四肢の左右非対称（**図 5-Ⅱ-7**），性成熟の遅延，カフェオレ斑，第 5 指の内彎を主徴とする．口腔内の特徴としては，下顎の後退あるいは小下顎，高口蓋や口蓋の狭窄を認める．

⓫ Pierre Robin 症候群（ロバンシークエンス）

　下顎骨の低形成あるいは後方位に起因して，胎生期に舌が後方に位置し下降せず，口蓋突起

---

*ゲノムインプリンティング
遺伝子の発現制御機構の1つ．遺伝的刷り込みともよばれる．次世代は父親と母親から同じ遺伝子を1つずつ（性染色体上の遺伝子は1つ）受け継ぐが，その中のいくつかの遺伝子は片方の親から受け継いだものだけが発現するように制御される．

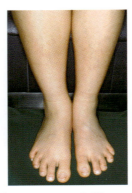

図5-Ⅱ-7 Russell-Silver 症候群の足
足の大きさに左右差を認める.

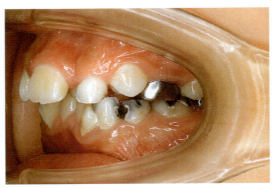

図5-Ⅱ-8 Pierre Robin 症候群患者の口腔内
小下顎に伴い，相対的な上顎前突を呈する.

の癒合が阻害された結果，口蓋裂が発症する．このような原因を踏まえて，近年ではロバンシークエンス Robin sequence の疾患名が一般的になりつつある．頻度は3万人に1人であり，小下顎，舌根沈下と上気道閉塞を3主徴とし，U字型の口蓋裂を認めることも多い（**図5-Ⅱ-8**）．成長期以降に発現する眼症状，聴覚症状，関節症状と同一家系内でのこれらの発症を認める場合は，常染色体顕性（優性）遺伝疾患である Stickler 症候群を疑う．

Ⅱ・2 歯数の異常

❶ 過剰歯

上顎正中部に多く，叢生や正中離開の原因となる．

❷ 欠如歯

1歯から数歯が欠如する場合が多く，空隙歯列，近接歯の傾斜，対合歯の挺出などを招く．
すべての永久歯歯胚の先天性欠如により歯が発生しない状態を先天性完全無歯症（アノドンシア anodontia），また，何本かの永久歯が先天性欠如である状態を先天性部分無歯症（ハイポドンシア hypodontia，オリゴドンシア oligodontia）という．一般的に先天性部分無歯症は，第三大臼歯を除く1～5本の永久歯が先天性欠如となる場合をハイポドンシア，6本以上の永久歯が先天性欠如となる場合をオリゴドンシアと区別する（詳細は☞ p.376 参照）．

Ⅱ・3 歯の形態異常

❶ 巨大歯

上顎中切歯・側切歯に多くみられる．叢生や上顎前歯の唇側傾斜の原因となる．症候群の一表現型として生じる場合もある（**図5-Ⅱ-9**）．

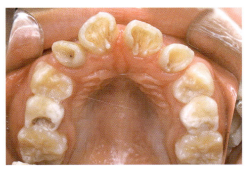
図5-Ⅱ-9　先天異常患者にみられた巨大歯（Eckman-Westborg-Julin 症候群）

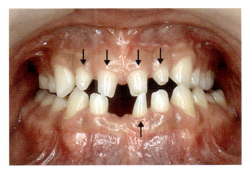
図5-Ⅱ-10　外胚葉異形成症にみられた矮小歯（矢印）

❷ 矮小歯

上顎側切歯に多くみられ，形態から円錐歯 conical tooth や栓状歯 peg-shaped tooth ともよばれる（**図5-Ⅱ-10**）．トゥースサイズレイシオ（☞ p.151 参照）に不均衡が生じるため，空隙歯列を呈することがある．

❸ 癒合歯，癒着歯

癒合歯は，2つの歯が歯胚形成の早い時期に結合したもので歯冠・歯髄は共通している．一方，癒着歯は2つの歯胚象牙質形成期以降にセメント質の肥厚により結合したもので，歯髄は分離している．乳歯では下顎切歯，永久歯では下顎切歯・犬歯に多くみられる．歯冠の大きさに異常が生じるため歯列から逸脱して叢生を引き起こすことがある．また，トゥースサイズレイシオの異常により正常な咬合関係を損なう．

Ⅱ・4　口腔軟組織の形態異常

❶ 巨舌症

舌圧の亢進により歯の唇側傾斜，頰側傾斜を引き起こして，歯列弓は拡大し，上下顎前突，開咬や空隙歯列の原因となる．

❷ 小舌症，無舌症

本症はきわめてまれである．舌圧の低下と相対的な頰圧，口唇圧の亢進による歯列弓の狭小や叢生の原因となる．

❸ 小帯の異常

小帯には上唇小帯，下唇小帯，頰小帯，舌小帯があり，これらの付着位置や形態の異常が不正咬合の原因になることがあり，外科的処置が必要となる場合がある．
上唇小帯の肥厚や付着部の高位によって口蓋側歯肉まで強固な結合組織束が達すると，上顎

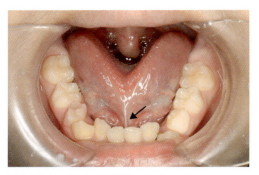

図 5-Ⅱ-11　舌小帯の強直（矢印）

中切歯間に空隙（正中離開）を生じることがある．
　舌小帯に強直が生じると舌の動きが制限され，舌尖を挙上しようとするとハート形の形態を呈し，口蓋粘膜に接触させることが困難となる（**図 5-Ⅱ-11**）．このような症例では，舌位の異常，異常嚥下癖，発音障害などを引き起こすことがある．

（森山啓司，辻　美千子）

Ⅲ 後天的原因

　出生後に発症した要因によって，直接的または間接的に不正咬合を生じさせるもので，全身的原因と局所的原因に分けられる．

Ⅲ・1　全身的原因

❶ 内分泌障害

1）脳下垂体
　成長ホルモンの過剰分泌が長管骨成長板の閉鎖前に生じると，四肢が伸長し高身長を主徴とする下垂体性巨人症となる．一方，長管骨成長板の閉鎖後に，成長ホルモンの過剰分泌が生じると，手足指先端部の肥大，眉弓部の突出などの症状を呈する先端巨大症（アクロメガリー）となる．下垂腺体腫瘍が原因の1つであり，咬合改善の治療に先立ち，内分泌学的治療や腫瘍摘出手術が必要になる．口腔内の特徴として，骨格性反対咬合を呈するほか，舌の肥大により空隙歯列を認めることが多い．

2）甲状腺
　甲状腺から分泌されるカルシトニンは，生体内のカルシウム代謝に関与しており，欠乏すると身体の成長抑制や歯の形成遅延に伴う萌出障害を引き起こす．一方，甲状腺の機能亢進では，身体の成長促進，歯の早期萌出がみられる．

3）副甲状腺
　副甲状腺から分泌される副甲状腺ホルモンは，カルシウムおよびリン酸の調節に関与してお

り，低下症は低カルシウム高リン血症を引き起こし，歯の形成遅延，エナメル質減形成，歯根の外部吸収などを認めることがある．一方，亢進症は高カルシウム血症を引き起こし，骨粗鬆症を認め，エックス線写真上にて歯槽硬線の消失，下顎管壁・上顎洞底線の消失が確認される．

❷ 栄養障害

栄養障害は正常な器官形成や成長発育を阻害する原因となる．特に，歯，骨の形成に直接関与する栄養障害は不正咬合を生じる原因となる．代表的な例として，ビタミンDと紫外線の不足により発症するくる病がある．くる病ではエナメル質減形成，矮小歯や歯冠の形態異常，歯の萌出の遅延や位置異常を引き起こすことがある．

Ⅲ・2　局所的原因

❶ 歯の萌出異常

乳歯から永久歯への交換期には，永久歯の萌出異常が発現しやすい．特に側方歯の交換において，何らかの原因でリーウェイスペースの利用が阻害されると，永久歯の萌出に必要な空隙の不足が生じ，叢生などの不正咬合を引き起こすことがある．この乳歯から永久歯への交換期にさまざまな不正咬合の要因が含まれているため，正しい歯の交換は正常な歯列や咬合の形成上，重要視されなければならない．永久歯の萌出異常には，萌出時期の異常として早期萌出と萌出遅延があり，萌出位置の異常として歯の転位，捻転，異所萌出（移転）がある．

1）早期萌出

平均萌出時期より早期に歯が萌出することをいう．齲蝕による乳歯の早期脱落や喪失は後継永久歯の萌出を早めることがある．

2）萌出遅延（図5-Ⅲ-1）

平均萌出時期より遅れて歯が萌出することをいう．隣在歯の位置異常や対合歯の挺出を引き起こすことがある．

（1）歯胚の位置異常（図5-Ⅲ-2）

歯胚が正常とは異なる位置で発生，発育することをいう．歯胚の位置異常は，先天的原因により生じる場合もあるが，後天的に，発育中の歯胚に外力などの刺激が加わった場合，歯胚の発育障害や萌出方向に変化が生じ，萌出遅延や萌出異常を引き起こすことがある．

（2）囊胞性疾患

濾胞性歯囊胞（含歯性囊胞）などの囊胞性疾患は，歯の萌出を阻害し，萌出方向の変化を起こすことがある（**図5-Ⅲ-1**）．

（3）乳歯の晩期残存

乳歯歯根の正常な吸収が阻害されて乳歯の脱落が遅れると，後継永久歯の萌出が阻害され，萌出方向の異常が生じる．乳歯の晩期残存により，乳前歯舌側への後継永久歯の萌出や，下顎第二小臼歯の歯胚の遠心傾斜による後継永久歯の萌出遅延や遠心方向への萌出が生じることが

111

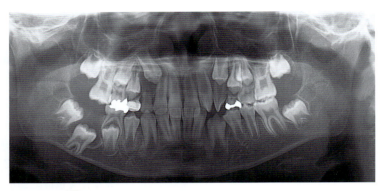

図 5-Ⅲ-1　6⏌の萌出遅延
濾胞性歯嚢胞（含歯性嚢胞）を伴い萌出遅延した 6⏌ により，7⏌ の近心傾斜および対合歯である ⏉6 歯の挺出が生じている．

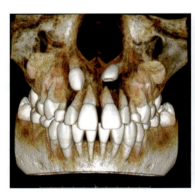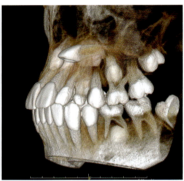

図 5-Ⅲ-2　3│3 歯胚の位置異常
C│C の晩期残存が認められ，CT 画像から，上顎切歯根尖部付近に 3│3 歯胚が位置し，2⏌ の歯根吸収が生じている．

ある．また，残存している乳歯の下で後継永久歯が埋伏することもある．

（4）乳歯の早期喪失
　後継永久歯の歯根があまり形成されていない時期に，齲蝕や外傷などで乳歯を喪失すると，永久歯萌出前に乳歯歯槽窩は緻密化した骨で修復されてしまい，永久歯萌出時に新生歯槽骨の吸収が起こりにくく，萌出遅延の原因となることがある．

（5）萌出余地の不足
　乳臼歯を早期に喪失すると，隣接歯の傾斜・移動により，後継永久歯の萌出余地が減少し，永久歯の萌出遅延や萌出位置異常を招く．

（6）歯牙腫（図 5-Ⅲ-3）
　永久歯の萌出経路に歯牙腫や過剰埋伏歯が存在すると，隣在する歯の萌出障害や位置異常がもたらされる．

（7）歯肉の肥厚
　歯肉の肥厚により歯の萌出が妨げられることがある．歯肉の肥厚は慢性的な炎症の結果とし

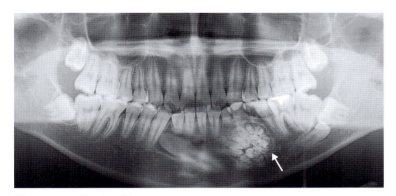

図5-Ⅲ-3　下顎の歯牙腫
下顎左側側方歯部に歯牙腫を認め（矢印），3，4 の位置異常が生じている．

て起こることもあるが，原因不明の場合もある．上顎前歯部や上下顎小臼歯部に多くみられ，歯肉を切開，あるいは切除して萌出を促進することが多い．

(8) 歯の骨性癒着

外力などで歯根膜が損傷し，永久歯が歯槽骨と骨性癒着（アンキローシス）を起こすと歯の萌出が障害される．乳歯歯根が骨性癒着すると歯根の吸収が阻害され，後継永久歯の正常な萌出が障害される．

3) 萌出位置の異常

永久歯の萌出位置異常は，歯胚自体の位置異常によるものと，萌出余地の不足により萌出の場や方向が変位したものがある．

(1) 前歯部

中切歯と乳犬歯間の側切歯の萌出余地が不足している場合，側切歯は先行乳歯の舌側から萌出することが多い．

(2) 側方歯群

側方歯群の萌出位置異常には，リーウェイスペースの減少による萌出余地不足と側方歯群の萌出順序がかかわっている．すなわち，上顎では第一小臼歯⇒第二小臼歯⇒犬歯の順に萌出すると，犬歯の低位唇側転位がみられることが多く，下顎では犬歯⇒第一小臼歯⇒第二小臼歯の順に萌出すると，第二小臼歯の舌側転位を認めることが多い．

(3) 大臼歯部

第二乳臼歯の早期喪失は第一大臼歯の近心への萌出を促し，側方歯群の萌出余地の不足を招く．

❷ 永久歯の喪失

永久歯の喪失は，歯列の連続性が失われるだけでなく，隣在歯の喪失スペースへの傾斜，転位および対合歯の挺出を引き起こす．また，良好な咬合を形成するために必要な本来の接触点が失われ，食渣が停滞しやすくなり，齲蝕や歯周病を誘発し，二次的な不正咬合の誘因となる．

下顎第一大臼歯が何らかの理由で失われると，下顎第二大臼歯の近心傾斜，下顎第二小臼歯の遠心傾斜がみられ，これらの現象が過蓋咬合や上顎前突の原因となる．

発育期における永久歯の喪失は，隣在歯や対合歯への影響だけでなく，顎骨や口腔軟組織の正常な発育を障害することもあり，早期に適切な処置が必要である．

❸ 口腔習癖

口腔習癖は，それによる外力が歯冠および歯根，歯槽骨，顎骨に作用して顎顔面頭蓋領域の正常な成長発育を阻害し，各種の不正咬合を引き起こす．さらに，矯正歯科治療の進行を妨げ，予後の不良をもたらす場合もある．口腔習癖の発現には，心理的な背景を含む場合もあり，その誘因を的確に診断し，対応することが重要である．

1）おしゃぶりの長期使用

哺乳時以外のおしゃぶりの長期使用は上顎歯列の狭窄，臼歯部交叉咬合の原因となる．

2）吸指癖（指しゃぶり）

吸指癖 finger sucking habit のうち，一般的に多いものは母指吸引癖 thumb sucking habit（**図 5-Ⅲ-4**）であるが，示指や，中指と薬指の 2 本を吸引する場合などさまざまなパターンがあり，一様ではない．関連して起こる不正咬合には，開咬，上顎前歯の唇側傾斜，下顎前歯の舌側傾斜，上顎歯列弓の狭窄や臼歯部の交叉咬合などがある．

3）弄唇癖

咬唇癖 lip biting habit（**図 5-Ⅲ-5**）や吸唇癖 lip sucking habit がある．下唇を咬んだり，吸引することが多い．上顎前歯の唇側傾斜や空隙，下顎前歯の舌側傾斜や叢生などを生じ，重篤な場合は，上顎前突や下顎の劣成長を引き起こすこともある．

4）弄舌癖

発音や嚥下時以外に舌を無意識に咬んだり（咬舌癖 tongue biting habit），突き出したり〔舌突出癖（タングスラスト）tongue thrusting，**図 5-Ⅲ-6**〕することをいう．上下顎前歯の唇側傾斜，前歯部の開咬，空隙歯列などが生じる．

5）口呼吸

アデノイド adenoid（咽頭扁桃の増殖肥大）（**図 5-Ⅲ-7**）により正常な鼻呼吸が妨げられる

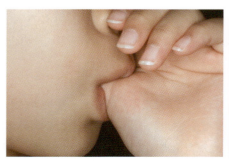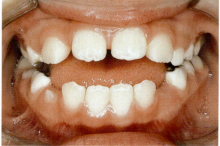

図 5-Ⅲ-4　吸指癖により生じた開咬

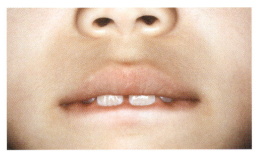
図5-Ⅲ-5 咬唇癖による上顎前歯間の空隙

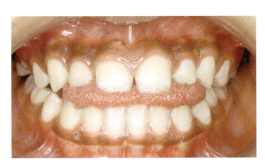
図5-Ⅲ-6 舌突出癖による開咬

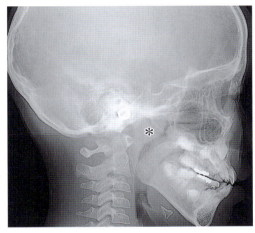
図5-Ⅲ-7 咽頭扁桃の増殖肥大

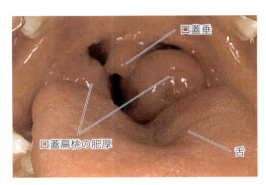
図5-Ⅲ-8 口蓋扁桃の肥厚

と，その代償として口呼吸をすることになる．これが長期にわたり継続すると，口唇閉鎖不全，上顎歯列の狭窄，上顎前歯部の唇側傾斜，前顔面高およびフランクフルト平面に対する下顎下縁平面角の増大などを伴う，いわゆるアデノイド顔貌を呈することになる．また，口蓋扁桃の肥厚（**図5-Ⅲ-8**）や鼻中隔彎曲でも口呼吸が誘発される場合がある．

6）異常嚥下癖

生後2，3年までは上下顎前歯間に舌尖をはさんで嚥下する乳児型嚥下が行われるが，乳歯列が完成すると，この嚥下パターンは自然に消失し，成熟型嚥下に移行する（☞ p.62 参照）．成熟型嚥下では，下顎骨が挙上して上下顎の歯が咬合した状態で舌尖が口蓋前方に接触し，食塊を舌後方部へ送り込む．しかし，何らかの理由で乳児型嚥下が残存すると，上下顎前突や開咬を引き起こす．

7）咬爪癖

咬爪癖 nail biting habit とは，爪を咬んだり，咬み切ったりする癖のことであり，持続すると歯の摩耗や傾斜を生じることがある．爪切りなどの衛生指導を加えた配慮が必要である．

8）睡眠態癖

睡眠中の習慣的姿勢が顎顔面や歯列の発育に影響を与える場合がある．

I編 総 論

❹ 齲蝕，歯周病

齲蝕は隣接歯との接触関係を変化させ，歯の排列を乱す原因となる．また歯周病は歯の支持力を低下させ，上下顎前歯の唇側傾斜や前歯部の空隙を生じさせる．

❺ 顎関節障害

下顎発育期に発症した顎関節強直症や顎関節の外傷は，患側の下顎枝の成長を抑制し，下顎骨の変形による交叉咬合，正貌の非対称を引き起こす．

❻ 鼻咽腔疾患

アデノイド，扁桃肥大，鼻閉塞，鼻中隔彎曲症など鼻咽腔系に異常があると，気道が狭窄されるため，正常な鼻呼吸が営まれず，代償的に口呼吸が行われるようになる．上顎前歯の唇側傾斜，上顎歯列の狭窄などを引き起こすことがある．

❼ 外傷，口腔腫瘍

発育期の外傷は，顎口腔組織の成長発育に影響を与える可能性がある．乳歯列期に顎骨へ強い外力が加わると，永久歯歯胚の発育障害，萌出方向の異常を引き起こすことがある．骨折では，部位や程度により歯の萌出障害や顎骨の変形を生じさせることがある．軟組織に限局した外傷であっても，瘢痕組織の形成により，正常な顎顔面組織の成長発育を障害することがある．発育期に発症する顎骨や口腔軟組織の腫瘍も，顎骨や歯の正常な発育を障害し，不正咬合の原因となる．

❽ ブラキシズム（歯ぎしり）

ブラキシズムによる強大な咬合力が咬合性外傷を引き起こし，支持力の低下した歯が傾斜や移動を起こすことがある．

❾ 不適合修復物・補綴装置

適合のよくない修復物や補綴装置は，歯を傾斜，移動させる力を発生させ，歯列不正を引き起こす．また，不適合修復物・補綴装置に起因する齲蝕や歯周病が二次的に不正咬合の原因となる．

（小野卓史，細道 純）

6章 不正咬合の予防

I 不正咬合の予防の意義と目的

　不正咬合は先天的原因と後天的原因に加え，遺伝的要因，環境的要因がかかわり合って発症するため，それらの原因や要因をすべて排除することは困難である．しかし，明らかに不正咬合の原因となりうる因子が存在する場合には，予防的な対応を行うことで不正咬合の発症を未然に防ぐことが可能なこともある．したがって，早期の段階でそれらの原因を発見し，改善することで不正咬合の発症を防ぐこと（予防矯正 preventive orthodontics）や，発症後早期に治療を開始し，不正咬合の増悪を抑制すること（抑制矯正 interceptive orthodontics）は治療と同様に重要である．

　しかし，予防矯正や抑制矯正には限界があるため，不正咬合が十分に改善されない場合や，他の要因による新たな不正咬合が発症した場合には積極的な治療の介入が必要となり，その開始時期については，個々の患者の顎骨の成長発育まで含め口腔内の状況を的確に判断し，決定する必要がある．

I・1 予防矯正

　不正咬合を発症していない患者から，将来的に不正咬合を発症しうる原因因子を排除することで不正咬合の発症を未然に防ぐ目的で行う．

I・2 抑制矯正

　すでに不正咬合を発症している患者に対して，矯正装置を用いた歯列不正の改善（歯列の拡大，部分的な歯の移動など），顎骨の成長誘導（上下顎骨の成長抑制，成長促進）や筋機能療法（MFT ☞ p.294 参照）による口腔習癖の除去などを行い，不正咬合の程度を軽減させる目的で行う．

II 乳歯列期における予防

II・1 機能的に偏位した顎位の改善

　乳歯は歯冠高径が小さいため，乳歯列は永久歯列と比較して前歯部のオーバージェット，オーバーバイトともに小さいことが特徴である．そのため習慣的に下顎を前方や側方に偏位させて咬合する幼児では機能性下顎前突や機能性交叉咬合を生じることがある．

　咬合干渉による偏位であれば，干渉部位の乳歯を削合し機能的な顎位の偏位を改善する．

117

Ⅰ編 総 論

Ⅱ・2　口腔習癖の除去

　乳幼児期には正常な発達としてさまざまな物を口腔内に入れるが，それらの習慣も成長とともに消失する．しかし，習慣が自然に消失せず常態化し，不正咬合（開咬，交叉咬合，上顎前突，下顎前突）を呈するようであれば，その口腔習癖をやめさせる必要がある．

　口腔習癖の除去に苦慮する場合や精神発達障害が疑われる場合には，小児科医や小児歯科医など専門家と相談のうえ，対応方法を検討する．

Ⅱ・3　欠損部の保隙

　乳歯が齲蝕や外傷により欠損あるいは喪失することにより歯列弓が狭小し，将来的に後継永久歯の萌出を妨げ，混合歯列期に叢生を生じる．また，対合歯の挺出や咬合高径の減少を生じ，過蓋咬合を呈することもある．これらの予防として欠損部の早期回復（齲蝕処置，クラウンループやバンドループあるいは床装置の装着）を行い，保隙する必要がある．

Ⅱ・4　乳歯の先天性欠如，癒合歯への対応

　非常にまれではあるが乳歯が先天的に欠如していることがある．多くは切歯の欠如であるため経過観察を行うが，後継永久歯も先天性欠如している確率が高い．将来的には空隙歯列弓になるか，隣在歯の近心転位により臼歯関係のずれが生じるため，混合歯列期以降，必要に応じて矯正歯科治療を行う．乳歯の癒合歯がある場合も後継永久歯が先天性欠如することがあり，その場合も同様である．

　いずれにおいても，しかるべきタイミングで予防矯正あるいは抑制矯正が行えるように定期観察を継続することが重要である．

Ⅲ　混合歯列期における予防

Ⅲ・1　過剰歯

　過剰歯は上顎正中部に好発し，口腔内に萌出することも埋伏することもある．正中離開や上顎前歯の萌出遅延をきっかけに発見されることが多い．埋伏している過剰歯は，早期に発見されても永久歯の歯胚と近接していると，ただちに摘出することが困難であることが多い．その場合には近接する永久歯が萌出した後に過剰歯を摘出し，正中離開の閉鎖や歯列弓の拡大により永久歯の萌出を誘導する．前歯が埋伏している場合は過剰歯の摘出後に開窓牽引術を行う．

Ⅲ・2　永久歯の先天性欠如

　永久歯の先天性欠如はエックス線検査で早期に発見することができる．永久歯の先天性欠如がある場合には，骨性癒着などの大きな問題がなければ，いずれの歯種でも原則として残存乳歯を極力保存するように努める．小臼歯部の数歯の先天性欠如であれば，残存乳歯を保存し，経過観察とすることもある．前歯や犬歯が先天性欠如である場合は，トゥースサイズレイシオ

118

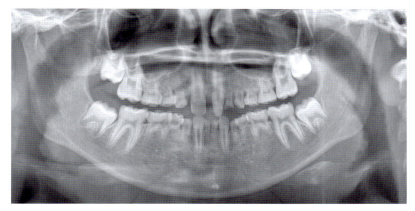

図 6-Ⅲ-1　多数歯先天性欠如
11歳男児のパノラマエックス線写真．$\frac{5432|2345}{54311345}$ の計16歯の先天性欠如を認める．

（☞ p.151 参照）の問題が生じるため，残存乳歯の脱落後は保隙を行い将来的な補綴治療に備える．過蓋咬合を呈している場合には矯正歯科治療を行う．

　上顎第一大臼歯が先天性欠如している場合には，対合歯の挺出を防ぐために垂直的な保隙が必要である．第二大臼歯が第一大臼歯の位置に自然に萌出することが多く，また，本来の萌出時期よりも早期に萌出するため，保隙の期間は比較的短い場合が多い．一方，下顎第一大臼歯だけが先天性欠如していることはほとんどなく，多数歯先天性欠如症例においてまれにみられる．

　多数歯に及ぶ先天性欠如の場合（図 6-Ⅲ-1）は，可能なかぎり残存乳歯を保存するよう口腔衛生指導を行い，歯槽骨や上下顎骨の成長と将来的な補綴治療も考慮したうえで矯正歯科治療を行う時期を見極める必要がある．

Ⅲ・3　乳歯の晩期残存

　後継永久歯が先天性欠如している場合には残存乳歯を保存するが，後続永久歯が存在する場合は晩期残存の乳歯は抜去しなければならない．特に，残存乳歯付近から後継永久歯の歯冠が露出した場合にはただちに乳歯を抜去する必要がある．抜去が遅れ永久歯が転位した場合には矯正歯科治療が必要になることもある．後継永久歯の転位が著しい（上顎犬歯が切歯部に転位しているなど）場合には，治療計画を綿密に立案したうえで乳歯抜去の時期を決定する．後継永久歯が水平埋伏している場合も同様に治療計画を立案し，乳歯抜去の時期や開窓牽引術の適用を検討する．

Ⅲ・4　乳歯の早期喪失

　乳歯を早期に喪失すると，その空隙に隣在歯が傾斜あるいは転位し，正中のずれや叢生の原因となるため保隙が必要となる．発育空隙が不十分な場合や，乳前歯に対して永久前歯が著しく大きい場合には，先行して萌出した中切歯や側切歯が乳側切歯や乳犬歯を脱落させ，後に萌

I編　総　論

出する側切歯や犬歯の萌出余地不足になることがある．その場合には保隙ではなく歯列の拡大
などの抑制矯正が必要となる．

III・5　小帯の異常

　小帯の付着位置，長さ，太さによっては歯列に悪影響を及ぼし，上唇小帯の高位付着や太い
上唇小帯は正中離開の原因となることがある．しかし，正中離開は永久歯の萌出とともに改善
することもあるため，明らかに原因であると判断できる場合に上唇小帯切除術を行う．原因と
して疑わしい場合には，矯正歯科治療で正中離開を閉鎖し，再発の有無を観察することも必要
である．

　舌小帯が短い場合には，低位舌による上下顎歯列弓幅径の不調和や下顎の空隙歯列弓が生じ
ることがある．対応として口腔筋機能療法を適用し，舌の挙上訓練などを行う．必要に応じて
外科的な舌小帯の伸展術も検討する．術後に小帯が瘢痕化すると舌の可動域をさらに狭めるこ
ともあるため，術前後の舌の挙上訓練が重要となる．

　また，舌小帯の異常により著しい構音障害が認められる場合には，言語聴覚士と連携をとる
必要がある．

III・6　歯の骨性癒着

　乳歯，永久歯ともに成長期に骨性癒着を生じると低位になり，対合歯の挺出を引き起こすこ
とがある．また，萌出前に骨性癒着が生じた場合には埋伏歯となり，不正咬合の原因となる．
乳歯の場合は抜去し，後継永久歯の萌出を促すか先天性欠如している場合は保隙を行う．永久
歯の場合は，矯正装置の装着が可能であれば亜脱臼を試み，矯正力で挺出させる（**図6-III
-2**）．牽引が困難な場合には抜歯し，将来的な補綴治療を検討する．

III・7　永久歯の萌出方向の異常

　エックス線検査で未萌出の永久歯の萌出方向に異常がある場合には乳歯を抜去することで萌
出方向が改善することがある．特に，上顎犬歯は近心方向に移動し切歯の歯根吸収を生じるこ
とがあるため，歯胚が近心方向を向いている場合には定期的にエックス線検査を行う必要があ
る．

　また，先天性欠如がある場合，残存乳歯は極力保存を試みるが，隣在永久歯の萌出方向の異
常により先天性欠如部位の残存乳歯の歯根を吸収してしまうことがある．そのような場合は，
隣在永久歯の萌出部位に先行乳歯が残存していればそれを抜去し，隣在永久歯を本来の萌出位
置に誘導する必要がある．

III・8　口腔習癖，口腔周囲筋の異常

　歯に力を加えることができる軟組織は舌と口腔周囲筋である．この両者の力が拮抗している
領域に歯は位置しようとするが（バクシネーターメカニズム☞ p.72参照），このバランスが崩
れると歯は力の強いほうに押し負けて，より力の弱い方向へ移動する．口腔習癖は乳歯列期か

120

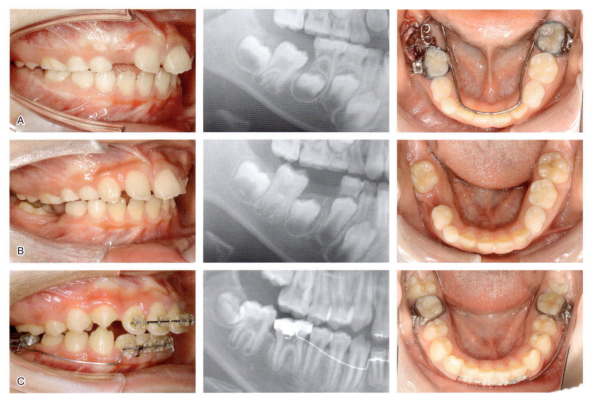

図 6-Ⅲ-2　骨性癒着
A：埋伏していた 6| に開窓牽引を行った．
B：成長とともに低位になり，骨性癒着が疑われた．
C：6| の亜脱臼を行い，再度牽引を行ったところ，挺出させることができた．

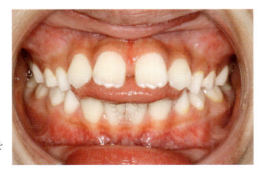

図 6-Ⅲ-3　舌癖による開咬
安静時の正面観．舌が上下顎前歯を圧接し開咬を呈している．

ら残存している場合もあれば，混合歯列期に新たに生じる場合もある．乳犬歯や第一乳臼歯の脱落とともに片側性または両側性に舌を側方に突出する習癖が生じると側方歯の開咬をきたす（**図 6-Ⅲ-3**）．

　また，無意識に口腔周囲筋の過緊張を常態化させている場合などは，混合歯列においても不正咬合の原因となりうるため，習癖除去の訓練や除去装置により対応する．

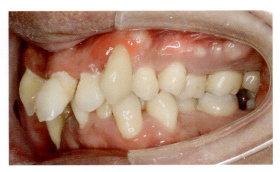

図 6-Ⅳ-1　歯周病を伴う叢生
34歳男性．歯周病により前歯の挺出と重度の叢生を呈している．

Ⅲ・9　呼吸の問題

　鼻疾患による口呼吸や口蓋扁桃・咽頭扁桃の肥大は不正咬合の原因となりうる．そのため，耳鼻咽喉科を対診し，鼻炎などの治療，扁桃組織の摘出術や縮小術を行うこともある．

Ⅳ　永久歯列期における予防

Ⅳ・1　最後臼歯の萌出余地不足

　乳歯列期や混合歯列期に予防矯正や抑制矯正により不正咬合を改善できても，第二大臼歯や第三大臼歯の萌出余地が不足することがある．大臼歯の歯胚は歯冠を下顎では舌側方向に，上顎では頰側方向に向けており，通常は萌出しながらその向きを変える（☞ p.49，50，53参照）．しかし，萌出余地が不足する場合には，方向を変えることなくそのまま萌出するため，鋏状咬合や交叉咬合を呈することがある．軽度の場合は大臼歯の捻転が生じることもある．そのため第二大臼歯が咬合するまでは経過観察が必要であり，異常を発見した時点で矯正歯科治療を考慮する．
　また，下顎の第三大臼歯により第二大臼歯の萌出障害が生じている場合には，第三大臼歯の抜去が必要となる．

Ⅳ・2　歯周病

　歯周病により歯槽骨支持が減少した歯は病的な移動を起こし，臼歯部の近心傾斜や下顎前歯部の叢生，上顎前歯の唇側傾斜，挺出，空隙歯列などを呈する（**図 6-Ⅳ-1**）．歯周病が増悪し，欠損歯が増えるとこれらはより顕著に現れ，咬合高径が減少し，オーバージェットやオーバーバイトが増加する．したがって，歯周病を予防することは不正咬合の予防にも重要である．

（西井　康，有泉　大）

7章 矯正歯科治療に伴う生体反応

I 全身的反応

　矯正歯科治療に伴う全身的反応は，機械的刺激に対する直接的なものと，咬合の改変に伴う間接的なものの2つに大別することができる．前者では，機械的刺激が生体へのストレスとなって作用する可能性が考えられるが，現在のところこの点に関する知見はほとんどない．

　一方，後者では矯正歯科治療による不正咬合あるいは骨格系の不調和の改善に伴い，口腔領域で営まれる種々の機能（咀嚼，嚥下，呼吸，発語）の正常化，あるいは個人の審美性に対する心理的要因の改善によって，身体的・精神的健康の増進をはかることが可能となる．

II 局所的反応

　歯に力を作用させると歯が移動する現象は，紀元前の時代から経験的にわかっていたが，それを最初に実験的に証明したのはSandstedt（1904）であった．彼はイヌを用いた研究によって，一定の大きさ以上の力を一定期間以上歯に作用させると，歯の移動が起こることをはじめて組織学的に明らかにした．また，Oppenheim（1911）は，力の大きさによって歯の移動様相や歯周組織の反応性が異なること，および骨改造現象が歯槽骨全体に及ぶこと（骨転化説）を報告した．その後，Schwarz（1928），Reitan（1967），Rygh（1986）らによる広範な組織学的研究によって，歯の移動に伴う一連の歯周組織の反応が明らかにされた．

　さらに近年では，力に対する歯周組織の細胞レベルでの反応に関して，サイトカイン，成長因子などの情報伝達物質の関与を分子あるいは遺伝子レベルで明らかにしようとする研究が数多く行われ，歯の移動に関する詳細な生物学的機序の解明が進められている．

II・1 歯，歯周組織

　矯正歯科治療による歯の移動は，機械的刺激に対する歯周組織の生物学的な一連の反応としてとらえることができるが，その中でも中心的な役割を担っているのが歯根膜と歯槽骨である．

　歯根膜は，歯槽骨壁と歯根表層を覆うセメント質の間に介在する特殊な線維性結合組織であり（図7-II-1A），その中には線維芽細胞，骨芽細胞，破骨細胞，セメント芽細胞，Malassezの上皮遺残，血管内皮細胞，マクロファージ（大食細胞）などのさまざまな細胞が存在する（図7-II-1B）．

　一方，歯槽骨には，骨芽細胞自身が分泌した骨基質によって埋没した骨細胞が豊富に存在す

I編 総論

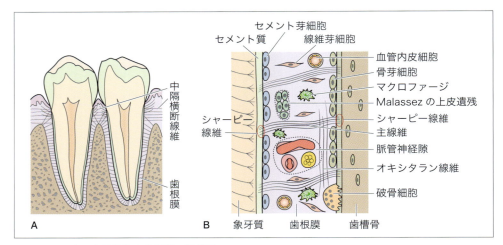

図7-II-1 歯，歯周組織と歯根膜の模式図
A：歯，歯周組織の模式図．B：歯根膜を構成する細胞と基質．

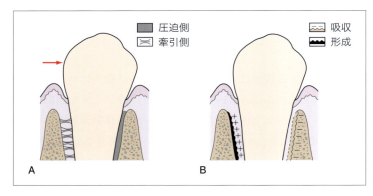

図7-II-2 矯正力による歯の移動
A：歯に矯正力（矢印）が負荷されると，歯根膜に圧迫側と牽引側が生じる．
B：圧迫側における骨吸収と牽引側における骨形成によって歯の移動が起きる．

る．最近の研究では，骨細胞は隣接した骨細胞あるいは表層の骨芽細胞と細胞間ネットワークを形成し，細胞間シグナル伝達，機械的刺激の情報伝達，骨組織内での栄養物と老廃物の輸送などの機能を担っていることが明らかにされている．

❶ 歯根膜と歯槽骨表層の変化

ある大きさ以上の矯正力を歯に作用させると，歯の周囲に存在する歯槽骨の骨改造が生じ，歯は力の作用方向へ移動する（図7-II-2）．一般的な原則として，矯正力が歯に加わると，歯周組織には圧迫側と牽引側という力学的環境が異なる2つの領域が形成される．力の作用方向に対応する歯根膜は圧迫され，その領域の歯槽骨は吸収する．一方，力の作用方向と反対側の歯根膜は牽引され，歯槽骨の骨形成を生じ，結果として歯は力の作用方向に移動する．

1）圧迫側歯周組織の反応（図7-II-3～6）

矯正力が負荷されると，初期反応として圧迫側の歯根膜組織は圧迫され，血流障害を生じる（図7-II-3）．血管を含む歯根膜組織が強く圧迫された領域（虚血帯とよばれる）では，血管

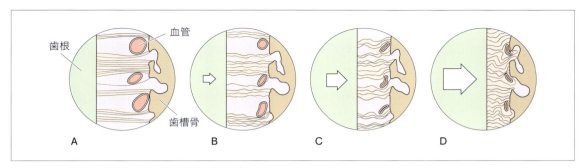

図7-Ⅱ-3 矯正力に対する圧迫側歯根膜の反応（Thurow RC：Edgewise Orthodontics Third Edition. Mosby-Year Book, St. Louis, Missouri, 1972, 88.）
A：矯正力が負荷されていない状態．B：弱い矯正力が負荷された状態．C：強い矯正力が負荷された状態．
D：Cよりさらに強い矯正力が負荷された状態．
矯正力が強くなるに従い，血管を含む歯根膜組織の圧迫が強くなり血流障害を生じる．矢印は矯正力の強さを表す．

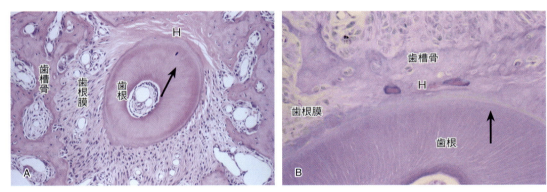

図7-Ⅱ-4 ラットを用いた実験的な歯の移動での歯周組織の変化（水平断．ヘマトキシリン－エオジン染色）
矢印：歯の移動方向，H：硝子様変性組織
A：圧迫側での歯根膜腔の狭窄．エオジンに好染あるいは淡染する硝子様変性組織の形成および牽引側での歯根膜線維の伸展．B：硝子様変性組織の強拡大像．

が閉鎖され，組織への栄養供給がほとんど途絶える．その結果，この領域に存在する歯根膜細胞は死に至り（細胞死），細胞外基質は変性し，いわゆる硝子様変性とよばれる状態となる（**図7-Ⅱ-4，6**）．一方，虚血帯から離れた圧迫状態の弱い歯根膜（充血帯とよばれる）では，血管の圧迫による血流障害が軽度であり，血管壁の透過性の亢進に伴い，多数の破骨細胞やマクロファージの集積が認められる．

充血帯では，破骨細胞が歯槽骨表層に集積し，骨吸収が進行する．この吸収機転は，直接性骨吸収 direct bone resorption とよばれる（**図7-Ⅱ-5A**）．一方，虚血帯では，破骨細胞が変性組織に接する歯槽骨表層に接近できないため，直接性骨吸収が起こらない．虚血帯では，変性組織周囲，あるいは変性組織に近接する骨髄腔に出現した破骨細胞によって骨吸収が進行する．この吸収機転は，変性組織に接する歯槽骨表層に沿って，また骨髄腔からトンネルを掘るように進行することから，穿下性骨吸収 undermining bone resorption，あるいは間接性骨吸収 indirect bone resorption とよばれる（**図7-Ⅱ-5B**）．また，穿下性骨吸収に伴い，マクロ

I編 総論

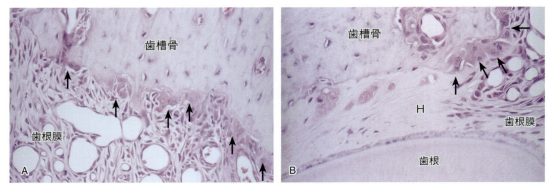

図7-Ⅱ-5 ラットを用いた実験的な歯の移動での圧迫側歯周組織の変化（水平断，ヘマトキシリン-エオジン染色）
矢印：破骨細胞，H：硝子様変性組織
A：直接性骨吸収．歯槽骨表層に集積した多核の破骨細胞による吸収窩（ハウシップ窩 Howship's lacuna）の形成．
B：穿下性骨吸収．硝子様変性組織の周辺および背面からの破骨細胞による骨吸収．

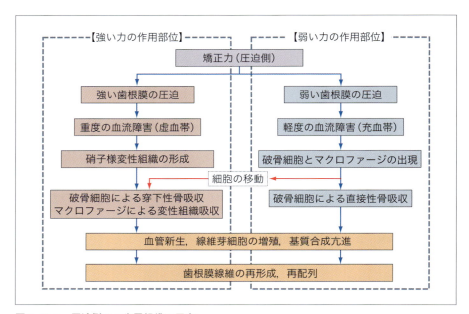

図7-Ⅱ-6 圧迫側での歯周組織の反応
赤線で示す矢印は充血帯に出現した破骨細胞，マクロファージの虚血帯への移動を示す．

ファージや異物巨細胞による変性組織の吸収も同時に進行する．最終的には，歯槽骨の吸収および歯根膜線維の再形成・再配列が認められ，狭窄していた歯根膜腔も歯の移動前の状態に戻る．

2）牽引側歯周組織の反応（図7-Ⅱ-4, 7）

矯正力が負荷されると，牽引側の歯根膜は徐々に拡大し，歯根と歯槽骨をつなぐ歯根膜線維は伸展した状態となる．その後，伸展した線維に介在する血管の血流の亢進が起き，歯根膜に存在する線維芽細胞，骨芽細胞，セメント芽細胞の分化，増殖，代謝活性が促進され，骨形成，セメント質形成，歯根膜線維の形成・再配列が進行する．

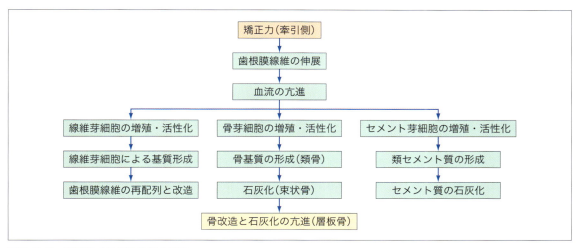

図7-Ⅱ-7　牽引側での歯周組織の反応

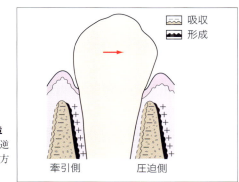

図7-Ⅱ-8　歯の移動に伴う歯槽骨の骨改造
歯槽骨外側面では，移動方向への骨形成と逆方向での骨吸収が起こる．矢印は歯の移動方向を示す．

❷ 歯槽骨全体の変化

　歯の移動に伴う骨改造は，圧迫側と牽引側の歯槽骨壁に限局したものではなく，歯槽骨全体に及ぶ．歯の移動方向である圧迫側に対応する歯槽骨外側では骨形成が，逆に歯の移動方向と反対の牽引側歯槽骨外側では骨吸収が起こり，歯槽骨の厚みがほぼ一定に維持される（**図7-Ⅱ-8**）．

　コルチコトミー（皮質骨切除術）などの外科的介入によって歯槽骨の代謝回転の亢進が短期的，局所的にみられることが，動物実験で明らかにされている．この現象を矯正歯科治療に利用して歯の移動速度の亢進をはかる試みがなされている．しかし，現時点では，短期的には歯の移動速度が早まることは明らかにされているが，長期的にみて外科的介入が治療期間の短縮につながるかに関しては，エビデンスレベルの高い研究が少ないため，結論は出ていない．

❸ 歯髄の変化

　歯の初期移動に伴う軽度の血流障害によって，一過性の軽度の歯髄反応を引き起こすことも

あるが，歯根膜組織と比較した場合，矯正力による歯髄への影響は低い．しかし，歯髄への血流障害が長期化した場合には，象牙芽細胞の空胞化，歯髄の線維化などの組織変化を生じることが報告されている．

④ 歯肉の変化

歯の移動に伴い，歯肉線維は牽引あるいは弛緩された状態となるが，最終的には線維の再改造現象によって線維内に生じた応力は消失する．しかし，歯肉線維の代謝活性は歯根膜線維に比べて低いため，過度な矯正力が負荷されると線維の再改造が追いつかず，歯肉の一過性の変形を生じることがある．また，隣接歯の歯頸部を連結する中隔横断線維（**図7-Ⅱ-1A**）の存在は，矯正歯科治療後の歯の安定性に大きく影響すると考えられている．

⑤ 歯根吸収

歯根吸収 root resorption は，その発現部位によって歯髄の炎症が原因となる内部吸収と歯根膜や隣接する歯に起因する外部吸収の2つに分けられる．矯正歯科治療による歯の移動に伴って起きる歯根吸収は外部吸収に属する．一般的に歯根表層に存在するセメント質は，骨組織に比べて組織活性や組織改造能が低く，吸収されにくい組織とされている．しかし，多くの基礎的，臨床的研究によって歯根吸収が矯正歯科治療による歯の移動と密接な関連性を有すること，矯正歯科治療による歯の移動時に圧迫側歯根膜に形成される硝子様変性組織に対応した歯根表層に高い頻度で吸収が認められること，および硝子様変性組織に関連して出現する破歯細胞によってセメント質と象牙質の吸収が起きることが明らかにされている．

矯正歯科治療で認められる歯根吸収の多くは，歯根表層あるいは歯根尖に限局した小さなものであり，最終的にはセメント芽細胞による吸収窩の修復機転が起き，臨床上大きな問題とはならないことが多い（**図7-Ⅱ-9**）．しかし，歯根尖が広範に吸収され歯の動揺をきたし，歯の機能と安定性に大きな影響を及ぼすことがまれにあり（**図7-Ⅱ-10**），可及的に歯根吸収を起こさないように矯正歯科治療を行う必要がある．

動的矯正治療中に著しい歯根吸収を認めた場合には，エックス線写真により，歯根吸収の状態や歯根と皮質骨の位置関係などを精査する必要がある．矯正力が歯に作用しない状態で2～3か月間経過観察を行い，可及的に弱い矯正力とするなど危険因子を避けた治療を行う．また，動的矯正治療終了後も，歯根吸収の進行の要因となる外傷性咬合，保定装置による矯正力の負荷などに注意し，長期的な経過観察を行う．

歯根吸収の危険因子に関しては，さまざまなものが指摘されている．治療にかかわる危険因子としては，強い矯正力，治療期間の長期化，および移動方向が反転する歯の移動（ジグリング）などが報告されている．一方，従来から歯根吸収の感受性に個体差が存在することが指摘されていた．この患者自身にかかわる因子としては，年齢，性別，歯根形態の異常，舌突出癖や母指吸引癖，全身的な代謝障害，ホルモンバランスの異常，歯の外傷の既往，骨吸収に関連するサイトカインの遺伝子多型などが指摘されている．なお，歯根吸収の頻度と重篤度は歯種によって大きく異なり，上顎中切歯と側切歯でいずれも高い．

図7-Ⅱ-9 歯根吸収と修復過程の組織像
A：表層に限局した歯根吸収（Barber AF and Sims MR：Rapid maxillary expansion and external root resorption in man：a scanning electron microscope study. *Am J Orthod*, 79：630～652, 1981. より許諾を得て転載）．
B：表層に限局した歯根の吸収窩は，セメント芽細胞によって形成された有細胞セメント質により修復される．CC：有細胞セメント質，D：象牙質，P：歯根膜（Langford SR and Sims MR：Root surface resorption, repair, and periodontal attachment following rapid maxillary expansion in man. *Am J Orthod*, 81：108～115, 1982. より許諾を得て転載）．

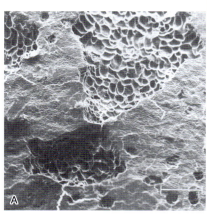
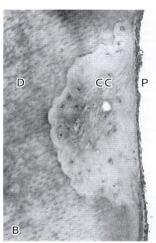

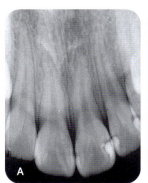
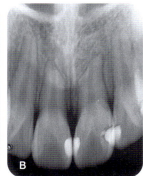
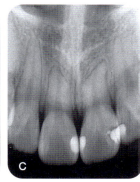
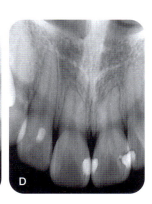

図7-Ⅱ-10 矯正歯科治療中に生じた重度の歯根吸収のエックス線写真
A：治療前（11歳9か月）．軽度の歯根尖の彎曲以外の異常はみられない．
B：治療終了直後（13歳11か月）．1|1に歯根長1/3に及ぶ歯根吸収がみられる．
C：治療終了後2年（15歳11か月）．歯根吸収の進行はみられない．
D：治療終了後4年（17歳11か月）．歯根吸収の進行はみられない．

　今後，歯根吸収に関与する新たな原因遺伝子の解明および種々の危険因子に関するランダム化比較試験が進めば，歯根吸収の危険性の予測が可能となるかもしれない．

Ⅱ・2　顎骨，顎関節などに起こる反応

　矯正歯科治療では，成長期における骨格性不正咬合の改善を目的として，チンキャップ（オトガイ帽装置），ヘッドギア（上顎顎外固定装置），上顎前方牽引装置などの顎外固定装置やアクチバトールに代表される機能的矯正装置が用いられる．これらの装置では，歯の移動を目的とした狭義の矯正力に比較して，強い顎整形力や機能力を顎骨や顎関節に作用させることによって，歯槽骨内で歯を移動させる矯正的な反応に加えて，上下顎骨の位置や形態を変化させる整形的な反応を期待できる．

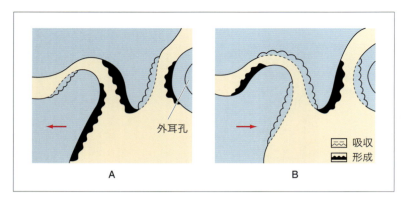

図7-Ⅱ-11 機能的な下顎の位置誘導に対する顎関節部での骨改造（サル）
(Joho JP：The effects of extraoral low-pull traction to the mandibular dentition of Macaca mulatta. *Am J Orthod*, 64：555～577, 1973. を参考に作成)
A：下顎の近心誘導時.
B：下顎の遠心誘導時.

❶ 上顎骨における反応

　上顎あるいは頰骨，鼻骨，口蓋骨を含む鼻上顎複合体は，縫合を介して周囲の頭蓋骨と連結されており，その骨形成は主に縫合性成長あるいは骨膜性成長によって営まれている．したがって，機能力や整形力に対する鼻上顎複合体の主要な反応は縫合部や骨表面における骨改造として認められる．たとえば，ヘッドギアでは上顎骨の縫合部に圧縮力が負荷され，その部位での骨形成の抑制あるいは骨吸収によって上顎骨の成長が抑制される．一方，上顎前方牽引装置では，上顎骨を前方に引き出す力を加えることによって，上顎骨周囲の縫合部に牽引力が負荷される．その結果，縫合部での骨形成が誘導され，上顎骨の前方成長が促進する．

❷ 下顎骨・顎関節における反応

　下顎骨は，関節包靱帯および下顎に付着する筋肉によって可動性をもった状態で周囲の頭蓋骨と連結されている．また，関節突起表層には軟骨内骨化を営む下顎頭軟骨が存在する．したがって，下顎骨における機能力あるいは顎整形力に対する反応は，上顎骨のそれとは大きく異なると考えられる．

　下顎骨の機械的刺激に対する反応性に関しては，Petrovic（1972），McNamara（1973），Woodside（1987）らに代表される下顎骨の位置を機能的に近遠心方向に誘導する実験，あるいはチンキャップの装着実験のように，直接的な顎整形力によって下顎骨を牽引する実験的研究によって検討されている．

　下顎骨を近心に誘導した場合，顎関節にかかわる軟組織の緊張性や顎骨に付着する筋肉の活動性が変化して，下顎骨が新しい力学的環境におかれる．この力学的環境に対して，顎関節部では下顎窩後方部の骨形成と前方部の骨吸収，および下顎頭前縁の骨吸収と後縁の骨形成を生じる（図7-Ⅱ-11A）．逆に，下顎骨を遠心に誘導させた場合には，下顎窩後方部の骨吸収と前方部の骨形成，および下顎頭前縁の骨形成と後縁の骨吸収を生じる（図7-Ⅱ-11B）．これらの顎関節部での骨改造は，下顎骨の成長に影響して上下顎骨の位置関係を改変させるとともに，下顎頭の下顎窩に対する正常な位置関係を維持し，顎関節における機能的・力学的環境を

正常に保つように作用する．また，顎関節部以外でも，筋突起，下顎顎角部などの下顎骨に付着する筋肉にかかわる領域において，力学的環境の変化に伴う複雑な骨改造現象が起こることが明らかにされている．

一方，下顎骨には軟骨内骨化を営み，その主要な成長の場である下顎頭軟骨が存在する．Petrovic ら（1972）は，ラットを用いた実験から，下顎頭軟骨が力学的刺激に対してきわめて高い反応性と適応性を有していることを明らかにした．それによると，下顎骨を機能的に近心誘導した場合，下顎頭軟骨での細胞増殖活性の亢進，軟骨層の肥厚，および下顎頭部での骨形成量の増加が観察された．また，逆に下顎を遠心に牽引した実験では，下顎頭軟骨の増殖活性の低下と下顎頭部での骨形成量の減少を認め，これらの反応が下顎骨全体の成長に大きくかかわることを示した．

以上述べてきたように，機能力あるいは顎整形力に対して上下顎骨には組織学的な反応が認められる．しかし，臨床的な観点からみると，それらの反応が顎骨の問題点の改善に対して十分有効に反映されるのか，また，長期的にみて安定して維持されるのかに関して，まだ不確実な点が残されている．

Ⅲ 歯の移動に伴う骨改造

骨は骨形成と骨吸収によって，絶えず組織の改造を営んでいる．歯の移動に伴う骨形成では，歯根膜あるいは骨膜内に存在する未分化間葉細胞から分化した骨芽細胞がⅠ型コラーゲン，オステオカルシンなどの骨に特徴的な基質を直接骨表面に分泌し，石灰化されていない骨組織（類骨）が形成される．その後，類骨の石灰化が誘導され，線維を豊富に含む線維骨（束状骨ともよばれる），さらには石灰化度の高い層板骨へと移行する（**図 7-Ⅱ-7**）．

一方，骨吸収には多核巨細胞の一種である破骨細胞が関与している．破骨細胞は，造血幹細胞から分化した多核のマクロファージの一種である．破骨細胞の前駆細胞は血流を介して骨吸収部位に集積し，融合して多核の破骨細胞へと分化し，骨吸収を引き起こす．

これら骨代謝にかかわる調節因子としては，NF-κB 活性化受容体（RANK），NF-κB 活性化受容体リガンド（RANKL），オステオプロテゲリン（OPG），線維芽細胞成長因子，形質転換成長因子-β（TGF-β），インターロイキン（IL），マクロファージコロニー刺激因子（M-CSF）などのサイトカイン，副甲状腺ホルモン，カルシトニン，プロスタグランジン E_2，エストロゲン，アンドロゲン，活性型ビタミン D_3（$1\alpha,25(OH)_2D_3$）などが知られている．これらの因子はそれぞれ骨（骨芽細胞，骨細胞，破骨細胞，およびそれらの前駆細胞），腸および腎臓などに複合的に作用し，骨組織を含む全身の骨代謝を調節している．たとえば，破骨細胞の分化と活性化は RANK-RANKL-OPG の相互システムによって制御されている．RANKL は骨芽細胞や骨細胞に発現し，破骨細胞前駆細胞上の受容体である RANK と結合することによって，破骨細胞の分化・成熟と骨吸収活性を促進する．OPG は骨芽細胞や骨細胞によって産生され，RANKL と結合することによって RANK-RANKL 結合を阻害し，骨吸収活性を抑制する．

IV 最適な矯正力による反応

歯の移動様相は歯根膜組織の経時的な反応と密接にかかわっている．一般的に，矯正力を負荷すると，歯は以下に示すような3つの移動様相を示す（**図7-IV-1**）．
① 歯根膜および歯槽骨の粘弾性特性による初期移動
② 硝子様変性組織の出現による歯の移動の停滞
③ 変性組織の消失と骨改造に伴う歯の再移動

歯や歯槽骨の弾性係数は歯根膜に比べると著しく大きいため，歯の初期移動の挙動は，主に歯根膜の粘弾性特性を反映する．硝子様変性組織の出現による歯の移動の停滞期は，10～14日間くらいであるといわれている．しかし，強い矯正力によって広範な硝子様変性組織が出現し，その吸収機転が遅延した場合には，歯の移動の停滞期が長期化し，効率的な歯の移動が行われなくなる．一方，最適な矯正力が作用した場合には，硝子様変性組織の形成はほとんど起こらず，歯槽骨壁では直接性骨吸収が進行し，歯は停滞期のほとんどない直線的で緩やかな移動様相を示す．

最適な矯正力とは，治療目標に沿った歯の移動速度が最大であり，かつ歯周組織への為害作用が可及的に少ない歯の移動を生じさせる力をいう．この点に関して，古くはOppenheim（1942）とSchwarz（1928）によって，毛細血管の血圧である20～26 g/cm^{2}以下の力が，歯根膜組織の血流障害を引き起こすことなく，生物学的に最も適した歯の移動を可能にすることが提唱された．一方，近藤（1964）は，動物実験での歯根膜循環動態の観察から約80 g/cm^{2}の力が最適であるとした．最適な矯正力は，歯根面積，歯の移動様式（傾斜移動と歯体移動），力の作用様式（持続的と断続的），歯槽骨レベル，年齢などの要因によって大きく影響を受けるため，一定に設定することはできない．たとえば，傾斜移動と歯体移動を比較すると，傾斜移動では力が歯周組織の局所に集中するのに対し，歯体移動では力が歯根膜に分散するため，最適な矯正力は大きくなる．歯体移動の場合で50～150 gの矯正力が適しているとされているが，臨床的には次のことを指標として矯正力の調整を行っている．

❶ 臨床的評価

① 歯の移動が治療目標に従って効率よく進行している．

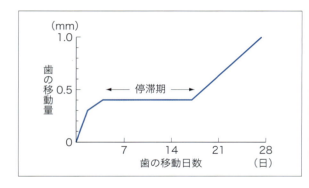

図7-IV-1　矯正歯科治療による歯の移動の様相
歯の移動様相は，初期移動，硝子様変性組織の出現による停滞，停滞後の再移動の3つに分けられる．

② 長期にわたる自発痛，咬合痛などの自覚症状がない．

③ 打診に対する反応がない．

④ 著しい歯の動揺がない．

⑤ エックス線写真において歯根吸収，歯槽骨レベルの低下などの病的変化がない．

② 組織学的評価

① 広範囲にわたる硝子様変性組織の形成がない．

② 硝子様変性組織の吸収機転の遅延がない．

③ 歯周組織や歯髄に病的組織変化がない．

V 強い矯正力による反応

　歯周組織の生理的限界を超えた強い矯正力が加えられると，圧迫側歯根膜には広範囲にわたる硝子様変性組織が生じ，圧迫側に対応する歯槽骨に穿下性骨吸収を引き起こす．その結果，その後の変性組織の消失に時間を要し，効率的な歯の移動が抑制される．またこのような場合，歯根表面のセメント質に沿って破歯細胞が多数出現し，重度の歯根吸収を生じる可能性が高くなる．

　臨床的には，強い矯正力によって，①歯の移動速度の減少，②重度の歯根吸収，③歯の動揺度の亢進，④痛みの出現，⑤歯髄反応の出現，⑥歯肉の退縮・変形，⑦歯の骨性癒着（アンキローシス）などの為害作用が認められる場合がある．

　強い矯正力によって生じる痛みは，歯根膜や歯髄の損傷による．損傷を受けた部位ではセロトニン，プロスタグランジン，ロイコトリエンなどの起炎物質が分泌され，傷害受容期の感受性が増すことによって痛みを生じる．

VI 上顎歯列弓の拡大

　上顎歯列を側方（頬側）に拡大する矯正学的方法としては，緩徐拡大と急速拡大の2つの方法がある．緩徐拡大では，矯正用ワイヤーの弾性力による比較的弱い力を利用して，側方歯を頬側移動させる．その際の反応は，移動歯の歯周組織と歯槽骨に限局したものであり，基本的な組織変化は前述した歯の移動に伴う歯，歯周組織における反応が認められる．

　一方，急速拡大では，スクリューの拡大力を利用して強い力（顎整形力）を作用させる．力は側方歯の歯周組織や歯槽骨だけでなく，上顎骨を含む鼻上顎複合体全体に及ぶが，特に顕著な反応は正中口蓋縫合において認められる．拡大力ははじめ，歯根膜の圧迫と歯槽骨の頬側への変形をきたす．その後，拡大力が歯槽骨領域での矯正的効果の限界を超えると，力は両側の口蓋部を側方に離開するように作用する（**図7-VI-1**）．離開した縫合部では，対向する骨表面に牽引力が作用し，活発な離開部の骨形成が進行し，拡大後数か月で改造がほぼ終了する．

　急速拡大は，縫合部での骨の嵌合が未発達である若い時期に適用されると，それに対する反

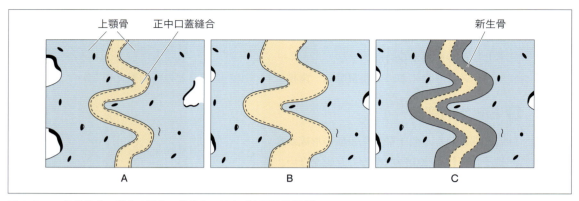

図 7-VI-1　急速拡大に対する正中口蓋縫合の反応（上顎骨前頭断）
A：拡大前．B：拡大による縫合部の離開と線維の牽引を生じる．
C：骨形成（灰色）により縫合部の空隙が減少し，拡大前の状態に戻る．

応性はきわめて高い．しかし，思春期成長後半以降では骨の嵌合が形態的に複雑になるため，縫合部での骨の微細な骨折，血管の断裂などの外傷をきたす可能性がある．

VII 全身状態との関連性

　矯正歯科治療の対象となる患者の年齢層の拡大，成人患者の増加に伴い，なんらかの医科疾患を合併している，あるいは医科の治療を受けている患者に遭遇する機会が増えている．そのため，より医学的観点から患者の全身状態を把握し，矯正歯科治療を行う必要性が増している．矯正歯科治療において特に注意が必要な薬剤や疾患について以下に示す．

VII・1　ビスホスホネート（BP）類

　ビスホスホネート（BP）は，ハイドロキシアパタイトに高い結合能を有し，骨基質に取り込まれることによって強力な骨量増加作用を示す．医科領域では，BP は骨粗鬆症治療における第一選択薬として用いられる．その他に，BP は悪性腫瘍による高カルシウム血症，癌の骨転移の抑制や癌転移による骨病変進行の抑制，多発性骨髄腫，骨 Paget 病，小児骨形成不全など骨吸収が亢進するさまざまな骨代謝疾患へ用いられてきており，近年，急速にこの薬の投与を受けている患者が増えてきている．

　BP は比較的副作用が少ない薬とされているが，歯科では，ビスホスホネート関連顎骨壊死（BRONJ）が発生することが大きな問題となっている．歯科矯正学領域では，BP が歯の移動を著しく抑制することや治療期間が長期化することが報告されており，BP 投与あるいはその既往のある患者の矯正歯科治療では注意を要する．なお，骨粗鬆症の患者では BP 以外にも，骨代謝に影響するさまざまな薬物が処方されている可能性があり，処方に関して詳細な情報を得る必要がある．

Ⅶ・2　抗炎症薬

代表的な抗炎症薬である非ステロイド性抗炎症薬（NSAIDs）は，歯痛，関節リウマチなどのさまざまな疾患や手術後の炎症や疼痛に対して使用される．しかし NSAIDs は，強い抗炎症作用を有するため，矯正歯科治療に伴う疼痛に対して使用した際には，歯の移動を一時的に抑制する可能性がある．したがって，矯正歯科治療に伴って生じる疼痛に対しては，NSAIDs と異なり抗炎症作用の弱いアセトアミノフェンが使用されている．

Ⅶ・3　糖尿病

糖尿病は歯周病の危険因子であり，糖尿病の進行によって，歯周病の発症リスクが上昇する．血糖値がコントロールされていない患者では，歯周病の増悪や歯の移動速度の低下を引き起こす可能性があるため，矯正歯科治療自体が禁忌となる．血糖値がコントロールされ，全身的合併症がない患者においても，矯正歯科治療を行う際には歯周組織の状態を良好に維持する必要がある．

Ⅶ・4　感染性心内膜炎

感染性心内膜炎は，傷から血管内に侵入した細菌が心臓の弁などに付着し，菌血症，血管塞栓，心障害を起こす疾患であり，重症化すれば死に至ることもある．この疾患は，先天性心疾患や人工弁置換の患者でリスクが高いとされている．日本循環器学会などのガイドライン（2017）によれば，抜歯やインプラントなどの大きな侵襲を伴う歯科治療に対しては，感染性心内膜炎の予防として抗菌薬投与を推奨している．矯正歯科治療では，抗菌薬投与は必要がないとされているが，口腔内に傷を生じる可能性のあるバンド装着などの処置を避け，口腔衛生状態を良好に保ち，口腔内に感染源がない状態にしておくことが重要である．

Ⅶ・5　若年性特発性関節炎

この疾患は，16 歳未満の小児に発症する原因不明の慢性関節炎である．以前は若年性関節リウマチとよばれていた．10 ～ 30％の患者で重度の下顎頭の成長抑制や吸収によって，下顎後退型の骨格性Ⅱ級の不正咬合を生じる．この疾患では急激に不正咬合の状態が悪化する可能性があることから，疾患が治癒した後に矯正歯科治療を行う必要がある．

Ⅶ・6　低身長

成長ホルモンの分泌不全や Turner 症候群，Prader-Willi 症候群，軟骨異栄養症などの患者においては低身長の改善のため，成長ホルモン補充療法が行われることがある．成長ホルモン補充療法は，特に軟骨内骨化による成長を促進することがあり，そのような患者の矯正歯科治療では，補充療法の実態を把握し，顎顔面の成長発育に十分な注意を払わなければならない．

（溝口　到）

8章 診　断

I 診断の基本

I・1 矯正歯科治療における診断の特徴

　一般的な臨床医学において，診断とは，患者の症状や検査結果に基づき，疾患や病態を特定し，病名を定めることである．しかし，歯科矯正治療における診断とは，患者のもつ正常から逸脱した咬合状態（不正咬合）を正確に把握・分析することから始まり，適切な治療を行うための根拠を探り，最良の治療方法を選択して予後を推定する一連の過程をさす．具体的には不正咬合を有する患者に対して，医療面接，診察および各種検査を行い，情報を収集して問題点をリストアップし，医療者がもつ知識や技術によって評価（解釈）を行い，そのうえで患者に対して最善と考えられる治療目標と治療方法を立案することである．

　矯正歯科治療における診断では，医療面接や診察，各種検査結果に基づいて，不正咬合の臨床症状や徴候さらには随伴症状を正しく把握し，その原因を明らかにして，適切な治療法の立案に必要な根拠を得なければならない．

　的確な診断には，①病因（遺伝的要因，環境的要因など），②形態・構造，③生理機能，④随伴する症状（症候群など），⑤重症度，⑥病期，⑦病変の部位，⑧予後を左右しうる因子，といったさまざまな事項の把握が不可欠である．

I・2 矯正歯科治療の流れとインフォームドコンセント, 問題指向型診療

❶ 診断の流れと矯正歯科治療の全体像

　矯正歯科治療の全体像を**図8-I-1**に示す．

　初診時にはまず医療面接により患者の主訴を確認し，現症，現病歴，既往歴，家族歴などを聴取するとともに，矯正歯科治療の概略（リスクの説明を含む）や料金体系の説明を行う．次に全身および頭蓋顎顔面や口腔内外の診察を行う．さらに，顔面写真，口腔内写真，エックス線写真や口腔模型などによる形態検査，機能検査を行い，その検査結果を分析・評価し，問題点リストを作成する．さまざまな問題点を重篤度と緊急性を勘案して列挙し，それぞれに対する治療目標，治療方法，治療期間，使用する矯正装置などをまとめた治療計画を複数立案する．その内容を患者（保護者）に説明し，患者（保護者）の理解と同意を得られてから診療が開始される．

　矯正歯科治療は長期間にわたることも多いため，動的治療中は，予想した反応が得られ，治療方針どおりに進んでいるかを随時確認する．成長期の治療で，成長発育の状況によって当初の

初診	主訴の聴取，診療録の作成開始，一般的な矯正歯科治療の概略の説明
基礎情報の収集・分析	
医療面接	主訴，現症，現病歴，既往歴，家族歴，社会的環境，解釈モデルおよび矯正歯科治療への期待度などの聴取
診察	全身・頭蓋顎顔面部・口腔内外の視診・触診
検査	形態検査（顔面写真，口腔内写真，エックス線写真，口腔模型，その他）機能検査（顎運動，筋電図，早期接触の有無，口腔習癖の有無，その他）
分析・評価	成長・発育の評価，模型分析，頭部エックス線規格写真分析，機能分析（顎運動，筋電図など）その他
問題リスト（problem list）の作成	全身的問題，頭蓋顎顔面形態の特徴，歯系の位置・角度の特徴，咬合の分類，個々の歯の問題，アーチレングスディスクレパンシーの問題，機能的問題，口腔習癖の有無，その他の問題などの項目に分けて，問題リストを作成する
診断	不正咬合の原因を明らかにして，治療方針立案の根拠を明確にする
治療目標・治療方針・治療計画の立案	問題リストで把握したそれぞれの問題点の項目に対して，治療目標・治療方針・治療計画，患者教育など，治療に対する初期計画を複数立案する
インフォームドコンセント	治療の目的，必要性，有効性，他の治療法などについて十分に説明し，治療に対する患者・保護者の同意を得る
治療目標・治療方針・治療計画の決定	患者・保護者に説明し同意を得た治療目標・治療方針・治療計画について同意書を作成する
動的矯正治療	治療目標・治療方針・治療計画に従って，必要な観察期間も含めて矯正歯科治療を行う
治療経過の記録	SOAP の各項目を治療中のすべての時点で診療録に記載する S：subjective 訴え・症状，O：objective 所見，A：assessment 評価，P：plan 計画
動的矯正治療の経過・結果の評価	適時に形態・機能検査を行い，治療目標・治療方針・治療計画に沿った経過・結果かどうか評価する．必要ならば対応を検討する
保定	
保定後の結果の評価	検査を行い治療目標・治療方針・治療計画に沿った結果かどうか評価する．必要ならば対応を検討する
術後観察・管理	
術後変化の評価	保定終了後，一定期間経過後に検査を行い，治療目標・治療方針・治療計画に沿った結果かどうか，また診察，検査項目，治療目標・治療方針・治療計画，治療方法が適切であったかを評価する．必要ならば対応を検討する

図 8-Ⅰ-1　矯正歯科治療の一般的なプロセス（飯田順一郎：歯科矯正学．第 6 版．医歯薬出版，東京，2019. より改変）

　　　治療計画どおりに進まない場合は，再検査・再診断を行って治療方針や治療計画を再検討する．

　　　個性正常咬合が獲得され動的矯正治療が終了した後，保定に移行する．保定開始時には必要

Ⅱ編　診断学

な検査・分析を行って治療目標が達成されたかどうか評価する．保定終了時においても検査を行い，治療の安定性を評価する．また，保定終了後も定期的な口腔管理を継続することが望ましい．

❷ インフォームドコンセント

インフォームドコンセントとは，医療行為を受ける患者がいくつか提案された治療の目標や内容，予想される効果や有害事象，予後，代替治療および治療にかかる期間，費用について，必要な資料をもとに十分に説明を受け，理解し，納得したうえで（informed），患者の自由意思に基づき医師との間で治療内容について合意（consent）することをいう．これには治療を受けないという選択肢も含まれる．なお，インフォームドコンセントでは患者が十分に質問できる環境におかれ，患者が説明を理解できること，患者に同意能力があることといった要件が必須となる．

❸ 問題指向型診療（POS）

患者のもつ医療上の問題点や患者の心理的な背景も加味して患者をとらえ，問題の解決を進める診断・治療の一連のシステムを問題志向型診療システム problem（patient）-oriented system（POS）という．従来型の疾患や医師を中心とした診療システム disease（doctor）-oriented system（DOS）に対するものであり，より安心・安全で患者が満足できる患者主体のシステムである．POS おける診療記録法は問題志向型診療記録 problem oriented medical record（POMR）とよばれ，行った診療内容の確認のみならず点検や評価まで行える系統的な診療記録システムである．

POMR は基礎データの収集，問題点の抽出，治療計画の立案，治療の実施という4段階のステップで構成されている．また，これらの項目を診察ごとに SOAP（S：subject 患者が訴える症状，O：object 医療者が得た所見や検査データ，A：assessment 上記に対する医療者の分析・診断，P：plan 今後の治療予定や説明内容・処置）に整理して記載する．

I・3　根拠に基づいた医療と診療ガイドライン

1）根拠に基づいた医療（EBM）

根拠（エビデンス）に基づいた医療 evidence-based medicine（EBM）とは，正しい方法論に基づいた臨床研究の成果を根拠として，患者に対する治療法，検査法などを選択して行われる医療のことである．現在では臨床研究の成果が医学情報として蓄積され，多くの質の高い論文や医学的情報が容易に入手できるようになっている．

2）診療ガイドライン

EBM を効率化し，実際の医療現場において適切な治療の選択の補助となることを目的として作成された指針を診療ガイドラインという．日本矯正歯科学会でもエビデンスに基づいた診療ガイドラインが作成されており，学会ホームページ上で確認できる．治療に際して適切な検査や治療法などを選択する根拠はこうしたものから得ることが望ましい．その一方で，患者の

病態生理は一人ひとり違う場合もあり，診療ガイドラインで推奨された治療の適用は，患者ごとに慎重に判断する必要がある．

医療面接と診察

II・1　医療面接

　医療面接は問診や病歴の聴取よりも広い概念で，医療者と患者との間で交わされる言語・非言語コミュニケーションが主体となる．

❶ 意義と重要性

　医療面接は，患者や保護者と医療者の信頼関係を築き，適切な診断や治療計画の立案に重要な情報を引き出すことを目的とし，診断に不可欠なものである．医療者から一方的に質問するのではなく，患者のことばや非言語的なメッセージを丁寧に受け止め，双方向の良好なコミュニケーションによって情報を共有する．

　矯正歯科治療は長期間にわたることが多いため，初診時だけでなく再診時の医療面接も重要である．また，患者が自らの疾患をどのようにとらえるか（解釈モデル）は多様であることから，十分な医療面接は患者の不安を払拭することにも役立つ．さらに，生活習慣やライフスタイルが咬合異常の原因である場合には，患者の自覚が重要であり，医療面接はその一助ともなる．

❷ 患者とのコミュニケーション

　コミュニケーションは双方向であり，言語・非言語双方で行われることが重要である．わかりやすいことば，聞き取りやすい話し方は必須であり，医療面接の前半部では開放的質問を用いて自由に話せる環境を作り，傾聴，うなずきやあいづちなどの非言語コミュニケーションにも配慮する．また，言語・非言語での共感的態度も大切である．患者のこれまでの行動や感情を内包した物語 narrative を聴くような傾聴により，時間軸も含めた良好な双方向コミュニケーションが可能になる．

❸ 医療面接の基本的な流れ

　医療面接の前に挨拶をして自己紹介をする．医療安全の観点から患者には姓名と生年月日などを言ってもらい確認する．そのうえで，医療面接の意義を説明して患者から承諾を得る．

1）主訴の聴取

　患者が今回の受診で最も治したいと考えている訴えを主訴という．「前歯でものが咬みにくい」「発音がしにくい」「唇が閉じにくい」などの機能的な問題から，「口元が前に出ている」「見た目が気になる」などの審美的な問題，さらに「歯が磨きにくい」など衛生的な問題の改善を望んでいることもある．一方，低年齢の患者（患児）では，本人の主訴がない，あるいははっきりしないこともある．その場合は保護者からも聴取する．

　信頼関係が十分に確立されていない段階では，患者が伝えたいことと医療者の認識とにずれ

Ⅱ編　診断学

が生じたり，本人の気づいていない問題が隠されていたり，十分に主訴の聴取が行えないことがある．そのため医療面接ではまず信頼関係の構築をはかるために，丁寧なコミュニケーションを心がける．具体的には，傾聴や共感によって話しやすい環境をつくり，問題点と改善の希望・期待をもれなく共有することが重要である．

2）現症

主訴として訴えられた症状とそれに伴うその他の自覚症状ついて，詳細に状況を聴取する．

3）現病歴

現症に関してこれまでの経緯を詳細に聴取する．発症時期もしくは本人や家族が気づいた時期やそのきっかけ，その後の症状の変化，随伴症状，受診に至った経緯，治療の有無を確認する．治療経験がある場合はその時期や装置，抜歯の有無など詳細な情報を得る．

4）既往歴

主訴に限らず，これまでに罹患した疾患と症状および治療内容とその経過について情報を得る．主訴には無関係と思われるものでも共有をはかる．特に重篤な疾病や症候群，外傷などの既往がある場合には，その発症時期や治療内容についても聴取する．

また，成長期にある患者では胎生期からこれまでの成長発育の様相や思春期性成長スパートに関連する事項なども共有し（母子手帳や学校での身体測定のデータなどの利用も有効である），女子（女児，女性）については，初潮の時期を確認する．

なお，口唇裂・口蓋裂や顎顔面の先天異常などを有する患者においては，出生時から医科を含めた多職種の連携によるチームアプローチが行われており，矯正歯科もチーム医療の一員として治療に加わることが多い．受診が複数の医療機関に及ぶことも多いため，手術や言語治療などの既往を十分に聴取するとともに，必要に応じて当該医療機関に情報提供を求める．

5）家族歴

両親の頭蓋顎顔面骨格の特徴が受け継がれることもあるため，両親や祖父母，兄弟などの不正咬合の有無について情報を得ることは重要である．ただし，両親の精神的な負担を考慮することも忘れてはならない．

6）心理，社会的情報

医療面接の中でも解釈モデル〔今回の病気（不正咬合）の意味や重症度，予後に対する考えや判断，ときに信念，さらに医療に対する考えや理解〕の共有は大切である．特に機能障害が大きい場合や審美的な意識が強い場合，解釈モデルの共有がなければ医療者との間の理解に齟齬が生じかねない．ただし，むやみに障害を強調すると不安を増強させることもあるので注意が必要である．また，社会的環境については，仕事や学業への影響や通院の希望などを確認する．なお，これらには患者が答えたくない内容を含んでいる場合もあることから，これらの質問を行う理由を説明し，話したくないことは言わなくてもよいことを伝える必要がある．

医療面接の最後には，患者のことばを使って主訴の部分を中心に要約し，確認する．患者に伝えきれなかったことがないかを確認する問いかけも必要である．

Ⅱ・2 診　察

　治療の対象が不正咬合であっても，患者の体格，姿勢，全身の動きなど，全身的な観察は必須である．全身の診察を経てから口腔周囲の診察や口腔内の診察に移行する．さらに，診察を通じて不正咬合の現状を把握することはもとより，不正咬合の原因についての推測も行う．

❶ 全身の診察

　患者が診察室に入室する様子から，全身の運動機能や姿勢に異常がないかなど全身的な観察を行う．また，姿勢や口唇閉鎖の有無などは本人が意識すると観察が困難になることもあるため，医療面接の前から注意深く観察する．頭蓋顎顔面の全体の形態や対称性，耳介の位置や左右差，目の高さや左右差，口腔周囲の形態や機能，姿勢などの全身状態を観察し，必要に応じて触診にて筋肉の緊張度や硬さ，頭蓋縫合の閉鎖状態，手指の状態などについても診察を行う．

❷ 口腔周囲の診察

1）顔貌のバランス

（1）正面観

　視診にて顔貌の左右の対称性を観察する．上顎骨や下顎骨の形態的左右差や位置の異常がある場合，顔面軟組織の正中線を設定してこれらを判断する．ただし，左右の眼そのものの位置異常や鼻梁の変形や曲がりなどは顔面軟組織の正中設定に影響を与えることもあるため，総合的に判断する．口裂や咬合平面の左右的傾き，下顎角の高さの左右差も観察可能な範囲で見極める．さらに，上顔面・中顔面・下顔面の高さ（長さ）のバランスを診察する．

（2）側面観

　上顎と下顎との前後的位置関係を観察し，側貌型（凸顔型，直線型，凹顔型）に分類する（☞ p.147 参照）．

　下顎下縁平面の傾斜は，成長期では下顎の成長方向に影響を及ぼし，成人ではオーバーバイトに影響を及ぼすことから，下顎下縁平面が急傾斜か平坦かを判断する．

　鼻唇角の大きさやオトガイ唇溝の深さも観察する．

（3）斜位観，頭頂観

　斜め方向や頭頂からの観察は，顔貌や頭蓋の三次元的凹凸や変形を把握しやすい角度である．

2）口唇の位置と形態，色と緊張度

　安静時および口唇閉鎖時における上下口唇の唇舌的な位置について観察する．側貌においてEライン（側貌でオトガイの先端と鼻尖を結ぶライン）と上下口唇の最突出点の位置関係を評価することが多い．これは側面頭部エックス線規格写真においても判定可能である．

　次に，上唇下縁と切歯切縁の位置関係，笑顔の時のスマイルラインやリップライン，ガミースマイルやブラックトライアングルの有無，上（下）顎前歯部歯肉縁の高さについても観察する．

Ⅱ編　診断学

上顎前突や上下顎前突など，前歯が前突している患者では口唇が閉じにくく〔口唇閉鎖不全（困難）〕，口唇を閉鎖するとオトガイ部の緊張に伴う梅干し様のしわが観察され，口唇安静状態では上下口唇の接触が保たれなくなる．口唇閉鎖不全の解消は機能的に重要であり，矯正歯科治療の目標の1つとなる．また，咬唇癖や吸唇癖などがあると口唇は赤みを帯びて柔らかに膨潤していることも多いため注意して観察する．

3）呼吸

口呼吸か鼻呼吸かを患者に意識させずに観察する．口呼吸があると判断される場合は鼻閉があるかどうかを確認する．たとえ口唇閉鎖不全があったとしても必ずしも口呼吸とはいえないため注意する．あらかじめ鼻閉や鼻疾患の既往，耳鼻咽喉科への通院歴を問診などで把握しておくとよいが，簡易的には口唇を閉じて呼吸をさせて息苦しさがあるかどうかで一定の判断は可能である．また，ミラーなどを鼻の下にあてがい，曇り方から左右差を確認することもある．

4）嚥下

嚥下も患者が意識していない状態で口腔周囲がどのように動くかを観察するとよい．また，唾液あるいは少量の水を口に含んで嚥下させて観察することもある．患者が正常な成熟型嚥下を獲得しているかどうかを確認する．乳児型嚥下が残存している場合，舌の突出が原因で開咬などの不正咬合を誘発することもある．

5）下顎運動と顎関節

まず中心咬合位（咬頭嵌合位）と顆頭安定位（中心位）が一致するかどうかの診察を行う．必要に応じて下顎を誘導して確認する．上顎前突の患者などでは二態咬合（☞ p.74 参照）を有している場合や中心嵌合位と顆頭安定位にずれが生じていることもあるので，下顎位については詳細に診察する．下顎安静位は安静空隙の量を規定するため重要な顎位である．なお，顎位は座位か水平位かによっても変化するので注意が必要である．

次に開閉口時にスムーズな下顎運動が行われるかを正面から観察する．同時に顎関節に指を当てるなどして関節雑音の有無，圧痛，開口障害の有無も含め，顎関節に問題がないかを診察する．同様に下顎の左右側および前方への誘導時のガイドや咬頭干渉も診察する．閉口運動時には歯の早期接触がないかを確認する．早期接触がある場合，歯種を同定し，早期接触後の下顎の機能的偏位の量や方向を診察する．また，下顎の限界運動を前後方向，左右方向に行わせて観察することも重要である．

6）口腔習癖

母指吸引癖などの吸指癖，弄指癖，弄舌癖，口呼吸，異常嚥下癖，咬爪癖，睡眠態癖など，不正咬合の原因となりうる口腔習癖の有無を確認する．また，手指や爪（吸いダコや深爪など），診察中の患者の仕草などから口腔習癖が推測できることもあるので注意深く観察する．さらに，小児の患者では，保護者に日常生活での癖や睡眠中の状態などを問診する．

7）発音異常・構音障害

前歯部の開咬や反対咬合，重度な叢生などでは特に子音の構音に異常を認めることがある．また，口蓋裂の患者で，鼻咽腔閉鎖機能不全により音声が鼻腔に漏れてしまう鼻音化，特有のひずみ音である声門破裂音，口蓋化構音などの構音異常などを認める場合は，言語訓練が必要

となる.

③ 口腔内の診察

1）歯周組織および小帯

　口腔衛生状態が悪く歯肉炎や歯周病が認められる場合は，口腔衛生指導や歯周治療で改善が認められるまでは矯正歯科治療は開始しないのが原則である．特に成人では歯周病の既往の聴取はもちろん，歯周ポケットの検査も行うことが望ましい．さらに，遊離歯肉に連続する付着歯肉の幅が不十分な症例もあるので注意深く観察する.

　反対咬合や前歯部の早期接触を認める場合，歯肉退縮を伴う咬合性外傷がみられることがある．このような症例では患歯の動揺度のチェックやポケットの検査を含めた診察が必要になる.

　上唇小帯の高位付着や肥厚は上顎中切歯の正中離開を生じる場合があるので，上唇を引き上げて付着位置や肥大の程度を確認する．また，舌小帯については舌を正しい位置に保持できるか，舌運動に制限が加わっていないかを確認する.

2）咽頭部および扁桃部

　口蓋扁桃の肥厚や咽頭扁桃の過度の肥大（アデノイド）があると，気道が狭くなり，口呼吸を生じることがある．上顎歯列の狭窄や舌の突出，口唇閉鎖不全といったアデノイド顔貌を呈していないか，十分な診察を行う.

3）舌

　舌の位置と大きさは不正咬合とかかわることが多いため，巨舌症や小舌症などがないか観察する．舌が大きい場合，歯列に舌（口蓋）側から力が加わるため，歯列弓幅径や長径が拡大する．これらは舌の位置にもよるが，空隙歯列や開咬，さらには交叉咬合の原因になる．また，舌の辺縁に歯の圧痕を観察することがある．一方，舌が小さい場合には，歯列が舌側（口蓋側）に傾斜して叢生を生じる場合がある.

　舌は咀嚼・嚥下・構音などにきわめて重要な器官であることから，形態の観察にとどまらず，安静時や嚥下時，さらには会話時の動きを精査することが重要である．安静時や機能時に舌突出癖がある場合には，口腔筋機能療法（MFT）（☞ p.294 参照）の適用を検討する.

4）現在歯の萌出位置と萌出時期

　萌出している乳歯および永久歯，歯年齢，欠如歯，過剰歯の有無などを記録する．欠如歯は抜歯によるものか先天性欠如なのかを問診により確認する．また，萌出している歯の動揺の有無を触診で確認する.

　萌出している歯の位置異常（個々の歯の位置異常：転位，傾斜，捻転，低位，高位，移転，数歯にわたる位置異常：正中離開，対称捻転，叢生）や，埋伏や萌出遅延などの萌出時期の異常についても記載する.

5）歯の大きさと形態

　歯の大きさや形態の異常は不正咬合の原因となるとともに，矯正歯科治療の治療方針を考えるうえで考慮しなければならない重要な情報である．矮小歯，巨大歯，癒合歯，癒着歯，シャ

ベル型切歯，カラベリ結節，中心結節など，個々の歯の大きさと形態の異常について観察し記載する．

6）咬合関係

上下顎の咬合関係は近遠心関係として反対咬合，上顎前突や上下顎前突，垂直関係としては過蓋咬合，切端咬合や開咬，水平関係としては交叉咬合，鋏状咬合について有無を含めて記録する．叢生や空隙の有無も確認する．こうした上下顎の位置関係の問題を含めた不正咬合の現症は，診断や治療方針の決定に大きな影響を与える項目であるので三次元的に観察する．

前歯部ではオーバージェットとオーバーバイトを確認する．個々の歯の位置異常や萌出状態によっては左右差のある場合もあるため注意する．

さらに，上下顎歯列の正中が，設定した顔面正中に対してどのような位置関係にあるか，また上下顎歯列弓そのものの正中の関係についても確認する．

7）咬合の分類

第一大臼歯については Angle の不正咬合の分類に従った記載を，乳歯列の場合にはターミナルプレーンの記載を行う．

8）歯列弓形態

歯列弓形態の問題の有無を診察し，狭窄歯列弓，Ｖ字型歯列弓，鞍状歯列弓，空隙歯列弓などについて記載を行う．上顎歯列に狭窄がある場合には片側あるいは両側の臼歯部交叉咬合を認める場合もあるので，不正咬合と関連づけて診察を行う．

9）利用できる空隙の評価

歯列に空隙があれば，未萌出永久歯の萌出余地があるかどうかなどを観察する．最終的には模型分析などの検査によって精密な情報を得ることになるが，現症を把握する診察の段階でも空隙や叢生の程度を見極め，患者と情報を共有することは重要である．

10）齲蝕，修復物，補綴装置の確認

齲蝕の有無，修復物，補綴装置などの状態を記録する．疼痛の有無のみならず，修復した時期，補綴装置を装着した時期や原因，さらには抜歯後にそのまま放置している場合には期間なども含め可能なかぎり記載する．特に長期間歯のない状況が続いている場合には歯槽骨が頬舌的にも垂直的にも吸収しており，歯の移動に影響を与える場合があることから触診も含めて診察する．

11）優先して治療が必要な部位や症状の見極め

矯正歯科治療においては，一般に検査項目の分析などに時間を要する．このため，診察時に処置が必要と思われる齲蝕などはかかりつけ歯科医などを受診することを勧める．ただし，齲蝕歯が矯正歯科治療の抜去対象となる場合もあることから，抜歯の可能性について十分な説明と同意を得ておくことが必要である．このほか，歯周病の治療，嚢胞などで早期の開窓が必要な場合，すみやかな保隙が必要な場合，早期接触による障害が強い場合，急性症状を有する場合など，先行して一般歯科治療を行うこともある．

（佐藤嘉晃）

9章 検査

I 形態的検査

形態的検査とは，生体情報の中でも特に生体組織の形，大きさ，位置関係など形態的な特徴を採得し，個々の患者における病態の一側面をより客観的な情報として診断や治療に役立たせるための手段である．

I・1 全身的検査

学童期の矯正歯科治療は全身の成長発育の影響を受け，さらに，口腔領域には全身的な疾患や病的状態の一部が現れることもあり，その場合の矯正歯科治療の予知性や治療目標の設定には十分な配慮が必要となる．したがって，患者の口腔内の現症が今後どのように推移するものか，全身的検査から個々の生物学的な背景（全身状態）や現時点における発育・成熟の段階（生理的年齢）を知ることが重要である．

❶ 身長・体重

特に成長期における矯正歯科治療においては，顎骨の大きさが増齢に伴ってどのように変化するかを推測することが治療の成否に大きく影響を及ぼす．身長・体重の計測値は，同年代の児童の平均成長と比較する場合や（**図 9-I-1**），個体内の経年的な変化を探る場合，もしくは身体の他の部位との関係を算出して成長量を推定する場合（相対成長理論による予測）などに用いられる．特に，軟骨性成長を反映する身長の増加は，下顎骨の成長時期を評価するうえで重要である．また，極度の低身長や高身長を示す場合には，成長ホルモンなど内分泌系の障害や先天的異常にも留意する必要がある．

❷ 骨年齢（骨成熟度）

手根骨エックス線写真（主に手根骨と手骨）上でみられる骨の成熟度を，標準の骨発育エックス線図譜と比較して数値化し，個体の発育度を評価する（☞ p.20 **図 3-I-5**，**9-I-16** 参照）．指標としては，手根骨骨核の出現数や成熟度，骨端軟骨の癒合の程度などを用いる．臨床的には，母指尺側種子骨は，最大身長成長速度を示す時期の 1 ～ 2 年前に出現し，それより少し遅れて下顎骨の思春期性成長スパートが到来するとされている．

また，被曝の影響を考慮し，診断に用いられる頭部エックス線規格写真で観察される頸椎の形態変化を成長の指標に用いる CVM（cervical vertebral maturation）法が使われることもある．

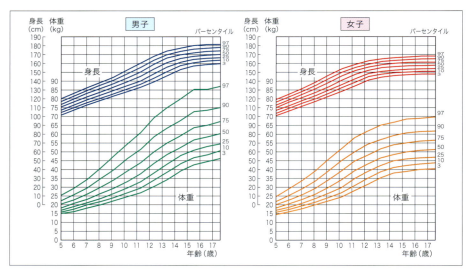

図9-Ⅰ-1　パーセンタイル成長曲線（文部科学省：学校保健統計調査．学校保健統計調査による身体発育値および発育曲線，2022．）

Ⅰ・2　顔面写真

　不正咬合は，上下口唇の位置や緊張度，表情筋の活性などに影響を及ぼす．また，患者は治療効果として審美的な顔貌の改善を求めていることも少なくない．したがって，顔面写真は診断時における現症の記録とともに治療効果の比較基準としても重要である．また，頭部エックス線規格写真分析や模型計測による顎骨や歯列の形態分析結果と顔面写真における視覚的な特徴点とを比較することによって，相互の信頼性が増す．一般的には，正面，斜位，側面の方向から安静位もしくは咬合した状態で撮影する．審美的な評価として，スマイル（微笑）時の歯肉露出度や口角部の挙上の程度，前歯切縁の彎曲度などを撮影する場合もある（**図9-Ⅰ-2**）．

❶ 正面（正貌）

　患者本人が認識する自身の顔であり，顎関節症や顎変形症の場合は，特に対称性の評価に用いる．
① 顔面型：輪郭の特徴（卵円形，方型など）
② 対称性：正中の偏位，眼裂や口角部の水平性，輪郭や鼻唇溝の左右差
③ 緊張状態：口唇の厚みや翻転状態，口腔周囲筋やオトガイ筋緊張の有無

❷ 斜　位

　斜め45°から撮影する．他人が認識する顔に近い．

❸ 側面（側貌）

　前歯歯軸傾斜の程度や上下顎骨の前後的位置関係，下顎骨の形態的特徴が外表の軟組織を介してではあるが明瞭に認識される．中顔面の突出あるいは陥凹，下顎顎角部形態や下顎下縁平

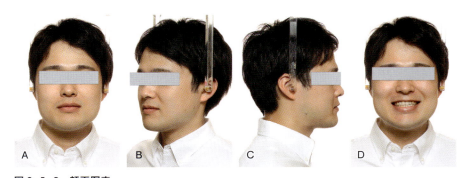

図9-Ⅰ-2 顔面写真
A：正面．B：斜位．C：側面．D：スマイル時．

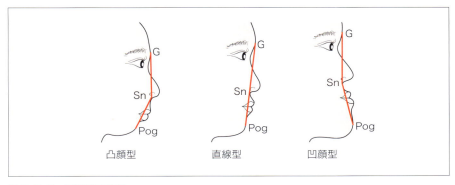

図9-Ⅰ-3 側貌型の分類
G：グラベラ（額の最前点），Sn：サブナザーレ（軟組織上の鼻下点），Pog：ポゴニオン（軟組織上の下顎骨オトガイ部の正中断面像の最突出点）
凸顔型：G-Pog に対して Sn が前突している．
直線型：G-Sn-Pog が直線的に位置している．
凹顔型：G-Pog に対して Sn が後退している．

面の傾斜，口元の審美性の評価などに用いられる．

1）側貌型の分類（図9-Ⅰ-3）

側貌型 profile は前額部とオトガイ部を結んだ線と中顔面部の前後的位置関係から評価する．
① 凸顔型（コンベックスタイプ）convex (facial) type
② 直線型（ストレートタイプ）straight (facial) type
③ 凹顔型（コンケイブタイプ）concave (facial) type

2）口元の審美性の評価

鼻尖とオトガイを結んだ線（E ライン esthetic line）と上下口唇の最突出点の位置関係から評価する（**図9-Ⅰ-34 参照**）．

Ⅰ・3 口腔内写真

歯，歯列弓，咬合状態，歯周組織，舌，口腔軟組織の状態や口腔清掃状態など，多くの情報を読みとることができる．咬頭嵌合位における正面，左右側面，開口時の上下顎咬合面，前歯

Ⅱ編　診断学

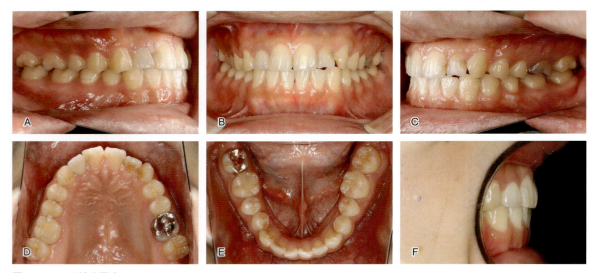

図9-Ⅰ-4　口腔内写真
A：右側面．B：正面．C：左側面．D：上顎咬合面．E：下顎咬合面．F：前歯部側方．

部側方を撮影する（**図9-Ⅰ-4**）．症例によっては早期接触部位での記録や舌突出癖など口腔習癖発現時をとらえた撮影も有用である．また，犬歯誘導など側方運動時の接触関係を撮影し，機能的診断の一助とする場合もある．

Ⅰ・4　口腔模型

　矯正歯科治療では歯の垂直的移動や歯列弓の拡大なども行われることから，矯正診断用の口腔模型では，歯肉頬移行部（口腔前庭最深部）まで再現する必要がある．口腔模型は実寸大の記録であり，さまざまな方向からの観察が可能なため，口腔内の視診では得られない多くの情報を得ることができる．抜歯の選択や拡大量の算定など，治療方針の決定に際しては模型から得られる計測値が重要な資料となる．口腔模型には顎態模型と平行模型がある．
　顎態模型は，模型上にフランクフルト平面（上下基底面とする），正中矢状平面（模型正中線），眼窩平面（通常は上顎犬歯の尖頭付近を通過，上顎基底面に印記）のSimonの三平面（**図9-Ⅰ-5**）が付与された模型であり，それぞれの平面に対する歯列弓の位置から顔面頭蓋に対するその垂直的，水平的，前後的な評価を可能とする（**図9-Ⅰ-6A**）．
　平行模型は，咬合平面と模型の上下基底面を平行にした模型である（**図9-Ⅰ-6B**）．
　また，近年，口腔内スキャナー intraoral scanner（IOS）による光学印象も広く用いられている（**図9-Ⅰ-7**）．

❶ 模型の観察

① 萌出歯，歯数，歯の交換状態
② 歯冠形態，咬耗の有無と位置
③ 歯の植立状態，位置異常，接触点の連続性

148

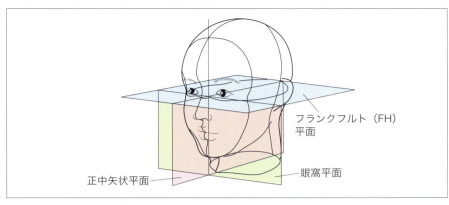

図 9-Ⅰ-5　Simon の三平面

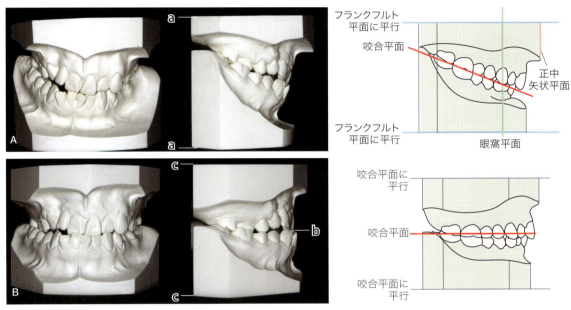

図 9-Ⅰ-6　口腔模型
A：顎態模型．上下基底面（a）はフランクフルト平面と平行に設定する．
B：平行模型．咬合平面（b）と上下基底面（c）を平行に設定する．

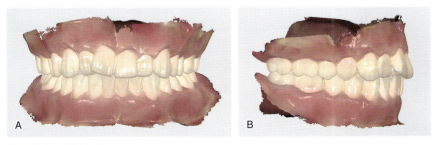

図 9-Ⅰ-7　光学印象
咬合接触状態や歯冠の色調，顎運動などを取得できるだけでなく，CAD ソフトウエアによる治療シミュレーションや CAM ソフトウエアによる装置の製作などにも応用が期待できる．

④ 口蓋の形態，舌小帯，上唇小帯，頰小帯の付着状態

⑤ 歯肉の退縮など歯周組織の状態

⑥ 上下顎歯列弓および歯槽基底部の形態と対称性

⑦ 上下顎歯列の咬合状態，オーバージェット，オーバーバイト，臼歯関係，犬歯関係

⑧ 上下顎前歯の正中，正中口蓋縫合との位置関係

❷ 模型計測法

1/20 mm 縮尺つきノギス，大坪式模型計測器などを用いて歯冠，歯列弓，歯槽基底の幅径と長径，アーチレングスディスクレパンシーなどを計測する（図9-Ⅰ-8）．得られた計測値は，標準偏差図表上にプロットし，標準値と比較する（図9-Ⅰ-9）．最近では歯科用コーンビームCT（CBCT）画像や光学印象などのデジタル情報を用いた計測方法も開発されている．

1）歯冠近遠心幅径
萌出歯の近遠心最大幅径（ノギスで計測）

2）歯列弓
① 歯列弓幅径 coronal arch width：両側第一小臼歯頰側咬頭頂間距離（ノギスで計測）
② 歯列弓長径 coronal arch length：両側第一大臼歯遠心接触点を結ぶ線から中切歯中点までの垂直距離（大坪式模型計測器で計測）

3）歯槽基底弓
① 歯槽基底弓幅径 basal arch width：両側第一小臼歯の根尖部に相当する歯肉最深部間の距離（ノギスで計測）

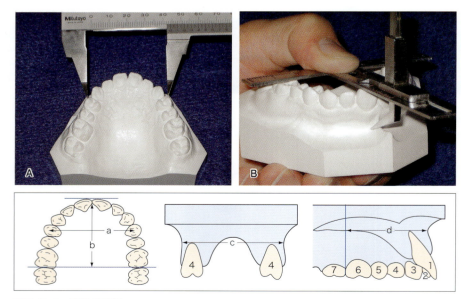

図9-Ⅰ-8　模型の計測
A：歯列弓幅径の計測法，B：歯列弓長径・歯槽基底弓長径の計測法．
a：歯列弓幅径，b：歯列弓長径，c：歯槽基底弓幅径，d：歯槽基底弓長径

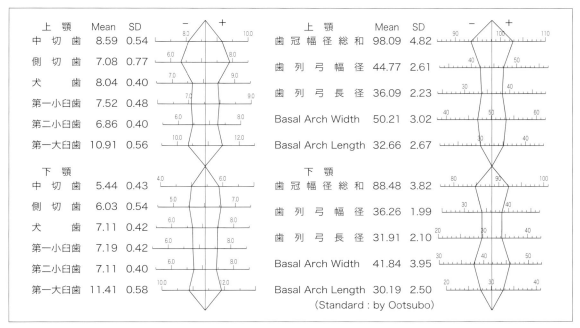

図9-Ⅰ-9　模型計測に用いる標準偏差図表（男性）

② 歯槽基底弓長径 basal arch length：両側第一大臼歯遠心接触面から中切歯唇側歯肉最深部の距離（大坪式模型計測器で計測）

4) トゥースサイズレイシオ

トゥースサイズレイシオ tooth-size ratio は上下顎の歯冠の近遠心幅径の総和を求め，その比率を算出したもので，上下顎歯列の不調和を評価し，矯正歯科治療における最終段階での咬合状態を推測する際の参考とする（Bolton分析）．

$$\text{オーバーオールレイシオ} = \frac{\text{下顎12歯の歯冠幅径の総和（mm）}}{\text{上顎12歯の歯冠幅径の総和（mm）}} \times 100 \, (\%)$$

日本人標準値：91.37 ± 2.10%

$$\text{アンテリアレイシオ} = \frac{\text{下顎6前歯の歯冠幅径の総和（mm）}}{\text{上顎6前歯の歯冠幅径の総和（mm）}} \times 100 \, (\%)$$

日本人標準値：78.09 ± 2.19%

オーバーオールレイシオは両側中切歯から第一大臼歯の12歯で算出し，アンテリアレイシオは両側中切歯から犬歯の6歯で算出する．

例として，オーバーオールレイシオが標準値からかなり小さい場合には，下顎の歯冠幅径の総和が小さい，または上顎の歯冠幅径の総和が大きいことになる．したがって，前歯部のオーバージェットとオーバーバイトを適正にしようとすると，以下のどれか，または組み合わせて行う必要があると推測される．

① 臼歯部の咬合関係をⅢ級傾向にする．

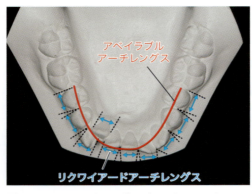 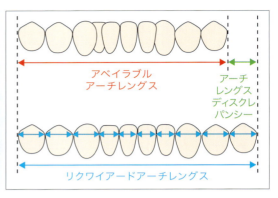

図 9-Ⅰ-10　アーチレングスディスクレパンシー
アベイラブルアーチレングス（歯列弓周長；赤）は，第一大臼歯近心面から各歯の接触点（切歯では切縁）を通り，反対側の第一大臼歯近心面までを結んだ距離である．
リクワイアードアーチレングス（青）は，第二小臼歯から反対側の第二小臼歯までの歯冠幅径の和である．
アーチレングスディスクレパンシー（緑）は，アベイラブルアーチレングス（赤）からリクワイアードアーチレングス（青）を引いた値である．この図ではアーチレングスディスクレパンシーはマイナスを示し，叢生であることがわかる．

② 臼歯部の咬合関係はⅠ級とし，上顎の歯冠幅径を小さくするために隣接面の削合を行う．
③ 臼歯部の咬合関係はⅠ級とし，下顎歯列を空隙歯列とする．もしくは，空隙に対して補綴治療を行う．

5）アーチレングスディスクレパンシー

　歯の大きさとそれを収容する歯槽基底の大きさに不調和があると，歯列に叢生や空隙が生じる．この不調和の程度を表す指標として，アーチレングスディスクレパンシー arch length discrepancy を用いる．これは歯列弓周長（アベイラブルアーチレングス available arch length）と第二小臼歯から反対側の第二小臼歯までの歯冠幅径の和（リクワイアードアーチレングス required arch length）の差の値であり，口腔模型から得られた計算値を上下顎においてそれぞれ算出する（**図 9-Ⅰ-10**）．その値がマイナスの場合は叢生状態を表し，プラスの場合は空隙歯列を表す．第一大臼歯から反対側の第一大臼歯までの12歯を計測する場合もある．

（1）真鍮線を用いる方法（Nance の分析）（図 9-Ⅰ-11A）

① 仮想の歯列弓周長：臼歯部は個々の歯の接触点を通り，前歯部は切縁を通る円弧を真鍮線でつくり，歯列における使用可能な空隙を計測する．
② 第二小臼歯から反対側第二小臼歯までの歯冠幅径の和を算出する．
③ ①と②の差を算出する．アーチレングスディスクレパンシー＝①－②

（2）部分計測法（図 9-Ⅰ-11B）

　第一大臼歯から反対側の第一大臼歯までの12歯を2本ずつ6区画に分け，各区画の幅径の合計からその区画に含まれる2歯の近遠心幅径の和を差し引き（Lundström の区画分析），それらの総和をアーチレングスディスクレパンシーとする．また，正しく排列されている部分はそのままとし，ブロークンコンタクト（隣接歯間における上下的，頰舌的なずれ）の部分において1～3歯のディスクレパンシーとして計測し，後で合計してアーチレングスディスクレパ

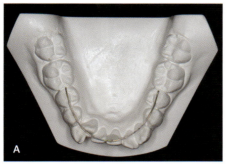
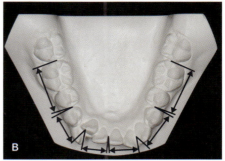

図 9-Ⅰ-11　アーチレングスディスクレパンシーの計測
A：真鍮線を用いる方法．B：部分計測法．

表 9-Ⅰ-1　回帰方程式（小野博志：乳歯および永久歯の歯冠近遠心幅径と各歯列内におけるその相関について．口病誌，27：221～234，1960．）

	性別	相関係数	回帰方程式（mm）
上　顎 x：上顎 4 切歯	男 女	0.70 0.75	$y = 0.389x + 10.28 \pm 0.58$ $y = 0.421x + 9.03 \pm 0.61$
下　顎 x：下顎 4 切歯	男 女	0.72 0.76	$y = 0.523x + 9.73 \pm 0.50$ $y = 0.548x + 8.52 \pm 0.56$
下顎→上顎 x：下顎 4 切歯	男 女	0.65 0.72	$y = 0.534x + 10.21 \pm 0.58$ $y = 0.573x + 9.02 \pm 0.61$

ンシーを算出する簡便法も使用される．

6）未萌出側方歯群歯冠幅径の予測

　混合歯列期において，未萌出の永久歯側方歯群の歯冠幅径を推定することができれば，永久歯列完成時のアーチレングスディスクレパンシーを予測することが可能となる．
　未萌出歯の歯冠幅径の予測法には，以下の方法がある．

（1）反対側の同名歯から予測する方法
（2）エックス線写真を用いる方法
　歪みの少ないエックス線写真上で計測し，すでに萌出している隣在歯などの実測値から拡大率を調べたうえで実長を算出する．

（3）統計学的に得られた回帰方程式や確率表を用いる方法
（a）回帰方程式予測法
　日本人小児の永久 4 前歯の歯冠幅径総和（x）と片側の犬歯，第一，第二小臼歯の歯冠幅径総和（y）との間にみられる相関関係をもとに推定する方法（**表 9-Ⅰ-1**）．

（b）確率表を用いる方法
　下顎 4 切歯歯冠幅径の総和から，上下顎の犬歯，第一小臼歯，第二小臼歯の歯冠幅径総和との間にみられる相関関係をもとに，5～95％にわたる確率表を用いて予測する．通常，75％水準を用いる（白人小児の計測値，Moyers）．

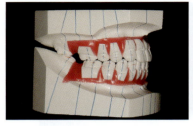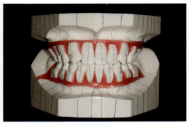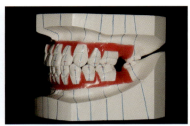

図9-Ⅰ-12 セットアップモデル

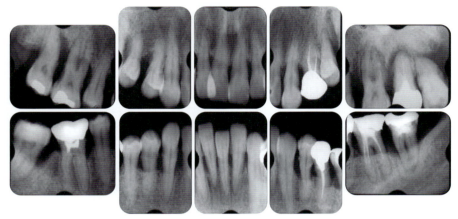

図9-Ⅰ-13 (デンタル)エックス線写真

Ⅰ・5 セットアップモデル

　セットアップモデル(予測模型)とは,口腔模型の個々の歯を分割・移動し,ワックスにて再排列したものである(**図9-Ⅰ-12**).

　診断用セットアップモデルは,治療の最終段階における咬頭嵌合状態を予測し,個々の歯の移動量や方向,固定源の強度,抜歯部位の選択などの検討に用いる.

　すべての歯を移動させる場合には,咬合高径が変化してしまうおそれがあるため,平行模型を完全に複製した複模型上や咬合器に装着した状態で製作することが望ましい.その場合は,咬合器に上下顎歯列の垂直的位置関係を維持しながら咬合平面と基底面を平行に装着する.

Ⅰ・6 画像検査

　顎顔面頭蓋や歯根位置に関する検査には主にエックス線写真が用いられる.

❶(デンタル)エックス線写真

　10枚法(**図9-Ⅰ-13**)あるいは14枚法がある.パノラマエックス線写真にて側方歯が観察可能な場合には,上下顎4前歯のみの撮影とすることも多い.デンタルエックス線写真では以下のような情報を得ることができる.
① 永久歯の先天性欠如,過剰歯,埋伏歯の有無

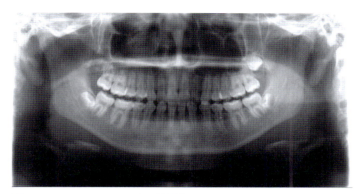

図9-Ⅰ-14　パノラマエックス線写真

② 歯根の形成段階，歯根吸収および歯槽骨吸収の有無
③ 歯根膜腔開大の有無，骨性癒着の有無
④ 乳歯歯根の吸収状態，後継永久歯の萌出状況
⑤ 硬組織疾患の有無，歯髄治療の状況，補綴・保存治療の状況

❷ パノラマエックス線写真

　断層撮影の一種であり，上下顎歯列と歯槽骨や顎骨の状態を全体的にとらえることができる．また，上顎洞や鼻腔，顎関節の状態も観察できる．ただし，前歯部に関しては後方組織との重なりから判別に注意を要する（**図9-Ⅰ-14**）．パノラマエックス線写真では以下のような情報を得ることができる．
① 歯の交換順序，萌出方向の異常
② 第三大臼歯の有無，萌出方向
③ 顎関節の形態
④ 鼻腔，副鼻腔の異常
⑤ 永久歯の先天性欠如，過剰歯，埋伏歯の有無
⑥ 矯正歯科治療による歯根（歯軸）方向の変化
⑦ 歯槽骨レベルの増減

❸ オクルーザルエックス線写真

　埋伏歯，過剰歯の位置や方向の確認，口蓋裂の位置や欠損状態の観察などに用いる．また，急速拡大時の正中口蓋縫合の離開状態や化骨程度の確認にも用いる（**図9-Ⅰ-15**）．

❹ 手根骨エックス線写真

　成長期における骨成熟度の判定に用いられ，手根骨や中手骨の出現，骨端核の骨化の程度などで判断する（**図9-Ⅰ-16**）．特に，母指尺側種子骨は，最大身長成長速度を示す時期の1〜2年前に，母指の第一関節尺側に出現する小さな骨であり，この骨が出現する頃から男女とも

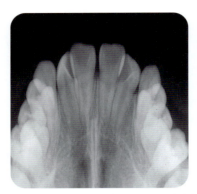 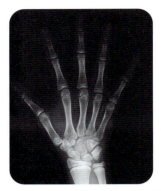

図9-Ⅰ-15　オクルーザルエックス線写真　　　　図9-Ⅰ-16　手根骨エックス線写真

に思春期性成長スパートが始まり，身長や顎骨の発育が活発になる．母指尺側種子骨が出現すると（☞ p.20 図3-Ⅰ-5 参照），骨成熟度指数 bone maturity index（BMI）は約65％といわれている．

❺ 頭部エックス線規格写真 （☞ p.158 参照）

❻ 顎関節部のエックス線写真

顎関節症や顎変形症の検査において，関節部の位置異常や形態異常を観察するために用いる．Schüller 撮影法，Parma 法，断層撮影法などがある．

❼ エックス線CT

エックス線CT X-ray computed tomography とは，コーンビーム CT の開発以前に使用されていた平面状（ファン状）のエックス線を用いたヘリカル CT なども含む CT 全体の総称である．一般的に空気を －1,000，水を 0 とする比例計算で求めた相対吸収係数値を CT 値として計測することができる．

❽ コーンビームCT

コーンビーム CT cone-beam computed tomography（CBCT）は，被写体の周囲から連続した円錐状（コニカル）のエックス線を照射し，対側の平面状の検出器によって得られたエックス線減弱度の差を画像化する断層撮影法である．三次元的な顎骨形態や歯根形態の把握，顎関節状態や気道形態など多くの情報を得ることができる（図9-Ⅰ-17）．従来のヘリカル CT と比較し，撮影時間の短さや被曝線量が少ないことが特徴である．得られたボクセルデータから，任意の断面の描出や，歯の移動および外科的矯正治療のシミュレーションも可能である．

❾ MRI

MRI（magnetic resonance imaging；磁気共鳴画像）は，プロトン原子核に一定の周波数の電磁場エネルギーを与えた際の共鳴現象を利用し，その際に放出されたエネルギーをコン

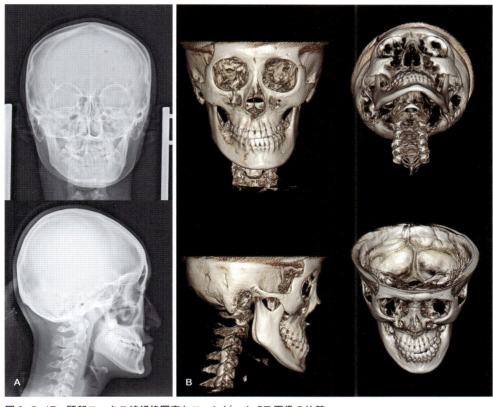

図 9-Ⅰ-17 頭部エックス線規格写真とコーンビーム CT 画像の比較
A：頭部エックス線規格写真．B：コーンビーム CT 画像．
従来の頭部エックス線規格写真ではみることができない三次元的な骨の位置関係や変形を容易に観察することができる．

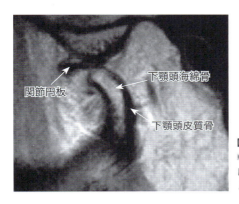

図 9-Ⅰ-18 顎関節部の MRI 画像（T2 強調画像）
軟組織や液状成分の観察に適しており，顎関節症における顎関節円板の位置異常などを評価することができる．

ピュータにて画像化したものである．脂肪組織が最も信号強度が強くなる T1 強調画像と，水などで信号強度が強くなる T2 強調画像がある．軟組織や液状成分の観察に適しているため，顎関節症における顎関節円板の位置異常などを評価することができる（**図 9-Ⅰ-18**）．

（槙　宏太郎，芳賀秀郷）

Ⅱ編　診断学

表 9-Ⅰ-2　頭部エックス線規格写真分析の長所と短所

長　所	・定量的な計測が可能である ・規格写真であるため，個体間比較・個体内比較を行うことができる．すなわち，標準的な形態との比較，成長あるいは矯正歯科治療による経時的変化を評価することができる ・これまで広く利用されてきたため標準値が発表され，分析法が確立されている
短　所	・さまざまな解剖学的構造物が重なり合って表示されるため，判別が困難な構造物がある ・投影像の位置によって構造物の拡大率が異なる ・軟組織の形態的特徴を詳細には把握できない ・形態的特徴の二次元評価のみ可能であり，三次元評価はできない ・放射線被曝を受ける

Ⅰ・7　頭部エックス線規格写真分析

頭部エックス線規格写真（セファログラム）は，1931 年 Broadbent，Hofrath によって発表されて以来，歯科矯正学領域における臨床・研究の両面で，現在まで広く応用されている．頭部エックス線規格写真は，エックス線管球，頭部およびフィルムの方向と距離を一定に保って撮影することで，患者の頭部について定量的な評価が可能であり，その形態的特徴を把握するための有効な手段である．主な利用法としては，①標準的な値との比較によって診断・治療計画の立案に役立てる，②矯正歯科治療前後の顎顔面形態の比較，および③成長による経時的な変化の観察などがあげられる．このように，頭部エックス線規格写真は規格写真であり標準値が報告されていることから，標準的な形態との比較，矯正歯科治療結果の評価，成長の評価などの目的で，矯正歯科治療の診断・治療計画の立案に欠くことのできない検査である．

表 9-Ⅰ-2 に頭部エックス線規格写真分析の長所と短所を示す．

❶ 撮影の規格

被写体の頭部の固定にはイヤーロッドを用い，フランクフルト平面（眼耳平面）と床面（地面）を平行にする．一方，頭部の固定は行わず，自然な姿勢である自然頭位で撮影することもある．側面の撮影時には，頭部の正中矢状平面とフィルムを平行に保ち，エックス線の中心線が左右のイヤーロッドの軸を通るように設定する．エックス線管球から正中矢状平面まで，正中矢状平面からフィルムまでの距離を，それぞれ 150 cm，15 cm と規定してあるものが一般的であり，拡大率は 1.1 倍となる（**図 9-Ⅰ-19**）．

❷ 撮影方向

① 正面 postero-anterior：頭部の正面を後方から前方へ向かって撮影する方法で，顎顔面形態の側方的および垂直的な特徴を分析できる（**図 9-Ⅰ-20A**）．

② 側面 lateral：頭部の側面から撮影する方法で，症例分析に広く用いられ，顎顔面形態の前後的および垂直的な特徴を分析できる（**図 9-Ⅰ-20B**）．

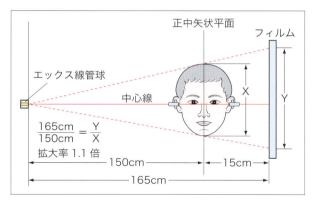

図9-Ⅰ-19 頭部エックス線規格写真の撮影条件

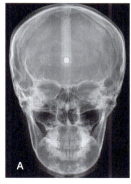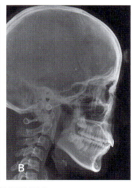

図9-Ⅰ-20 頭部エックス線規格写真
A：正面．B：側面．

❸ 目　的

1）正面頭部エックス線規格写真分析

下顎骨の側方偏位，下顎骨の左右非対称，上下顎歯列の正中の偏位，咬合平面の水平的傾斜，歯列弓・歯槽基底弓幅径などの評価を行う．

2）側面頭部エックス線規格写真分析

前後的・垂直的な骨格系の特徴（上顎骨の大きさと位置，下顎骨の大きさと位置，上顎骨と下顎骨の相互的位置関係，下顎骨の形態）および歯系の特徴（上顎中切歯の唇舌的傾斜，下顎中切歯の唇舌的傾斜，上下顎中切歯間の角度，上顎大臼歯の位置，下顎大臼歯の位置，上下顎大臼歯の相互的位置関係）などの評価を行う．

❹ 分析法

1）計測点（図9-Ⅰ-21）

① ナジオン nasion（N）：前頭鼻骨縫合部の最前点
② セラ sella（S）：蝶形骨トルコ鞍の壺状陰影像の中心点
③ オルビターレ orbitale（Or）：眼窩骨縁の最下方点
④ ポリオン porion（Po）：外耳道上縁の最上方点
⑤ 前鼻棘 anterior nasal spine（ANS）：前鼻棘の尖端点
⑥ 後鼻棘 posterior nasal spine（PNS）：後鼻棘の尖端点
⑦ A点 point A（A）：前鼻棘と上顎中切歯間歯槽突起稜（プロスチオン：Pr）との間の上顎骨外形線上の最深点
⑧ B点 point B（B）：下顎中切歯間歯槽突起稜（インフラデンターレ：Id）とポゴニオンとの間の下顎骨外形線上の最深点
⑨ ポゴニオン pogonion（Pog）：下顎骨オトガイ部の正中断面像外形線上の最前方点．通常，下顎下縁平面に垂直な接線を引くことによって，または，ナジオンからオトガイに引いた接線によって，接点として決定される．

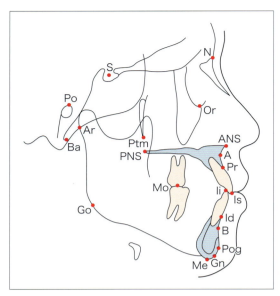

図9-Ⅰ-21 側面頭部エックス線規格写真のトレースにおける主な計測点

⑩ 翼口蓋裂（翼上顎裂）pterygomaxillary fissure（Ptm）：翼口蓋窩の最下点
⑪ グナチオン gnathion（Gn）：顔面平面と下顎下縁平面とのなす角の2等分線が下顎骨オトガイ部の正中断面像と交わる点
⑫ メントン menton（Me）：下顎骨オトガイ部の正中断面像外形線上の最下点．通常シンフィシス*の下縁に接線を引いてつくる下顎下縁平面との接点として決定される．
⑬ ゴニオン gonion（Go）：下顎下縁平面と下顎枝後縁平面とのなす角の2等分線が下顎顎角部外形線と交わる点
⑭ バジオン basion（Ba）：大後頭孔の前縁上の最下方点
⑮ アーティキュラーレ articulare（Ar）：頭蓋底下縁の陰影像が下顎枝後縁と交わる点
⑯ Mo：上下顎第一大臼歯の咬頭嵌合の中央点
⑰ Is：上顎中切歯切縁
⑱ Ii：下顎中切歯切縁

　計測点が左右ある場合は，その中点をとる．

2）計測平面（図9-Ⅰ-22）

① SN平面 SN plane：SとNとを結ぶ直線
② フランクフルト（FH）平面 Frankfort horizontal plane：OrとPoとを結ぶ直線
③ Y軸 Y axis：SとGnとを結ぶ直線
④ 顔面平面 facial plane：NとPogとを結ぶ直線

---

*シンフィシス symphysis
左右の骨が正中で結合（線維軟骨結合）する部位をいう．出生時左右で分かれている下顎骨は生後4〜12か月の間に正中で結合し下顎結合部を形成することから，この部位をシンフィシスとよぶことが多い．側面頭部エックス線規格写真で洋梨様の外形を呈する．

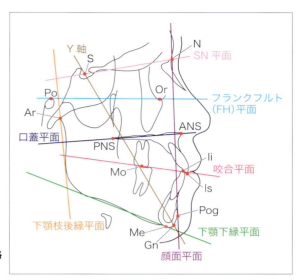

図 9-Ⅰ-22 側面頭部エックス線規格写真のトレースにおける計測平面

⑤ 口蓋平面 palatal plane：ANS と PNS とを結ぶ直線
⑥ 咬合平面 occlusal plane：上下顎中切歯切縁（Is と Ii）の中点と Mo とを結ぶ直線
⑦ 下顎下縁平面 mandibular plane：下顎下縁の後方部と下顎骨オトガイ部の正中断面像の下縁に引いた接線
⑧ 下顎枝後縁平面 ramus plane：Ar から下顎枝後縁に引いた接線
　計測平面が 2 本引ける場合は，その中線とする．

3）計測項目

　頭部エックス線規格写真を分析するために多くの分析法が発表されており，さまざまな計測項目を用いて，顎顔面頭蓋の形態的特徴が評価されている．その中でも，Downs 法，Northwestern 法，Tweed 法などの計測項目が一般的である．しかし，いずれの計測項目を用いても，幾何学的誤差などにより，すべての形態的特徴を表せるわけではないので注意を要する．顔貌の診察も含めて，軟組織・硬組織形態を総合的に評価することが重要である．以下に，代表的な計測項目を記述する．

(1) Downs 法

　1948 年，頭部エックス線規格写真について Downs によって発表された最初の分析法で，現在でも広く用いられている．フランクフルト平面を分析の基準とし，骨格系と歯系の分析項目の 2 つに大別して顎顔面の形態的特徴を数量化する．

(a) 骨格系 skeletal pattern（図 9-Ⅰ-23）

① **顔面角** facial angle：顔面平面とフランクフルト平面とのなす角度（**図 9-Ⅰ-23** ①）．オトガイ部の前後的位置を評価する．オトガイ部はこの角度が大きい場合に前方位を，小さい場合に後方位を示す．
② **上顎突出度** angle of convexity：直線 NA と直線 APog とのなす角度（補角）（**図 9-Ⅰ-23** ②）．A 点が顔面平面より前方にあるときをプラス，後方にあるときをマイナスとする．オト

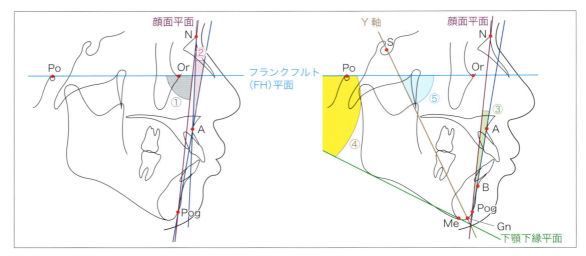

図 9-Ⅰ-23 Downs 法の骨格系の計測項目
①顔面角，②上顎突出度，③ A-B 平面角，④フランクフルト平面に対する下顎下縁平面角，⑤ Y 軸角

ガイ部に対する上顎歯槽基底部の前後的な位置を評価する．この角度がマイナスの場合にオトガイ部が前方位を示し，プラスの場合に上顎歯槽基底部が前方位を示す．

③ **A-B 平面角** A-B plane angle：直線 AB と顔面平面とのなす角度（**図 9-Ⅰ-23** ③）．上下顎歯槽基底部の前後的位置関係を評価する．顔面平面に対して A 点が B 点より前方にあるときをマイナス，後方にあるときをプラスとする．

④ **フランクフルト平面に対する下顎下縁平面角** FH plane to mandibular plane angle：下顎下縁平面とフランクフルト平面とのなす角度（**図 9-Ⅰ-23** ④）．上顔面に対する下顎下縁の傾斜度を評価する．

⑤ **Y 軸角** Y axis to FH plane angle：Y 軸とフランクフルト平面とのなす角度（**図 9-Ⅰ-23** ⑤）．オトガイ部の位置，下顎骨の成長発育方向を評価する．オトガイ部はこの角度が小さい場合に前方位を，大きい場合に後方位を示す．

(b) **歯系** denture pattern（図 9-Ⅰ-24）

① **咬合平面傾斜角** cant of occlusal plane：咬合平面とフランクフルト平面とのなす角度（**図 9-Ⅰ-24** ①）．咬合平面の傾斜度を評価する．

② **上下顎中切歯歯軸傾斜角** interincisal angle：上顎中切歯歯軸と下顎中切歯歯軸がなす角度（**図 9-Ⅰ-24** ②）．上顎中切歯歯軸と下顎中切歯歯軸との関係を評価する．歯性上下顎前突ではこの角度は小さく，上下顎中切歯が舌側傾斜しているとこの角度は大きい．

③ **下顎下縁平面に対する下顎中切歯歯軸傾斜角** L1 to mandibular plane angle：下顎中切歯歯軸と下顎下縁平面とのなす角度（**図 9-Ⅰ-24** ③）．下顎骨体に対する下顎中切歯の傾斜度を評価する．

④ **咬合平面に対する下顎中切歯歯軸傾斜角** L1 to occlusal plane angle：下顎中切歯歯軸と咬合平面とのなす角度（余角）（**図 9-Ⅰ-24** ④）．咬合平面に対する下顎中切歯の傾斜度を評価する．

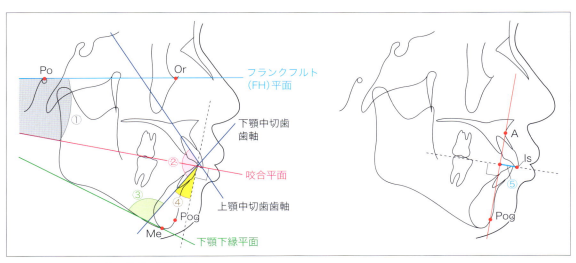

図9-Ⅰ-24 Downs法の歯系の計測項目
①咬合平面傾斜角, ②上下顎中切歯歯軸傾斜角, ③下顎下縁平面に対する下顎中切歯歯軸傾斜角, ④咬合平面に対する下顎中切歯歯軸傾斜角, ⑤上顎中切歯突出度

⑤ **上顎中切歯突出度** distance U1 to A-P：上顎中切歯切縁（Is）から直線APogまでの垂直距離（mm）（**図9-Ⅰ-24** ⑤）．上顎中切歯の突出度を評価する．

(2) Northwestern法

Northwestern大学のGraberらによって発表された分析法で，Downs法とならび広く用いられている．Downs法と同じく，骨格系と歯系の分析項目の2つに大別して顎顔面の形態的特徴を数量化するが，頭部エックス線規格写真ではフランクフルト平面の同定が困難な場合があるため，分析の基準にSN平面を用いる．

(a) **骨格系** skeletal pattern（**図9-Ⅰ-25**）

① **上顎突出度** angle of convexity：Downs法と同じ計測項目．直線NAと直線APogのなす角度（補角）（**図9-Ⅰ-25** ①）．オトガイ部に対する上顎歯槽基底部の前後的位置を評価する．

② **SNA角** SNA angle：SN平面と直線NAとのなす角度（**図9-Ⅰ-25** ②）．頭蓋底に対する上顎歯槽基底部の前後的位置を評価する．上顎歯槽基底部はこの角度が大きい場合に前方位を，小さい場合に後方位を示す．

③ **SNB角** SNB angle：SN平面と直線NBとのなす角度（**図9-Ⅰ-25** ③）．頭蓋底に対する下顎歯槽基底部の前後的位置を評価する．下顎歯槽基底部はこの角度が大きい場合に前方位を，小さい場合に後方位を示す．

④ **ANB角** ANB angle：直線ANと直線NBとのなす角度（**図9-Ⅰ-25** ④）．SNA角からSNB角を引いた値で，上下顎歯槽基底部の前後的位置関係を評価する．

⑤ **SN平面に対する下顎下縁平面角** SN plane to mandibular plane angle：下顎下縁平面とSN平面とのなす角度（**図9-Ⅰ-25** ⑤）．下顎下縁の傾斜度を評価する．

(b) **歯系** denture pattern（**図9-Ⅰ-26**）

① **SN平面に対する上顎中切歯歯軸傾斜角** U1 to SN plane angle：上顎中切歯歯軸とSN平面

Ⅱ編　診断学

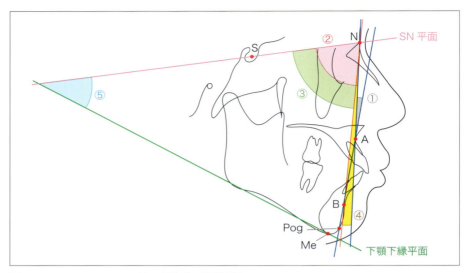

図 9-Ⅰ-25　Northwestern 法の骨格系の計測項目
①上顎突出度，②SNA 角，③SNB 角，④ANB 角，⑤SN 平面に対する下顎下縁平面角

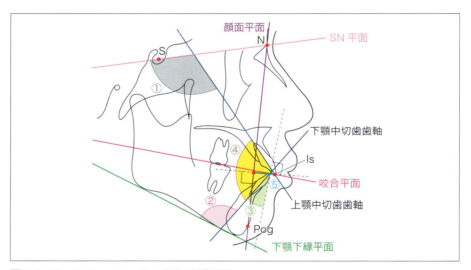

図 9-Ⅰ-26　Northwestern 法の歯系の計測項目
①SN 平面に対する上顎中切歯歯軸傾斜角，②下顎下縁平面に対する下顎中切歯歯軸傾斜角，③咬合平面に対する下顎中切歯歯軸傾斜角，④上下顎中切歯歯軸傾斜角，⑤顔面平面に対する上顎中切歯切縁の位置関係

とのなす角度（**図 9-Ⅰ-26** ①）．頭蓋底に対する上顎中切歯の傾斜度を評価する．

② **下顎下縁平面に対する下顎中切歯歯軸傾斜角** L1 to mandibular plane angle：Downs 法と同じ計測項目．下顎中切歯歯軸と下顎下縁平面とのなす角度（**図 9-Ⅰ-26** ②）．下顎骨体に対する下顎中切歯の傾斜度を評価する．

③ **咬合平面に対する下顎中切歯歯軸傾斜角** L1 to occlusal plane angle：Downs 法と同じ計測項目．下顎中切歯歯軸と咬合平面とのなす角度（余角）（**図 9-Ⅰ-26** ③）．咬合平面に対す

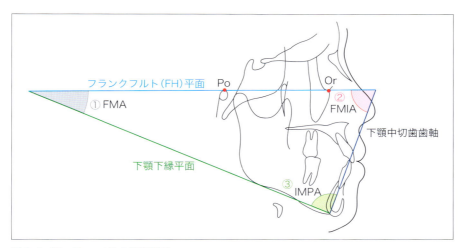

図9-Ⅰ-27 Tweed法の計測項目
Tweedの三角：フランクフルト平面，下顎下縁平面および下顎中切歯歯軸からなる三角形

る下顎中切歯の傾斜度を評価する．

④ **上下顎中切歯歯軸傾斜角** interincisal angle：Downs法と同じ計測項目．上顎中切歯歯軸と下顎中切歯歯軸がなす角度（**図9-Ⅰ-26** ④）．上顎中切歯歯軸と下顎中切歯歯軸との関係を評価する．

⑤ **顔面平面に対する上顎中切歯切縁の位置関係** distance U1 to facial plane：上顎中切歯切縁（Is）から顔面平面までの水平距離（mm）（**図9-Ⅰ-26** ⑤）．上顎中切歯の突出度を評価する．

(3) Tweedの三角（図9-Ⅰ-27）

① **FMA** Frankfort-mandibular plane angle：下顎下縁平面とフランクフルト平面とのなす角度（**図9-Ⅰ-27** ①）．上顔面に対する下顎下縁の傾斜度を評価する．

② **FMIA** Frankfort-mandibular incisor angle：下顎中切歯歯軸とフランクフルト平面とのなす角度（**図9-Ⅰ-27** ②）．上顔面に対する下顎中切歯の傾斜度を評価する．

③ **IMPA** incisor mandibular plane angle：下顎中切歯歯軸と下顎下縁平面とのなす角度（**図9-Ⅰ-27** ③）．下顎骨体に対する下顎中切歯の傾斜度を評価する．

(4) その他の計測項目（図9-Ⅰ-28）

① **FH-SN平面角** FH to SN plane angle：SN平面とフランクフルト平面とのなす角度（**図9-Ⅰ-28** ①）．頭蓋底に対するフランクフルト平面の傾斜度を評価する．

② **SNP角** SNP angle：直線SNと直線NPogとのなす角度．SN平面と顔面平面のなす角度（**図9-Ⅰ-28** ②）．頭蓋底に対するオトガイの位置を評価する．

③ **下顎角** gonial angle：下顎下縁平面と下顎枝後縁平面とのなす角度（**図9-Ⅰ-28** ③）．下顎角の離開度を評価する．

④ **フランクフルト平面に対する下顎枝後縁平面角** ramus to FH plane angle（ramus inclination）：下顎枝後縁平面とフランクフルト平面とのなす角度（余角）（**図9-Ⅰ-28** ④）．

⑤ **N-S-Ba（頭蓋底角）**：直線NS（SN平面）と直線SBaとのなす角度（**図9-Ⅰ-28** ⑤）．

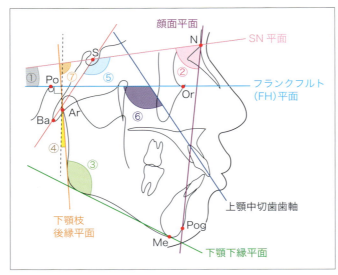

図9-I-28　その他の計測項目
① FH-SN 平面角
② SNP 角
③ 下顎角
④ フランクフルト平面に対する下顎枝後縁平面角
⑤ N-S-Ba（頭蓋底角）
⑥ フランクフルト平面に対する上顎中切歯歯軸傾斜角
⑦ SN 平面に対する下顎枝後縁平面角（下顎枝傾斜角）

⑥ フランクフルト平面に対する上顎中切歯歯軸傾斜角 U1 to FH plane angle：上顎中切歯歯軸とフランクフルト平面とのなす角度（図9-I-28 ⑥）．上顔面に対する上顎中切歯の傾斜度を評価する．

⑦ SN 平面に対する下顎枝後縁平面角（下顎枝傾斜角）ramus to SN plane angle（GZN）：下顎枝後縁平面と SN 平面とのなす角度（図9-I-28 ⑦）．

4）ポリゴン表（図9-I-29）

側面頭部エックス線規格写真の分析項目の計測値について，標準的な値との比較を行うために，ポリゴン表を作成する．標準値を中心にプラス，マイナス1標準偏差の幅の範囲を外れて大きい，あるいは小さいデータを標準的でないとして，診断に役立てることができる．

5）重ね合わせ

① 顎顔面全体の重ね合わせ（図9-I-30）：S を原点として SN 平面で一致させて重ね合わせを行う方法が一般的である．頭蓋を基準として，上顎骨，下顎骨など顎顔面頭蓋の変化を検討することができる．

② 上顎骨の重ね合わせ（図9-I-31A）：ANS を原点として口蓋平面で一致させて重ね合わせを行う方法が一般的である．上顎大臼歯および中切歯の位置的変化を検討することができる．

③ 下顎骨の重ね合わせ（図9-I-31B）：Me を原点として下顎下縁平面を一致させて重ね合わせを行う方法が一般的である．下顎骨の成長，下顎大臼歯および中切歯の位置的変化を検討することができる．

④ プロフィログラム（図9-I-32）：特徴的な点を結んで模式図（プロフィログラム）を作成し，標準的なプロフィログラムと重ね合わせて比較することによって診断・治療計画の立案に役立てる．また患者の治療前後のプロフィログラムを重ね合わせて比較することによって治療効果および顎顔面頭蓋の成長発育を検討することができる．

ROENTGEN CEPHALOMETRIC ANALYSIS
Male–Adults

Case No.   Name   y   m   Dr.

	Mean	SD
facial angle	85.07	5.76
angle of convexity	5.60	4.33
A-B plane angle	−5.10	3.28
FH plane to mandibular plane angle	26.25	6.34
Y axis to FH plane angle	65.71	3.27
cant of occlusal plane	9.52	4.01
interincisal angle	129.66	8.99
L1 to occlusal plane angle	21.69	6.03
L1 to mandibular plane angle	94.67	7.21
distance U1 to A-P	7.86	2.31
FH to SN plane angle	5.98	3.35
SNA angle	81.82	3.09
SNB angle	78.61	3.14
ANB angle	3.21	2.66
distance U1 to facial plane	9.91	2.78
U1 to FH plane angle	108.94	5.62
U1 to SN plane angle	103.06	5.53
gonial angle	119.38	5.83
ramus to FH plane angle	2.64	4.14

（Standard : by Iizuka-Ishikawa）

図 9- I -29　日本人成人男子の標準偏差図表（ポリゴン表）

facial angle：顔面角

angle of convexity：上顎突出度

A-B plane angle：A-B 平面角

FH plane to mandibular plane angle：フランクフルト平面に対する下顎下縁平面角

Y axis to FH plane angle：Y 軸角

cant of occlusal plane：咬合平面傾斜角

interincisal angle：上下顎中切歯歯軸傾斜角

L1 to occlusal plane angle：咬合平面に対する下顎中切歯歯軸傾斜角

L1 to mandibular plane angle：下顎下縁平面に対する下顎中切歯歯軸傾斜角

distance U1 to A-P：上顎中切歯突出度

FH to SN plane angle：FH-SN 平面角

SNA angle：SNA 角

SNB angle：SNB 角

ANB angle：ANB 角

distance U1 to facial plane：顔面平面に対する上顎中歯切縁の位置関係

U1 to FH plane angle：フランクフルト平面に対する上顎中切歯歯軸傾斜角

U1 to SN plane angle：SN 平面に対する上顎中切歯軸傾斜角

gonial angle：下顎角

ramus FH plane angle：フランクフルト平面に対する下顎枝後縁平面角

Ⅱ編　診断学

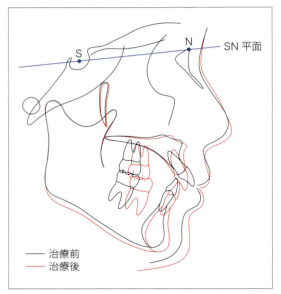

図 9-Ⅰ-30　顎顔面全体の重ね合わせ
S を原点とした SN 平面での重ね合わせ（$\frac{4|4}{4|4}$ を抜歯して治療した歯性上顎前突症例）

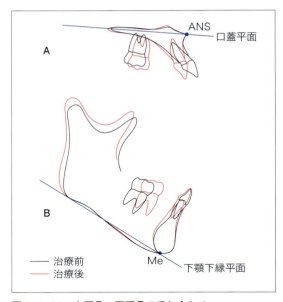

図 9-Ⅰ-31　上顎骨，下顎骨の重ね合わせ
A：ANS を原点とした口蓋平面での重ね合わせ
B：Me を原点とした下顎下縁平面での重ね合わせ

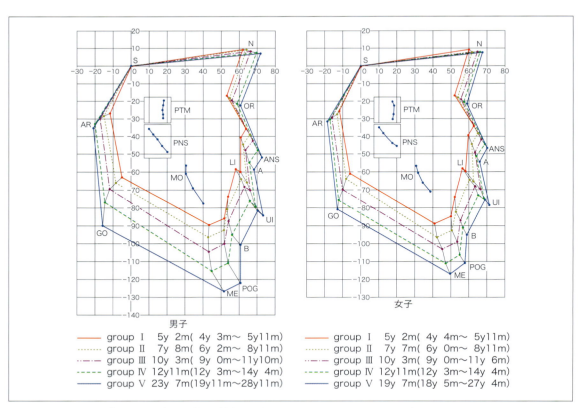

図 9-Ⅰ-32　平均的プロフィログラム（坂本敏彦：日本人顔面頭蓋の成長に関する研究―SELLA TURCICA を基準として―．日矯歯誌，18：1〜17，1959．）

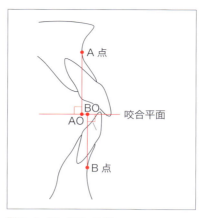

図9-Ⅰ-33 Wits分析

6）Wits分析

ANB角の幾何学的誤差などにより，上下顎骨の前後的位置関係を表すことがむずかしい場合に選択肢の1つとなる．A点を通り咬合平面に垂直な直線と咬合平面との交点をAO，B点を通り咬合平面に垂直な直線と咬合平面との交点をBOとし，AOとBOとの距離を計測し，上下顎歯槽基底部の前後的位置関係を評価する．AOがBOより前方にあるときをプラス，後方にあるときをマイナスとする．この値が0に近いとき，上下顎歯槽基底部の前後的位置関係は標準的とする（図9-Ⅰ-33）．

7）神山の開咬分析

神山は，頭部エックス線規格写真を用いて，開咬症例の分析に適した計測項目を検討することを目的として，種々の角度的計測項目について，開咬患者38名と正常咬合者50名とを比較した．その結果，開咬群において，下顎角，フランクフルト平面に対する下顎下縁平面角など，下顎骨の形態および位置に関係する計測項目の値が，正常咬合者群と比較して大きいと報告した．また，開咬群をその計測値によって次の3つに分類した．
① Type1：前歯の低位によると思われるもの
② Type2：臼歯の高位によると思われるもの
③ Type3：顎骨形態異常によると思われるもの

開咬はType2とType3の合併症として現れる場合が多く，特にType3とその合併症は全体の79％であったと述べている．

8）Sassouniの分析

本分析は，archial analysisとよばれ，前後的・垂直的な顎顔面形態の特徴を簡単に把握できる方法である．特に，骨格性開咬と骨格性過蓋咬合とを比較して，垂直的な顎顔面形態の特徴を表したことに意義がある．すなわち，骨格性開咬では，咬筋や側頭筋の発達が悪く，幅が狭くて長い顔long face，下顎角の開大，過小な後顔面高と過大な前下顔面高が認められ，骨格性過蓋咬合では，咀嚼筋が幅広く発達しており，下顎角，フランクフルト平面に対する下顎下縁平面角が小さいとした（☞ p.99, 100参照）．

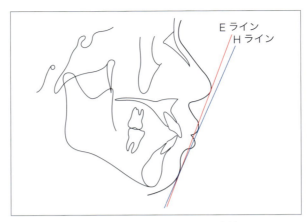

図 9-Ⅰ-34　軟組織側貌の評価に用いられる直線

9）軟組織側貌の分析（図 9-Ⅰ-34）

①Eライン（エステティックライン，E-line）：Ricketts が提唱した美しい口元の基準とされる線であり，軟組織側貌上の鼻の先端とオトガイ部最突出点を結ぶ直線である．日本人では，上唇はほぼEライン上にあり，下唇は 1 mm 程度前方にある．

②Hライン（ホールダウェイライン，H-line）：上唇最突出点と軟組織上のオトガイ部最突出点を結ぶ直線である．

（北井則行）

Ⅱ 機能検査

　患者の口腔周囲の機能的環境を把握することは，不正咬合の原因究明や治療計画立案に非常に重要である．検査は矯正歯科治療の診断や治療に先立ち行われるばかりではなく，治療途中，治療後にも繰り返し行われ，術前との比較，治療効果の判定，治療進行上の指針となる．機能検査には，①下顎運動検査，②筋機能検査，③咀嚼機能検査，④咬合機能検査，⑤嚥下機能検査，⑥発音機能検査などがある．それぞれの検査について具体例を示す．

Ⅱ・1　下顎運動検査

❶ 下顎位の検査

　矯正歯科治療において下顎位を知ることは，治療のゴールを設定するうえで重要である．下顎位とは上顎・頭蓋に対する下顎の位置・姿勢のことである（☞ p.73 ～ 74 参照）．
　矯正歯科治療においては，主に以下の下顎位について検査する．
① 咬頭嵌合位 intercuspal position（IP），中心咬合位 centric occlusion（CO）：上下顎歯列が最大面積で接触する下顎位であり，歯の存在によって決定される．咀嚼運動および習慣性開口運動時の下顎の終末位である．

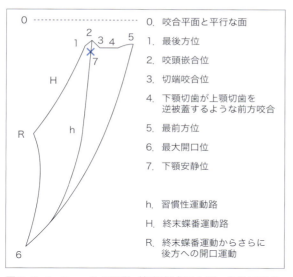

図9-Ⅱ-1　Posseltの図形（飯塚哲夫ほか編：歯科矯正学．第3版．医歯薬出版，東京，2019，67〜74．および Posselt U：Physiology of occlusion and rehabilitation. Blackwell Scientific Publications, Oxford, 1962.）
下顎切歯（点）の可動範囲．正中矢状面．

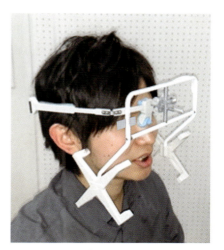

図9-Ⅱ-2　顎運動検査

② 中心位 centric relation（CR）：下顎窩内において下顎頭が強制されることがなく最後方位にあり，しかも，そこから側方運動できる下顎の位置である．下顎頭最後方位ともよばれ，咬頭嵌合位（中心咬合位）に対し一般には平均1mm前後，後方に位置する．

③ 最大開口位 maximum opening position（O）：下顎を最大に開口させたときの下顎位で，Posseltの図形（**図9-Ⅱ-1**）の最下点を示す．健康成人では約40mm開口するが，開口障害のある患者では極端に小さくなる．

④ 下顎安静位 rest position（RP）：上体を起こして安静にしたときの下顎位で，下顎窩内で最も安定した位置にあり，すべての咀嚼筋と靱帯がリラックスした状態である．咬頭嵌合位から0.5〜3.0mmの位置（安静空隙 free way space）にあり，再現性が高く，最も信頼性の高い上下的基準位と考えられている．

⑤ 筋肉位：Brillによると咀嚼筋群が機能的にバランスのとれた状態で，下顎安静位からゆっくりと最小の筋力で閉口したときの咬合位である．Moyersによるとその下顎位は無意識嚥下反射による下顎位と一致する．

❷ 下顎運動経路の検査

　下顎運動は限界運動，機能的運動などがある．測定方法は解剖学的測定法，写真，電気的測定法，あるいは自由度によって分類，記録される．顎運動は複雑な運動であるため，6自由度顎運動測定器を使用することが望ましい．マンディブラーキネジオグラフ（MKG）は，切歯に永久磁石を装着し，顎運動を水平面・前頭面・矢状面に描くことができる（**図9-Ⅱ-2**）．その他，パントグラフやゴシックアーチも下顎運動記録装置として用いられる．

Ⅱ編　診断学

1）限界運動

　上下顎の歯が接触しながら運動する滑走運動があり，切歯点は Posselt の図形の上面を移動する．前方滑走運動（IP-P），後方滑走運動（IP-R），側方滑走運動（IP-RL/LL）があり，最前方咬合位（P），最後方咬合位（R），最大側方咬合位（RL/LL）から最大開口位（O）までの限界運動をそれぞれ前方限界運動（P-O），後方限界運動（R-O），側方限界運動（RL/LL-O）とよぶ．側方滑走運動は再現性が高く，咀嚼運動の咬合相の運動に近いため臨床的に重要である．

2）機能的運動

　食物を咀嚼するとき，中心咬合位に向かった習慣性の開閉運動路を形成する．正常な咀嚼運動経路は，開口（Ⅰ相），作業側方向への偏位（Ⅱ相），閉口（Ⅲ相），滑走（Ⅳ相），非作業側方向への滑走（Ⅴ相）の各相に区分されることが多い．Ⅳ・Ⅴ相は側方滑走運動に近い経路をとるが，それ以外は Posselt の図形の内側を移動する．咀嚼運動が円滑に行われているか否かは，チューインガムなどを用いて1ストロークごとの顎運動路の軌跡と咀嚼リズムから判定する．

3）習慣性開閉口運動，タッピング

　習慣性開閉口運動は下顎を意図的に側方偏位しないで自然に口を開閉する顎運動であり，側方偏位がある場合は顎関節の運動機能異常や両側の協調運動の低下が生じており，顎機能の検査・診断に広く用いられている．タッピングは開口量が数 mm 以内の習慣性開閉口運動で，この運動の終末位付近では下顎頭は顎関節内の顆頭安定位において回転運動をしていることが知られている．

4）閉鎖路と機能的障害

　下顎安静位から咬頭嵌合位に至る経路（閉鎖路 path of closure）を検査すると，正常な閉鎖路は，下顎頭を中心とする円弧上に一致する．しかし，機能性不正咬合の場合は，上下顎の歯の早期接触による下顎の誘導および機能的顎偏位が生じ，閉鎖路が円弧の軌跡上から外れる．

❸ 咬合の機能診断

1）側面頭部エックス線規格写真による機能分析

　Thompson が提唱した機能分析法で，咬頭嵌合位と下顎安静位における側面頭部エックス線規格写真を用いて，下顎安静位から咬頭嵌合位にかけての閉口路における下顎の機能的な偏位方向（Ⅰと I′を結んだ直線と SN 平面のなす角度）および偏位量（D から Gn，および Gn′までの距離の差）によって早期接触の有無を検査する．神山により日本人の基準値（SN-II′，76.59°±12.04°；DGn′-DGn，0.95 mm±0.82 mm）が得られた（**図 9-Ⅱ-3**）．

2）ファンクショナルワックスバイト法による機能分析

　Moyers が提唱した機能分析法で，理想咬合位，つまり，筋肉のバランスがとれた下顎位（筋肉位）を採得する方法である．咬合接触による求心性刺激を遮断した後に咬合面においたワックスをわずかに感じるまで静かに咬合させ，歯列印記部位のワックスを再度軟化し，同様に咬合させる手順を2，3回繰り返す．筋肉位の採得により早期接触の位置や下顎の水平的偏

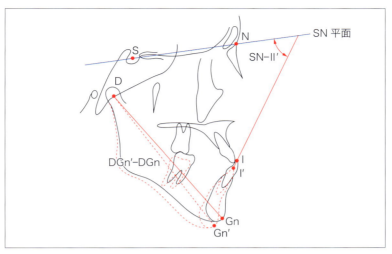

図 9-Ⅱ-3　側面頭部エックス線規格写真による機能分析
Ⅰ：咬頭嵌合位における下顎中切歯切縁の位置，Ⅰ'：下顎安静位における下顎中切歯切縁の位置，Gn：咬頭嵌合位におけるグナチオンの位置，Gn'：下顎安静位におけるグナチオンの位置，D：咬頭嵌合位における後頭骨基底線上の下顎骨頭部の中点

位を確認する．

3）咬合音

　上下顎歯列の接触・滑走によって発生する振動音で，早期接触部位の特定や咬合調整前後の接触状態の変化を検査する．振動波形を電気的に記録する方法では波形のパターンを観察したり，持続時間ならびに周波数分析を行う方法が用いられている．咬合接触のずれがある場合は波形のピークが複数となり，パターンが一定せず，持続時間が長くなる．

Ⅱ・2　筋機能検査

　筋機能検査は筋電図計を使用し，咀嚼筋の筋活動を計測する．筋電図は筋線維から発生した個々の活動電位が容積伝導により電極に到達した時点の活動電位を加算したものを検出し，縦軸に電位，横軸に時間をとり図にしたものである．したがって，筋電図は筋力と同等ではなく，筋の収縮状態を解析することで，運動単位の活動状況を知ることができる．筋活動の記録には導出電極・増幅器・記録装置から構成される筋電図測定装置が使用される．矯正歯科治療においては双極表面電極を用い，側頭筋前腹・後腹，咬筋，顎二腹筋前腹を対象とする場合が多い（**図 9-Ⅱ-4**）．最大咬みしめ，ガム咀嚼，タッピングなどの運動を行わせ（**図 9-Ⅱ-5**），閉口筋の左右同名筋や異なる筋間における比較を行うだけでなく，協調運動の障害や過緊張，閉口時の開口筋の異常発火などを解析することができる．顎顔面形態の不調和や不正咬合と咀嚼筋機能に関連があることが報告されており，咀嚼機能を診断・評価し，不正咬合の病態を理解するために重要な検査である．

Ⅱ編　診断学

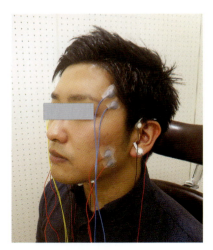

図9-Ⅱ-4　筋電図検査

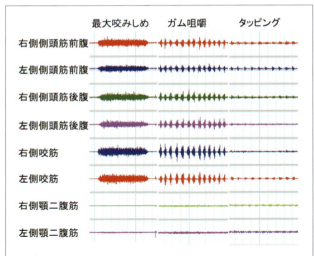

図9-Ⅱ-5　咀嚼筋筋電図

Ⅱ・3　咀嚼機能検査

　咀嚼機能とは，咀嚼により食物を粉砕する能力だけでなく，それに伴う唾液などの消化液の分泌や食塊の形成も総合したものをいう．

❶ 直接検査法

　咀嚼能力を直接測定する方法には，ピーナッツなどの咀嚼試料の粉砕粒子の分布状態から判定する方法や，咀嚼によってガムやグミなどの試料の内容物が溶出することを利用する方法，ポリエチレンフィルムの穿孔状態から判定する方法などがある．また，種々のアンケートによって咀嚼スコアなどの数値化を行うものもある．

❷ 間接検査法

　間接的には筋電図や顎運動解析装置を用いて咀嚼運動経路，運動のリズム，そして運動速度などを分析することにより，咀嚼能力を評価，判定する方法がある．

Ⅱ・4　咬合機能検査

　咬合力は上下顎の歯で咬みしめたときに発生する力であり，咬合状態と閉口筋をはじめとした口腔周囲軟組織の安定性に関連している．咬合力機能検査ではポリエチレンテレフタレートのフィルムに発色剤を封入したマイクロカプセルが塗布されている感圧紙を，咬頭嵌合位にて最大咬合力で咬ませる．感圧紙に咬合力が加わると，その圧力に応じてマイクロカプセルが破壊され発色する．発色濃度により，咬合力の大きさ，咬合力の左右差，咬合接触面積，個々の歯における咬合接触部位が解析されることで，矯正歯科治療を行ううえで改善すべき問題点の抽出に役立つ（**図9-Ⅱ-6，7**）．

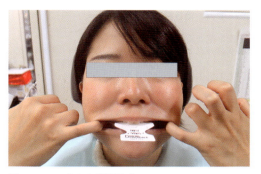

図 9-Ⅱ-6 咬合力機能検査

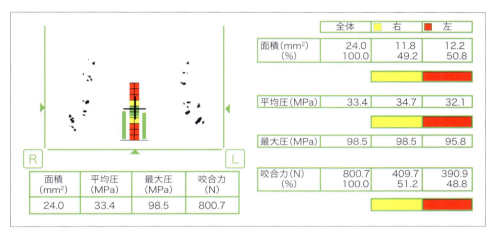

図 9-Ⅱ-7 咬合力機能検査結果

Ⅱ・5 嚥下機能検査

一連の摂食・嚥下メカニズムは先行期，準備期，口腔期，咽頭期，食道期の5つの時期に分けられる．嚥下は，口腔周囲筋や咀嚼筋，舌筋，口蓋筋，舌骨上筋群，舌骨下筋群などの筋群が機能しているため，嚥下障害があると歯列に影響を与える．嚥下機能の評価方法としては，エックス線嚥下造影（VF）検査，嚥下内視鏡（VE）検査，反復唾液嚥下テスト，水飲みテストなどがある．水飲みテストや反復唾液嚥下テストは簡便であり，冷水や唾液を嚥下してもらい，嚥下反射誘発の有無，むせ，呼吸の変化を評価するほか，舌尖の位置や口唇の動き，閉口筋の緊張の有無，舌後方部が挙上し軟口蓋と接しているかを確認する．

VF検査では，エックス線透視下で造影剤を飲み込んでもらい，透視画像を録画し，嚥下状態を観察する．VE検査では，ファイバースコープを鼻腔から喉に挿入し，咽頭部の形や動きの状態を直視下で観察する検査である．VF検査やVE検査は嚥下時の舌運動や咽頭の動きを直接観察できる．

Ⅱ・6 発音機能検査

発声は声を生成することで，肺から吐き出される呼気を用いて喉頭にある声帯を振動させ，

Ⅱ編　診断学

表 9-Ⅱ-1　構音検査例文

・青い家を買う.（母音の連続）
・身体がだるくてだるくて仕方がない.（閉鎖音の連続）
・ささやくような, 浅瀬のせせらぎに誘われる.（サ行音の連続）
・この畳の部屋は, 弟と友達で建てたものです.（タ行音の連続）
・瑠璃（るり）も玻璃（はり）も照らせば光る.（ラ行音の連続）
・パパもママもみんなで豆まきをした.（マ行音の連続）

音声をつくりだす現象である. これが妨げられると発声障害が生じる. また, この喉頭でつくられた音声を元にし, これより上方にある口唇, 舌, 口蓋, 歯・歯列にて言語音がつくりだされる. これらの構音器官が障害されることが構音障害である. 矯正歯科治療にて影響を受けるのは構音器官の形態的障害による器質性構音障害である. 検査方法としては, 構音検査用の朗読による言語の検査（**表 9-Ⅱ-1**）, 構音器官の形態と機能の評価, ブローイング検査などがある.

　また, 舌位の評価のため音声スペクトログラム分析を用いて発音時舌位の評価を行うことがある.

（小野卓史, 細道　純）

治療目標・治療計画の立案

I 分析結果による問題リストの作成

　治療計画の立案とは，診察および形態的・機能的検査により得られた分析結果を評価し，問題リストを作成し，矯正歯科治療の目標の設定，治療計画の設定および予後の推定を行う過程である（図10-I-1）．患者のさまざまな問題点に対し優先すべき改善点を総合的に考慮する必要があるため，複数の治療計画を設定する場合もある．
　主として次の項目について評価する．

1）全身状態
　全身疾患の既往歴と現病歴や著明な特徴がある場合はそれを評価する．

2）顔貌の状態
　側貌は一般に凸顔型，直線型および凹顔型に分類される（☞ p.147 図9-I-3参照）．凸顔型については，上顎前突と上下顎前突の区別も評価する．正貌については左右の対称性について評価する．筋の過緊張についても評価する．

3）不正咬合の骨格性要因
　顎顔面の形態異常の有無を評価する．頭蓋骨に対する上顎および下顎の前後的，垂直的な位置関係，ならびに上下顎の前後的な位置関係も評価する．

4）不正咬合の機能性要因
　咬頭干渉，早期接触，または口腔習癖などによる下顎の偏位の有無を評価する．口腔周囲筋の異常筋圧，発音および嚥下時の舌運動などの機能も評価する．

5）不正咬合の歯性要因
　Angleの不正咬合の分類，オーバージェットおよびオーバーバイトの量，垂直的異常（開咬や過蓋咬合）および水平的異常（交叉咬合）の有無，埋伏歯の有無，個々の歯の形態および位置異常および歯槽基底部を含む歯列弓形態の特徴を検査する．トゥースサイズレイシオを算出し，上下の歯冠幅径の比率を評価する．混合歯列期の場合，後継永久歯萌出スペースを評価する．アーチレングスディスクレパンシーを算出し，歯と顎の不調和を評価する．

II 治療目標の設定

　患者の主訴を十分考慮したうえで，抽出された歯科矯正学的問題に優先順位をつける．それぞれの問題点についてさまざまな角度から原因を探り，その除去および改善を第一目標とする．特に以下の項目について十分に考察し，治療目標を設定する．

II編　診断学

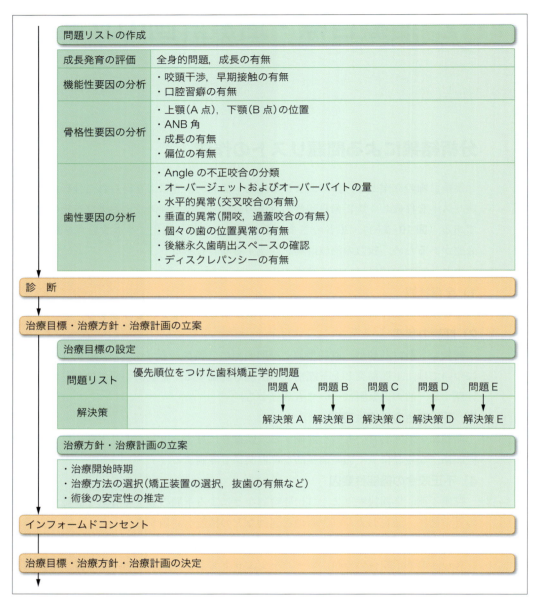

図10-Ⅱ-1　治療方針の立案（飯田順一郎：歯科矯正学．第6版．医歯薬出版，東京，2019．を参考に作成）

Ⅱ・1　顎関係の不正

　上下顎骨の不調和については，成長期にある患者では，顎骨の過成長または前方位に対しては成長抑制，顎骨の劣成長または後方位に対しては成長促進といった，成長のコントロールができる場合がある．成長が終了している患者は外科的矯正治療の適用も検討が必要となることもある．顎骨の形態異常や下顎の偏位がある場合にも適した治療を検討しなければならない．
　上下顎骨の位置関係の不正を改善するためには以下の項目を検討する．
① 頭蓋底に対する上顎（A点）および下顎（B点）の位置の改善

② 上下顎骨の前後的位置関係（ANB 角）の改善

II・2　歯列・咬合関係の不正

上下歯列の咬合の垂直および水平関係における不正を改善するために以下の項目を検討する.

① Angle I 級の大臼歯関係の確立

② 異常なオーバージェットおよびオーバーバイトの改善

③ 交叉咬合の改善

④ 異常な Spee 彎曲の改善

⑤ 個々の歯の位置異常の改善

⑥ 異常なトゥースサイズレイシオの改善

⑦ 後継永久歯の萌出スペースの確保と誘導

II・3　その他

咬頭干渉，早期接触などの機能障害や口腔習癖の改善について検討する.

III　治療計画の立案

治療目標が設定されると，それに対する最適な治療開始時期と治療方法を決定しなければならない. 矯正装置を使用する場合は可能なかぎり使用しやすいものを用い，治療期間は極力短くなるように設定することが，患者の負担を軽減するために大切である.

III・1　治療の開始時期

矯正歯科治療の適切な開始時期は治療内容によりさまざまである. たとえば，上顎骨が劣成長の患者に対して上顎前方牽引装置にて成長促進を期待する症例は，上顎骨の成長期を考慮し治療開始時期を決定することになる. すなわち，治療開始時期は，その治療が最も効果的であると考えられる時期を考慮したうえで決定されるべきである.

一方，非抜歯による治療を目標とする場合，混合歯列期から歯列拡大を開始することにより好結果を生む場合と，永久歯列期から治療を開始しても問題とならない場合がある. さらに，抜歯症例についても，混合歯列期からの連続抜去法を選択したほうがよい場合と永久歯列期から抜歯症例として対応したほうがよい場合がある. また，顎骨の成長の過程によっては，当初の治療方針を変更しなければならないこともある. 成長期の治療開始時期の決定は慎重に行わなければならない.

Ⅱ編　診断学

Ⅲ・2　治療方法（表10-Ⅲ-1）

❶ 機能性要因をもつ不正咬合に対する治療方法

　機能性要因をもつ不正咬合は，その原因を特定し除去することが第一である．

　たとえば，咬頭干渉や早期接触が原因であれば咬合調整，または矯正歯科治療による歯の移動によって解決する．歯の移動のための矯正装置にはマルチブラケット装置，リンガルアーチ（舌側弧線装置），アクチバトールなどがある．

　口腔習癖に対しては，意識づけや習癖除去装置を用いるのが効果的であり，さらに，舌，口唇の機能異常により不正咬合が生じていると認められる場合には，口腔筋機能療法（MFT）を取り入れることが必要となる．

❷ 骨格性要因をもつ不正咬合に対する治療方法

　混合歯列における，上顎骨の過成長による前方位に対する成長抑制には顎外固定装置としてヘッドギアを，下顎骨の過成長による前方位に対してはチンキャップを用いる．上顎骨の劣成長による後方位に対する成長促進には上顎前方牽引装置を，下顎骨の劣成長による後方位に対してはバイオネーターやアクチバトールなどの機能的矯正装置を用いる．上顎歯列弓の狭窄には急速拡大装置が有効な場合もある．永久歯列では主にマルチブラケット装置が使用され，症例により付加装置が必要となる場合がある．さらに，成人における過度な顎骨不調和を呈する

表 10-Ⅲ-1　不正咬合の要因とその解決のための治療方法と装置

要　因		推奨される治療方法，装置
機能性要因	咬頭干渉 早期接触	咬合調整，リンガルアーチ，アクチバトール，マルチブラケット装置
	口腔習癖	意識づけ，口腔筋機能療法，習癖除去装置（タングクリブ）
骨格性要因	上顎過成長	ヘッドギア
	下顎過成長	チンキャップ
	上顎劣成長	上顎前方牽引装置
	下顎劣成長	機能的矯正装置（アクチバトール，バイオネーターなど）
	上顎歯列弓狭窄	急速拡大装置
歯性要因		**非抜歯治療** ・マルチブラケット装置 ・側方拡大（緩徐拡大装置，クワドヘリックス，バイヘリックス） ・大臼歯遠心移動（ヘッドギア，ペンデュラム装置，歯科矯正用アンカースクリュー）
		抜歯治療 ・マルチブラケット装置 ・加強固定（ヘッドギア，Nanceのホールディングアーチ，パラタルアーチ，リンガルアーチ，リップバンパー，歯科矯正用アンカースクリューなど）

症例では外科的矯正治療が適用となる．

❸ 歯性要因をもつ不正咬合に対する治療方法

　歯性要因を解決するための治療方法は，抜歯を必要とするか否かによって大きく異なる．抜歯が適用となる症例の場合，混合歯列期にて連続抜去法を適用することもある．永久歯列期では小臼歯部の抜歯をすることが多い．主にマルチブラケット装置が使用され，加強固定のための付加装置が必要となる場合がある．

　非抜歯による治療では，スペースの不足に対してはマルチブラケット装置と，拡大装置や大臼歯遠心移動用装置などの付加装置を使用することが多い．埋伏歯がある場合は，開窓牽引術や変則的な抜歯を行うことがある．先天性欠如歯や矮小歯による空隙がある場合は，補綴治療によって解決することもある．

Ⅲ・3　治療結果の評価

　治療後に適宜必要な検査を行い，計画通りに治療が進行したか，確立した治療目標が達成されているかを詳細に評価する．

Ⅳ　治療後の安定性の予測

　治療後の安定性は，矯正歯科治療が成功したかどうかの判断基準の1つとなる．そのため，診断時に治療後の安定性を推定しながら治療計画を設定することが非常に重要である．しかし，この予測を行うことは容易ではなく，不正咬合の種類，不正咬合の要因および治療開始時期などによって異なるが，一般に骨格性要因の不正咬合は予後が不良の場合が多く，機能性要因によるもののうち早期に要因を除去できる場合は良好な経過を導きやすい．

　また，適切な矯正歯科治療の開始時期を過ぎてから治療を行う場合も，咀嚼や発音などの口腔機能の問題の解決が困難で，治療後の安定性に欠けることがある．

（根岸慎一）

11章 矯正歯科治療における抜歯の考え方

I 歴史的背景

　矯正歯科治療においては小臼歯の抜去に代表される抜歯を行うことがある．抜歯に関しては古くからその是非が議論されてきた．Proffit によると，1950 年代においては矯正歯科治療はAngle の考え方に強く影響され，非抜歯で治療することが多かった．しかし，1960 年代までに Tweed や Begg による抜歯治療の概念が受け入れられ，抜歯率は劇的に増加した．その後は 1990 年代初頭まで抜歯率の低下が続いていたが，最近は変動が少なく安定している．抜歯による治療はその時代の考え方の主流や新しい技術の導入などにより変化している．

　Angle 以前では，Spooner（1839）が小臼歯あるいは第一大臼歯の抜歯を提唱している．さらに Farrar（1888）や Pierce（1859）は抜歯の必要性を説いている．Angle は抜歯否定論者と記載されることが多いが，過去においては抜歯治療も行っていた．1900 年に発行された教科書 "Treatment of Malocclusion of the Teeth and Fractures of the Maxillae" の第 6 版には抜歯による治療の記載がある．しかし，第 7 版からは抜歯の記載が削除され，それ以降，非抜歯論を展開していった．また，Case（1908）も非抜歯の治療を完全に否定しているのではなく「抜歯を行うべき症例で抜歯を行わないことは，抜歯をしてはいけない症例で抜歯することと同じであり，どちらも正しくはない」と述べている．

　Case は 1906 年に論文 "The Question of Extraction in Orthodontia" を発表した．そしてその後，Case（抜歯派）と Dewey（Angle の弟子．非抜歯派）が抜歯に関して大論争を繰り広げたことは有名であるが，当時の主流である Angle 派（非抜歯派）にはかなわなかった．しかし，Lundström（1925）が歯槽基底論で，過去の非抜歯派の症例報告の分析を通して考察し，Angle の意見の根拠に疑問を呈した．これまで Angle が述べていた「狭い歯槽基底においても正常な歯列，歯根の状態が獲得されれば，基底骨は後から自然に補償される」とする意見とは違い，逆に歯槽基底の大きさや形は歯列弓の形態に強い影響があるとした．これによりそれまでの流れが大きく変化した．非抜歯による矯正歯科治療ではしばしば後戻りを経験していた矯正歯科医たちは，この学説の出現により Angle 派の人でさえ非抜歯論に疑問をもつようになった．Angle の優れた弟子であった Strang や Tweed も歯槽基底論を支持し，抜歯による治療を行うようになった．

II 抜歯の必要性

II・1 目 的

　矯正歯科治療では，歯，歯列弓および顎骨（歯槽基底）の間に不調和がある症例において，歯の移動スペースを確保するために特定の歯を抜去することがある．被蓋関係や咬合関係，歯と顎骨の不調和（ディスクレパンシー）の改善や，顎顔面頭蓋に関する客観的な分析および顔貌の審美性などを考慮し，個性正常咬合を確立させ，治療後の歯列咬合の安定をはかることを抜歯の目的としている．

II・2 適応症

　抜歯の適用に関しては前述のように過去から現在までに見解が変化している．ある時代では積極的に抜歯を用いた治療の比率が高くなり，ある時代では抜歯に消極的な治療の比率が高くなっている．これは時代の変遷の中で，矯正装置の改良や新しい装置の出現によって従来は不可能とされてきた歯の移動が可能となったことや，非抜歯による治療は歯槽基底の大きさと歯の大きさに著しい不調和がある場合は限界があり，無理に非抜歯で排列した場合は後戻りなどの為害作用を引き起こす原因となることが理由にあげられる．また，好まれる顔貌の基準が変わることに代表されるように，その時代の人々の美意識の変化にも関連していると思われる．現在においても適応症は変化を続けている．

　矯正歯科治療においては，患者の顎顔面の状態，顔貌，口腔内の状態などをよく把握したうえで診断を行い，治療目標を立てる．治療目標の達成のために抜歯が最良の選択となる場合に抜歯が適用される．しかしながら，特にボーダーライン症例では，現在でも術者によって抜歯適用の判断は異なる．

　頭部エックス線規格写真やパノラマエックス線写真，顎態模型などの資料採得を行い，これとあわせて，機能的検査，顎位，舌の大きさ，口腔習癖の有無の確認，顔貌や口腔内の検査を行い総合的な判断のもとで抜歯の適用を判断する．

❶ 抜歯が必要と判断される場合

　矯正歯科治療において抜歯を選択する理由は主に次の2つがあげられる．

1）歯と顎の大きさに不調和がある場合

　模型を使用して歯冠幅径，歯列弓・歯槽基底の幅径・長径を計測することで歯と顎の大きさの不調和の程度を把握することができる．歯列弓周長（アベイラブルアーチレングス）から歯冠幅径の和（リクワイアードアーチレングス）を引いた差の値が著しくマイナスである場合には，抜歯が選択される．

2）上下顎の顎間関係に前後的な不調和がある場合

　歯の前突を減じる，あるいは骨格性の前後的な問題を補償するために歯を移動させるスペースを獲得する必要がある場合に抜歯が選択される．

　側面頭部エックス線規格写真の分析により頭蓋に対する上下顎の前後的な位置を把握するこ

183

とができる．また，Eラインなどの軟組織の位置もあわせて総合的に評価する．上下顎前突，上顎前突や下顎前突の場合に，抜歯を行うことで上下顎の前後的な不調和を歯の移動により補償することで改善する場合がある．しかし，成長期の患者においては上下顎の顎間関係は成長発育により変化する場合があり，さらに成長を利用した治療を行うことにより顎間関係が改善することもあり，抜歯の適応は慎重に検討することが望ましい．

II・3 抜歯の基準

❶ Tweed 法の抜歯基準

Tweed は抜歯による矯正歯科治療の目標として，①側貌の最良の均衡と調和，②治療後の咬合の安定，③健康な口腔組織，④能率的な咀嚼機構，をあげている．

Tweed は矯正歯科治療後に咬合が安定している症例を用いて検討を重ね，顔貌に均整がとれており，咬合状態が安定している症例は下顎中切歯歯軸の傾斜がフランクフルト平面（FH平面）に対して約65°であることを見出し，これを基準値とすることを提唱した．さらにFH平面，下顎下縁平面および下顎中切歯歯軸の延長線で構成されるTweedの三角の概念を確立し，下顎前歯の適切な歯軸の獲得のために抜歯を選択する場合もあることを唱えた．この概念は現在においても抜歯の判定に一般的に利用されている．Tweedの三角は3つの角，①FH平面に対する下顎下縁平面角（FMA），②下顎下縁平面に対する下顎中切歯歯軸傾斜角（IMPA），③FH平面に対する下顎中切歯歯軸傾斜角（FMIA）によって構成される（**図 11-II-1**）．

日本人における FMIA に関しては，1974年に岩澤らは57°を指針として使用することが最もふさわしいと発表した．

❷ トータルディスクレパンシーの算出の方法

1）ヘッドプレートコレクション

Tweed は下顎前歯の歯軸が咬合の安定に重要であることから，前歯部の歯軸の改善のため

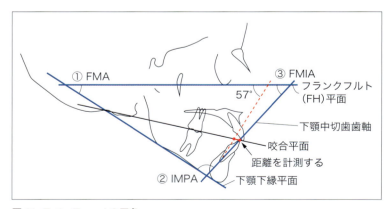

図 11-II-1　Tweed の三角
　　FMIA の理想値は日本人では57°，欧米人では65°を目安とする．

表11-Ⅱ-1　トータルディスクレパンシーの算出例

アーチレングスディスクレパンシー（模型にて計測）	−3.0 mm	①
ヘッドプレートコレクション		
患者の FMIA 計測値	52.0°	
日本人の FMIA の理想値	57.0°	
下顎中切歯の歯軸 2.5° を 1.0 mm と換算し 2 倍する 　　下顎中切歯の舌側傾斜移動（5°の場合）に必要なスペース 　　＝ 1.0 mm × 5° /2.5° × 2（左右） 　　＝ 4.0 mm 　　舌側への傾斜（−） 　　唇側への傾斜（＋）	−4.0 mm	②
Spee 彎曲（模型にて左右の深さを計測した平均）	−2.0 mm	③
トータルディスクレパンシー	−9.0 mm	④（＝①＋②＋③）
抜歯によって獲得できるスペース 　例えば左右第一小臼歯（片側 7.0 mm の場合）（模型にて計測） 　（この症例では歯列弓幅径は変化させない）	＋14.0 mm	⑤
差	＋5.0 mm	（＝④＋⑤）
片側の大臼歯の近心移動量（差の 1/2）	2.5 mm	

に必要なスペースもアーチレングスディスクレパンシーに組み込み，これをトータルディスクレパンシーとした．トータルディスクレパンシーの算出は，頭部エックス線規格写真で下顎中切歯歯根尖を通り，FH 平面に 57° となる直線を引き，咬合平面との交点と下顎中切歯切縁との距離を咬合平面と平行に計測する（**図11-Ⅱ-1**）．この距離は頭部エックス線規格写真上の距離であるので歯列の左右は考慮されておらず，これを 2 倍する必要がある．Tweed は 2 倍した距離をヘッドプレートコレクション（セファログラムコレクション）とした．

　トータルディスクレパンシーは模型上で計測したアーチレングスディスクレパンシーとヘッドプレートコレクションの和である．下顎中切歯の歯軸 2.5° を 1.0 mm と換算し，計算上で距離を算出する方法もある．また，Spee 彎曲（☞ p.78 **図4-Ⅱ-1** 参照）の平坦化に必要な長さをヘッドプレートコレクションに含める場合もある．Spee 彎曲の平坦化に必要な長さに関しては諸説あるが，通常は左右の彎曲の最も深い場所の距離をそれぞれ計測し，その平均（左右の値を足して 1/2 したもの）を必要な長さとする場合が多い．抜歯の基準に関しては，トータルディスクレパンシーが −4.0 mm を超える場合（トータルディスクレパンシー ＜ −4.0 mm）は抜歯が必要であると考える．トータルディスクレパンシー算出の例を**表11-Ⅱ-1** に示す．

2）ハイアングルケースとローアングルケース

　抜歯に際しては骨格の違いによる特徴を把握しておくことが大切である．下顎下縁平面がフランクフルト平面に対して急傾斜している場合をハイアングルケース high angle case，平坦に近い場合をローアングルケース low angle case とよぶ（**図11-Ⅱ-2**）．ハイアングルケースでは咬合力が弱く，大臼歯部の固定は弱くなり，大臼歯の挺出が起こりやすい傾向にあるので，矯正歯科治療の過程で下顎が時計回りに回転しやすい．よって，前歯部のオーバーバイト

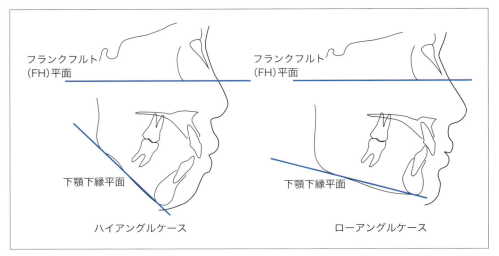

図11-Ⅱ-2　ハイアングルケースとローアングルケース

表11-Ⅱ-2　ハイアングルケースとローアングルケースの特徴

	ハイアングルケース	ローアングルケース
下顎下縁平面	急傾斜	平坦
下顎角	大きい	小さい
咬合力	弱い	強い
オーバーバイト	小さい	大きい
大臼歯部の固定の強さ	弱い	強い
矯正歯科治療による下顎下縁平面の変化	起こりやすい	起こりにくい

が小さくなる傾向にあり，垂直的なコントロールの必要性を考慮に入れ，抜歯を選択することが多くなる．ローアングルケースでは咬合力が強く，大臼歯部の固定は強い．抜歯による矯正歯科治療では前歯部のオーバーバイトが大きくなる傾向があり，垂直的なコントロールが難しいことから，非抜歯を選択することが多くなる（表11-Ⅱ-2）．

3）上顎の設定とセットアップモデル

　Tweed法では，まず下顎切歯の位置を前述の方法で決めるが，上顎に関しては，上顎中切歯が下顎中切歯に対して正常被蓋となるように目標となる唇舌的な位置を決める．抜歯での治療を選択した場合は，抜歯によって得られる空隙からトータルディスクレパンシーを差し引いた値が歯列の排列後の残存空隙量となり，これが大臼歯の近心移動量となる．セットアップモデルを製作し，整合性がとれているかを確認する．セットアップモデルではトゥースサイズレイシオを考慮する場合がある．たとえば上顎の歯のサイズの比率が下顎の歯より大きい場合は，オーバージェットを正常の範囲内に設定して下顎に合わせて上顎を排列すると，大臼歯咬合関係が完全なⅠ級ではなく，Ⅲ級傾向となる．トゥースサイズレイシオに大きな不調和がある場合は抜歯の部位を変えるなどして不調和を改善することがある．

Ⅲ 抜歯の部位と数

Ⅲ・1 乳歯の抜去

乳歯の抜去は永久歯の萌出を障害していると考えられる場合や過剰乳歯である場合に行われる．また，混合歯列期に叢生があり，将来明らかに萌出スペースが不足することが予想される場合に計画的に抜歯することがある（連続抜歯法，☞ p. 188 参照）．

Ⅲ・2 永久歯の抜去

矯正歯科治療における永久歯の抜歯部位としては，第一小臼歯，第二小臼歯の頻度が高い．上下顎の臼歯関係がⅠ級の場合は上下顎ともに第一小臼歯を抜去する場合が多いが，Ⅱ級の場合は上顎は第一小臼歯，下顎は第二小臼歯を抜去し，動的矯正治療終了時の臼歯関係が良好になるように工夫することがある．歯列の片側だけ抜歯を行うと正中線が偏位するおそれがあるので，基本的には左右対称に抜歯することが多い．しかし，歯の先天性欠如などにより左右の歯数に違いがある場合は，歯数を合わせる目的で左右どちらかの歯を抜去する場合もある．

犬歯は歯冠の幅径・長径や豊隆も大きく審美的に重要である．さらに，犬歯は歯根が長く，犬歯誘導により臼歯部や顎関節の保護を行う役割があり機能的にも重要であることから，犬歯を抜去することはまれであるが，埋伏している場合や著しい唇側転位や歯根の露出が著しく改善が見込めない場合などは抜歯を選択することがある．

前歯の抜去もまれであるが，矮小歯などの場合は抜歯を選択することがある．また，犬歯の萌出異常など隣在歯の影響により歯根が著しく吸収している場合は，抜歯を選択することがある．

❶ 小臼歯を選択する理由

矯正歯科治療においては，①前歯部の叢生や前突を改善することが多く，前歯に近い歯を抜去したほうが治療に有利に働く，②前歯部と大臼歯部の歯の移動に有利な位置である，③上下顎の第一・第二小臼歯は大きさが似ているので，上下顎の小臼歯を抜去しても上下顎のトゥースサイズレイシオに大きな影響を及ぼさない，④小臼歯の抜去は大臼歯の抜去ほど咀嚼能力に大きな影響を及ぼさない，などが小臼歯を抜去する理由としてあげられる．

特に①の場合には，より前歯に近い第一小臼歯の抜去が選択されることが多い．一方，大臼歯を近心に移動させたい場合は第二小臼歯の抜去を選択する．

また，小臼歯が舌側転位を起こし，その他の歯に叢生などの異常がない場合などには転位した歯のみを抜去することもある．

❷ 第三大臼歯の抜去

第三大臼歯の抜去頻度は高い．その理由として，顎骨歯槽部に第三大臼歯をすべて排列するスペースがない場合が多いことがあげられる．特に下顎において第三大臼歯が水平埋伏している場合は抜歯を選択することが多い．また，それに伴い対合歯の第三大臼歯も抜去することが

Ⅱ編　診断学

一般的である．手術を併用した外科的矯正治療の適用患者では，骨切り線上に第三大臼歯が存在することが多く，手術の前に第三大臼歯を抜歯しておくことが通例である．

Ⅲ・3　過剰歯などの抜去

過剰歯が萌出している場合には早期に抜去することが多い．ただし，抜歯により隣在歯の歯根の形成に影響が出るような場合は抜歯を遅らせることがある．埋伏過剰歯も抜去する場合が多いが，直接障害とならない場合には経過観察とする．

Ⅳ　連続抜去法

Ⅳ・1　連続抜去法とは

連続抜去法は混合歯列期前期（Hellman の咬合発育段階　ⅢA）において，骨格的な問題が少なく，叢生の程度が著しい場合に連続的な歯の抜去により後継永久歯を好ましい位置へと萌出誘導する方法である．1948 年に Kjellgren により serial extraction として論文が発表された．その後に Dewel や Moyers により，その概念が確立された．わが国では榎により連続抜去法と訳された．連続抜去法は積極的な抑制矯正の1つである．

適応症としては混合歯列期前期において萌出余地がきわめて少なく，将来，著しい叢生が予測される Angle Ⅰ級不正咬合である．大野らは，顎の大きさと歯冠幅径の不調和があり，この差が 7 mm 以上のものを一般的に適応症とした．また，Proffit は，骨格の問題がなく，不調和が 10 mm を超える場合に最適としている．

連続抜去法は重度の歯の叢生に対して行われる．抜歯によって得られたスペースが，歯を排列した後にほとんど残らず，隣接する歯の抜去部位への傾きが起きていない状況が望まれる．そのためには，抜歯によって得られるスペースと後継永久歯の歯冠幅径の予測を一致させなければならない．骨格の問題がない場合に最適であるが，混合歯列期前期は顎骨の成長発育が旺盛な時期でもあり，顎骨の成長発育に対する専門的な知識がなければ連続抜去法を行うことは好ましくない．

連続抜去法は過去において多用されていた時期があった．しかし上記のような理由から連続抜去を行うかどうかは慎重に検討する必要がある．

Ⅳ・2　術　式

連続抜去法にはさまざまな術式があるが，**図 11-Ⅳ-1** のように進めることが多い．最終的に歯の傾きが大きい場合や空隙が残るような場合は，矯正装置を用いて改善する．

Ⅳ・3　連続抜去法の利点と欠点 （表 11-Ⅳ-1）

連続抜去法には，前歯部の叢生を早期に改善できるなどの利点があげられ，過去には多用された時期もあったが，**表 11-Ⅳ-1** のような欠点もあり，現状では広く一般的に用いられることは少なくなった．

188

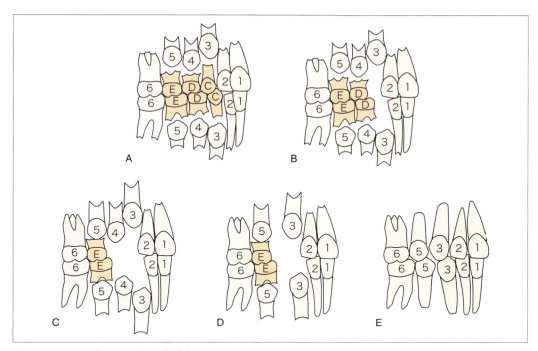

図11-Ⅳ-1　連続抜去法の術式（例）（Proffit RW and Fields WH：Contemporary Orthodontics 5th ed. Elsevier-Mosby, St. Louis, 2012, 463〜471.）

A：前歯部の萌出余地が少なく，叢生があり，著しいスペース不足が予想される．

B：$\frac{C}{C}$ を抜歯して，$\frac{2}{2}$ の萌出スペースを確保し，叢生を解消する．

C：歯の萌出状況をパノラマエックス線写真やデンタルエックス線写真を用いて観察し，$\frac{D}{D}$ を抜歯して $\frac{4}{4}$ の萌出を誘導する．

D：歯肉部に $\frac{3}{3}$ の膨隆が確認できる時期になったら $\frac{4}{4}$ を抜歯し，$\frac{3}{3}$ を好ましい位置に萌出誘導する．このとき $\frac{E}{E}$ を同時に抜歯することもある．

E：$\frac{E}{E}$ が $\frac{5}{5}$ と交換して萌出が完了する．

通常はC→D→4の順番で抜歯を行うことが多いが，パノラマエックス線写真などから，萌出順序が通常とは異なると判断される場合は，抜歯順序を変更することがある．

表11-Ⅳ-1　連続抜去法の利点と欠点

利　点	欠　点
・前歯部の叢生を早期に改善できる ・矯正装置を使用しない ・矯正装置を用いないので，口腔衛生の管理で有利である ・保定期間が短縮できる	・連続抜去法を行う時点では顎骨の成長発育の予測が困難である ・前歯歯軸は舌側傾斜しやすく，オーバーバイトが大きくなりやすい（そのため過蓋咬合症例には原則として適用しない） ・犬歯，第二小臼歯は歯軸が傾斜することが多い ・抜歯によるスペース出現で舌癖が起こりやすい ・管理を含めた治療期間は長期に及び，患児・保護者の負担となりやすい ・最終的には矯正装置を使用して歯の排列を行う必要があることが多い

（川元龍夫）

12章 治療学概論

I 矯正歯科治療の目的

　矯正歯科治療は，いわゆる不正咬合を改善するだけではなく，成長期において歯列，顎顔面の健全な育成を図ることも大きな目的である．このため，矯正歯科治療は乳歯列期，混合歯列期，永久歯列期のどのステージにおいても，それぞれの状況に合わせた対応法がある．

　乳歯列期は，不正咬合の原因が限局的であることが多いため予防矯正での対応になることが多い．精神的な発達の程度により治療方針を適宜変更する必要がある．

　混合歯列期になると身体の成長が旺盛な時期になり，上顎骨，下顎骨の成長を予測しながらの治療計画が必要になるが，成長のピークは患者個々に差があるため成長の評価を怠らないことが重要である．成長をコントロールすることで骨格的な不調和を改善させることはこの時期にしかできない治療である．

　永久歯列期においては，思春期の患者と成長が終了した患者では対応が異なる．思春期の永久歯列期では，上顎骨の成長は終了しているが，生理的年齢の評価により下顎骨の成長が残余している場合がある．このとき，下顎後退症例においては，下顎骨の前方成長促進を行う．一方，骨格性下顎前突症例においては，下顎骨の成長抑制を行うか，骨格性の不調和が大きい場合は成長観察を行う．どちらの場合もその後再診断を行い，必要に応じて治療を行う．このときには顎骨の成長は終了しているため，主に歯の排列により不正咬合の改善を行い，個性正常咬合を獲得する．しかしながら，上下顎の不正が大きく，歯の移動だけでは正常咬合が獲得できないと判断された場合には，外科的矯正治療を検討する．

II 動的矯正治療の種類

　矯正歯科治療の種類には，予防矯正および抑制矯正（一期治療），本格矯正（二期治療）がある（**図 12-II-1**）．予防矯正は不正咬合の発症を予防するもので，行う時期の限定はない．抑制矯正（一期治療）は，乳歯列期，混合歯列期および永久歯列期前期に行われる治療で，本格矯正（二期治療）は，主に永久歯列後期に行われる治療であり，主として歯の排列により個性正常咬合を獲得する治療である．

II・1 予防矯正

　乳歯列期，混合歯列期，永久歯列期の各期において，不正咬合を発症しうる原因因子を除去し，不正咬合の発症を予防するものである（☞第6章を参照）．

予防矯正

時期：主に乳歯列期，混合歯列期

目的：不正咬合発症の予防

抑制矯正

時期：成長期
　　　主に混合歯列期

目的：顎骨の成長コントロール
　　　歯列のスペース（叢生，空隙）の改善
　　　前歯部被蓋の改善，早期接触の改善
　　　歯列弓の調和
　　　口腔周囲筋機能の改善
　　　永久歯萌出の管理

主な装置：リンガルアーチ，拡大装置，床矯正装置，顎外固定装置，機能的矯正装置

＊一期治療で終了することもあるが，多くは本格矯正（二期治療）に移行

一期治療

再診断

本格矯正

時期：思春期性成長スパート終了後
　　　永久歯列期

目的：永久歯の移動による個性正常咬合の獲得
　　　顎骨の不正が著しい場合は外科的矯正治療

主な装置：マルチブラケット装置

＊初診で永久歯列が完成している場合は，一期治療を経ずに本格矯正から開始

二期治療

図 12-Ⅱ-1　動的矯正治療の種類

Ⅱ・2　抑制矯正（一期治療）

❶ 乳歯列期

　反対咬合や開咬の改善のために上下顎が一塊になった歯列矯正用咬合誘導装置や，習癖除去装置を用いる．

❷ 混合歯列期

　叢生改善のための床矯正装置やクワドヘリックス装置などによる歯列弓の拡大や骨格の水平的不調和の改善のための急速拡大装置，骨格の前後的不調和の改善のためのヘッドギアによる

Ⅲ編　治療学

上顎骨の成長抑制，上顎前方牽引装置による上顎骨の成長促進，チンキャップによる下顎骨の成長抑制，機能的矯正装置による下顎骨の成長促進などを主に行う．その他にも，前歯部の叢生の改善や正中離開の改善のために部分的にマルチブラケット装置を装着したり，埋伏歯に対して開窓牽引術を行うこともある．

歯の交換期には，可撤式矯正装置の維持が悪くなることがあり，固定式矯正装置へ変更することがある．また，後継永久歯の歯根が2/3程度形成されてもまったく動揺を認めない乳歯や，反対側同名歯が交換して半年経っても自然脱落しない乳歯は抜去を検討する必要がある．

エックス線検査で永久歯の萌出方向に異常がみられた場合は，萌出方向を誘導する目的で交換期でなくとも乳歯を抜去することがある．たとえば，上顎犬歯の萌出方向を変えるために，乳犬歯を抜去する場合や，その前にまず第一乳臼歯を抜去し第一小臼歯を萌出させることで犬歯の萌出方向が改善されることもある．

矯正装置による歯の移動や顎骨の成長誘導のほかに，永久歯の正常な萌出を促すことも混合歯列期における治療の一環といえる．

❸ 永久歯列期（思春期）

混合歯列期から永久歯列期になるタイミングは個人差があり，顎骨の成長のピーク時期も異なる．比較的早期に乳歯から永久歯への交換が起こった場合には，顎骨の成長が残った状態で永久歯列期になる．

永久歯列期で思春期性成長スパートがあり，さらに上下顎骨の不調和がある場合は，その不調和の改善を行うための治療計画を立て，骨格的な問題を解決することを優先する．

第二大臼歯が未萌出であれば，萌出を観察し，咬合の完成を待つ．その後，必要に応じて本格矯正へと移行する．

Ⅱ・3　本格矯正（二期治療）

❶ 永久歯列期（思春期）

患者の思春期性成長スパートは過ぎているがまだ成長中の場合で，上下顎骨の不調和がなく，その後の成長による変化が治療計画上，問題とならないと判断できるときには本格治療を行う．

外科的矯正治療が必要な骨格性下顎前突などの場合は，成長が緩やかになるまで観察を行う．成長終了時に顎矯正手術を行えるように術前矯正治療の期間を予測し，治療開始時期を決定する．

❷ 永久歯列期（成人期）

成人期の矯正歯科治療は患者本人の審美的な改善の要求から，欠損歯を伴うような症例の補綴前矯正や歯周病により崩れた咬合の改善，外科的矯正治療が必要な症例など多岐にわたる．装置はいずれの症例も主にマルチブラケット装置を用いる．歯科矯正用アンカースクリューを

併用することもある．

　成人期においては，動的治療あるいは保定が終了した症例で，ときにみられる後戻りの再治療を行うことがある．

　また，前歯部の叢生のみの改善や，隣在歯の喪失により傾斜した歯の整直など部分的な治療を希望する場合には，検査・分析の結果，その部分のみの改善で個性正常咬合が得られるようであれば限局的な矯正歯科治療を行うこともある．

III 矯正歯科治療の開始時期

　矯正歯科治療を行う際，一期治療から開始するのか，それとも二期治療から開始するのかは患者の口腔内の状況によって変わってくる．その判断を下すために，矯正歯科医に早期に相談することが重要である．

　一期治療から介入することで多くの問題点を改善できることもある．骨格系の問題を成長コントロールし，よい方向へ誘導するには長い治療期間が必要になるため，Hellmanの咬合発育段階ⅢA～ⅢB期には治療を開始することが多い．ⅢC期では成長促進の効果が期待できない場合があるため一期治療を行うか，成長の評価も含めて慎重に判断する必要がある．

　一期治療の結果，上下顎骨の前後的不調和の問題は改善できたが歯の大きさと顎骨の大きさの不調和により叢生や前歯の唇側傾斜の改善が行えなかった場合や，改善しきれなった骨格の問題や機能的な問題により，適正なオーバージェットとオーバーバイトの獲得ができなかった場合には本格矯正（二期治療）を行う．一期治療終了後すぐに二期治療を開始することもあれば，経過観察の後に条件が調ったことを確認してから開始することもある．

　また，必ずしもすべての症例が一期治療から開始するのではなく，永久歯の歯冠幅径が大きく将来的に抜歯を伴う二期治療が避けられない場合や外科的矯正治療を避けられないほど顎間関係の不調和が認められる場合などには一期治療は行わず経過観察することもあり，矯正歯科治療の開始時期は症例により異なる．

　本格矯正（二期治療）の開始時期の判断には以下の条件を考慮に入れる．
　① 下顎骨の思春期性成長スパートを過ぎている．
　② 後継永久歯がすべて萌出している（先天性欠如歯，埋伏歯は除く）．
　③ 上下顎骨の成長が残っていても大臼歯関係に影響を与えない治療計画である．

IV 治療結果の評価

　抑制矯正（一期治療），本格矯正（二期治療）ともに治療を開始する前に治療計画を立案するが，治療中や治療後に計画通りに歯が動いているか，予測通りに顎顔面の成長が起こっているか，または顎整形力により計画通りに誘導できているかを随時評価する必要がある．

　また，成長観察中の症例においては本格矯正の開始時期を決定するために顎顔面の成長評価を行う．

Ⅲ編　治療学

　顎顔面の成長評価や治療による歯の移動量，骨格的な変化は比較したい2つの時点の側面頭部エックス線規格写真のトレースの重ね合わせにより評価する．その他にも顔面写真，口腔内写真，歯列模型，パノラマエックス線写真などを用いて大臼歯関係，オーバージェット，オーバーバイトや全体的な咬合接触状態の評価を行う．

（西井　康，有泉　大）

コラム　早期治療と限局治療

早期治療：混合歯列期の一期治療のことを示す．
部分矯正治療 minor tooth movement（MTM），**限局矯正治療** limited orthodontic treatment（LOT）：1歯または数歯にわたる矯正治療のことを示す．
　これらの用語は正確に定義されているわけではないが，慣習的に使用されている．

13章 矯正力

I 矯正力の種類

　歯や顎に，ある一定期間，ある大きさ以上の力を加えることによって，歯や顎は移動や位置の変化を起こす．このときに加えられる力を矯正力 orthodontic force という（広義の矯正力）．矯正力は，作用目的，大きさ，作用様式などによってさまざまに分類される．

I・1　作用目的による分類

　作用目的によって，以下の2つに分類できる．

❶ 歯の移動を目的とする「矯正力」

　狭義の「矯正力」は歯を移動するために加える力であり，利用する矯正力の種類によって器械的矯正力と機能的矯正力に分類される．

1）器械的矯正力

　矯正用ワイヤー，エラスティック，拡大ネジなどが発生する器械力を直接，歯や顎骨に加える矯正力を器械的矯正力 mechanical orthodontic force という．器械的矯正力を発揮するものには，以下のものがある．

① 金属線の弾性：矯正用ワイヤー，コイルスプリングなど

② エラスティックや高分子材料の弾性：顎間ゴム，エラスティックチェーンなど

③ その他：角型ワイヤーとブラケットとの連結，拡大ネジなど

2）機能的矯正力

　筋の機能力をエネルギーとして用いる矯正力を機能的矯正力 functional orthodontic force という．咀嚼筋はもちろん口輪筋，顔面筋，舌筋，舌骨上筋群などの機能力による荷重が，矯正装置を介し歯や顎骨に作用する．

　最も代表的な装置は Andresen，Häupl によって提唱されたアクチバトール（☞ p.257 参照）で，その他の装置としては，バイオネーター（☞ p.263 参照），バイトジャンピングアプライアンス（☞ p.266 参照），Fränkel 装置（☞ p.264 参照），咬合斜面板（☞ p.245 参照），口唇圧を利用したリップバンパー（☞ p.264 参照）などがある．

　その他，装置を介さないものとして，口腔筋機能療法（MFT）（☞ p.294 参照）や舌のトレーニングのように，患者の意思によって筋の機能力を矯正力として利用する方法がある．

Ⅲ編　治療学

❷ 顎骨に作用させる矯正力「顎整形力」

　広義の矯正力の中で，顎骨の成長を制御することによって上下顎骨の前後的・垂直的・側方的な位置，大きさのバランスをはかることを目的として顎骨に作用させる力を，特に顎整形力orthopedic force という．成長発育期にある患者に用いられ，骨格性の不調和を改善する．顎骨の成長に影響を与えるため，比較的大きな力が適用される．

　顎整形力を発揮する装置には，①チンキャップ（☞ p.251 参照），②上顎前方牽引装置（☞ p.252 参照），③ヘッドギア（☞ p.249 参照），④急速拡大装置（☞ p.239 参照）などがある．

I・2　矯正力の大きさと作用様式による分類

　Stoner は力のコントロールとして，4つの D "four D" があると述べている．つまり，矯正力を，
① 大きさ degree of force
② 分布 distribution of force
③ 方向 direction of force
④ 期間 duration of force
の4種類に分類している（Stoner の 4 D）．
　ここでは，矯正力の大きさと作用様式について述べる．

❶ 矯正力（狭義）の大きさによる分類

1）弱い矯正力

　弱い矯正力 light force が作用すると，歯根膜はわずかに充血をきたし，これに接している歯槽骨に直接性骨吸収が生じる．最適な矯正力よりも小さな矯正力をいう．歯は移動するが，移動量はわずかである（組織学的変化については ☞ p.125 参照）．

2）最適な矯正力

　歯に最適な矯正力（至適矯正力）optimal orthodontic force，optimum orthodontic force とは，歯周組織に歯の移動に適した変化を生じ，歯の移動速度が最大となるような力をいう（**図13-Ⅰ-1**）．最適な矯正力は，歯根の形態や歯槽骨の性状，歯の移動様式，歯根膜面積などの要因によっても影響を受けるため，臨床上，最適な矯正力を一律に定義することはむずかしい．最適な矯正力が加えられたとき，長期にわたる自発痛や咬合痛などの自覚症状，打診痛がなく，著しい歯の動揺がない，などが臨床的な評価となる．

　歯周病に罹患した歯では，歯槽骨吸収により歯根膜面積が小さくなっているため，健全歯に比べ弱めの矯正力が，最適な矯正力となる．また，歯周病が寛解した状態であっても，矯正力による外力と炎症が相互作用として歯周病を再発させることや，慢性症状から急性症状へと変化させる場合がある．歯の移動に際しては，弱めの力を断続的に用いるなどの配慮が必要である．

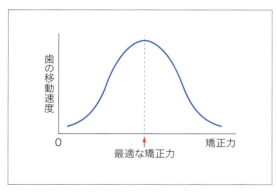

図 13-Ⅰ-1　最適な矯正力

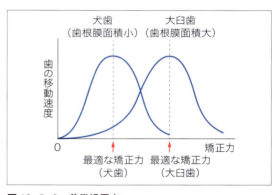

図 13-Ⅰ-2　差働矯正力

3）強い矯正力

　強い矯正力 heavy force とは，歯根膜組織が強く圧迫され，血行障害のため歯根膜が虚血状態となり，その部分が硝子様変性に陥るような力をいう．その際，歯の移動は正常には行われず，歯の移動速度が減少する．しかし，強い力が加わっている当該歯から離れた歯槽骨や歯槽骨骨髄では，その矯正力は最適な矯正力として作用していることもある（組織学的変化については ☞ p.125 参照）．臨床的には，動揺度の亢進や歯髄反応の出現，歯根吸収などの反応が生じることがある．

4）差働矯正力

　個々の歯に対する最適な矯正力は，それぞれの歯根膜面積の大小によって異なる．つまり，犬歯と大臼歯を比較した場合，大臼歯のほうが歯根膜面積は大きいため，移動に最適な矯正力も大臼歯のほうが大きい．差働矯正力 differential force とは，このようなそれぞれの歯の最適な矯正力の差のことであり，この差を利用して固定源としたり，歯を移動させたりする．たとえば，第一小臼歯を抜去し，大臼歯と犬歯との相反的な牽引をする場合，犬歯に最適な矯正力を付与すると，犬歯が主に移動し大臼歯にとっては弱すぎる矯正力となり，大臼歯の移動が起こりにくく，大臼歯が固定源として作用する．逆に大臼歯に最適な矯正力を付与すると，犬歯には強すぎる力となり，大臼歯が主に近心に移動する．（**図 13-Ⅰ-2**）．このように，最適な矯正力の差を利用することによって，目的とする歯の移動を効率的に行うことができる．

❷ 作用様式による分類

1）持続的な力（図 13-Ⅰ-3A）

　矯正力が減弱していく程度が緩やかで，矯正力の作用する時間が連続する力をいう．マルチブラケット法でのアーチワイヤー，リンガルアーチ（舌側弧線装置）の補助弾線，コイルスプリング，エラスティックによる力が相当する．

2）断続的な力（図 13-Ⅰ-3B）

　矯正力の減弱が急激で，比較的短時間で矯正力がゼロになる力をいう．拡大ネジ，ブラケットとアーチワイヤーを結紮線（リガチャーワイヤー）で結紮する力が相当する．

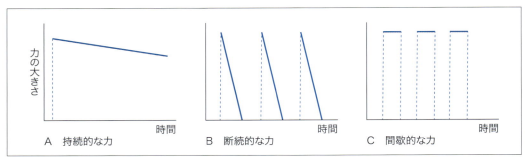

図 13-Ⅰ-3 矯正力の作用様式

3）間歇的な力（図 13-Ⅰ-3C）

　装置が装着されている間だけ矯正力が働き，その他の時間には作用しないというように，作用と中断が繰り返される力をいう．アクチバトールなどの機能的矯正装置やチンキャップ，上顎前方牽引装置，ヘッドギアのような可撤式装置などによる力をいう．

Ⅱ　歯の移動様式

❶ 傾斜移動（図 13-Ⅱ-1A）

　歯冠に近遠心あるいは頰舌方向の力を加えた場合，一般に歯根の根尖側 1/3 付近の回転中心を支点として歯が傾斜することを傾斜移動 tipping movement という．移動方向の歯頸部寄りの歯根膜と，反対方向の根尖部寄りの歯根膜が圧迫側歯根膜となり，これと逆の部位が牽引側歯根膜となる．

❷ 歯体移動（図 13-Ⅱ-1B）

　歯が傾斜することなく長軸に平行に移動することを歯体移動 bodily movement という．移動方向は歯根膜全体が圧迫側となり，その反対側は同じく歯根膜全体が牽引側となる．

❸ 挺　出（図 13-Ⅱ-1C）

　歯の長軸に沿って，歯が歯槽から抜け出る方向に移動することを挺出 extrusion という．歯根膜全体が牽引側となる．

❹ 圧　下（図 13-Ⅱ-1D）

　挺出とは逆に，歯の長軸方向に押し込むように移動することを圧下 intrusion という．歯根膜全体が圧迫側となる．歯根膜の斜走線維に打ち勝つ力が必要であり，歯の移動の中で最も起こりにくい移動である．

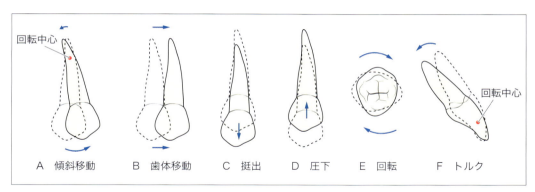

図 13-Ⅱ-1　歯の移動様式

5 回　転（図 13-Ⅱ-1E）

　歯の長軸を中心として歯を回転 rotation させることをいう．歯根の断面の形態に応じて，牽引側歯根膜と圧迫側歯根膜が生じる．

6 トルク（図 13-Ⅱ-1F）

　歯冠部を回転中心として，主に歯根を頰舌的に移動させることをトルク torque という．歯根周囲に圧迫側と牽引側が生じる．歯冠部にモーメント（力学において，物体に回転を生じさせるような力）を与えることにより，トルク（ねじり）力が加えられたときに生じる歯の移動様式である．たとえば，エッジワイズ装置にサードオーダーベンドを屈曲したレクタンギュラーワイヤーを装着することにより，発生させることができる．

（田渕雅子，後藤滋巳）

14章 矯正歯科治療における固定

I 固定の定義と意義

I・1 定 義

　固定 anchorage は「歯あるいは顎骨の望ましくない移動に対する抵抗源」と定義され，力を加えた際に生じる作用・反作用のうち，反作用に抵抗するための土台のことである．

I・2 意 義

　2つの物体が互いに力を及ぼし合うとき，それらの力は向きが反対で大きさが等しいとする作用反作用の法則（ニュートンの第三法則）からも明らかなように，動かしたい歯（移動歯）に力をかけると，動かしたくない歯（非移動歯）にも同時に同じ大きさの反対方向への力が生じる．その際，移動歯に対する抵抗源である非移動歯のことを固定源という．

　安全確実な固定源を確保することは，矯正歯科治療を成功に導くための最重要課題であるといっても過言ではない．矯正歯科臨床において，確実な固定を得るために，これまでさまざまな装置が提案され，用いられてきた．

　顎外固定装置（ヘッドギアなど ☞ p.219, 249 参照）は最も効果的な方法であるが，大きく複雑な装置が必要なうえに，1日の装着時間は短くなりやすい．また，患者自身による装置の着脱が必要であり，効果が患者の協力度に依存する欠点がある．

　顎間固定装置（☞ p.219 参照）は顎外固定装置に比較して簡便であり，比較的長時間の装着も可能であるが，やはりその効果は患者の協力度に依存する．

　顎内固定装置（☞ p.219 参照）は常時装着できるため，一定の効果が期待できるが，装置装着による患者の不快感や口腔清掃状態の悪化が懸念される．

　加えて，歯科矯正用アンカースクリュー以外の固定装置では固定の喪失（アンカレッジロス）を完全に防止することは不可能であった．固定の喪失とは，固定源となる歯が，期待しない方向へ，あるいは期待しない量を移動してしまうことであり，固定の喪失は矯正歯科治療の失敗につながる．臨床的には，固定の喪失が生じた場合，その回復には固定の喪失が生じるのにかかった期間と同じかそれ以上の期間が必要とされる．したがって，矯正歯科治療を行ううえで，目的とする歯や顎骨に適切な矯正力を加えることと同様に，その矯正力の固定源をどこに，またどのように設定するかを十分に考慮したうえで，装置の設計や治療に臨まなければならない．

II 固定の種類

II・1 部位による分類

❶ 顎内固定

　固定源が，移動する歯と同じ顎内に存在するものを顎内固定 intramaxillary anchorage という（図 14-II-1）．犬歯を第一小臼歯の抜歯空隙に向かって移動させる際に同じ顎内の臼歯を固定源とする場合などがある．顎内固定装置の例としては，リンガルアーチ（舌側弧線装置），床矯正装置，クワドヘリックスなどがあげられる．

❷ 顎間固定

　固定源が，対顎の歯や顎骨に存在するものを顎間固定 intermaxillary anchorage という（図 14-II-2）．顎間ゴム intermaxillary elastics は代表的な顎間固定の1つであり，上下顎の間にかける顎間ゴムが発生する矯正力により，歯を近遠心方向に移動させる．しかし，顎間ゴムを使用した場合，歯には近遠心的な方向への力ばかりでなく垂直方向への力も必ず加わる（図 14-II-3）．したがって，顎間ゴムをする際には，それに伴う歯の垂直的な位置に対する影響，たとえば臼歯や前歯の挺出などが生じうることを認識しておかなければならない．

　また，顎間ゴムはあくまで歯を動かしたり，あるいは歯の位置，方向などの不正に伴う顎のずれを修正したりするために用いるものであり，良好な状態にある顎の位置を変化させてはならない．

　マルチブラケット装置などを用いた治療において使用する顎間ゴムには，II級ゴム，III級ゴム，垂直ゴム，対角ゴム，交叉ゴムなどがある（図 14-II-2）．

1）II級ゴム

　II級ゴムは上顎前歯部と下顎臼歯部の間にかけるゴムで，上顎前歯の舌側移動，上顎犬歯・臼歯の遠心移動，下顎臼歯の近心移動を促進する効果があるとともに，上顎前歯部と下顎臼歯部には挺出する力が加わる（図 14-II-2A）．

2）III級ゴム

　III級ゴムは上顎臼歯部と下顎前歯部の間にかけるゴムのことであり，下顎前歯の舌側移動，

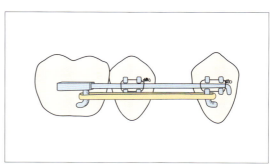

図 14-II-1　顎内固定
移動する歯と固定源が同じ顎内に存在する．

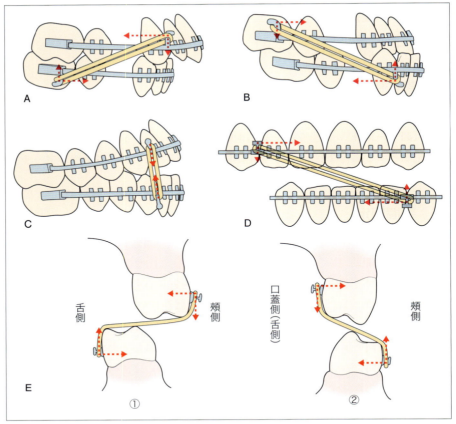

図14-Ⅱ-2　顎間固定
A：AngleⅡ級不正咬合に用いるⅡ級ゴム，B：AngleⅢ級不正咬合に用いるⅢ級ゴム，C：前歯部開咬症例に用いる垂直ゴム，D：正中線を一致させるために用いる対角ゴム，E：①鋏状咬合に用いる交叉ゴム，②交叉咬合に用いる交叉ゴム．

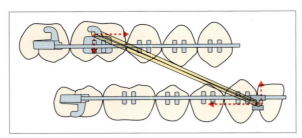

図14-Ⅱ-3　顎間ゴムのメカニクス
Ⅲ級ゴムにより，上顎臼歯には近心移動を促進する力が，下顎前歯には舌側移動を促進する力が生じるとともに，上顎臼歯および下顎前歯を挺出させる力も作用することを忘れてはならない．

下顎犬歯・臼歯の遠心移動，上顎臼歯の近心移動を促進する効果があるとともに，上顎臼歯部と下顎前歯部には挺出する力が加わる（**図14-Ⅱ-2B**）．

3）垂直ゴム

　垂直ゴムは上下歯列顎間にほぼ垂直にかけるものであり，歯の挺出を促し，開咬の治療などに用いる（**図14-Ⅱ-2C**）．

4）対角ゴム

対角ゴムは，上下歯列正中線を一致させるためなどに用いるもので，上顎非偏位側側切歯・犬歯付近から下顎偏位側犬歯付近にかける（**図 14-Ⅱ-2D**）．

5）交叉ゴム

上顎臼歯歯冠頬側面と下顎臼歯歯冠舌側面にボタンを接着し，上下のボタン間に装着するゴムで，上顎臼歯には舌側かつ下方への力が，下顎臼歯には頬側かつ上方への力が加わる（**図 14-Ⅱ-2E** ①）．臼歯部鋏状咬合に対して使用することがある．また，下顎臼歯が頬側に大きく転位あるいは傾斜している交叉咬合に対しても使用され，この場合，上顎臼歯歯冠口蓋側面と下顎臼歯歯冠頬側面にボタンを接着し，上下のボタン間にゴムを装着する（**図 14-Ⅱ-2E** ②）．

③ 顎外固定

歯や顎骨に矯正力を加える際，口腔外に固定源を求めるものを顎外固定 extraoral anchorage という．固定源を顎外，たとえば頸部や頭部に設定する利点として，固定の喪失がなく，顎内固定，顎間固定と比較して強固であり，作用する領域に強い力を加えられる．したがって，単純な歯の移動ばかりでなく，周囲の骨にも作用し，顎骨の成長をコントロールする顎整形力ともなりうる．

一方で，顎外固定装置のほとんどは可撤式装置であり，患者の協力が十分に得られなければ，十分な固定源とはなりえない．顎外固定装置としては，ヘッドギア，チンキャップ，上顎前方牽引装置などがあげられる（☞ p.249 参照）．

Ⅱ・2　抵抗の性質による分類

① 単純固定

固定源となる歯が矯正力によって傾斜移動するものを単純固定 simple anchorage という．

たとえば，**図 14-Ⅱ-4A** に示すように，正中離開を呈する両側中切歯を，弾性のあるゴムリングなどによってお互いに1点で連結することで近心移動を行う場合，両側中切歯は傾斜をしながら近心に移動する．この場合，固定歯と移動歯はほぼ同じ形態で歯根表面積もほぼ同じであり，両者は相反する方向に，ほぼ同じ動きをする．つまり，この両側中切歯はそれぞれが移動歯であり，固定歯でもある．その意味では単純固定でもあり，後述する相反固定でもある．

また，**図 14-Ⅱ-4B** に示すように臼歯を固定歯として犬歯を遠心に移動する場合，臼歯は犬歯と比較して，歯根表面積が大きいことから矯正力に対する抵抗が大きい．そのため，犬歯が傾斜移動をしながら遠心に移動するが，固定の喪失が生じると固定源の臼歯も傾斜移動する．このような固定も単純固定という．

② 不動固定

固定源となる歯が矯正力によって歯体移動するものを不動固定 stationary anchorage とい

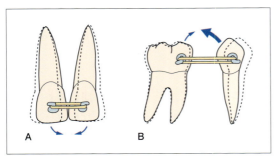
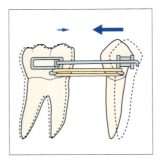
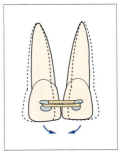

図14-Ⅱ-4　単純固定
Aは相反固定でもある．
矢印は力の向きと大きさを示す．

図14-Ⅱ-5　不動固定

図14-Ⅱ-6　相反固定

う．単純固定と比較して固定は強い．たとえば，図14-Ⅱ-5のような装置で臼歯を固定源として犬歯を遠心に移動する場合，犬歯が歯体移動しながら遠心移動するが，固定の喪失が生じると固定源の臼歯も歯体移動する．このような固定を不動固定という．

❸ 相反固定

移動歯と固定源となる歯が同じ大きさの矯正力を受けることにより，それぞれ反対方向に移動するような固定を相反固定 reciprocal anchorage という．たとえば，正中離開している両側中切歯にゴムリングなどで矯正力を加えることにより，それぞれ正中に向かう力がかかり，正中離開が改善する（図14-Ⅱ-6）．このような固定を相反固定という．

❹ 加強固定

マルチブラケット装置を用いた抜歯治療において固定の喪失をできる限り防ぐことを目的として，固定の強化・保護を図ることを加強固定 reinforced anchorage という．加強固定には，固定歯の増加，付加装置の追加，筋の機能力の応用などがある．付加装置には，顎外固定装置（ヘッドギア），Nanceのホールディングアーチ，パラタルアーチ（図14-Ⅱ-7），リンガルアーチ，顎間ゴム，リップバンパーなどが用いられる（☞16章参照）．

❺ 準備固定

Tweedによって提唱されたマルチブラケット装置のエッジワイズ法における固定の強化法である．AngleⅡ級1類の治療では上顎前歯部と下顎臼歯部にⅡ級ゴムを使用することで上顎歯列の後退を図るが，その際，下顎歯列が近心に移動し，固定の喪失が生じる危険性がある．そこで，Ⅱ級ゴムを使用する前に，ワイヤーの屈曲（セカンドオーダーベンド ☞ p.235参照）とⅢ級ゴムを用いて，下顎の側方歯をあらかじめ遠心傾斜させておくことで，Ⅱ級ゴム使用時の固定の喪失を防止する．これを準備固定 anchorage preparation という（図14-Ⅱ-8）．

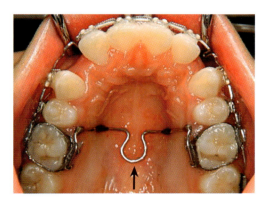

図14-Ⅱ-7　加強固定
マルチブラケット装置に付加装置として用いられたパラタルアーチ（矢印）．

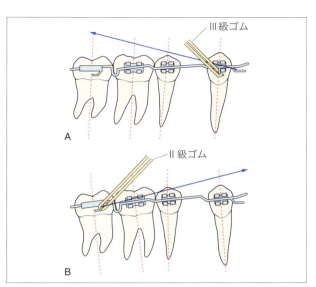

図14-Ⅱ-8　準備固定
A：AngleⅡ級1類症例に対して，下顎歯列のアーチワイヤーに臼歯を遠心に傾斜させる屈曲（セカンドオーダーベンド☞p.235参照）を付与し，Ⅲ級ゴムを使用して側方歯を遠心傾斜させる．
B：その後，上顎前歯部と下顎臼歯部の間にⅡ級ゴムを使用し，上顎前歯を遠心移動させる．遠心傾斜した下顎歯列はⅡ級ゴムの矯正力に対して強い固定となる．

Ⅱ・3　抜歯空隙利用のための固定の分類

　抜歯によって得られた空隙は主として前歯部の叢生の改善や舌側移動に用いられるが，すべての症例で抜歯空隙のすべてを前歯の移動に利用するわけではない．すなわち，症例によっては不正咬合の改善に必要な空隙が小さく，抜歯によって獲得された空隙が余ってしまう場合も少なくない．このような場合，大臼歯を積極的に近心に移動することによって空隙の閉鎖を行う．

　一方，固定源となる大臼歯は矯正歯科治療中，まったく動かないものではなく，牽引力に対する反力を受け，近心へ移動または傾斜して，空隙を消耗するが，それが許容されない場合もある．このような場合は，大臼歯が動かないように固定を強くしなければならない．このような固定の程度を，Stonerは抜歯空隙と不正咬合の改善に必要な空隙との比較によって次のように分類している（**図14-Ⅱ-9**）．

❶ 最大の固定

　抜歯空隙のうち，1/4までしか臼歯部の近心移動が許容されない場合（すなわち，抜歯空隙の3/4は治療上必要な場合）の固定を，最大の固定 maximum anchorage という．

❷ 中等度の固定

　抜歯空隙の1/4～1/2までは臼歯部の近心移動が許容される場合の固定を，中等度の固定

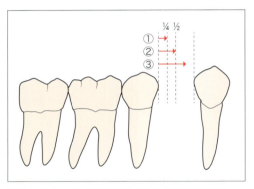

図14-Ⅱ-9　抜歯空隙利用のための固定の分類
臼歯の近心移動量が，抜歯空隙の
① 1/4 以内：最大の固定
② 1/4 ～ 1/2：中等度の固定
③ 1/2 以上：最小の固定

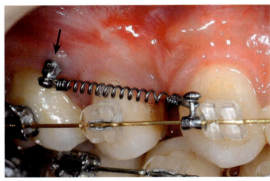

図14-Ⅱ-10　歯科矯正用アンカースクリュー（矢印）を用いた矯正歯科治療

moderate anchorage という．

❸ 最小の固定

　抜歯空隙の1/2以上の臼歯部の近心移動が許容される場合の固定を，最小の固定 minimum anchorage という．

　固定の程度によって固定の強化のために講じるべき手段としては，以下のものがある．
① 固定源の歯を増やし，連続で結紮する．
② ヘッドギアを用いる．
③ リンガルアーチや Nance のホールディングアーチ，パラタルアーチを用いる．
④ ②と③を併用する
⑤ あらかじめ準備固定ならびに必要に応じて抜歯前に臼歯部の遠心移動を行う．歯科矯正用アンカースクリューを用いて積極的な遠心移動を行うこともある．特に左右でディスクレパンシーが異なる症例では，あらかじめ両側に等しい空隙が生じるようにしておくことが必要である．

　なお，最小の固定では最後臼歯の近心傾斜を防ぐ目的で行うわずかなティップバックベンド（☞ p.235 参照）の付与の他にはほとんど固定は考慮しなくてもよい．

Ⅱ・4　歯科矯正用アンカースクリューによる固定（症例14-1）

❶ 歴　史

　1980年代に Creekmore らが，外科的矯正治療における顎矯正手術後の顎間固定時に用いられるスクリューを，歯の移動の固定源に応用することを着想した．チタン製のスクリューを顎骨に植立し，スクリューと顎骨を結合させることにより，固定源として利用する．このいわゆ

る「スケレタルアンカレッジ skeletal anchorage」の概念が，矯正歯科治療に持ち込まれた．彼らは前鼻棘の直下にスクリューを植立して上顎前歯を圧下し良好な結果を得たと報告している．また Roberts らは，下顎臼後部に植立したデンタルインプラントと前歯をバイパスワイヤーでつなぎ，これを固定源として，歯の欠損部に大臼歯を近心移動させる方法を報告している．さらに 1990 年代に入り，日本や韓国，台湾など東アジアにおいて，ミニスクリューやミニプレートといった矯正歯科専用のアンカレッジデバイスが新たに開発され，この新しい治療法が広く受け入れられるようになった．欧米などではこれらを総称して，Temporary Anchorage Device（TAD）とよぶこともある．種々の TAD の中で最もよく用いられているのは，生体親和性が高く，患者にとって侵襲が少ないチタン合金（Ti-6 V-4 Al）製のミニスクリューである（**図 14-Ⅱ-10**）．わが国では歯科矯正用アンカースクリュー orthodontic anchoring screw とよばれ，2012 年に薬事承認を得ている．

❷ 利　点

① 強固な固定が得られる．犬歯部を遠心移動させる際の固定の喪失について，従来の臼歯部を固定源にした場合は 2 mm 程度の臼歯の近心移動が生じたのに対し，アンカースクリューを固定源とした場合は，臼歯の近心移動は生じない．
② 抜歯，非抜歯の適用や抜歯部位の選択の幅が広がる．
③ 患者の協力が必要なヘッドギアなどの顎外固定装置が不要となる．
④ 治療メカニクスを単純化でき，予測性の高い治療ができる．
⑤ 前歯・臼歯の圧下，歯列全体の遠心移動など，従来の装置による治療メカニクスでは困難であった方向への歯の三次元的な移動が可能となる．
⑥ 軽度～中等度の骨格性開咬の骨格性Ⅰ級またはⅡ級症例について外科的矯正治療を回避できる．

❸ 注意点 （併発症については☞ p.400 参照）

① 歯根や歯根膜の傷害：スクリュー植立前後には必ずエックス線写真により植立状態の確認を行う．スクリューの植立により歯根傷害が生じた場合には，即時撤去し，別の部位へ再植立を行うことが望ましい．
② スクリューの動揺や脱落：デンタルインプラントと比較すると比較的高い頻度で脱落することがある．スクリューが脱落した場合は，一定期間待機した後，再度植立を行う．
③ スクリューの破折：植立時や撤去時にまれにスクリューが破折することがある．植立時のスクリューの破折を回避するためには，植立トルクを 10 N・cm 以下になるようコントロールする必要がある．

症例 14-1 過蓋咬合を伴った骨格性上顎前突（歯科矯正用アンカースクリューを用いた治療）

患　者：28歳，女性
主　訴：歯のガタガタ，歯茎がみえやすい．
顔貌所見：正貌は左右対称，側貌は上唇の前突を伴う凸顔型を呈している．スマイル時，上顎切歯の露出がやや大きい（**図 14-Ⅱ-11**）．
口腔内所見：上顎鞍状歯列弓，下顎狭窄歯列弓．第一大臼歯の近遠心的関係は両側ともに Angle Ⅱ級であり，前歯部被蓋関係はオーバージェット 4.9 mm，オーバーバイト 5.9 mm．上顎両側第二大臼歯は鋏状咬合を呈している（**図 14-Ⅱ-11**）．
模型分析：アーチレングスディスクレパンシーは上顎−5.0 mm，下顎−5.5 mm．
側面頭部エックス線規格写真所見：骨格系では，頭蓋に対して上顎骨が前方に位置しており，上下顎骨の前後的関係は骨格性Ⅱ級，垂直的にはアベレージアングルであった．歯系では，上顎中切歯歯軸傾斜は標準的であるものの，下顎中切歯歯軸は唇側傾斜していた（**図 14-Ⅱ-12，13**）．

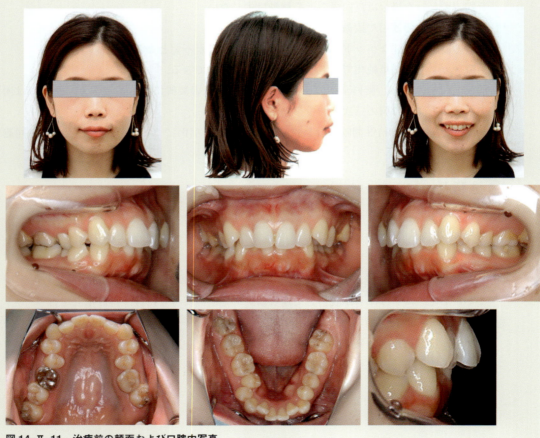

図 14-Ⅱ-11　治療前の顔面および口腔内写真

診　　断：上顎前歯の過萌出による過蓋咬合を伴った上顎骨の前方位に起因した骨格性上顎前突．
治療目標：FMIA 基準にて下顎中切歯切端を 3 mm 後退させた位置を治療目標とし，上顎中切歯切端を 5.5 mm 後退させる．過蓋咬合の改善のため，上顎中切歯を 3 mm 圧下させる．

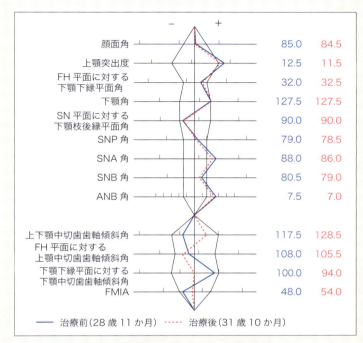

図 14-Ⅱ-12　治療前後の側面頭部エックス線規格写真分析

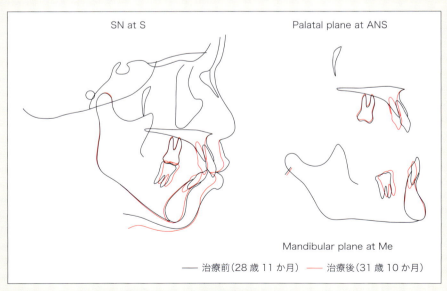

図 14-Ⅱ-13　治療前後の側面頭部エックス線規格写真のトレースの重ね合わせ

治療方針：①$\frac{4|4}{4|4}$を抜歯し，マルチブラケット装置による歯の排列と緊密な咬合の確立を図る．②加強固定のため，上顎両側臼歯部の頬側歯槽部に歯科矯正用アンカースクリュー（以下，アンカースクリュー）を植立．③過蓋咬合改善のため，上顎前歯部の唇側歯槽部にアンカースクリューを植立し，上顎前歯の圧下．

治療経過：動的矯正治療開始5か月時，$\underline{6|5}$，$\underline{5|6}$間の頬側歯槽部にアンカースクリュー（直径1.6 mm，長さ6.0 mm）を植立し，$\underline{3|3}$の遠心移動開始（**図 14-Ⅱ-14**）．動的矯正治療開始13か月時，$\underline{3|2}$，$\underline{2|3}$間の唇側歯槽部にアンカースクリュー（直径1.4 mm，長さ6.0 mm）を植立し，上顎前歯の圧下を開始（**図 14-Ⅱ-15**）．約5か月間の圧下により，オーバーバイトが2.0 mmに改善したため，前歯牽引を完了した後，ディテーリング開始（**図 14-Ⅱ-16**）．

治療結果：顔貌所見として上唇の前突は改善した．口腔内所見として，第一大臼歯の近遠心的関係は両側ともAngleⅠ級，オーバージェット，オーバーバイトともに2.5 mmとなった（**図 14-Ⅱ-17**）．上顎中切歯歯軸は6°舌側傾斜したものの，標準的な歯軸傾斜を維持し，中切歯切端で6.0 mmの後方移動と2.0 mmの圧下が達成された．下顎中切歯歯軸については5.8°舌側に傾斜し，中切歯切端で3.0 mmの後方移動と2.0 mmの圧下が認められた（**図 14-Ⅱ-12, 13**）．

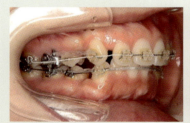 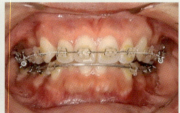 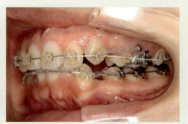
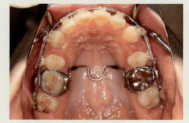 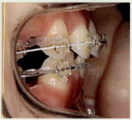

図 14-Ⅱ-14 動的処置開始8か月時の口腔内写真

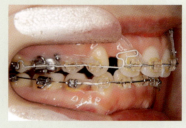 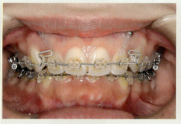 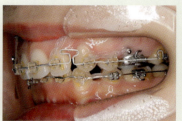

図 14-Ⅱ-15 動的処置開始14か月時（前歯部圧下開始1か月）の口腔内写真

保定予後：約3年の動的矯正治療の後，保定を開始．保定装置として，上顎には 5|5 間にフレキシブルスパイラルワイヤーリテーナーおよび Begg タイプリテーナーを，下顎にはスプリングリテーナーを使用．保定1年を経過して，上下顎歯列に空隙は発生しておらず，過蓋咬合や叢生の再発も認められない．8| は抜歯予定である．

（田中栄二）

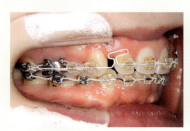
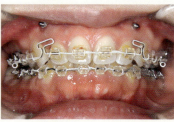
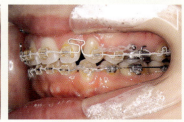

図14-Ⅱ-16 動的処置開始18か月時（前歯部圧下開始5か月）の口腔内写真

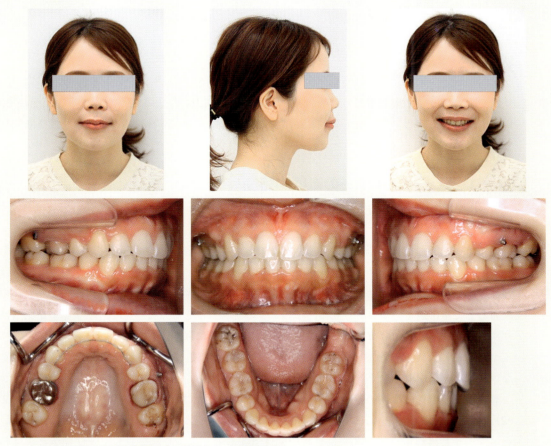

図14-Ⅱ-17 動的矯正治療終了時の顔面および口腔内写真

15章 矯正用材料の特性

I 矯正用材料の具備すべき条件

　歯に矯正力を負荷するための材料として，金属製の線材料やエラスティックに代表される高分子材料などが広く用いられている．いずれも弾性，すなわち物体に力を加えることにより生じた変形が力を除くと元に戻る性質，復元力を利用して歯を動かすものである．その他にも矯正歯科治療には，多種類の材料が用いられているが，生体に対して為害性のないことが必要とされる．また，金属製の材料が多く使われることから，金属アレルギーには留意が必要である．口腔内環境で化学的に安定し，化学物質が溶出せず，腐食による劣化が生じないもの，物理的にも耐摩耗性，耐久性に優れたものが望ましい．また近年では，審美性に優れた材料の使用に対する需要が増加している．

II 矯正用ワイヤー

　矯正力により歯の移動を行う場合には，弱い持続的な力を与えることが望ましい．そこで，矯正歯科治療に際し，歯に適正な力を適用するためには，金属線材料の力学的な特性を熟知しておく必要がある．

II・1　矯正用ワイヤーの機械的特性

① 荷重−たわみ曲線

　ワイヤーを介して歯に矯正力を負荷するには，ワイヤー変形後の復元力を利用する．まず，ワイヤーをたわませて，アタッチメント（ブラケットなど）に挿入する．変形したワイヤーは弾性の性質をもつため，元の形に戻ろうとする．このワイヤーの弾性により，ワイヤーからの反力として歯に矯正力が負荷される．このときの材料力学を考えるうえで，ワイヤーを梁（はり）とすると，矯正力は荷重，ワイヤーの変形はたわみに置き換えられる．一端を固定したワイヤーの他端に荷重Pを加えると，たわみλを生じる（**図15-II-1**）．荷重がそれほど大きくなければ，荷重を取り除くと瞬時に元の形に復元する．

　矯正用ワイヤーの機械的特性は，荷重−たわみ曲線とよばれるグラフで示される（**図15-II-2**）．荷重が0から増加し，比例限度に達するまでは荷重とたわみの関係は直線（比例関係）を示す．また，この直線の傾斜は材料の剛性（変形のしにくさ）を表し，弾性係数とよばれる．

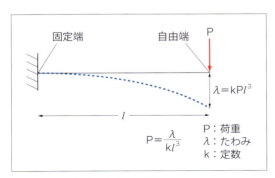

図 15-Ⅱ-1　荷重とたわみの関係

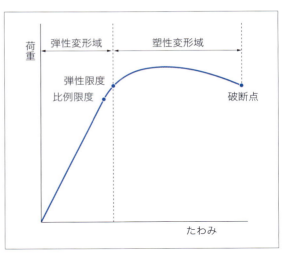

図 15-Ⅱ-2　荷重-たわみ曲線

　比例限度を越えても弾性限度までは，荷重を除くとたわみは0に復帰し，ワイヤーは完全に元の形に復元する．しかし，この領域では，荷重とたわみの比例関係は失われる．弾性変形域では，ワイヤーの復元力をすべて矯正力とすることができるため，歯の移動に適している．

　荷重が弾性限度を超えると，荷重を取り除いても復元しない塑性変形（永久変形）が生じる．ワイヤーを屈曲するにはこの領域に達する荷重が必要となる．すなわち，弾性限度が低いと永久変形を生じさせやすくなり，屈曲や成形が容易となる．

　その後，荷重は最大値に達した後に減少し，最終的に破断に至り（破断点），ワイヤーは破折する．

❷ 弾性エネルギー

　矯正用ワイヤーが弾性変形する際に，弾性エネルギー（レジリエンス）がワイヤー内部に蓄えられる．弾性エネルギーの大きさは，**図 15-Ⅱ-3** の三角形の面積で表される．荷重が一定の場合，直線の傾斜（弾性係数）が小さいほど（つまり材料が変形しやすいほど）内部面積，すなわち弾性エネルギーは大きくなる．そしてワイヤーの弾性エネルギーが大きいほど，ワイヤーの復元，すなわち歯の移動に伴う矯正力の減少は少なく，歯の移動に適した弱く持続的な力が発揮される．

❸ 矯正用ワイヤーの長さ・線径と矯正力の関係

　矯正用ワイヤーの長さや断面の大きさ（線径）を変えることで，一定の荷重あたりのたわみ，あるいは一定のたわみあたりの荷重の大きさを変えることができる．

　ワイヤーに荷重を加えた状態を**図 15-Ⅱ-1** の片持ち梁で示す．長さ l のワイヤーの右側の自由端に荷重Pを加え，たわみ λ が生じている．このときのワイヤーのたわみ λ はワイヤーの長さの関数で表される．

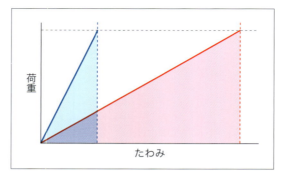

図 15-Ⅱ-3　荷重－たわみ曲線と弾性エネルギー
荷重を一定にした場合，直線の傾き（弾性係数）が小さいほど弾性エネルギーは大きい．

$$\lambda = kPl^3 \quad (k：定数)$$

すなわち，たわみは荷重の1乗とワイヤーの長さの3乗に比例する．
一方，この式を下記のように書き換えることができる．

$$P = \frac{\lambda}{kl^3}$$

荷重の大きさは，ワイヤーの長さの3乗に反比例する．すなわち，ワイヤーの長さが2倍になれば，荷重は1/8に減少し，ワイヤーの長さが1/2になれば，荷重は8倍に増加する．したがって，マルチブラケット装置においてワイヤーにループを組み込み，ワイヤーの長さを長くすることで，歯に加わる矯正力を弱く調整することができる．同様に，ブラケット間の距離が長ければ矯正力は弱く，短ければ矯正力は強くなる．

また，ワイヤーの線径を変えることでも矯正力の大きさを調節することができる．同一の材質であれば，ラウンドワイヤー（丸線）の場合には，ワイヤーの曲げ剛性（曲がりにくさ）は，直径の4乗に比例する．直径が2倍になれば，16倍曲がりにくくなる．スクエアワイヤー（断面が正方形の角線）であれば，ラウンドワイヤーの場合と同様にワイヤーの曲げ剛性は断面の一辺の長さの4乗に比例する．すなわちワイヤーの線径が大きくなるほど，矯正力は強くなる．

Ⅱ・2　矯正用ワイヤーの材質と特性

❶ ステンレススチール

矯正用ワイヤーとして用いられるのは，クロム 18％とニッケル 8％を含有する 18-8 ステンレススチールで，ニッケル，クロムを加えることで，口腔内での耐食性を高めている．ステンレススチールは，矯正用ワイヤーに用いる材質の中で最も剛性（弾性係数）が高い（**表 15-Ⅱ-1**）．ワイヤーの屈曲やループ成形が可能で，ワイヤーにループを組み込む材質として適しており，ろう着や溶接も可能である．しかし，まれにニッケル，クロムなどに金属アレルギー反応を起こす人がいるため留意が必要である．

表15-Ⅱ-1　矯正用ワイヤーの特性の比較

ワイヤーの種類	弾性係数（GPa）	ステンレススチールを1とした相対値
ステンレススチール	200	1.00
コバルトクロム合金（熱処理後）	200	1.00
ニッケルチタン合金	33	0.17
チタンモリブデン合金	72	0.36

(Proffit WR 著，高田健治訳：新版プロフィットの現代歯科矯正学．クインテッセンス出版，
東京，2004.)

② コバルトクロム合金

　コバルトクロム（Co-Cr）合金の特徴は，同一ワイヤーで弾性限度を自由に変えられること
である．術者がワイヤーを屈曲しやすくするためには，弾性限度が低いほうがよい．弾性限度
が低いと，屈曲の際，術者がワイヤーに加える力は比較的小さくても，弾性限度を容易に超え
て永久変形を起こすことができる．すなわち，弾性限度が低いほど，成形性に優れているとい
える．逆に，歯の移動に際し，ワイヤーからの矯正力を長期間発現し続けるためには，弾性限
度は高く，永久変形しにくいほうが望ましい．コバルトクロム合金は，熱処理が可能なため，
成形しやすい弾性限度が低い状態で屈曲し，その後熱処理を行うことで時効硬化を促し，弾性
限度を上昇させ，弾性変形域を拡大することで，口腔内に装着した後に永久変形しにくい状態
をつくることができる．ろう着や溶接などワイヤー同士の接合が可能である．だだし，ニッケ
ル，コバルト，クロムを含有しているため，ステンレススチールと同様に金属アレルギーに留
意が必要である．

③ ニッケルチタン合金

　ニッケルチタン（Ni-Ti）合金の特徴は，荷重によりオーステナイト相からマルテンサイト
相への応力誘起変態が起こり，たわみに対する荷重の変化量が少なくなる超弾性を発揮するこ
とである（**図15-Ⅱ-4A**）．超弾性を利用することにより，ワイヤーの復元，すなわち歯の移
動に伴う矯正力の減少が少なく，一定した持続的な矯正力を与えることができる．
　弾性係数はステンレススチールの17％と小さい．このためステンレススチールのようにルー
プを組み込まなくとも弱く持続的な力を発揮できるため，レベリングにおいて頻繁に用いられ
る．**図15-Ⅱ-4B右**の荷重－たわみ曲線の中の「負荷（時の荷重）」は，ワイヤー装着時の変
形に対する反力を，「除荷（時の荷重）」は，実際に歯に負荷される力を示している．負荷時と
除荷時の間には荷重の差が存在し，実際に歯に加わる矯正力は減少することに注意が必要であ
る．屈曲などの成形やろう着，溶接はできない．また，ニッケルアレルギーに注意を要する．

④ チタンモリブデン合金

　チタンモリブデン（Ti-Mo）合金（TMA）の弾性係数は，ステンレススチールの約1/3と

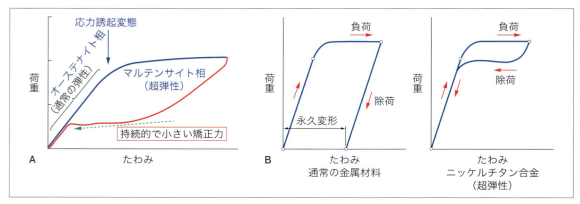

図15-Ⅱ-4　ニッケルチタン合金の荷重－たわみ曲線（米山隆之：臨床歯科理工学．医歯薬出版，東京，2006．より改変）
A：オーステナイト相からマルテンサイト相への応力誘起変態により超弾性を発揮する．
B：通常の金属材料とニッケルチタン合金の荷重－たわみ曲線．

小さく，ニッケルチタン合金より2倍程度大きいことから，両者の中間型といえる．ステンレススチールより弾性エネルギーが大きいものの，ニッケルチタン合金のような超弾性は示さない．最大の特徴は，ニッケルチタン合金とは異なり，高い成形性を持ち，屈曲が可能なことである．ろう着や溶接などワイヤー同士の溶接はできない．チタン合金の中で唯一ニッケルを含有しない材質のため，ニッケルアレルギーの患者に適用できる．

Ⅲ 高分子材料

Ⅲ・1　エラスティック

エラスティックは，弾性高分子材料に分類され，歯列内の空隙閉鎖や顎間ゴムなどに利用される．矯正用ワイヤーと比較して弾性係数が小さいため，一定荷重当たりのたわみが極めて大きい．また，弾性限度も極端に高いため，エラスティック内部に大きな弾性エネルギー（レジリエンス）が蓄えられ，弱く持続的な矯正力が発揮される．荷重とたわみは比例関係になく，荷重－たわみ曲線はニッケルチタン合金と類似している．

エラスティックの素材には，天然ゴムのラテックスや合成ゴムのポリウレタンなどがある．弾性高分子材料の欠点として，一定以上の変形を生じさせ，そのまま維持すると，時間経過に伴って復元力が減少する現象（応力緩和）を生じ，矯正力が低下する性質がある．さらに，吸水性があるため劣化が生じ，口腔内では経時的に矯正力が低下する．リングタイプの多くはラテックス製で，吸水性が高く，矯正力の低下が著しいため，毎日交換することが望ましい．ラテックスアレルギーにも注意が必要である．

このような弾性高分子材料の欠点を改良した熱硬化性ポリウレタンがチェーンタイプやスレッドタイプの多くで用いられるようになっており，口腔内においても応力緩和や劣化が少なく，耐摩耗性に優れ，安定して弱い持続的な矯正力を発現できる．トゥースポジショナーには，耐摩耗性の高いシリコーンゴムやポリウレタンが用いられている．

Ⅲ・2　接着材

　接着性レジンには，MMA（メチルメタクリレート）系とBis-GMA系があり，主にブラケットなどのボンディングに用いられる．性状により，粉液タイプとペーストタイプに分けられる．

　粉液タイプでは，粉末（ポリマー）と液（モノマー）を混和し，重合開始剤を添加した後に，筆積法により接着操作を行う．

　ペーストタイプでは，カンファーキノンなどの光重合開始剤が配合された光重合タイプが主流である．強度を向上させるために多量のフィラー（セラミックの微粉末）が配合されている場合には，ブラケットの撤去（ディボンディング）時に，エナメル質表面を損傷しないよう，注意深い操作が必要である．特にセラミックブラケットの撤去には困難を伴い，エナメル質にクラックを生じることがある．

　その他にブラケット周囲の齲蝕や白斑の発生を防ぐためのフッ化物徐放性ボンディング材もある．

Ⅲ・3　床用レジン

　床用レジンは，可撤式床矯正装置やアクチバトールなどの機能的矯正装置全般に用いられる．主にMMA系レジンが用いられ，重合方式には，常温重合レジンと加熱重合レジンがある．常温重合レジンは，加熱重合レジンと比較して，重合が不十分になる傾向があり，残留モノマーが多くなるため，機械的性質に劣るものの，加熱による変形や熱収縮に伴う寸法変化は少ない．

（吉田教明）

16章 矯正装置

Ⅰ 矯正装置の種類と特徴

　矯正装置 orthodontic appliance とは，不正咬合の矯正歯科治療に用いる装置のことである．不正咬合にさまざまな種類があるように，矯正装置も使用目的によって多種多様であり，目的に応じた効果的な形態と機能を有している．

　また，治療目標を達成するために効果的な矯正歯科治療を行うには，装着位置，使用材料，矯正力の種類，固定源，着脱の可否などそれぞれの装置がもつ特徴をよく理解する必要がある．

Ⅰ・1　矯正装置の基本的条件

① 歯や顎骨に対して適切な矯正力を付与することができる

　矯正装置は治療目的にあった矯正力を歯や顎骨に正確に伝えることができなければならない．

② 口腔機能に対する障害が少ない

　矯正装置は長期間使用することが多い．したがって，咀嚼や発音といった日常生活に不可欠な口腔の機能を妨げるものであってはならない．

③ 顎骨の成長発育を妨げない

　成長発育期の患者の治療期間は長期にわたることが多く，矯正装置は患者の成長発育や歯の萌出を妨げるものであってはならない．

④ 口腔内で変形・変質しない

　矯正装置は長期にわたって口腔内で使用することが多いため，物理的，化学的に変形・変質しにくい材料を用いなければならない．

Ⅰ・2　矯正装置の分類 （表16-Ⅰ-1）

　矯正装置の分類法については，①治療に使用する矯正力を器械的な材料に求めるのか，あるいは患者の口腔周囲筋の機能力に求めるのかによって分類する方法（矯正力による分類），②矯正装置が取り外しできるのか，あるいはできないのかによって分類する方法（着脱の可否による分類），さらに，③矯正力の固定源の場所によって分類する方法（固定源による分類）などがある．

① 器械的矯正装置

　器械的矯正装置 mechanical orthodontic appliance とは，歯の移動や顎骨のコントロールを，

表16-Ⅰ-1　矯正装置の種類

種　類			装置の名称
1.　器械的矯正装置	1）固定式矯正装置	（1）顎内固定装置	リンガルアーチ（舌側弧線装置），急速拡大装置，マルチブラケット装置など
	2）可撤式矯正装置	（1）顎内固定装置	床矯正装置
		（2）顎間固定装置	顎間固定装置
		（3）顎外固定装置	ヘッドギア（上顎顎外固定装置），チンキャップ（オトガイ帽装置），上顎前方牽引装置
2.　機能的矯正装置			アクチバトール，バイオネーター，Fränkel装置，咬合斜面板*，咬合挙上板*，リップバンパーなど

*咬合斜面板，咬合挙上板は機能的矯正装置に含める考え方もあるが，その構造から床矯正装置にも分類できるため，本文中では可撤式矯正装置の中で説明する．

材料学的特性に依存する矯正装置の総称である．金属線の弾性を矯正力として応用するものが多く，操作の仕方によって矯正力を容易にコントロールすることができ，歯の移動に適した矯正力を付与することができる．その他，エラスティック，弾性高分子材料，スクリューなどが矯正力として利用されている．

1）固定式矯正装置

術者は取り外すことができるが，患者自身では着脱できない矯正装置を固定式矯正装置 fixed orthodontic appliance という．口腔清掃のしやすさや審美性では可撤式矯正装置に劣るが，作用機序は的確であるといった利点がある．

顎内固定装置

移動する歯と固定源を同じ歯列，同じ顎内に求める矯正装置を顎内固定装置 intramaxillary anchorage appliance という．リンガルアーチ（舌側弧線装置），急速拡大装置やマルチブラケット装置などがある．

2）可撤式矯正装置

患者自身で着脱できる矯正装置を可撤式矯正装置 removable orthodontic appliance という．目立ちにくい，口腔清掃がしやすいといった利点がある反面，装着時間により治療の成否が左右されるほか，装置の着脱により装置や矯正用ワイヤーが変形するなどの欠点がある．

（1）顎内固定装置

移動歯と固定源を同じ歯列，同じ顎内に求める矯正装置である．各種の床矯正装置がこれに属し，少数歯の移動や歯列弓幅径の拡大，口腔習癖の除去などに利用する．

（2）顎間固定装置

移動歯や顎に対して，対顎の歯や顎が固定源になっている矯正装置を顎間固定装置 intermaxillary anchorage appliance という．代表的なものに顎間ゴムがある．

（3）顎外固定装置

上顎あるいは下顎の歯や顎を移動するために大きな矯正力を必要とする場合に，上下顎以外の頸部，後頭部，顔面部に固定源を求める矯正装置を顎外固定装置 extraoral anchorage appliance という．ヘッドギア，チンキャップ，上顎前方牽引装置がこれに属する．

Ⅲ編　治療学

② 機能的矯正装置

　機能的矯正装置 functional orthodontic appliance とは，歯の移動や顎骨のコントロールを，材料学的特性ではなく，患者自身の口腔周囲筋の機能力に依存する矯正装置の総称である．機能力を用いて，口腔周囲の機能環境を変えることで顎の成長をコントロールする矯正装置であるため，主に成長発育期の患者に用いる．機能的矯正装置の多くは可撤式であり，筋の機能力によって歯の移動や顎の誘導を行う．装置の構造上，口腔の各種機能を阻害するため，装着時間が制限される場合が多い．

　装置製作時に構成咬合位を採取するものには，アクチバトール，バイオネーター，Fränkel 装置などがある．

I・3　歯科技工士との連携

　現在の歯科医療は，歯科医師，歯科技工士，歯科衛生士のチーム医療によって成り立っており，それぞれが大切な役割を果たし，欠かすことのできない存在である．健康で生き甲斐のある人生を過ごすには歯科医療の充実なくしては考えられないが，歯科技工士はこれからの歯科医療の技工面を支えるうえできわめて重要な役割を果たす．

　中でも矯正歯科治療に携わる歯科技工士は，個々の矯正装置の製作にあたり，矯正装置の目的，および矯正装置が歯や顎骨に及ぼす影響などを十分に理解する必要があり，知識と技術の両面についての向上が求められ，患者の情報を歯科医師と共有し，連携して治療を行う必要がある．

（松本尚之）

II　器械的矯正装置

II・1　固定式矯正装置

A　唇・舌側弧線装置

① リンガルアーチ（舌側孤線装置）

　リンガルアーチ lingual arch は 1918 年に Mershon が発表した装置である．構造がシンプルで舌側に装着できることから，現在でも混合歯列期の症例を中心に広く用いられている．

1）基本構造（図 16-Ⅱ-1）

　リンガルアーチは，維持バンド，維持装置，主線および移動歯に接する補助弾線からなる固定式矯正装置であり，チェアサイドでの調整が容易である．

（1）維持バンド

　維持バンドは，装置の固定部として第一大臼歯に装着する．第一大臼歯が未萌出あるいは萌出途中の場合には，小臼歯や第二乳臼歯に装着することもある．

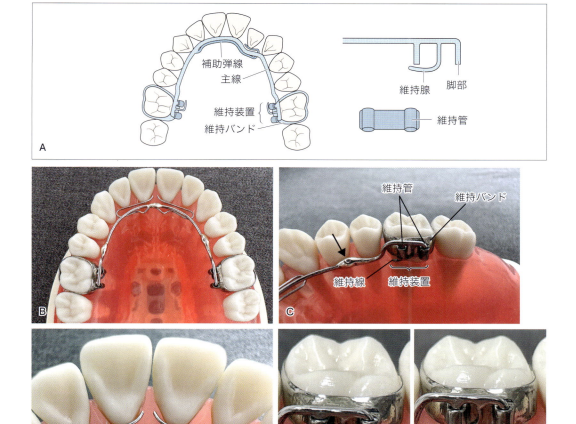

図 16-Ⅱ-1　リンガルアーチ
A：装置の全体像と維持装置（STロック）の模式図.
B：全体像.　C：維持装置.　D：補助弾線（複式弾線）.　E：維持線を維持管に引っかけて脱離を防止する（矢印）.

(2) 維持装置

　維持バンドと主線を連結する部分で，連結のための維持管をバンドにろう着することで主線を着脱可能とするタイプと，主線をバンドに直接ろう着するタイプがある．着脱可能なタイプでは，維持管に差し込むワイヤーの脚部が嵌合する構造となっている．

ダブルチューブタイプの維持装置

　咬合平面に垂直な2本の維持管を平行にした既製のパーツ（STロック）をバンドにろう着することが多い（**図 16-Ⅱ-1**）．これに嵌合するワイヤーの脚部は，主線に対して垂直部分が2本となるため維持を強固にする．さらに，脚部のワイヤーに付与されたL字型の軟らかい維持線（ロックワイヤー）を維持管の歯頸側先端に引っかけることで脚部の離脱を防止する．着脱は術者が維持線を調節して行う（**図 16-Ⅱ-1E**）．脚部の近心側のワイヤーは，第一・第二

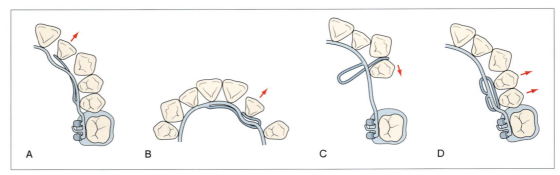

図16-Ⅱ-2 補助弾線の種類
A：単式弾線．B：複式弾線．C：指様弾線．D：連続弾線．

小臼歯の中間の歯頸部付近で主線にろう着される（**図16-Ⅱ-1C矢印**）．

（3）主線

　装置の主要な部分で左右のバンドを舌側でアーチ状につなぎ，歯の移動を行う補助弾線がろう着される．主に直径0.9 mmの矯正用ワイヤーが用いられ，原則としてすべての歯頸部に接触するようななめらかなカーブで屈曲される．主線の位置の微調整，歯列のわずかな拡大，大臼歯の整直などを目的としてU字型のバーティカルループを組み込むことがある．

（4）補助弾線（図16-Ⅱ-1D，2）

　歯の移動を行う部分で，手指によりワイヤーを把持した状態でろう着する自在ろう着（後述）という技法で主線に付与され，主線と粘膜の間を通り歯頸部に接するようにプライヤーで屈曲される．歯の移動様式は一方向への傾斜移動を主体とし，持続的な弱い矯正力を発揮する．主に0.5 mmの矯正用ワイヤーが用いられ，以下の4種類の形状がある．

① 単式弾線 single spring：主として前歯の唇側移動に用いられ，十分な弾線の長さを必要とする（**図16-Ⅱ-2A**）．

② 複式弾線 double spring：ループ状に折り返して屈曲するため，単式弾線よりも持続的に作用し調節性が高く，ヘリカルループを組み込むこともできる．歯の唇側・頬側的移動に用いられる（**図16-Ⅱ-2B**）．

③ 指様弾線 finger spring：主線に直角なU字型のループを組み込み，ワイヤーの断端を隣接面の歯頸部に接触させる．前歯や小臼歯の近遠心的移動に用いられる（**図16-Ⅱ-2C**）．

④ 連続弾線 continuous spring：丸みを帯びた長方形でワイヤーの両端が主線にろう着される．小臼歯の頬側移動に用いられることが多い（**図16-Ⅱ-2D**）．

2）製作手順

　リンガルアーチの製作手順を**図16-Ⅱ-3，4**に示す．

自在ろう着（図16-Ⅱ-5）

　自在ろう着とは，直径0.9 mmの主線と0.5 mmの補助弾線など太さの異なるワイヤーのろう着を行う場合に，細い補助弾線の焼なまし（焼鈍）を防ぐための手法である．まず太い主線を加熱し，ろう着部にろうを流しておく．次に，主線と補助弾線を左右の手指で把持・固定す

チェアサイド	技工
歯間分離（図16-Ⅱ-4A）	
維持バンド試適（図16-Ⅱ-4B）	
	作業用模型の製作（印象体の確認，維持バンドの印象体への固定，ワックスによるブロックアウト）（図16-Ⅱ-4C）
	設計線の記入（図16-Ⅱ-4D）
	維持管のろう着（図16-Ⅱ-4E）
	維持装置脚部の屈曲（図16-Ⅱ-4F）
	主線の屈曲（図16-Ⅱ-4G）
	主線と維持装置脚部のろう着（図16-Ⅱ-4H）
	研磨
装置装着	
補助弾線の自在ろう着，屈曲（図16-Ⅱ-5）	

図16-Ⅱ-3　リンガルアーチの製作手順

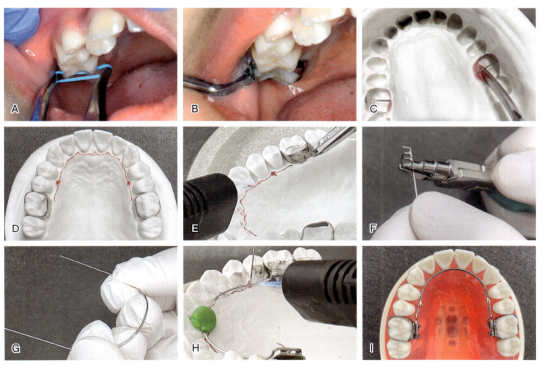

図16-Ⅱ-4　リンガルアーチの製作
A：歯間分離．B：維持バンドの試適．C：作業用模型の製作．D：設計線の記入．E：維持管のろう着．F：維持装置脚部の屈曲．G：主線の屈曲．H：主線と維持装置脚部のろう着．I：研磨後，完成．

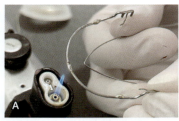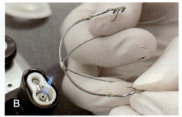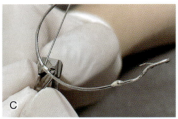

図 16-Ⅱ-5　補助弾線の自在ろう着
A：主線（直径 0.9 mm）と補助弾線（直径 0.5 mm）を左右の手指で把持・固定し，主線にあらかじめ流しておいたろうを再加熱する．
B：ろうが溶融した瞬間に補助弾線を主線に接合してろう着し，位置関係が狂わないように炎から外す．
C：弾線が焼きなまされていないことを確認し，屈曲する．

る．そのままの状態で主線を再度過熱し，ろうが溶融した瞬間に補助弾線を主線に接合させ，補助弾線にも広がるようにろうを回し，位置関係が狂わないように炎から外す．その後，焼きなまされていないことを確認して屈曲する．利点は，補助弾線への加熱時間が減るため，補助弾線の弾力が維持されることである．欠点は，手指による固定のためろう着位置がずれやすいことで，補助弾線の脱離の原因になることもある．

3）特徴と作用機序

リンガルアーチは器械的矯正装置であり，固定源が移動歯と同じ顎内にあるため顎内固定装置に分類される．主線の形状とろう着される付加物を工夫することで，装置の応用範囲が広くなる．

作用機序として，バンドが装着された維持歯が固定歯となり，補助弾線から発揮される 20〜50 g の比較的弱い矯正力が持続的に作用し，移動歯は主に傾斜移動する．また，移動歯に対する矯正力の作用方向が明確で，固定歯への反作用が比較的少ない．

4）使用法

補助弾線を付与した場合，1 か月に一度の来院間隔で補助弾線への矯正力の再付与としての活性化を行い，目標の位置に歯が移動した時点で活性化を中止し，しばらく補助弾線を装着したまま移動歯の後戻りを防止する．装置の装着中は，装置の変形，破損，固定歯や移動歯の動揺度や疼痛の有無を確認し，装置を調整する．歯の移動後や装置周囲の歯の萌出に伴う歯列変化で主線が適合しなくなった場合は，主線を調節するか，主線あるいはリンガルアーチ全体を再製作する．また，補助弾線のみ取り除き，保定装置とすることもできる．固定式矯正装置であるため，口腔清掃指導を徹底し，硬い食物や繊維質の食物が補助弾線を変形させる可能性を伝え，痛みや装置の変形・破損が生じた場合はただちに連絡するよう伝えておく．

調整は，ST ロックなどの維持装置を用いた場合は，主線を口腔外へ取り出し補助弾線をプライヤーを用いて活性化し，必要に応じて新しい補助弾線を自在ろう着した後，口腔内に再装着する．取り外し機構がない場合には，主線，補助弾線，バンドを一塊として口腔外へ取り外し，調整後に再装着する．

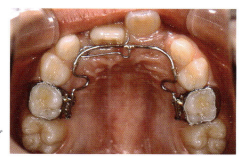

図16-Ⅱ-6 リンガルアーチの適用
1|に複式弾線，小臼歯部にバーティカルループを付与している．

5）適応症
主に乳歯列期，混合歯列期に適用されるが，永久歯列期にも用いることがある．

（1）個々の歯の位置異常の改善
補助弾線による唇側・頰側移動，近遠心的移動を行う（**図16-Ⅱ-6**）．

（2）歯性下顎前突および機能性下顎前突
上顎前歯の舌側傾斜による歯性下顎前突および機能性下顎前突に対し，上顎前歯の唇側傾斜をはかり，被蓋を改善する．

（3）歯列弓の拡大と大臼歯の整直
主線の小臼歯部にバーティカルループを付与し，ループを活性化することで歯列弓周長の増加や大臼歯の整直をはかる場合もある（**図16-Ⅱ-6**）．

（4）保隙
乳臼歯の早期喪失に伴う永久歯萌出スペースの保持，リーウェイスペースの保持を目的とする．補助弾線は省略されることが多い．

（5）保定
歯列弓の前後的あるいは側方的拡大の後に，歯列弓長径や幅径の維持を目的として行う．

（6）加強固定
上顎前方牽引装置，顎間ゴム，埋伏歯の牽引の固定源として，また，マルチブラケット装置と併用して第一大臼歯の近心移動を防止する．

❷ パラタルアーチ

パラタルアーチ palatal arch はトランスパラタルアーチ transpalatal arch ともよばれ，Goshgarian により固定式矯正装置として開発された．口蓋に沿って横切るようなワイヤーで左右臼歯（主に上顎第一大臼歯）を連結した装置である．

1）基本構造
主線と維持バンドからなる固定式矯正装置である．維持バンドと主線の連結は，直接ろう着するタイプと，維持バンド上のシースを介し着脱機構を組み込んだタイプ（**図16-Ⅱ-7，8**）がある．主線は0.9 mmの矯正用ワイヤーを用い，口蓋中央部にループを付与する．ループは，拡大および臼歯の回転を行うこともできる．

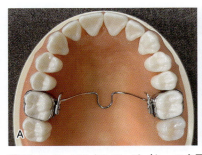 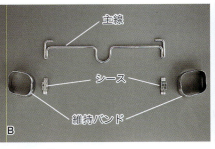 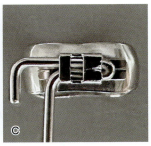

図 16-Ⅱ-7　パラタルアーチ（シースを用いるタイプ）
A：全体像（咬合面観）．B：主線，維持バンド，シース．C：シースを介した着脱機構

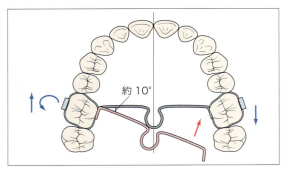

図 16-Ⅱ-8　パラタルアーチによる捻転を改善するための活性化（6|）
改善させる側のシース挿入部を把持し，その反対側の主線を遠心側に屈曲し活性化する（赤）．活性が失われないように装着する（口腔内でシースに合わせて赤矢印の方向に押し込む）と，右側に遠心回転の力，左側に遠心方向の力が働き，6|の捻転が改善される．

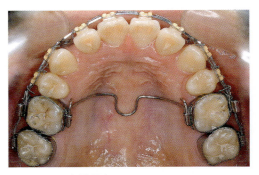

図 16-Ⅱ-9　加強固定
マルチブラケット装置にパラタルアーチを併用し加強固定としている．

2）特徴と作用機序

（1）捻転の改善
　大臼歯の近心捻転の改善には，近心捻転がある側のバンドまたはシース挿入部のワイヤーをプライヤーで把持し，主線を約10°遠心側にねじるように屈曲して活性化し装着する（**図16-Ⅱ-8**）．その6〜8週間後，必要に応じて反対側も同様に活性化し捻転を改善する．

（2）トルクの改善
　歯冠の頬側傾斜の改善には，歯根を頬側に動かすようなトルク（バッカルルートトルク）を付与する．

（3）加強固定
　パラタルアーチは臼歯の近心回転に抵抗を示すため，前歯を後退させる際の加強固定となる（**図16-Ⅱ-9**）．しかし，最大の固定や臼歯の遠心移動のためにはヘッドギアや歯科矯正用アンカースクリューの併用が必要である．

（4）臼歯の垂直的位置の保持または改善
　パラタルアーチは，咀嚼，嚥下，会話時の舌圧により，維持バンドを装着した歯に圧下力を

及ぼすことから臼歯の垂直位置の保持に役立つ．その効果を増すため，口蓋の中央にループやレジンボタンを追加し，口蓋粘膜より 4～5 mm 浮かせたデザインにすることがある．さらに，ハイプルヘッドギアや歯科矯正用アンカースクリューと併用することで圧下の効果を高めることもできる．

（5）側方拡大
拡大は捻転の改善や遠心移動の前に行う．片側 1～1.5 mm の活性化を行い，傾斜移動しすぎる場合には必要に応じてトルクを調整することもできる．

3）使用法
主線は粘膜面から 1 mm 程度浮かせ，口蓋や舌の粘膜損傷を避ける．また，シースを付与する場合，シース部分にロック機構のあるものを用いるか，シースと主線を結紮し，脱離による粘膜損傷や誤嚥を防止する．

4）適応症
混合歯列期における上顎大臼歯の捻転，近遠心的位置，頰舌的傾斜の改善および垂直位置の保持に用いる．永久歯列期には臼歯の加強固定として使用する．なお，上顎のみの片顎抜歯症例や Angle Ⅲ級不正咬合で大臼歯の近心移動が必要な場合は，その妨げとなるため使用には注意を要する．

❸ Nance のホールディングアーチ

Nance のホールディングアーチ Nance holding arch は，維持バンドと主線および主線の先端部を含む口蓋前方部のレジン部からなる固定式矯正装置である（**図 16-Ⅱ-10**）．

1）基本構造
（1）維持バンド
維持部には通常バンドを用いる．ダブルチューブタイプの維持装置をバンドにろう着することもある．通常，第一大臼歯に設定するが，大臼歯を移動する場合には小臼歯にも用いる．

（2）主線
主線は 0.9 mm の矯正用ワイヤーを用い，維持部から口蓋前方部 1/3 付近までレジン内に達

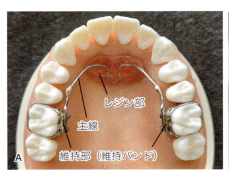
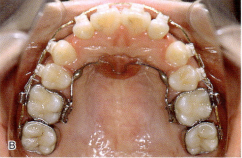

図 16-Ⅱ-10 Nance のホールディングアーチ
A：全体像．B：マルチブラケット装置との併用（加強固定）．

Ⅲ編　治療学

するように設定し，ワイヤー断端がレジンから抜けないように屈曲する．ワイヤーの回し方には，維持バンド近心からレジン部へ直線状とするもの，維持歯の遠心回転を行うために遠心からループ状とするものがある．

（3）維持部

主線をバンドに連結する部分で，直接ろう着するタイプとバンドにダブルチューブなどの維持管をろう着することで術者による主線の着脱を容易にするタイプがある．

（4）レジン部

口蓋前方部のレジンでレジンボタンともよばれる．レジンの範囲は，切歯乳頭後方から口蓋中央部にかけての斜面状の粘膜面であり，大臼歯の近心移動に抵抗する．

2）特徴と作用機序

Nance のホールディングアーチは，維持歯の近心移動を防止する装置である．レジン部を介して左右の維持歯を連結し，さらにレジン部で粘膜面からの維持を得る構造となっており加強固定に用いられる．また，主線に大きめのループを組み込んで維持歯を遠心回転させることで，維持歯の近心移動を防止する効果が得られる．

3）使用法

レジン部の粘膜面側には食物残渣やプラークが付着しやすく，粘膜の炎症に注意が必要である．また，矯正力による維持歯の近心移動がレジン部に伝達されると，粘膜面を圧迫し炎症を悪化させることがある．レジン部粘膜面の定期的な確認や水圧式の口腔洗浄器を用いた適切な口腔衛生指導が必要である．

4）適応症

混合歯列期を中心に，上顎第二乳臼歯が早期喪失した場合に第一大臼歯の近心移動を防止する保隙装置として用いる．

永久歯列期では，マルチブラケット装置と併用することで抜歯症例の加強固定として用いる（図 16-Ⅱ-10B）．

❹ タングクリブ

タングクリブ tongue crib は，吸指癖や舌突出癖などの口腔習癖の防止に用いられる．

1）基本構造

固定式と可撤式があり，維持部にはバンドまたは可撤床がある．バンドの場合は主線が連結される．主線または床部の前方にクリブをつけた状態で使用される．上下顎のいずれにも使用が可能で，さまざまなタイプがある（図 16-Ⅱ-11）．また，下顎前歯部舌側にクリブを直接ボンディングすることもある．

2）特徴と作用機序

クリブの部分に舌や手指が当たり感覚が変わることで，舌位の変化や口腔習癖に対する行動抑制を促す．

3）使用法

吸指癖や舌突出癖などの口腔習癖の改善の重要性を説明したうえで，患者や保護者の口腔習

228

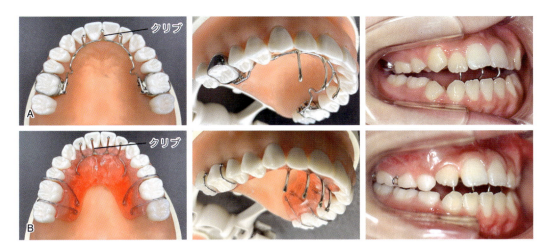

図 16-Ⅱ-11　タングクリブ
A：固定式．B：可撤式．

癖への理解と改善に向けた動機づけを行う．装置装着後は舌位を指導する．閉口時や側方運動に対顎の歯や粘膜と干渉しないことを確認する．固定式では清掃に注意し，クリブの脱離による誤飲にも留意する．

4）適応症

舌突出癖や吸指癖などの口腔習癖を伴う混合歯列期の歯性開咬が適応症となる．患者の協力が不可欠であり，治療効果は協力度に左右される．重度の骨格性開咬に対する改善効果は限定的である．開咬の再発防止を目的として，保定中に用いることもある．

（玉置幸雄）

B マルチブラケット装置

1 エッジワイズ装置

1928年にAngleによって開発されたエッジワイズ装置 edgewise appliance は，断面が長方形のレクタンギュラーワイヤーを，歯に装着した長方形の溝（エッジワイズブラケット）に勘合させることにより歯根の頬舌方向のコントロールを可能にした矯正装置である．

エッジワイズ装置は歯に装着するブラケットやチューブ，バンド，アーチワイヤーなどにより構成され，これらに加えてフックや結紮線，エラスティックモジュール，エラスティックリング（矯正用ゴムリング），エラスティックチェーン，コイルスプリング，リンガルボタンなどが用いられる．

1）基本構造（図 16-Ⅱ-12）
（1）バンド

帯環ともよばれ，つなぎ目のないバンドをシームレスバンド（**図 16-Ⅱ-12B**）という．これにブラケットやチューブを溶接し，歯にセメントなどの接着剤を用いて固定して使用する．

Ⅲ編　治療学

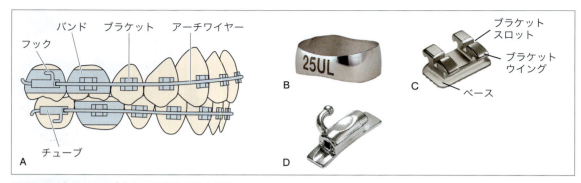

図16-Ⅱ-12　マルチブラケット装置の基本構造
A：装置全体の模式図.
B：バンド（シームレスバンド）.
C：ブラケット．写真は上顎中切歯ダイレクトボンディング用．バンドに溶接する場合にはベース面にメッシュのないウエルドタイプを使用する.
D：チューブ．フックが装着されているタイプ.

　エッジワイズ装置が開発された当初は前歯を含むすべての歯にバンドを装着していたが，ダイレクトボンディング（ブラケットを歯に直接接着する方法）が普及して以来，咬合力が強くかかる大臼歯のみにバンドを用いることが多い.

(2) ブラケットとチューブ

　ブラケット中央に長方形のブラケットスロットとよばれる溝があり，ここに断面が正円形のラウンドワイヤーや，長方形のレクタンギュラーワイヤーを装着する．ワイヤーがブラケットスロットに保持されるようにブラケットの上下にブラケットウイングとよばれる結紮線やエラスティックモジュールをかける翼状の突起がある（**図16-Ⅱ-12C**）．ブラケットスロットのサイズは主に0.022″（インチ）×0.028″と0.018″×0.025″の2種類が使用されており，多数存在するエッジワイズ法の治療技法により使い分けられている.

　チューブはブラケットと同様に0.022″×0.028″と0.018″×0.025″の2種類が主に使用され，ブラケットスロットサイズと同サイズのチューブを用いる（**図16-Ⅱ-12D**）．最後方臼歯に装着し，ワイヤーをチューブに挿入して使用する.

　ブラケットとチューブには以下の種類があり，それぞれ上記の2種類のブラケットスロットサイズが主に用いられる.

(a) スタンダードブラケット

　スタンダードエッジワイズ法で用いられるブラケットで，歯の大きさに合わせて前歯用，犬歯用，小臼歯用など，多くのブラケットサイズがあるが，ベース面に対してブラケットスロットの傾きが直角になっており，ベース面からスロット基底部までの距離（厚さ）も一定であるため，個々の歯の傾きや頰舌的な位置に合わせてアーチワイヤーを屈曲する必要がある（**図16-Ⅱ-13A**）．材質はステンレススチールのほか，目立ちにくいコンポジットレジンやセラミックなどが用いられている.

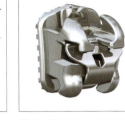
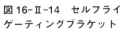
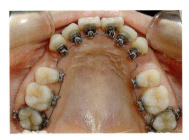

図16-Ⅱ-13 スタンダードブラケットとストレートワイヤーブラケット
A：スタンダードブラケット．ブラケットの傾きはすべて直角である．
B：ストレートワイヤーブラケット．ブラケットの傾きは歯によって異なる．

図16-Ⅱ-14 セルフライゲーティングブラケット

図16-Ⅱ-15 リンガルブラケット

(b) ストレートワイヤーブラケット

　ストレートワイヤー法で用いられるブラケットで，正常咬合者の個々の歯の傾きや位置，歯の形態の三次元的情報を，ベース面とブラケットスロットとの傾きや，スロット基底部までの距離にあらかじめ組み込むことにより理想的な咬合を構築できるように設計されたブラケットである（**図 16-Ⅱ-13B**）．ストレートワイヤーブラケットを用いることにより，理想的な咬合を獲得するためのアーチワイヤーの屈曲を最小限に抑えることができるが，ブラケットに組み込まれた情報は平均値であるため，個々の症例に合わせてアーチワイヤーの屈曲を必要とする場合が多い．ストレートワイヤーブラケットは1976年にAndrewsによって発表された矯正装置であり，ブラケットに組み込まれた情報は必ずしも日本人の歯の形態に一致しないが，近年，日本人の歯の情報をもとにしたブラケットも考案されている．また，最近のデジタル技術の進歩に伴い高精度の3Dスキャナーが開発され，これを用いて得た歯列の三次元的情報と，歯科用コーンビームCTで得た歯根や歯槽骨の三次元的情報を組み合わせて個々の症例に合わせたオーダーメイドのブラケットベースを製作し，個人の理想的正常咬合の獲得とボーンハウジング（歯槽骨内の適正な位置に歯を移動する）を意識した矯正歯科治療が試みられている．ブラケットの材質はスタンダードブラケットと同様にステンレススチールやコンポジットレジン，セラミックなどがあるが，金属アレルギーをもつ患者に対してチタン製のブラケットを使用する場合もある．

　ストレートワイヤーブラケットの1つにセルフライゲーティングブラケットがある．これはブラケットにクリップ状のキャップを組み込むことでワイヤーの着脱を容易にした装置である（**図 16-Ⅱ-14**）．歯の移動を妨げるものの1つにワイヤーとブラケット間のフリクション（摩擦）があるが，セルフライゲーティングブラケットはこれを減少させ，歯の動きを速める効果があるとされている．

(c) リンガルブラケット

　従来唇側・頬側面に装着していたブラケットを，審美性を考慮して舌側面に装着する装置である（**図 16-Ⅱ-15**）．舌側面の歯冠形状が唇側・頬側面と異なり，ベース面とブラケットス

ロットの傾きやスロット基底部までの設定が異なるため，舌側歯面の三次元的情報を組み込んだ専用のブラケットを使用する．また，個々の症例に合わせたオーダーメイドのブラケットベースを製作することにより，現在では唇側・頬側面ブラケットに匹敵する治療効果が得られるようになった．

(3) アーチワイヤー

0.010 〜 0.020″ のラウンドワイヤー（断面の丸い丸線），0.016 × 0.016″ 〜 0.020 × 0.020″ のスクエアワイヤー（断面が正方形の角線），0.016 × 0.022″ 〜 0.0215 × 0.028″ のレクタンギュラーワイヤー（断面が長方形の角線）などが用いられる．材質はステンレススチール製のほか，ニッケルチタン合金製やチタンモリブデン合金製などが用いられる．一般的には治療初期のレベリング（標準化）の際には弾性係数が小さく超弾性の特性をもつニッケルチタン合金製の径の細いラウンドワイヤーを用い，治療の後半ではチタンモリブデン合金製やステンレススチール製のレクタンギュラーワイヤーが用いられる．ニッケルアレルギーの患者に対しては，チタンモリブデン合金製のワイヤーとセラミック製やチタン製のブラケットを組み合わせて用いる場合がある．

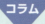 **スタンダードエッジワイズ法とストレートワイヤー法**

●**ブラケット**
スタンダードエッジワイズ法：スタンダードブラケット．ブラケットの厚さは一定で，ベース面に対してブラケットスロットは直角（角度はついていない）．
ストレートワイヤー法：ストレートワイヤーブラケット．各歯でブラケットの厚さが異なり，ブラケットには正常咬合者の平均的な歯の傾きや位置，角度などの三次元情報が組み込まれている．

●**アーチワイヤー**
スタンダードエッジワイズ法：トルクやループを組み込み，個々の歯の形状に沿って屈曲する．
ストレートワイヤー法：ブラケットスロットに傾きや角度などの情報が組み込まれており，正常咬合者の理想的な歯列の三次元情報を組み込んだ楕円のカーブになっている．ただし，組み込まれた情報はあくまで平均値であるため，最終的にはスタンダードエッジワイズ法と同様にワイヤーに三次元的な屈曲を付与して調節していく必要があることが多い．

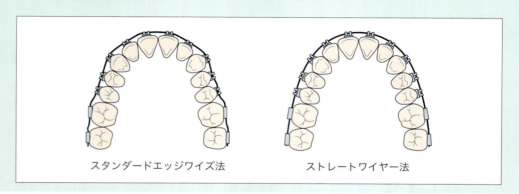

スタンダードエッジワイズ法　　　ストレートワイヤー法

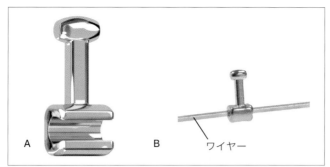

図 16-Ⅱ-16　クリンパブルフック
A：下方の溝にワイヤーをはめて固定する.
B：ワイヤーに固定したクリンパブルフック.

(4) その他
(a) フック

顎間ゴムや垂直ゴムなどをかけるために，ワイヤーにフックをろう着したり，クリンパブルフック (**図 16-Ⅱ-16**) をワイヤーに固定したりして使用する．また，結紮線の先端部がフック状になっている結紮線をブラケットに結紮し，顎間ゴムなどのフックにすることもある．ブラケットやチューブにフックがあらかじめ装着されている製品もある (**図 16-Ⅱ-12D**).

(b) 結紮線

アーチワイヤーをブラケットスロット内に保持する目的で結紮線が用いられる．結紮線に代わりエラスティックモジュール（小さなゴムリング）を用いる場合もある．

(c) エラスティックリング（矯正用ゴムリング）

顎間ゴムや垂直ゴム，交叉ゴム，斜めゴムなどに用いる矯正用のゴムリングで，使用する部位や距離により種々の大きさが用意されている（☞ p.407 参照）.

(d) エラスティックチェーン

ブラケットウイングやフックにかけてゴムの収縮を利用して歯を移動する．小さなゴムリングが鎖状のつながった形状をしていることからエラスティックチェーンまたはパワーチェーンとよばれる（☞ p.408 参照）.

(e) コイルスプリング

オープンコイルスプリングを圧縮して用いることで歯と歯の間を離開させたり，歯の近遠心的移動を行ったりすることができる．また，クローズドコイルスプリングを伸長することで歯の近遠心的移動が可能である（☞ p.403 参照）.

(f) リンガルボタン

交叉ゴムなどを使用する際に歯の舌側面にリンガルボタンを装着したり，外科的に開窓し，露出した埋伏歯の歯冠にリンガルボタンを装着したりしてエラスティックチェーンをかけて牽引するときなどに使用する（☞ p.406 参照）.

2）基本手技

(1) バンドの装着

バンドをセメントなどの接着剤を用いて歯に装着する．必要に応じて事前にバンドの頰側面にチューブやブラケットを電気溶接しておく．チューブやブラケットの装着位置が適正でない

Ⅲ編　治療学

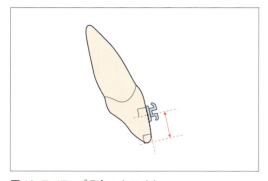

図 16-Ⅱ-17　ブラケットハイト
切縁または咬頭頂からブラケットスロットの咬合面側辺縁までの距離を用いて決定する．

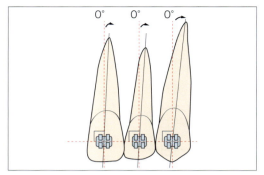

図 16-Ⅱ-18　ブラケットアンギュレーション
歯軸の解剖学的な近遠心的傾斜を再現するために付与した角度．中切歯より側切歯，犬歯の傾斜を大きく設定する．

と緊密な咬合を得ることができず，チューブ，ブラケットやバンドの再装着が必要となり，治療期間を顕著に延長させることになるため，適正な位置に装着することが重要である．前述したようにダイレクトボンディングの普及により，咬合力が強くかかる大臼歯のみにバンドを用いることが多い．症例によってバンドにリンガルアーチやNanceのホールディングアーチ（☞ p.227 **図 16-Ⅱ-10B** 参照），パラタルアーチ（☞ p.226 **図 16-Ⅱ-9** 参照），クワドヘリックスなどを装着し，これらを付加装置として併用することもある．

（2）ブラケットの装着（ブラケットポジショニング）

ブラケットポジショニングはエッジワイズ法の基本手技の中で理想的な歯の移動を行ううえで最も重要なものの1つである．一般に前歯，犬歯，小臼歯はバンドを装着せずダイレクトボンディング法にて歯に直接接着することが多い．また，印象採得を行って作業用模型上で適切な位置にブラケットポジショニングを行い，インダイレクトコアを製作し，これを介して歯面にトランスファーするインダイレクトボンディング法を用いる場合もある．模型上であらゆる方向から観察しながらポジショニングができるため，ブラケットをより正確に位置付けることができる．

ブラケットポジショニングは歯に対するブラケットの近遠心的位置，垂直的位置（ブラケットハイト），傾き（ブラケットアンギュレーション）をいくつかの基準を参考に決定する．

（a）ブラケットハイト

ブラケットハイトは，個々の症例やブラケットの種類によって異なるが，一般的には前歯切縁，犬歯尖頭，臼歯咬頭頂から，近遠心的に歯の中央に接着したブラケットまたはチューブのスロットの咬合面側辺縁までの距離を測定して決定する（**図 16-Ⅱ-17**）．ブラケットハイトについてBooneなどの基準が示されており，これらの数値を参考に術者が任意に決定する．

（b）ブラケットアンギュレーション

ブラケットアンギュレーションは，歯の長軸とブラケットスロットの傾きが直角のときを0°として，歯種によって必要に応じて数度傾ける．一般的には中切歯より側切歯，側切歯より犬歯のアンギュレーションを大きく設定する（**図 16-Ⅱ-18**）．また，抜歯症例では犬歯の遠心傾斜と臼歯の近心傾斜が起こりやすいため，あらかじめそれぞれ反対方向のアンギュレー

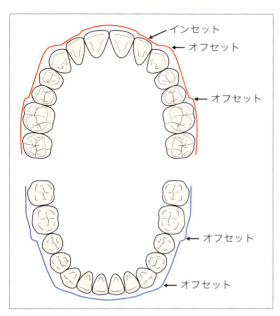

図 16-Ⅱ-19　ファーストオーダーベンド
定位置にインセットとオフセットを付与することにより理想的なアーチフォームを得ることができる．

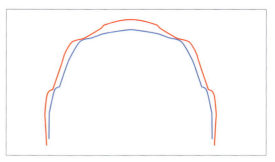

図 16-Ⅱ-20　上下顎のアーチワイヤーのコーディネート
上下顎のアーチワイヤーの間隙が前歯・臼歯の水平的被蓋関係を表している．

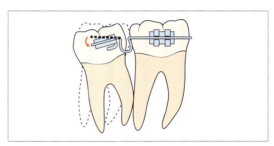

図 16-Ⅱ-21　ティップバックベンド
最後臼歯が近心傾斜することを防ぐ目的で付与する．

ションを付与することもある．

（3）アーチワイヤーの屈曲

一般に治療の初期にはラウンドワイヤーが用いられ，治療の後半ではレクタンギュラーワイヤーを用いて歯の頰舌的な移動を含めた三次元的なコントロールが行われる．

歯列を表現した円弧状のアーチフォーム（歯列形状）に，ファーストオーダーベンド，セカンドオーダーベンド，サードオーダーベンドが付与される．

（a）ファーストオーダーベンド

アーチワイヤーの唇頬舌的に行う屈曲で，舌側方向に屈曲するインセットと唇頬側方向に屈曲するオフセットがある．歯の唇頬舌的な豊隆は歯種により異なるため，歯種ごとに基準となるインセットやオフセットを付与することにより歯の連続性を獲得し，理想的なアーチフォームを得ることができる（**図 16-Ⅱ-19**）．たとえば上顎側切歯は隣在歯に比べて唇舌的な厚みが薄いためインセットを付与し，犬歯は豊隆が強く厚いためオフセットを付与する．インセットやオフセットを付与する位置は上下顎で異なっており，上下顎のアーチワイヤーをコーディネートすることにより理想的な上下顎歯列の水平的被蓋関係が得られる（**図 16-Ⅱ-20**）．

（b）セカンドオーダーベンド

アーチワイヤーの垂直方向に行う屈曲である．準備固定のために下顎臼歯を遠心に傾斜させるように付与する屈曲（☞ p.205 **図 14-Ⅱ-8** 参照）や，最後臼歯が近心傾斜することを防ぐ目的で付与するティップバックベンド（**図 16-Ⅱ-21**）などがある．

Ⅲ編　治療学

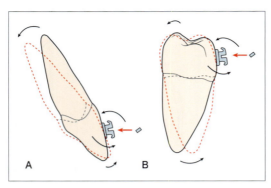

図 16-Ⅱ-22　サードオーダーベンド
レクタンギュラーワイヤーにねじれ（トルク）を屈曲することにより，ブラケットを中心に歯が唇頰舌側に傾斜する．
A：前歯に加えたリンガルルートトルク（ラビアルクラウントルク）．
B：臼歯に加えたバッカルルートトルク（リンガルクラウントルク）．

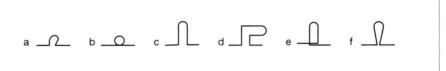

図 16-Ⅱ-23　ループの種類
a：オメガループ，b：ヘリカルループ，c：オープンバーティカルループ，d：ホリゾンタルループ，e：クローズドバーティカルループ，f：クロージングループ

(c) サードオーダーベンド

　ブラケットを中心に歯が唇頰舌側に移動（傾斜）する，すなわちトルクを生じさせるためのワイヤーへのねじれの屈曲である（図 16-Ⅱ-22）．断面が長方形のレクタンギュラーワイヤーを用いることにより付与する．歯根を舌側に移動する屈曲をリンガルルートトルクあるいはラビアルクラウントルク（臼歯ではバッカルクラウントルク）といい，歯根を唇側に移動する屈曲をラビアルルートトルクあるいはリンガルクラウントルク（臼歯ではバッカルルートトルク）という．理想的な咬合を獲得するためには個々の症例ごとに調整が必要となる．

(d) ループ

　治療のステップに応じてループといわれる屈曲をアーチワイヤーに付与する場合がある．以下に各ループの種類と目的をあげる．

① オメガループ

　ワイヤーが遠心方向にずれないように最後方臼歯のチューブの近心に付与してストップループとして用いる（図 16-Ⅱ-23a）．また，ワイヤーが近心に抜けて外れないように結紮線でチューブに結紮する場合もある．

② ヘリカルループ

　オメガループと同様の目的で使用される（図 16-Ⅱ-23b）．

③ オープンバーティカルループ

　主にラウンドワイヤーに付与して歯の唇頰舌的不正の改善に用いられる（図 16-Ⅱ-23c）．

④ ホリゾンタルループ

　主にラウンドワイヤーに付与して歯の垂直的不正の改善に用いられる（図 16-Ⅱ-23d）．

⑤ クローズドバーティカルループ

空隙の閉鎖に用いられる（**図 16-Ⅱ-23e**）.

⑥ クロージングループ

レクタンギュラーワイヤーに付与して抜歯空隙の閉鎖に用いる（**図 16-Ⅱ-23f**）.

（4）アーチワイヤーの装着

屈曲したアーチワイヤーをブラケットスロットにはめた状態で結紮線やエラスティックモジュールを用いてブラケットに固定する. セルフライゲーティングブラケットの場合はクリップ状のキャップを閉めることによりワイヤーを固定する.

3）エッジワイズ法による治療

エッジワイズ法による治療には固定源の考え方や治療手順などに数多くの理念があって一律ではなく, 術者によって考え方はさまざまであるが, Angle Ⅰ 級叢生の抜歯症例を例に一般的な治療の流れを以下に述べる.

（1）第一小臼歯の抜去

（2）レベリング

主にニッケルチタン合金製のラウンドワイヤーやステンレススチール製のラウンドワイヤーを使用する. 必要に応じてステンレススチール製のラウンドワイヤーにループを組み込んだものを屈曲して使用する（**図 16-Ⅱ-24A**）.

（3）犬歯の遠心移動

0.018″ などの剛性の高いステンレススチール製のラウンドワイヤーをブラケットに装着した状態でエラスティックチェーンやコイルスプリングを用いて犬歯を遠心に移動し, 前歯部の叢生が解消できるスペースを確保する（**図 16-Ⅱ-24B**）.

（4）側切歯のレベリング

側切歯に装着したブラケットにニッケルチタン合金製のラウンドワイヤーやループ付きのステンレススチール製のラウンドワイヤーなど装着し, レベリングを行う（**図 16-Ⅱ-24C**）.

（5）前歯の舌側移動

太めのステンレススチール製のレクタンギュラーワイヤーにクロージングループを屈曲してブラケットに装着する. 最後臼歯の前方に屈曲したオメガループを結紮線で結紮することによりループを活性化し, 前歯を舌側に移動して空隙を閉鎖する（**図 16-Ⅱ-24D**）. また, クロージングループを用いずに, エラスティックチェーンを用いてブラケットやチューブ内のワイヤーをスライドさせて空隙を閉鎖する, いわゆるスライディングメカニクスを用いる方法もある（**図 16-Ⅱ-25**）.

（6）アイデアルアーチの装着

理想的な咬合を獲得するためにファーストオーダーベンド, セカンドオーダーベンド, サードオーダーベンドを付与したアーチワイヤー（アイデアルアーチ）を装着し, 理想的なアーチフォームと緊密な咬合を確立する.

（7）保定

マルチブラケット装置を撤去し, 保定装置を用いて咬合の安定化をはかる.

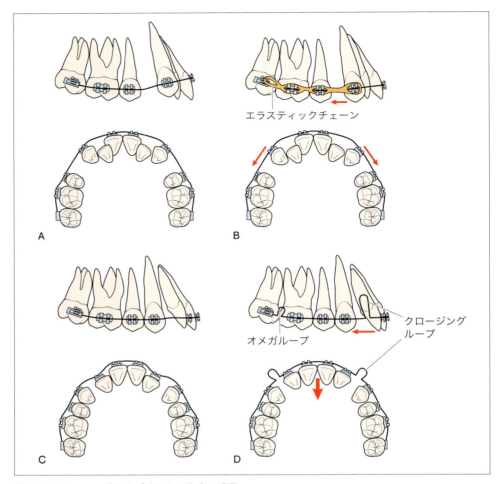

図 16-Ⅱ-24 エッジワイズ法による治療の手順
A：レベリング．B：犬歯の遠心移動．C：側切歯のレベリング．D：前歯の舌側移動．
注）叢生症例において，すべての歯のレベリングを同時に行うと前歯に予期せぬ前方拡大が生じることがある．このような場合は，犬歯の遠心移動により舌側（口蓋側）に位置する歯（この例では両側側切歯）の歯冠幅径分のスペースを確保してから当該の歯にブラケットを装着してレベリングを行う．

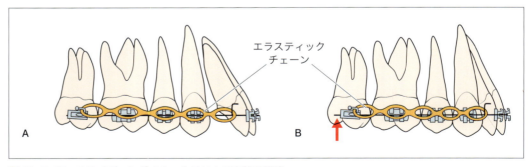

図 16-Ⅱ-25 スライディングメカニクスによる空隙の閉鎖
A：空隙の閉鎖前．
B：空隙の閉鎖後．チューブの遠心からワイヤーが滑り出てくるので（矢印），その都度カットする．

以上は Angle I 級の場合の治療手順であるが，Angle II 級の場合は上顎前歯部遠心移動の際の臼歯の固定源強化のためにヘッドギアや II 級ゴム，歯科矯正用アンカースクリューなどを用いる場合がある．また，Angle III 級の場合は下顎臼歯部の固定源強化のために歯科矯正用アンカースクリューや III 級ゴムなどを用いる場合がある．また，臼歯の咬合関係の不正が著しく，骨格性の不正を示す場合は外科的矯正治療を行う場合もある．

（本吉　満）

C 拡大装置

　成長期の口呼吸に伴う低位舌によって，頬側から作用する圧力が舌側から作用する圧力よりも強くなり，上顎歯列弓が狭窄する場合がある．上顎歯列弓が狭窄して下顎歯列弓よりも狭くなると臼歯部の交叉咬合が生じやすい．また，唇顎口蓋裂では口蓋の形成手術などの影響で上顎歯列弓が狭窄することがある．上顎歯列弓の狭窄には，上顎骨の発育異常を伴う骨格性と主に歯の位置異常による歯性，あるいはその両方を併せもつものがある．下顎の機能的な側方偏位が関与する場合があるので注意深い診察が必要である．

　拡大装置 expansion appliance は，狭窄した上顎歯列弓に矯正力を作用させて拡大し，上下顎歯列弓幅径の不調和の改善を目的として使用される．拡大装置は，急速拡大 rapid expansion と緩徐拡大 slow expansion に分類される．急速拡大装置は固定式で，緩徐拡大装置には固定式と可撤式がある．

1 急速拡大装置

　急速拡大装置は固定式矯正装置の一つである．スクリューが発揮する断続的な顎整形力は両側臼歯に装着したバンドを介して歯に加わり，間接的に両側の上顎骨に作用して正中口蓋縫合を離開させる（**図 16-II-26**）．

1）基本構造

　口蓋の正中部にスクリューを設置して，上顎両側第一小臼歯と第一大臼歯（もしくは第一大臼歯のみ）にセメント合着したバンドで維持し，臼歯部の頬側や口蓋側を太い金属線で連結したうえで，スクリューとバンドを連結する．連結方法は，口腔衛生に配慮してスクリューから延長した金属線を直接バンドにろう着する Hyrax 型（**図 16-II-27**），スクリューとバンドにろう着した太い金属線の接続に口蓋部の左右にレジン床を設けて固定する Haas 型，側方歯の咬合面を囲むワイヤーにスクリューをろう着して咬合面をレジンで覆って固定するボンデッド型などがある．いずれもスクリューを回転するためのスクリューキーが必要である（**図 16-II-27B，C**）．

2）特徴と作用機序

　スクリューの活性化によって断続的に加わるキログラム単位の顎整形力によって，上顎骨の正中口蓋縫合が離開し，上顎歯槽基底部が側方に拡大される．拡大後もしばらくの間，装置を装着した状態にすることで，縫合部は骨化し閉鎖される（**図 16-II-26**）．急速拡大装置が発揮する顎整形力は鼻上顎複合体全体に及ぶため，鼻呼吸の改善につながるという見解もある．

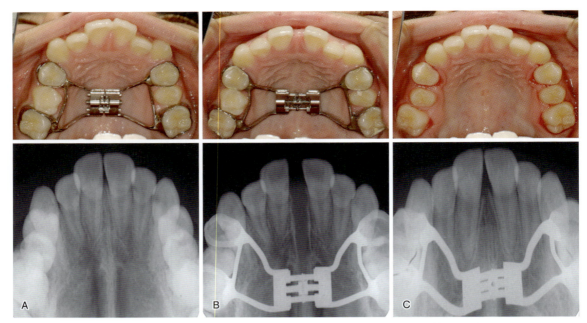

図16-Ⅱ-26　Hyrax型急速拡大装置（カノミ矯正歯科クリニック　嘉ノ海龍三先生のご厚意による）
A：拡大前，B：正中離開が生じるとともに，正中口蓋縫合が離開する．C：正中離開は自然に解消し，正中口蓋縫合部は骨化する．

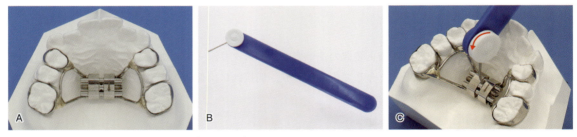

図16-Ⅱ-27　急速拡大装置の回転操作（Hyrax型）
A：両側の第一小臼歯と第一大臼歯にバンドを装着する．
B：スクリューキー．
C：スクリューの回転操作．スクリュー中央の穴にキーを挿入し，前方から後方に回転させる．

3）使用法

　患者自身もしくは保護者がスクリューキーを用いて，スクリューを前方から後方に回転させることで活性化する（**図16-Ⅱ-27C**）．通常は1/4〜1/2回転（90〜180°）を1日に1〜2回（たとえば夜のみ，あるいは朝と晩）行わせる．1/4回転で，0.2〜0.25 mmの拡大量が得られるので，1日の拡大量は約0.2〜0.5 mmとなる．この回転操作を目標の拡大量が得られるまで継続する．離開した正中口蓋縫合部の骨化には，約3〜5か月間が必要となることから，拡大終了後にスクリュー部分をレジンなどで固定して保定に移行する．

4）適応症

　上顎歯槽基底部の狭窄を伴う狭窄歯列弓の拡大が適応症となる．正中口蓋縫合を離開させる

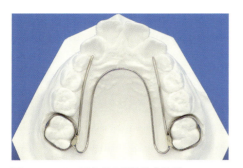

図16-Ⅱ-28　固定式の緩徐拡大装置（Wアーチ）
上顎両側第一大臼歯にバンドを装着しワイヤーを調整することで歯列を拡大する．前歯と臼歯の拡大量を調整することができる．

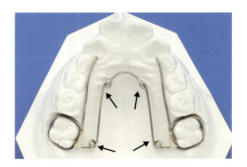

図16-Ⅱ-29　固定式の緩徐拡大装置（クワドヘリックス装置）
上顎両側第一大臼歯にバンドを装着し，ヘリカルループ（矢印）を4つ設けたワイヤーを調整して歯列を拡大する．

ため8〜15歳の時期が最適であり，個人差はあるが18歳頃までを適用年齢とする．

5）注意事項

上顎間縫合と正中口蓋縫合が離開することによって，上顎両側中切歯間に正中離開が生じること，まれに鼻骨付近に疼痛が生じたり皮下に内出血が生じたりすることがあることをあらかじめ患者および保護者に説明しておく．

❷ 固定式の緩徐拡大装置

Porterタイプの拡大装置（Wアーチ）（**図16-Ⅱ-28**）やクワドヘリックス装置 quad-helix appliance（**図16-Ⅱ-29**）がある．ワイヤーが発揮する矯正力によって上顎歯列の側方拡大を行う．固定歯である上顎第一大臼歯の捻転の改善を目的として使用することもある（**図16-Ⅱ-28，29**）．

1）基本構造

Wアーチは，上顎第一大臼歯に維持バンドを装着し，直径が約0.9 mm（0.036″）の矯正用ワイヤー（主にステンレススチール製）を口蓋粘膜に沿わせてW型に屈曲して維持バンドにろう着する．クワドヘリックス装置も上顎両側第一大臼歯に維持バンドを装着し，4つのヘリカルループ（らせん状の屈曲でヘリックスともいう）を組み込みこんだ0.8〜0.9 mmのワイヤーがろう着される．

2）特徴と作用機序

主に側方歯の頰側への傾斜移動である[*1]．

3）使用法

活性化は，口腔内に装着したままスリージョープライヤーを用いて，もしくは一度維持バン

[*1]：主に側方歯の頰側への傾斜移動であるが，患者の暦齢やワイヤーの太さ・材質，活性化の程度で矯正力の強さを調整することによって，側方歯の頰側傾斜だけでなく正中口蓋縫合の離開による骨格性の拡大が得られるとの見解もある．そのため緩徐拡大と急速拡大の中間的な効果が期待する装置とも解釈されている．

Ⅲ編　治療学

ドとともに撤去して口腔外でワイヤーを調整した後，再度セメント合着する．歯列弓幅径で1か月に2mm程度の拡大を目安とする．使用期間は通常2～3か月間で，その後さらに3か月間程度の保定が必要である．

4）適応症

混合歯列期から永久歯列期の上顎歯列弓の狭窄を伴う交叉咬合の症例に用いられる．ヘリカルループがあるクワドヘリックス装置は柔軟で，許容性が高く，唇顎口蓋裂の症例にも適用される．

5）注意事項

拡大中にワイヤーの先端が歯の歯頸部の粘膜に陥入したり，ワイヤーのループ部分で舌に圧痕が生じたりする場合があるので，口蓋の形態に注意して装置を設計する．過剰な拡大によって固定歯となる第一大臼歯の頬側の歯周組織を損傷しないよう注意する．

③ 可撤式の緩徐拡大装置

弱い力を長期間作用させ，歯列弓の側方拡大を行う．

1）基本構造

主にレジン床，スクリュー，クラスプ，唇側線などで構成される（**図16-Ⅱ-30**）．スクリューの回転にはスクリューキーを用いる．スクリューのほかに口蓋中央にオメガ（Ω）形の拡大スプリングを備えたCoffinの拡大装置（**図16-Ⅱ-31**），歯列の狭窄が上顎前歯部に限定される場合には，ファンタイプの拡大装置（**図16-Ⅱ-32**）がある．

2）特徴と作用機序

側方歯の頬側への傾斜移動を主体とし，歯列と上顎骨の歯槽突起部が拡大され，上顎間縫合と正中口蓋縫合の拡大は少ない．

3）使用法

可撤式の緩徐拡大装置のスクリューの活性化は，1週間に1～2回拡大ネジを1/4回転（90°，約0.2～0.25mm）し，数か月間行う．

4）適応症

主に乳歯列期と混合歯列期の交叉咬合に適用されるが，永久歯列期でも側方歯の頬側への傾斜を主体とする歯性の拡大を期待して用いることもある．

5）注意事項

治療効果が装着時間に左右されるので，治療の意義や使用法について患者と保護者にていねいに説明して協力を促す．拡大終了後は，急速拡大装置と同様にスクリューをレジンなどで固定して保定する．一般に長期の保定が必要なので，混合歯列期では保定中に永久歯の交換を妨げないように床形態の修正を要する．

Ⅱ・2　可撤式矯正装置

患者自身が着脱できる矯正装置を可撤式矯正装置 removable orthodontic appliance という．固定式矯正装置と比較して，口腔衛生管理が比較的容易であることなどが利点である．その反

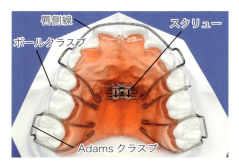

図16-Ⅱ-30 可撤式の緩徐拡大装置（床タイプ）
前歯の唇側線および臼歯のボールクラスプとAdamsクラスプで維持し，口蓋中央のスクリューを回転することで拡大する．

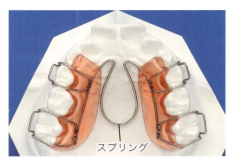

図16-Ⅱ-31 可撤式の緩徐拡大装置（Coffinの拡大装置）
両側臼歯をAdamsクラスプで維持し，口蓋中央のスプリングを調整して歯列を拡大する．

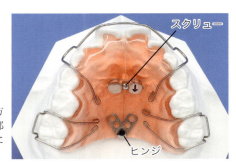

図16-Ⅱ-32 可撤式の緩徐拡大装置（ファンタイプ）
唇側線とAdamsクラスプで維持し，口蓋前方部のスクリューを回転することで口蓋後方部に設置されたヒンジを中心として床が扇型に開き，歯列の前方部が拡大する．

面，歯の傾斜移動が主体となるため歯体移動を含めた歯の三次元的な移動は困難であることや装着する頻度や時間に対する患者や保護者の協力に治療の成否が左右されるなどの欠点がある．

A 顎内固定装置

❶ 床矯正装置

　床矯正装置 orthodontic plate は，代表的な可撤式矯正装置で，症例に応じて多様な設計が可能である（**図16-Ⅱ-30～34**）．

1）基本構造
（1）レジン床
　レジン床（基礎床）は，床矯正装置の基本をなす構成部分であり，次のような作用がある．
① クラスプ，唇側線などを保持する．
② 矯正力の固定源となる．
③ 粘膜を介して，歯あるいは歯槽骨に矯正力を伝える．

（2）クラスプ
　クラスプ clasp は，床矯正装置を口腔内で正しい位置に保持する維持装置の役割を果たしている．矯正力や咬合力に抵抗して，床矯正装置が口腔内から脱落しないようにその保持力は十

Ⅲ編　治療学

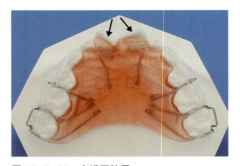

図 16-Ⅱ-33　床矯正装置
上顎両側中切歯の唇側移動を行うために弾線（矢印）が設置されている．

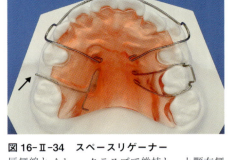

図 16-Ⅱ-34　スペースリゲーナー
唇側線と Adams クラスプで維持し，上顎右側第一大臼歯の遠心移動のためにスプリング（矢印）が設置されている．

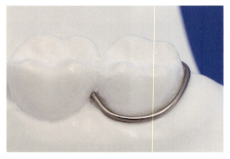

図 16-Ⅱ-35　単純鉤

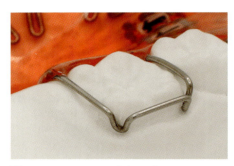

図 16-Ⅱ-36　Adams クラスプ

分でなければならないため，さまざまなタイプが考案されている．
(a) 単純鉤 simple clasp
　構造が 1 本の金属線で歯を抱えるような単純な設計であるため保持力が弱い（図 16-Ⅱ-35）．
(b) Adams クラスプ，モディファイドアロークラスプ modified arrow clasp
　0.7 mm の矯正用ワイヤーで屈曲されたクラスプの先端がアンダーカットに入る設計で，保持力に優れる（図 16-Ⅱ-36）．
(c) ボールクラスプ ball clasp
　0.7 mm の矯正用ワイヤーの先端に，直径 1.5 mm 程度の丸いろう（鑞）をつけ，それが歯間鼓形空隙のアンダーカットに入る設計である（図 16-Ⅱ-37）．
(3) 矯正力を発揮する要素 active element
　歯，歯列弓を移動させるための矯正力を発揮する部分のことである．通常は，矯正用ワイヤーの弾力を利用するが，拡大ネジ，エラスティックを用いることもある．
(a) 唇側線 labial bow
　切歯の唇側の矯正用ワイヤーで，切歯の舌側移動，切歯の回転，補助弾線のための主線として使用する（図 16-Ⅱ-34）．

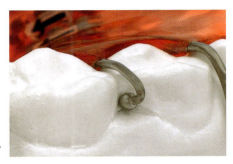

図16-Ⅱ-37 ボールクラスプ

(b) 弾線 spring

　床矯正装置では，弾線のためのスペースが少ないため，ループなどを屈曲する（**図16-Ⅱ-33**）．

(c) 拡大ネジ（スクリュー）expansion screw

　主に歯列弓の拡大に使用するが，歯の移動にも使用する場合がある（**図16-Ⅱ-30**）．

2）特徴と作用機序

　クラスプの維持歯と口蓋や歯槽部などの粘膜を固定源として弾線やスクリューが発揮する矯正力で歯の移動を行う．可撤式矯正装置であるため，間歇的な矯正力を発揮する．

3）使用法

　患者の協力と定期的な調節が必要である．原則として，食事と口腔清掃時以外は装着する．スクリューの活性化は患者または保護者によって行われることが多いが，スプリングなどの活性化は定期的な来院により術者が調整する．

4）適応症

　基本的には，歯の移動，歯列弓の拡大，機能的矯正装置，咬合斜面板，咬合挙上板としての応用，保定装置などに用いる．そのほか，口腔習癖（舌突出癖など）を防止するための装置にも応用される．

❷ 咬合斜面板

　咬合斜面板 jumping plate, inclined plate は，1877年に Kingsley によって咬合跳躍法 jumping the bite として発表された装置で，後のアクチバトールの原理につながる機能的矯正装置の一種でもある．

1）基本構造

　①斜面板付きレジン床，②クラスプ，③唇側線から構成される（**図16-Ⅱ-38**）．斜面板は，レジン床の上顎前歯の背側にあり，下顎を閉じる際に下顎前歯の切縁が前方に滑走するような斜面になっている．

2）特徴と作用機序

　装置が上顎に装着された状態で咬み込むと，下顎前歯は斜面に接触して前上方に滑走し，下顎は習慣性閉口路の途中で前方に誘導される．その結果，下顎前歯は，斜面板に接触してわずかに唇側傾斜を示す．同時に唇側線を調整すれば上顎前歯を舌側傾斜させることもできる．こ

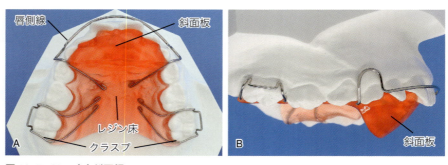

図16-Ⅱ-38 咬合斜面板

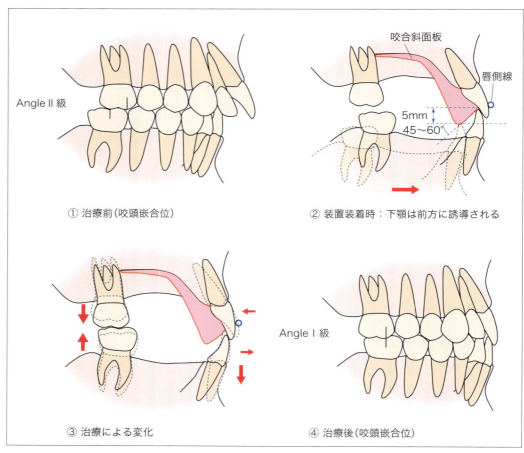

図16-Ⅱ-39 咬合斜面板の作用機序

れらの効果によってオーバージェットの減少をはかる．また，下顎前歯は斜面板の最前部で床と咬み合うことで圧下され，同時に臼歯はわずかに離開することで挺出する．これらの効果によってオーバーバイトが減少する．さらにこの下顎位を持続させることによって，下顎窩内で下顎頭は前下方位をとり顎関節部のリモデリングが生じ，同時に咀嚼筋の機能も下顎の前方位に適応して改善される（**図16-Ⅱ-39**）．

3）使用法

食事と口腔清掃時を除き，終日の使用を基本とする．オーバージェット，オーバーバイトが著しく大きい症例では，下顎の前方移動に無理が生じないように，はじめは斜面板を後方に製作し，しだいにレジンを添加して斜面を前方に移動させる．

4）適応症

① 下顎遠心咬合で過蓋咬合を伴う上顎前突症
② 上下顎歯列弓に叢生が少ない症例
③ 下顎歯列弓を近心に移動させたとき，良好な咬頭嵌合が得られる症例
④ 混合歯列期（特に後期）が望ましく，下顎の前方成長が期待できる症例

❸ 咬合挙上板

咬合挙上板 bite plate，anterior bite plate は，可撤式床矯正装置の一種で，機能的矯正装置に含める考え方もある．下顎前歯が接触する部分が平坦になっている．

1）基本構造

①挙上板付きレジン床，②クラスプ，③唇側線（0.9 mm の矯正用ワイヤー）から構成される（**図 16-Ⅱ-40**）．挙上板は，レジン床の上顎前歯の口蓋側に設置され，下顎を閉じる際に下顎前歯の切縁が接触して臼歯は離開するよう設計する．

2）特徴と作用機序

上顎の口蓋に下顎前歯がなるべく均等に接触できる平坦なテーブル（挙上板）を設けている．下顎が習慣性閉口路上で閉口したときに下顎前歯が接触することで上下顎臼歯の咬合は離開する．装置を継続的に装着することによって臼歯は挺出し，下顎前歯は圧下されて，咬合は挙上され，過蓋咬合が改善する（**図 16-Ⅱ-41**）．

3）使用法

食事と口腔清掃時を除き，終日の使用を基本とする．またヘッドギアやマルチブラケット装置と併用することもある．

4）適応症

混合歯列期から永久歯列期にかけての過蓋咬合が適用症である．

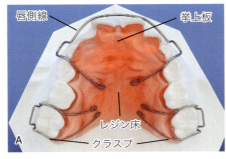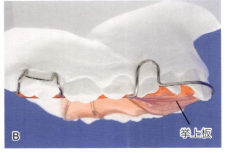

図 16-Ⅱ-40　咬合挙上板

Ⅲ編　治療学

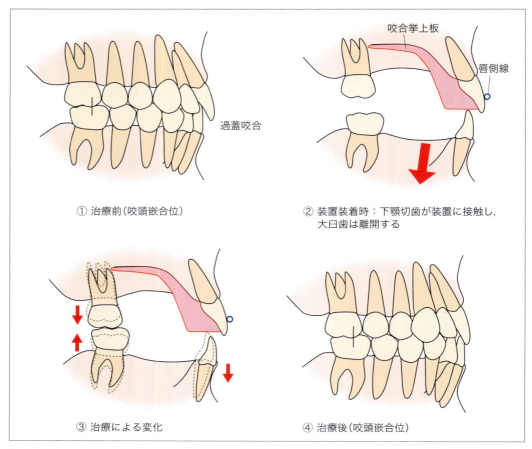

図16-Ⅱ-41　咬合挙上板の作用機序

❹ スライディングプレート

　スライディングプレート sliding plate, posterior bite plane はレジンで下顎歯列の咬合面を覆う可撤式矯正装置で，前述の咬合挙上板とは逆に，上顎前歯より先に臼歯が接触するように調整して装着する．この装置自体には歯や顎を移動する機能はなく補助的な装置である（**図16-Ⅱ-42**）．

1）基本構造

　レジンを用いて下顎の臼歯を覆い，クラスプで維持する．

2）特徴と作用機序

　臼歯部用の咬合挙上板であるが，わが国ではスライディングプレートという名称が一般的である．前歯部反対咬合の症例で上顎前歯を唇側に移動するときに，過蓋咬合を伴っていると下顎前歯が妨げとなる場合がある．このため，前歯の被蓋関係を改善する際に，前歯部の干渉を避ける目的で咬合を挙上するために用いる．したがって，この装置自体には歯を移動する作用はなく，リンガルアーチやチンキャップなどを補助する装置として用いられる．下顎前歯の舌

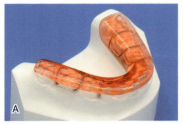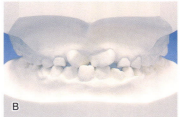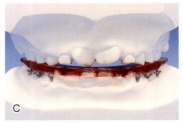

図16-Ⅱ-42　スライディングプレート
A：口腔模型に装着したスライディングプレート．B：前歯部反対咬合を伴う患者の口腔模型正面観．C：スライディングプレートを装着することによって，上顎前歯が唇側移動する際の干渉を避けることができる．

側傾斜も期待する場合には，下顎前歯部の咬合面側と舌側のレジンを削合する．

3) 使用法

上顎歯列に装着したリンガルアーチによる上顎前歯の唇側傾斜移動や上顎前方牽引装置による上顎の前方移動，およびチンキャップによる下顎の後退を行うときに前歯の被蓋関係を改善するタイミングで主に夜間に使用する．被蓋の改善後は装置を継続する必要がないので，比較的短期間の使用となる．

4) 適応症

過蓋咬合を伴う前歯部反対咬合の症例で，治療に伴う上下顎前歯の咬合干渉によって下顎前歯の唇側に歯肉退縮を生じるおそれがある場合に用いる．

（新井一仁，栃木啓佑）

B 顎外固定装置

顎外固定装置 extraoral anchorage は口腔外に矯正力の固定源を求める矯正装置の総称である．固定源が頭部や頸部となる可撤式矯正装置であり，間歇的な矯正力を用いることで，上顎骨や下顎骨の成長コントロールを行う顎整形力を作用させる．また歯列に矯正力を作用させる装置である．

❶ ヘッドギア（上顎顎外固定装置）

ヘッドギア headgear は頭部や頸部を固定源として，①鼻上顎複合体に後方や上後方に向かう顎整形力を作用させ，上顎骨の前方成長抑制を行う場合，②上顎第一大臼歯および上顎歯列の遠心移動を行う矯正力を作用させる場合，③マルチブラケット装置との併用によって，上顎大臼歯の近心移動を防ぐ加強固定装置として用いられる場合，に使用する．

1) 基本構造（図16-Ⅱ-43，44）
① 口腔内に装着した頰面管（バッカルチューブ）付きの大臼歯バンド
② インナーボウとアウターボウからなるフェイスボウ
③ 口腔外のネックバンドあるいはヘッドキャップ

2) 作用と適用（図16-Ⅱ-44）
顎顔面形態や咬合状態により適用するヘッドギアの種類を選択する必要がある．

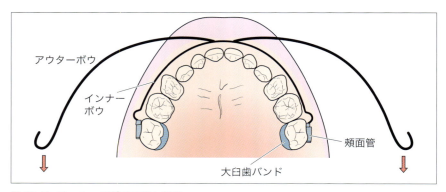

図16-Ⅱ-43　ヘッドギアの基本構造
アウターボウにヘッドキャップやネックバンドを装着し，遠心へ牽引する．

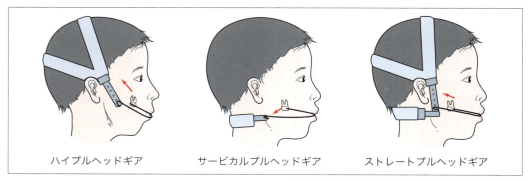

図16-Ⅱ-44　ヘッドギアの種類

(1) ハイプルヘッドギア

フランクフルト平面に対する下顎下縁平面角や下顎角が大きく，オーバーバイトが小さいAngle Ⅱ級ハイアングルケース（Angle Ⅱ級1類開咬症例）では，水平的・垂直的な鼻上顎複合体の成長抑制に加え，上顎第一大臼歯の遠心移動と圧下を目的として，ハイプルヘッドギアhigh pull headgearが用いられる．

(2) サービカルプルヘッドギア

フランクフルト平面に対する下顎下縁平面角や下顎角が小さく，オーバーバイトが大きいAngle Ⅱ級ローアングルケース（Angle Ⅱ級1類過蓋咬合症例，Angle Ⅱ級2類症例）では，水平的な鼻上顎複合体の成長抑制に加え，上顎第一大臼歯の遠心移動や挺出を目的として，サービカルプルヘッドギアcervical pull headgearが用いられる．

(3) ストレートプルヘッドギア（コンビネーションプルヘッドギア）

ヘッドギアで上顎第一大臼歯の遠心移動を行う際の副次的作用として，ハイプルヘッドギアでは上顎第一大臼歯の圧下が，サービカルプルヘッドギアでは挺出が生じやすい．そのため，第一大臼歯を咬合平面に平行に遠心移動させたい場合には，ストレートプルヘッドギアstraight pull headgear（コンビネーションプルヘッドギアcombination pull headgear）が用いられる．

3）目的と時期

基本的には上顎第一大臼歯の萌出後に使用されるため，Hellman の咬合発育段階ⅢA 期以降の適用となる．装置の使用目的によって，適用時期が多少異なる．

① 鼻上顎複合体の前方成長の抑制：顎骨の成長発育が旺盛な時期

② 上顎第一大臼歯の遠心移動：上顎第二大臼歯萌出前の時期

③ 上顎第一大臼歯の圧下，挺出：上顎第二大臼歯萌出前の時期

④ 上顎大臼歯の近心移動防止のための加強固定：マルチブラケット装置による治療時期

小臼歯抜去症例で加強固定装置としてマルチブラケット装置と併用する場合には，成人の矯正歯科治療においても適用されるが，上顎骨の成長抑制や大臼歯の遠心移動を目的とした場合には，ⅢA 期からⅢC 期が適用時期の中心となる．

4）使用上の注意点

① 口腔内に装着された大臼歯バンドの脱離，頰面管の破損の有無や適切な使用がなされているかなどを来院時に確認する．

② 適切な使用においては，通常，上顎第一大臼歯はわずかに動揺しながら遠心移動するが，著しい疼痛や動揺がみられる場合はすみやかに連絡するように指導する．

③ 大臼歯バンドは口腔内に合着されるため，同部位の口腔清掃方法の指導を行う．

④ いずれのタイプのヘッドギアにおいても，牽引力は両側で 300 ～ 500 g に調整し，装着時間は 1 日のうち就寝時を含む 10 ～ 14 時間程度の使用を指導する．

❷ チンキャップ（オトガイ帽装置）

チンキャップ chin cap appliance は頭部を固定源として，オトガイ部にあてがったチンカップを牽引することで，下顎骨に顎整形力を加え，下顎骨の成長抑制を行う装置である．下顎骨の過成長や前方位を認める骨格性Ⅲ級症例に適用される．オトガイ帽装置，チンリトラクターともいう．

1）基本構造（図 16-Ⅱ-45）

① 頭部固定用のヘッドキャップ

② オトガイ部を覆うチンカップ

③ 牽引用エラスティック

2）作用と適用（図 16-Ⅱ-45）

顎顔面形態や咬合状態により適用するチンキャップの種類を選択する必要がある．

（1）チンキャップ

チンキャップ chin cap，occipital pull chin cap は骨格性下顎前突の下顎骨の成長抑制に用いられる．下顎骨の前下方への成長抑制を行う．牽引方向は下顎頭に向かう後上方となる．

（2）ハイプルチンキャップ

ハイプルチンキャップ high pull chin cap，vertical pull chin cap は下顎骨の垂直的な成長抑制が必要となる骨格性開咬症例や開咬を伴う骨格性下顎前突症例に用いられる．牽引方向は上方となる．

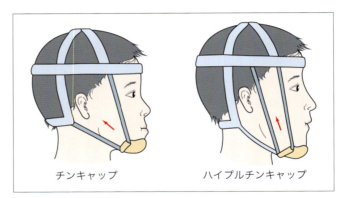

図 16-Ⅱ-45　チンキャップの種類

3）目的と時期

　下顎骨の成長抑制を目的とするため，早期の使用では乳歯列期からの適用となる．思春期性成長スパートで生じる下顎骨の旺盛な成長の抑制にチンキャップが効果を有するか否かは議論のあるところであるが，成長期の間にチンキャップの使用を中止すると，抑制されていたものを取り戻すような成長（キャッチアップグロース）が生じると考えられている．

　下顎骨の前下方への成長抑制を目的とする場合は，Hellman の咬合発育段階ⅡA～ⅢC 期が適用時期の中心となる．

4）使用上の注意点

① チンキャップでの下顎の牽引によって顎関節部に疼痛や違和感を生じた場合や装置が破損した場合にはすみやかに連絡するよう指導する．
② ラテックスアレルギー，金属アレルギーを有する患者では，エラスティックやチンカップの金属によってアレルギー反応を生じることがあるため，皮膚に直接接触しないようにカバーなどを用いる．
③ 不適切な牽引方向や装着によりチンカップが上方にずれると，下顎前歯の舌側傾斜や下顎前歯唇側歯肉の退縮などを引き起こす危険があるため，適切に使用されているか定期的に確認する．
④ いずれのタイプのチンキャップにおいても，牽引力は 400 g 前後で調整し，装着時間は 1 日のうち就寝時を含む 10～14 時間程度の使用を指示する．

❸ 上顎前方牽引装置

　上顎前方牽引装置 maxillary protraction appliance はオトガイ部や前頭部を固定源として鼻上顎複合体に顎整形力を加え，上顎骨の前方成長促進を行う装置である．上顎骨の劣成長や後方位を認める骨格性Ⅲ級症例に適用される．プロトラクター protractor，リバースプルヘッドギア reverse pull headgear，フェイスマスクともいう．

1）基本構造（図 16-Ⅱ-46）

① 固定源となるホルン付きチンカップやフェイスマスク

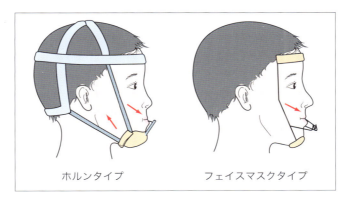

図16-Ⅱ-46　上顎前方牽引装置

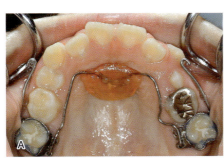 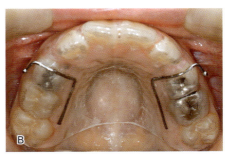

図16-Ⅱ-47　上顎前方牽引装置に用いられる口腔内装置
A：固定式矯正装置（Nanceのホールディングアーチ）．B：可撤式床矯正装置．

② 口腔内装置（リンガルアーチなどの固定式矯正装置または可撤式床矯正装置，**図16-Ⅱ-47**）

　種々の口腔内装置が上顎前方牽引装置に用いられる．固定式矯正装置としてリンガルアーチやNanceのホールディングアーチ，上顎骨の側方への成長促進も同時に行う場合には急速拡大装置なども用いられる．またマルチブラケット装置が用いられることもある．いずれの場合にも牽引用エラスティックを装着するフックが頰側に付加される．可撤式床矯正装置を用いる場合には，維持力が大きいフック付きのフルカバータイプの装置などが用いられる．

③ 牽引用エラスティック

2）作用と適用（図16-Ⅱ-46）

　顎顔面形態や咬合状態により適用する上顎前方牽引装置の種類を選択する．

（1）ホルンタイプ（チンキャップタイプ）

　上顎骨の劣成長または後方位と下顎骨の過成長または前方位の両方が認められる骨格性下顎前突の上下顎骨の成長コントロールに用いられる．上顎骨の前方成長促進と下顎骨の前下方への成長抑制を行う．上顎骨の牽引方向は前下方とし，下顎骨の成長抑制は上後方となる．

（2）フェイスマスクタイプ

　上顎骨の劣成長または後方位による骨格性下顎前突の上顎骨の前方成長促進に用いられる．上顎骨の牽引方向は基本的には前下方であるが，牽引方向を調節できるセンターポール型など

Ⅲ編　治療学

もある.

3）目的と時期

上顎骨の成長促進を目的とするために，早期の使用では乳歯列期から適用されるが，混合歯列前期から思春期性成長スパート前までが適用の中心となる.

上顎骨の前下方への成長促進を目的とする場合は，思春期性成長スパート前の Hellman の咬合発育段階ⅢA ～ⅢC 期が適用時期の中心となる.

4）使用上の注意点

① 口腔内に装着された固定式矯正装置の破損の有無，適切な使用がなされているかなどを来院時に確認する.

② 装置の適用時期が乳歯から永久歯への交換期と重なるため，口腔内装置の選択が必要となる.

③ いずれのタイプの上顎前方牽引装置においても，牽引力は両側で 400 g 前後になるよう調整し，装着時間は 1 日のうちの就寝時を含む 10 ～ 14 時間程度の使用を指示する.

顎外固定装置は，ヘッドギア，チンキャップ，上顎前方牽引装置いずれの装置も顎整形効果を得るためには，1 日の使用時間は就寝時を含め，食事・入浴以外の在宅時にはできるだけ長時間の使用を指導する. これらは可撤式矯正装置であり，装置の使用時間によって治療効果に差が生じるため，患者の協力度が重要である. ただし，学校での使用や運動時の使用は装置の破損や受傷の危険性があるために，装着しないことも指導する.

（佐藤和朗）

C　その他

❶ アライナー型矯正装置（マウスピース型矯正装置）

1）概要

アライナー型矯正装置とは，咬合面を含む歯冠部に密接するように成型され，歯列全体を覆う薄く透明な合成樹脂系素材による可撤式矯正装置の総称である. マウスピース型矯正装置ともいう（**図 16-Ⅱ-48**）.

歴史的には，石膏模型の歯を糸鋸で割断し，移動後を予測してそれぞれの歯を再配列した模型（いわゆるセットアップ模型）から矯正装置を作るという手法は，Kesling により tooth positioner としてすでに 1945 年に紹介されている. また，1960 年代には，真空加圧成型器を用いて熱可塑性プラスチックシートから歯科用の装置が製作された.

現在，装置の材質には，ポリウレタン系やポリエチレンテレフタレート系などの熱可塑性高分子材料が多く用いられている.

2000 年以降では，歯の移動経路や順序の立案から装置の製作に至るまで，三次元シミュレーションや三次元造形技術などのコンピュータ支援技術が導入されている.

2）製作手順

シリコーンゴム印象もしくは光学印象にて歯列の三次元情報を獲得し，その形状データから

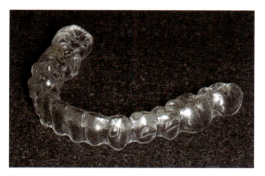

図16-Ⅱ-48　上顎のアライナー型矯正装置

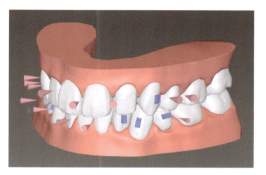

図16-Ⅱ-49　三次元コンピュータ・シミュレーション画像
赤い三角の部分は隣接面を削除する箇所である．症例によって隣接面の削除量は異なる．青い部分はレジン突起物である．

1歯ずつ抽出し，コンピュータ支援設計（CAD）によって歯の移動をシミュレーションする．移動のシミュレーションは三次元動画として保存され，インターネットを介して歯科医師の指示により修正が加えられる（**図16-Ⅱ-49**）．

歯の最終的な位置が決定された後，移動の過程を200〜250μmで分割し，それぞれの移動ステージごとの三次元模型がレーザーリソグラフや三次元プリント技術などのコンピュータ支援製造（CAM）によって製作される．その模型に熱可塑性樹脂を圧接し，外形形状を切り取ることでアライナーが製作される．

3）特徴

アライナーは，移動後の歯の位置を想定した形状の装置を装着することによって矯正力を発揮する（**図16-Ⅱ-50**）．歯冠全体を覆うことで矯正力を歯に伝えるため，それぞれの解剖学的な歯冠形態により発生する荷重の大きさと位置は影響を受ける．そのため，アンダーカット量の少ない歯では，コンポジットレジンにて歯冠表面に箱形や楕円形の突起物（アタッチメント，エンゲージャーなど）を付与し（**図16-Ⅱ-49**），アライナーの離脱を防ぐとともに把持力を強化する．

（1）利点
① 透明な素材のため審美性に優れる．
② 可撤式であるため口腔清掃を行いやすい．
③ 金属アレルギーの患者にも使用できる．
④ 移動の過程をコンピュータ・シミュレーション画面で視覚的に確認できるため，患者の理解を得やすい．
⑤ 装置の製作者と術者間で双方向に歯の移動の設定を修正することができる．

（2）欠点
① 治療効果は装着時間に影響される．
② 歯冠形態によっては把持力が弱く，矯正力が伝わりにくい場合がある．

Ⅲ編　治療学

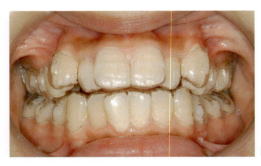

図16-Ⅱ-50　アライナー型矯正装置装着時の口腔内写真

③抜歯症例では，予期しない歯の移動が発生する場合がある．
④咬合面を覆う形態のため，臼歯が圧下されることがある．
⑤1ステージを2週間で使用した場合，固定式矯正装置よりも治療期間が長くなる．
⑥シミュレーションはあくまで想定であり，そのとおりに歯が移動するとはかぎらない．

4）適応症と禁忌症
（1）適応症
①非抜歯で，以下の要件を満たす症例
・軽度の空隙を有する．
・軽度の叢生で歯列の拡大によって咬合の改善が見込まれる．
・歯の移動量が小さい．
②矯正歯科治療終了後の後戻りの改善症例
③金属アレルギーを有する症例

（2）禁忌症
①歯軸を大きくコントロールしなければならない抜歯症例（犬歯の遠心傾斜を認める症例など）
②乳歯列期，混合歯列期で顎骨の成長発育や歯の萌出の正確な予測が困難な症例
③骨格性の不正を有する症例

5）留意点
（1）シミュレーションにはさまざまな生体情報が欠けている
　歯槽骨形態や骨密度などの物理的性状，矯正力に対する反応性，固定源の強弱，舌や口唇などの筋機能，顎運動などの情報は含まれていない．したがって，歯槽骨を逸脱するほどの歯の移動や実際には不可能な歯の移動が示されてしまう場合もある．

（2）歯軸の制御を確実に行うための把持力を得るのが困難な場合が多い
　抜歯症例における犬歯や4切歯の遠心移動時や，大臼歯の近心移動時には，把持力を高めるためのレジン突起物を設けても傾斜に拮抗するような逆モーメントを常に生じさせるのは困難である．したがって，**犬歯を移動させる距離が短く，犬歯の歯軸が近心傾斜し，根尖が遠心に位置している状態でなければ，抜歯症例に適用すべきではない．**同様に，抜歯窩に向かって大臼歯を近心移動させる場合は，本来臼歯の歯軸は近心に傾斜していることが多いため，さらに

倒れ込んでしまう現象 bowing effect が発生するため適用すべきではない.

（3）装着時間

他の可撤式矯正装置と同様に，効果は装着時間に大きく左右される.

（4）術者の具備すべき要件

術者には以下の 3 点が必要である.

① 基本的かつ的確な矯正診断能力

顎態診断やアーチレングスディスクレパンシー，トータルディスクレパンシー量の算出，成長の予測などの矯正診断能力が不可欠である.

② 個々の歯の移動を予測できる経験

シミュレーションの適否を判定するためには，固定源と移動歯の力の関係，顎間ゴムの作用など矯正歯科治療における生体反応を予測するための十分な矯正歯科治療経験が必要である.

③ 不測の事態を改善できる技量

マルチブラケット装置による矯正歯科治療など，アライナー型矯正装置以外の治療方法で不測の事態を改善させる技能が必要である.

（槇　宏太郎）

III 機能的矯正装置

矯正装置には，さまざまな分類基準があるが，ばねやゴムなどの力を利用した器械的矯正装置と対極をなすものが機能的矯正装置 functional orthodontic appliance である.　機能的矯正装置は，リンガルアーチで用いられる補助弾線のようにワイヤーの弾性力を必要とせず，装置を介して咀嚼筋や口腔周囲の筋の力を利用するか，あるいは逆に筋の力を排除することによって歯や顎の移動を行う装置である.

❶ アクチバトール

1936 年に Andresen と Häupl によって発表されたアクチバトール activator は，下顎後退を伴う上顎前突の治療を目的として開発されたが，わが国においては機能性下顎前突の治療にも用いられている.　筋の機能力を最大限に利用できるように構成咬合位という特殊な下顎位で製作する.

1）基本構造 （図 16-III-1）

（1）床部

床部は，上下のレジン床を一塊にしたモノブロックの構造で，床の部分は以下の呼称によって分類される.

① 口蓋部：口蓋の約 1/3 を覆う部分

② 床翼部：口蓋から下顎の歯槽部まで床を延長した部分

③ 誘導面：床翼部の歯の舌側面に相当する部分

④ 咬面部：臼歯の咬合面に接する部分

Ⅲ編　治療学

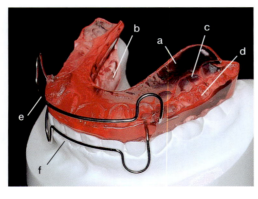

図16-Ⅲ-1　アクチバトールの基本構造
a：口蓋部，b：床翼部，c：誘導面，d：咬面部，
e：上顎唇側誘導線，f：下顎唇側誘導線

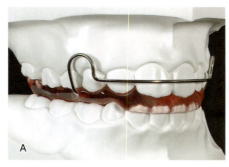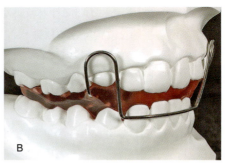

図16-Ⅲ-2　アクチバトールの種類
A：上顎前突用アクチバトール．下顎前歯切縁をレジン床で覆っているため，下顎唇側誘導線は付与していない．
B：下顎前突用アクチバトール．緩徐な矯正力となるようワイヤーの距離が長い顎間誘導線が用いられている．

（2）誘導線

　誘導線は，口腔周囲筋の機能力を装置を介し歯に直接伝える役割を果たす．通常，0.9〜1 mm 程度の太い矯正用ワイヤーが用いられ，歯の移動を行う場合は，誘導線を歯面に接触させる．また，治療で障害となる口唇や頬筋の機能力の排除に用いることもある．

(a) 上顎唇側誘導線（図16-Ⅲ-1，2A）

　主に上顎前突の症例に用いる．アクチバトール本体から上方に向けループを形づくり，上顎前歯の唇面に接するように製作する．下顎を後退させる口腔周囲筋の機能力を上顎前歯に伝え，舌側移動させる矯正力を発揮する．

(b) 下顎唇側誘導線（図16-Ⅲ-1）

　主に上顎前突の治療に用いられ，アクチバトール本体から下方に向けてループを形づくり，下顎前歯の唇面に接することで下顎前歯の唇側傾斜を防止する．また，口唇圧の排除の役割も果たす．下顎前歯切縁をレジン床で覆うことで下顎唇側誘導線の役割を果たすため，付与しない場合もある（図16-Ⅲ-2A）．

(c) 顎間誘導線（図16-Ⅲ-2B）

　下顎前突の治療に用いられ，アクチバトール本体から上方に向けてループを形づくり，下方

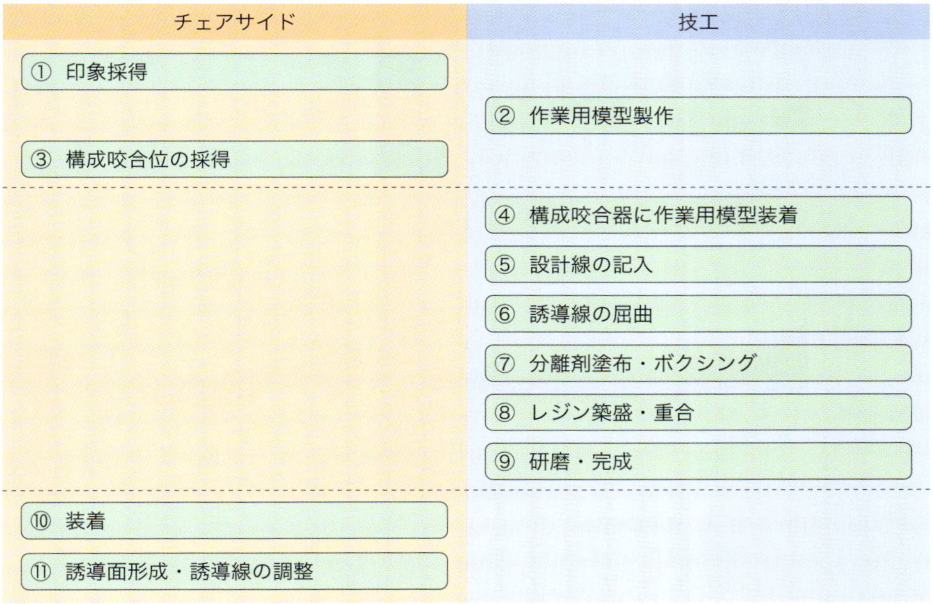

チェアサイド	技工
① 印象採得	
	② 作業用模型製作
③ 構成咬合位の採得	
	④ 構成咬合器に作業用模型装着
	⑤ 設計線の記入
	⑥ 誘導線の屈曲
	⑦ 分離剤塗布・ボクシング
	⑧ レジン築盛・重合
	⑨ 研磨・完成
⑩ 装着	
⑪ 誘導面形成・誘導線の調整	

図16-Ⅲ-3 アクチバトールの製作と治療手順（藤原琢也，後藤滋巳：チェアサイド・ラボサイド
の新矯正装置ビジュアルガイド（後藤滋巳ほか編）. 医歯薬出版，東京，2015，160～163.）

へと反転して下顎前歯の唇面に接するように製作する．下顎を前進させる口腔周囲筋の機能力
をアクチバトール本体を介して変化させ，下顎前歯を舌側移動させる矯正力を発揮する．

（d）小誘導線
歯の小移動のため補助的に付加する．

（3）付加物
① 拡大スクリュー：歯列弓の拡大に用いられる．
② ガッタパーチャ，レジン：誘導面に添加することで，歯の唇側移動を行う．

2）製作手順
アクチバトールの製作と治療の手順を**図16-Ⅲ-3**に示す．

3）適応症
（1）上顎前突
① 上顎前歯の唇側傾斜や転位による歯性上顎前突
② 下顎遠心咬合による骨格性上顎前突

（2）下顎前突
① 歯性下顎前突
② 下顎近心咬合の症例で構成咬合位での咬合採得が可能なもの（機能性下顎前突）

（3）過蓋咬合
（4）交叉咬合
（5）その他の応用

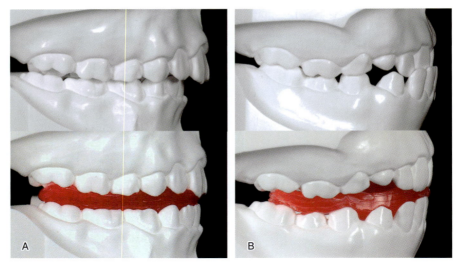

図16-Ⅲ-4　構成咬合位
A：上顎前突症例の咬頭嵌合位（上）と構成咬合位（下）
B：下顎前突症例の咬頭嵌合位（上）と構成咬合位（下）

① 保定
② 保隙　など

　一般的に，乳歯列や混合歯列期などの成長発育過程にある患者に使用する．上下顎前突や骨格性下顎前突，叢生，口呼吸や鼻疾患にて装置の装着が困難な患者には使用しない．

4）特徴と作用機序
　アクチバトールは，口腔周囲筋の機能力を歯に伝達，あるいは排除することによって作用することが大きな特徴である．口腔周囲筋の機能力を発生させることを目的として，下顎を構成咬合位へ誘導し咬合採得を行い装置を製作する．その構成咬合位から下顎が元の下顎位に戻ろうとする力を利用し，歯の移動を行うため，誘導面の形成が必要となる．

（1）構成咬合位
　下顎運動に関与するすべての筋や，口輪筋，舌筋など口腔周囲諸筋の機能力が矯正装置を介して矯正力として利用できるように，咬合高径を挙上し下顎位を誘導した上下顎の特殊な対向関係をいう（**図16-Ⅲ-4**）．

（a）前後的位置
　上顎前突の場合は，下顎を前進させることにより，下顎頭を下顎窩内から前下方に移動させて咬合採得する．Ⅰ級の大臼歯関係を目安にするが，通常は4〜6mmまでの前進に留める．
　下顎前突の場合には，咬頭嵌合位から下顎を強制的に最後方位に移動させることが可能な場合のみ咬合採得できる．下顎を可能なかぎり後方へ誘導した位置とする．

（b）垂直的位置
　前歯部1〜2mmの切縁間距離，臼歯部で3〜4mmの咬合面間距離となる咬合高径を挙上した位置に下顎を誘導する．

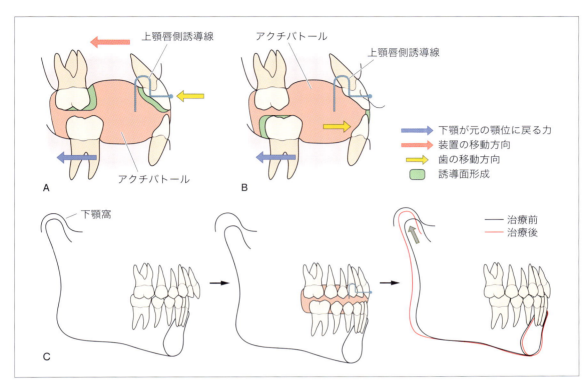

図 16-Ⅲ-5　上顎前突症例のアクチバトールの誘導面形成と作用機序
A：下顎とともに装置が後方に移動することで，上顎前歯に舌側傾斜の矯正力が生じる．
B：下顎のみが後方に移動することで，下顎前歯に唇側傾斜の矯正力が生じる．
C：下顎は構成咬合位から本来の顎位に戻ろうとするだけではなく，新たな顎位に順応する下顎骨の前方成長促進も期待できる．

(c) 左右的位置

上下顎骨の正中が合う位置に下顎を誘導する．

(2) 誘導面形成

歯の舌面や咬合面がレジン床と嵌合した状態では，アクチバトール本体が口腔内で動かないため，機能的矯正力を歯に伝達できない．そこで，移動歯を適切な方向に誘導するには，レジン床の誘導面や咬面部を削合する必要がある．これを誘導面形成という．

(a) 上顎前突症例

下顎は構成咬合位から本来の後方の顎位に戻ろうとする．そこで上顎臼歯近心相当部と上顎前歯舌面部レジン床を削合し誘導面形成を行うと，下顎とともにアクチバトール本体が上顎歯列に対し遠心方向に滑走する．その結果，上顎唇側誘導線を介して上顎前歯に舌側傾斜の矯正力が作用する（**図 16-Ⅲ-5A**）．

一方，下顎臼歯遠心相当部のレジン床の削合を行うと，下顎歯列のみが後方に移動し下顎前歯舌側部のレジン床を介して下顎前歯に唇側傾斜の力が作用する（**図 16-Ⅲ-5B**）．

また，下顎は必ずしも本来の位置に戻ろうとするだけではなく，下顎遠心咬合を伴う骨格性上顎前突症例においては，下顎骨の前方成長促進により構成咬合位に適応する下顎の位置変化

Ⅲ編　治療学

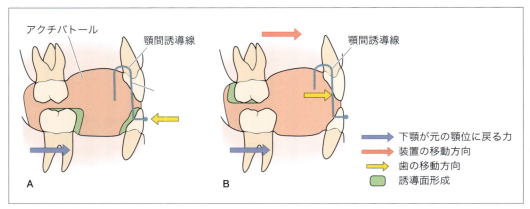

図16-Ⅲ-6　下顎前突症例のアクチバトールの誘導面形成と作用機序
A：下顎のみが前方に移動することで，下顎前歯に舌側傾斜の矯正力が生じる．
B：下顎とともに装置が前方に移動することで，上顎前歯に唇側傾斜の矯正力が生じる．

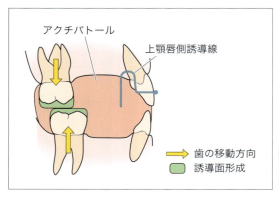

図16-Ⅲ-7　過蓋咬合症例の誘導面形成と作用機序
臼歯の咬面部を削合することで，上下顎臼歯が挺出し，過蓋咬合が改善される．

が期待できる（図16-Ⅲ-5C）．

(b) 下顎前突症例

　下顎は構成咬合位から本来の前方の顎位に戻ろうとする．そこで下顎臼歯近心相当部と下顎前歯舌面部のレジン床を削合し誘導面形成を行うと，下顎歯列のみが前方に移動する．その結果，下顎前歯が顎間誘導線に強く接し舌側傾斜移動する（図16-Ⅲ-6A）．

　一方，上顎臼歯遠心相当部のレジン床を削合し誘導面形成を行うと，下顎歯列に固定されたアクチバトール本体が，上顎歯列に対し近心方向に滑走することとなる．その結果，レジン床を介して上顎前歯に唇側傾斜の矯正力が作用する（図16-Ⅲ-6B）．

(c) 過蓋咬合症例

　臼歯部の咬面部のレジン床を削合することで臼歯が挺出し，その結果，咬合が挙上され，過蓋咬合が改善される（図16-Ⅲ-7）．

5) 使用方法

　可撤式のため，装着しないと矯正力が発揮されず，患者の協力性が重要である．主に夜間に装着するが，可能なかぎり長時間の装着が望ましい．また，歯の萌出や移動に応じてレジン床

の削合や誘導線の調整が必要となるため，定期的な通院を要する．

（藤原琢也，後藤滋巳）

❷ バイオネーター

アクチバトールは実用的な可撤式機能的矯正装置として注目を集めたが，装置の使用にあたって，構造上ほとんどがレジン床で構成されるモノブロックであるために，呼吸しづらいことや舌が圧迫されるなどの欠点があった．これを改善するために，1950年代にBaltersによって開発されたのがバイオネーターbionatorである．

1）基本構造

バイオネーターは，唇側線，舌側線，パラタルアーチ，レジン床によって構成されており，アクチバトールに比べて前方部，口蓋部のレジン部分が少ないのが特徴である（**図16-Ⅲ-8**）．

2）特徴と作用機序

バイオネーターには標準型，開咬型および反対咬合型があり，適応症はそれぞれの種類に対応している．いずれのタイプも構成咬合位において咬合器に装着して製作するが，症例に応じて構成咬合位には特徴がある．標準型では，上顎前突の構成咬合位に準じ，下顎を前進させて採得する．開咬型ではできるだけ開口量を小さくした状態で構成咬合位を採得し，反対咬合型では下顎の最後方位で採得する．詳細はアクチバトール（☞ p.260）を参照されたい．

(1) 唇側線，舌側線，パラタルアーチ

唇側線は上顎前歯の歯軸によってその位置を調整する．前歯の歯軸が標準であれば，前歯との間にわずかに隙間を設け，上顎前歯を舌側に動かす作用は与えないようにする．また，唇側傾斜を認める場合には，上顎前歯に唇側線を接触させ，機能的矯正力を利用して舌側移動させるために用いる．

舌側線は上顎前歯の挺出を防止する目的で用いる．

パラタルアーチは，拡大力を与えることのみならず，舌背を刺激し，舌と下顎を前方に誘導する．

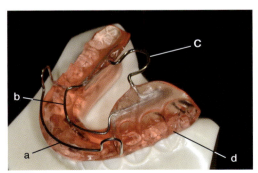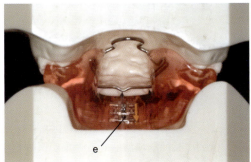

図16-Ⅲ-8　バイオネーター
a：唇側線，b：舌側線，c：パラタルアーチ，d：レジン床，e：拡大ネジ

Ⅲ編　治療学

（2）レジン床

前歯部のレジン床は下顎前歯の挺出や唇側傾斜を避けるために，通常は下顎前歯唇側面を被覆する．また，上下臼歯部間に介在させるレジン床は，過剰萌出の抑制や，逆に床を削合することによる臼歯の萌出誘導のために用いる．

3）適応症

標準型のバイオネーターは，通常，下顎の後方位を伴う混合歯列期の Angle Ⅱ級 1 類症例に用いる．その他，機能性下顎前突，過蓋咬合，交叉咬合，保隙，保定などに用いる．また，機能異常を伴う顎関節症の患者にも応用される．骨格性開咬や下顎前歯の唇側傾斜を伴う症例には禁忌である．

❸ Fränkel 装置（ファンクショナルレギュレーター）

Fränkel 装置 Fränkel's functional regulator は Fränkel により考案された可撤式機能的矯正装置である．アクチバトールやバイオネーターなどの装置は，構成咬合位によって賦活される口腔周囲筋の力を主に利用しているが，Fränkel 装置は，それに加えて，バッカルシールドやラビアルパッドを有し，頬筋やオトガイ筋，口輪筋などの異常な筋圧を排除，あるいは機能の低下した筋を活性化することによって機能的適応を目的とする点に特徴がある．

1）基本構造（図 16-Ⅲ-9）

バッカルシールド，ラビアルパッド，リンガルシールドはレジンで製作する．

バッカルシールドは，主に頬筋の異常機能圧を排除するとともに，歯肉頬移行部の粘膜を牽引し，歯槽基底部の側方への成長発育を促進させる．

ラビアルパッドは，下唇やオトガイ筋の異常機能圧を排除することにより，歯肉唇移行部歯列の拡大を目的とする．

リンガルシールドは，下顎を構成咬合位で安定させることを目的とする．

2）使用方法

構成咬合位は，上顎前突症例の場合，下顎位を 2 〜 3 mm ほど前進させる程度に留め，必要に応じて段階的に調整していく．下顎前突症例の場合は，不快な症状を生じない程度に後退させた位置で構成咬合位を採得する．

3）適応症

混合歯列期に適する装置である．装置には，FR Ⅰ〜Ⅳ（functional regulator Ⅰ〜Ⅳ）の 4 種があり，適応症は種類によって異なる．FR Ⅰは Angle Ⅰ級と Angle Ⅱ級 1 類，FR Ⅱは Angle Ⅱ級 1 類と 2 類，FR Ⅲは Angle Ⅲ級の不正咬合に，FR Ⅳは開咬などに適用される．

❹ リップバンパー

リップバンパー lip bumper は口唇の機能圧を排除することにより，前歯を唇側傾斜させ歯列弓長径を増加させる効果が期待できる．また，口唇圧を利用した大臼歯の遠心移動や近心移動の防止が可能である．

264

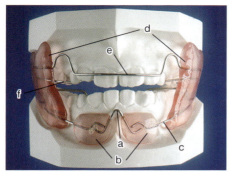
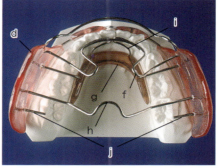

図 16-Ⅲ-9　Fränkel 装置
a：センターコネクティングワイヤー，b：ラビアルパッド，c：コネクティングワイヤー，d：バッカルシールド，e：ラビアルボウ，f：ケーナインエクステンション，g：リンガルシールド，h：パラタルボウ，i：リンガルスプリング，j：オクルーザルレスト

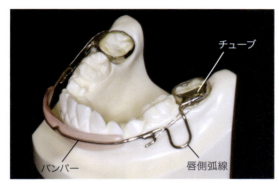

図 16-Ⅲ-10　リップバンパー

1）基本構造

大臼歯に装着されたチューブと唇側弧線，および前歯部の口腔前庭に位置するバンパーで構成される（**図 16-Ⅲ-10**）．

2）使用方法

可撤式のものは，患者自身が唇側弧線を大臼歯のチューブに挿入し装着する．唇側弧線をチューブにろう着する場合や，結紮線により固定式とする場合もある．

3）適応症

① 口唇の過度な機能圧が叢生や前歯部の舌側傾斜を生じている場合
② 大臼歯の近心転位や近心傾斜の改善，固定源の加強を目的とする場合
③ 口腔習癖（吸唇癖や咬唇癖など）の除去を目的とする場合

IV その他の矯正装置

1 バイトジャンピングアプライアンス

　バイトジャンピングアプライアンス bite jumping appliance は，床矯正装置と機能的矯正装置を組み合わせた装置であり，Sander によって考案された．アクチバトールに代表される上下顎が一体化した機能的矯正装置と異なり，上顎にはガイドバー，下顎にはガイドプレーンをもつ床矯正装置をそれぞれ装着して使用する（**図 16-IV-1**）．そのため，装着時の違和感や会話に支障が少ないという特徴がある．また，下顎の成長促進効果のみならず上顎に対する成長抑制効果もあると報告されている．
　適応症は顎骨の成長期にある骨格性上顎前突である．

2 Herbst 装置

　Herbst 装置 Herbst appliance は固定式機能的矯正装置である．Herbst が考案した原型は固定式であるが，設計によっては可撤式装置としての使用も可能である．顎内固定装置である上下顎のセクショナルアーチやリンガルアーチをヒンジ，チューブおよびピストンで固定して使用する（**図 16-IV-2**）．固定式であるため，患者の協力性に依存せず，また，矯正力が 24 時間作用するため，比較的短い装着期間（6～8 か月）で効果が現れると報告されているが，固定

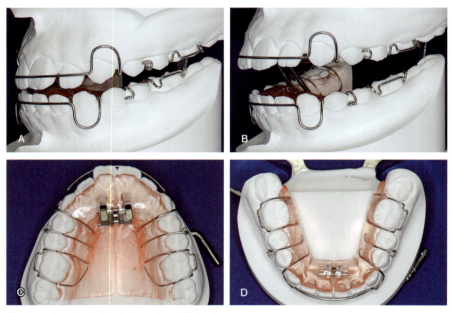

図 16-IV-1　バイトジャンピングアプライアンス
A，B：側面観．閉口時に下顎装置の斜面板が上顎装置のガイドバーに沿って滑り，下顎は構成咬合位へ前方誘導される．
C，D：咬合面観．上顎装置にはガイドバー，下顎装置には斜面板が組み込まれる．

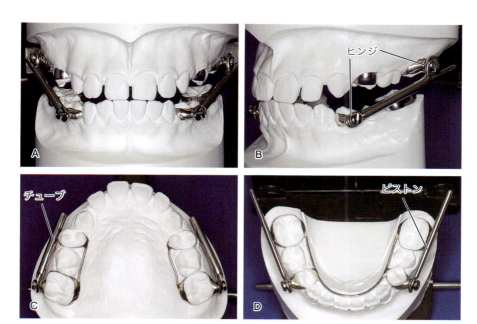

図 16-Ⅳ-2　Herbst 装置
A, B：正面・側面観. 上下顎の装置はヒンジ, チューブおよびピストンで固定され, 下顎は構成咬合位に維持される.
C, D：咬合面観. 上下顎の歯列にはセクショナルアーチやリンガルアーチなどの顎内固定装置がそれぞれ装着される.

式のため装着時の不快感が大きい.

適応症は顎骨の成長期にある骨格性上顎前突である.

❸ 顎外力を併用した機能的矯正装置

顎外力を併用した機能的矯正装置は, アクチバトールなどの機能的矯正装置にハイプルヘッドギアを組み込むことによって, 下顎の成長を促しながら, 上顎骨の骨格性および歯性の垂直方向への成長をコントロールするなど, 多種の装置が考案されている（**図 16-Ⅳ-3**）.

適応症は上顎骨の垂直方向への発育過大を示す骨格性上顎前突が代表的である.

❹ ペンデュラム装置（図 16-Ⅳ-4）

ペンデュラム装置 pendulum appliance は, Hilgers によって考案された上顎大臼歯の遠心移動に特化した固定式器械的矯正装置である.

装置の特徴として, レジンボタン, リンガルシース付き維持バンド, ペンデュラムスプリング, 維持用アーム（小臼歯バンドとろう着する場合と, オクルーザルレストの形状でボンディングして用いる場合がある）により構成される.

上顎小臼歯と口蓋部を固定源としてペンデュラムスプリングといわれるチタンモリブデン合金（TMA）ワイヤーを使用することによって, 上顎大臼歯に対して振り子のように作用し, 遠心移動に対する持続的矯正力を発揮するとされている. ペンデュラム装置を用いて遠心移動

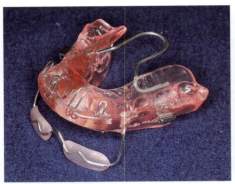
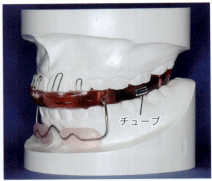

図16-Ⅳ-3　Teuscher装置
装置の臼歯部にヘッドギアを装着するためのチューブが組み込まれる.

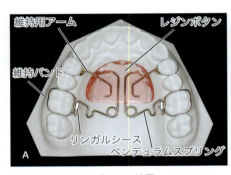
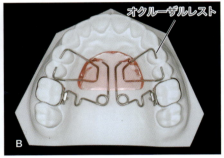

図16-Ⅳ-4　ペンデュラム装置
A：小臼歯バンドのタイプ.　B：オクルーザルレストのタイプ.

が行われた後には，後戻りに対する処置として，Nanceのホールディングアーチに装置を変更するなどの配慮が必要である．

　適応症は，上顎大臼歯の遠心移動が必要な上顎前突症や，上顎乳臼歯の早期脱落に伴う大臼歯の近心移動を認め，遠心移動を必要とする症例である．

（宮澤　健，後藤滋巳）

17章 乳歯列期・混合歯列期の治療

I 乳歯列期の治療

乳歯列期は未就学児が多く心身の発達や顎顔面の成長発育を考慮すると，矯正装置の使用には限界があると考えられ，永久歯列期のように本格矯正を行うことが困難である．乳歯列期の治療は，混合歯列期や永久歯列期に至る過程において，予防矯正あるいは抑制矯正として行い，成長発育を考慮し，本格矯正を見越して治療計画を立案することになる．乳歯列期における治療対象は，①歯性の異常，②口腔習癖，③咬合関係の異常，の3つに分けられる（**表17-Ⅰ-1**）．

I・1 歯性の異常

❶ スペースコントロール

乳歯列期にみられる霊長空隙，発育空隙といった空隙は正常であり，これらの空隙があることで永久切歯が正常な方向へ萌出し排列される．これらの空隙が存在しない場合，将来的に前歯部叢生を呈すると予測される．また，側方歯部における乳歯歯冠近遠心幅径と永久歯歯冠近遠心幅径の差によるリーウェイスペースの確保も重要で，乳歯列期では歯列弓周長の維持に努める．乳歯齲蝕の発生により本来の乳歯歯冠より小さな修復がなされると，リーウェイスペースが減少してしまうので注意が必要である．齲蝕などにより乳歯の早期脱落が生じた場合には

表17-Ⅰ-1　乳歯列期の治療対象と使用する矯正装置・方法

治療対象		使用装置・治療法
歯性の異常	1．スペースコントロール	1．保隙装置
	2．咬頭干渉・早期接触の除去	2．咬合調整
口腔習癖	1．口腔習癖の除去	1．指サック，パラタルクリブ，タングクリブ
		2．口腔筋機能療法
咬合関係の異常	1．下顎前突（反対咬合）	1．チンキャップ，アクチバトール，上顎前方牽引装置
	2．交叉咬合，鋏状咬合	2．緩徐拡大装置
	3．上顎前突（下顎遠心咬合）	3．アクチバトール，バイオネーター，咬合斜面板など
	4．開咬	4．指サック，パラタルクリブ，タングクリブ，口腔筋機能療法
	5．過蓋咬合	5．咬合挙上板

Ⅲ編　治療学

表 17-Ⅰ-2　保隙装置の種類，目的，適応症および留意事項

種　類	目　的	適応症	留意事項	垂直的空隙の保持
クラウンループ，バンドループ	乳臼歯1歯のみの早期喪失による空隙の保持	片側乳臼歯1歯のみの早期喪失で，喪失部の後方に歯が存在	ループ先端が接触点直下に接し，ループが粘膜歯肉に接触しないようにする	不可
ディスタルシュー	第一大臼歯萌出前の近心移動の予防	片側第二乳臼歯の早期喪失で，第一大臼歯の萌出前	装着前にエックス線写真で第一大臼歯との位置関係を確認	不可
リンガルアーチ	歯列弓周長の維持（下顎）	2歯以上の乳臼歯の喪失で，左右第一大臼歯または第二乳臼歯にバンド装着が可能	主線の変形，バンドのゆるみ，永久歯の萌出障害がないかを確認	不可
Nance のホールディングアーチ	歯列弓周長の維持（上顎）	2歯以上の乳臼歯の喪失で，左右第一大臼歯または第二乳臼歯にバンド装着が可能	主線の変形，バンドのゆるみ，永久歯の萌出障害がないかを確認	不可
可撤式保隙装置	多数歯の欠損による，近遠心的，垂直的空隙の保持および咀嚼機能の回復	乳前歯あるいは乳臼歯2歯以上の早期喪失	装置の紛失，破損，変形を点検，清掃を指導	可

隣在歯の傾斜により後継永久歯の萌出障害，リーウェイスペースの減少が生じるため保隙装置の使用を検討する．さらに，乳歯の欠損は，近遠心的問題だけでなく対合歯の挺出や咬合の偏位など垂直的・水平的問題の原因となる（**表 17-Ⅰ-1，2**）．

❷ 咬頭干渉・早期接触の除去

咬頭干渉や早期接触は下顎の前方および側方偏位を生じるため，機能性下顎前突や，交叉咬合および鋏状咬合の原因となる．また，持続的な下顎骨の偏位は将来的に骨格性の不正咬合を惹起する可能性があるため，咬合調整やアクチバトールなどにより早期の改善を要する．

Ⅰ・2　口腔習癖

❶ 口腔習癖の除去

口腔習癖は永久歯列期の不正咬合につながるため，予防矯正ならびに抑制矯正が必要となる（**表 17-Ⅰ-3**）．暦齢を考慮して対応し，装置を用いる場合は，母指吸引癖には指サックやパラタルクリブを，弄舌癖にはタングクリブを用いる．また，口腔筋機能療法（MFT）を用いて口腔周囲筋のトレーニングを行うことも口腔習癖の除去に効果的である（☞ p.294 参照）．

Ⅰ・3　咬合関係の異常

❶ 下顎前突（反対咬合）（症例 17-1）

咬合状態を観察し，下顎前突となっている部位について精査する．その際に中心位で下顎が後退する機能性反対咬合かどうかを確認する．中心位で下顎が後退しない場合や上下顎両側乳犬歯にわたる反対咬合やターミナルプレーンが近心階段型では，骨格性下顎前突の可能性が高

270

表17-Ⅰ-3 口腔習癖と不正咬合の関係

習癖	不正咬合
ゴム製乳首の習慣的使用	上顎前突，開咬
吸指癖（指しゃぶり）	上顎前突，開咬
咬爪癖	上顎前突，上下顎前突，開咬
舌突出癖（異常嚥下癖）	上下顎前突，開咬
弄舌癖	上下顎前突，開咬
咬唇癖・吸唇癖	上顎切歯の唇側傾斜，下顎切歯の舌側傾斜，結果として上顎前突
鼻咽腔疾患・口呼吸	上顎歯列の狭窄，上顎前突，開咬
頬づえ	片側性の交叉咬合，鋏状咬合
睡眠態癖	片側性の交叉咬合，鋏状咬合

く，治療が長期に及ぶことが多い．一方，ターミナルプレーンが垂直型で，切歯のみ反対咬合を示す歯性下顎前突では，永久歯交換期に自然治癒する場合もあるため，治療するかどうかは慎重に検討する．矯正装置を使用する場合は，前者ではチンキャップや上顎前方牽引装置を，後者ではアクチバトールなどを用いる．

症例 17-1 機能性下顎近心咬合

患　　者：5歳1か月，男児
主　　訴：前歯が反対に咬んでいる．
顔貌所見：直線型の顔貌を呈する．顕著な上下口唇の突出は認めない（**図17-Ⅰ-1**）．
口腔内所見：乳切歯は反対咬合を呈し，乳犬歯および乳臼歯部は正常に咬合している．乳臼歯部はターミナルプレーンで垂直型を示す．中心位において下顎乳切歯と上顎乳切歯は切端位で咬合するが，咬頭嵌合位にて下顎が前方に偏位する（**図17-Ⅰ-1**）．
模型分析：上顎歯列弓長径が短いが，幅径に異常は認めない．上顎乳切歯に舌側傾斜を認める．
頭部エックス線規格写真所見：SNA角75.0°，SNB角76.0°，ANB角−0.5°，FH平面に対する下顎下縁平面角は23.0°とやや上顎劣成長かつローアングルを呈する値であった（**図17-Ⅰ-2**）．
診　　断：機能性下顎近心咬合
治療目標：上顎乳前歯の唇側移動および下顎乳切歯の舌側傾斜による被蓋の改善
治療方針：アクチバトールを用いて上顎乳前歯の唇側移動，下顎前歯の舌側傾斜を行うこととした．
治療結果：3か月の使用で前歯の被蓋が改善した．SNA角75.0°，SNB角75.5°，ANB角は0.0°に改善した（**図17-Ⅰ-3，4**）．
予　　後：上顎の前方成長を期待しつつ，永久歯交換まで経過観察することとした．

Ⅲ編　治療学

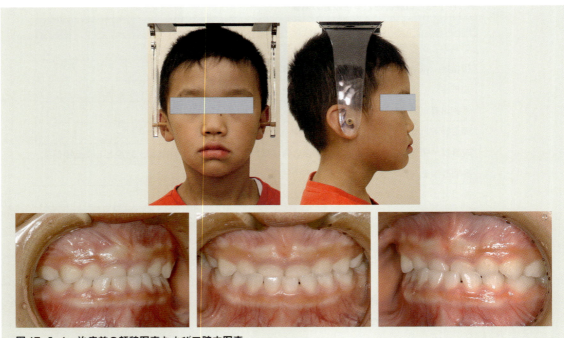

図17-Ⅰ-1　治療前の顔貌写真および口腔内写真

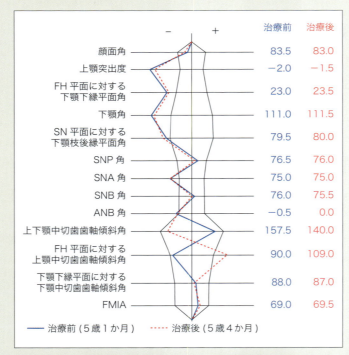

図17-Ⅰ-2　治療前後の側面頭部エックス線規格写真分析

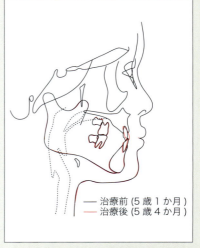

図17-Ⅰ-3　治療前後の側面頭部エックス線規格写真のトレースの重ね合わせ

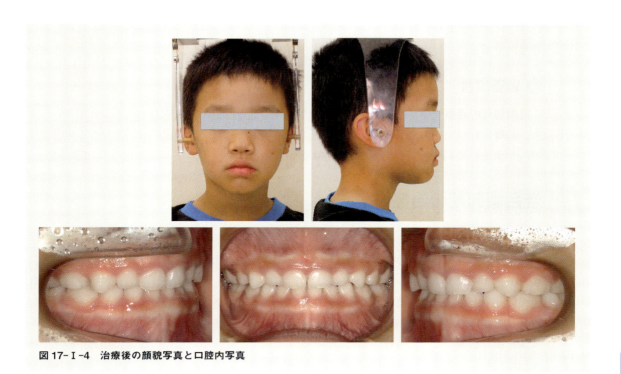

図17-Ⅰ-4　治療後の顔貌写真と口腔内写真

❷ 交叉咬合・鋏状咬合

　吸指癖がみられる患児では乳犬歯部の狭窄が認められることが多く，それによって生じる咬頭干渉により下顎が側方に偏位する場合がある．また，乳臼歯部の交叉咬合，鋏状咬合が原因で生じる機能性の下顎骨側方偏位では，骨格性の非対称顔貌を惹起する可能性があるため早期の治療が必要である．治療は咬合調整や上顎歯列弓の拡大などによって咬頭干渉の改善をはかる．原因が明らかな場合は，すみやかな対応によって顎や歯列の生理的成長がみられ，予後は良好となる．

❸ 上顎前突（下顎遠心咬合）

　乳歯列期における顎骨の前後的関係はScammonの臓器発育曲線（☞ p.16参照）が参考になる．上顎は神経型の影響を受けるため前方位を示し，下顎は一般型の影響を受け後退位を示すことが多い．そのため，一般的には積極的な治療は行わず経過観察とする場合が多い．睡眠時無呼吸を合併する可能性がある場合には，手根骨エックス線写真などを撮影して患児の成長状態を把握したうえで，アクチバトール，バイオネーターあるいは咬合斜面板などを用いる．

❹ 開　咬

　歯性開咬と骨格性開咬に分類される．乳歯列期では歯性開咬がほとんどで，母指吸引癖や舌突出癖などによるものが多いため，原因となっている口腔習癖の除去を行う．習癖除去装置としては，指サック，パラタルクリブ，タングクリブが用いられる．また，口腔筋機能療法

Ⅲ編　治療学

（MFT）により成熟型嚥下パターンを習得させたり，口腔周囲筋のトレーニングを行うことも効果的である．

❺ 過蓋咬合

乳歯列期の過蓋咬合は成長によって改善が期待できるため，経過観察とすることが多い．また，治療を行っても再発する可能性が高く，乳歯列期ではなく混合歯列期に治療する場合が多い．ブラキシズムの併発や咬合力が強いことが特徴である．　　　　　　　　　　（根岸慎一）

Ⅱ　混合歯列期の治療

混合歯列期とは，乳歯と永久歯が混在する時期のことで，Hellman の咬合発育段階ではⅡCからⅢBに相当する．この時期の鼻上顎複合体や下顎骨などの骨格系は，比較的穏やかに成長する．ⅢA期になると第一大臼歯と切歯（中切歯，側切歯）の萌出が進み，歯列弓長径や乳犬歯間幅径が増加する．萌出したこれらの永久歯に対して各種矯正装置の装着や歯の移動が可能となることから，矯正歯科治療（一期治療）の開始頻度が高くなる時期でもある．この時期の矯正歯科治療では，上下顎の顎間関係の改善をはじめとする骨格系の改善に加え，咬頭干渉や口腔習癖による歯列や顎の成長発育を障害する機能系の問題を取り除く．また，永久歯列期の二期治療に向け，歯の排列スペースの獲得による非抜歯治療への誘導や，早期に抜歯治療と診断された場合には連続抜歯法が適用されることもある．

❶ 骨格系の改善

骨格性上顎前突に対しては，上顎骨の前方への成長抑制や下顎骨の前方成長促進，骨格性下顎前突に対しては，上顎骨の前方成長促進や下顎骨の前方への成長抑制を行う．上顎の歯槽基底弓幅径が小さい症例に対しては，急速拡大が適用される．

❷ 機能系の改善

機能性要因をもつ不正咬合については，一期治療でその原因を除去する必要がある．たとえば，早期接触と下顎の偏位（前方，後方，側方）がある機能性の不正咬合に対しては，前歯部反対咬合や臼歯部交叉咬合などを改善することにより歯列や顎の成長発育を通常の軌道にのせ，骨格系の問題に移行するのを回避する．口腔習癖を有する症例に対しては，口腔習癖除去装置や口腔筋機能療法により口腔習癖を除去し機能の正常化をはかる．

❸ 歯系の改善

上下顎前歯の歯軸傾斜による歯性下顎前突では，早期に被蓋を改善することにより骨格性反対咬合への移行を回避する．過度のオーバージェットを有する上顎前突では，オーバージェットを改善することにより歯の破折などの外傷のリスクが軽減する．また，臼歯関係を AngleⅠ級に改善することで二期治療の難易度を軽減する．

274

II・1　上顎前突（症例 17-2）

　混合歯列期の上顎前突で，前後的な顎関係（ANB角）の異常を改善する場合，上顎骨前方位を呈する症例では，上顎骨の縫合性の成長を抑制するためにヘッドギアを使用する．ヘッドギアの使用により第一大臼歯が遠心移動することから，大臼歯関係は Angle II 級から Angle I 級へと改善する．ハイアングルケースでは上顎第一大臼歯が挺出しやすいので，臼歯部に圧下力を付与できるハイプルヘッドギアを選択する．一方，ローアングルケースでは上顎第一大臼歯を挺出させることにより咬合挙上をはかれるサービカルプルヘッドギアを選択する．

　下顎骨後方位による骨格性あるいは機能性の上顎前突症例では，機能的矯正装置を用いて治療する．アクチバトール，バイオネーターおよび Fränkel 装置などに代表される機能的矯正装置では，構成咬合位における筋の機能力による上顎前歯の舌側移動や下顎前歯の唇側移動が行えることに加え，咬合挙上や下顎の前方成長促進の効果が期待できる．

症例 17-2　上顎前突

患　者：9歳10か月，男児
主　訴：出っ歯
顔貌所見：正貌は左右対称，側貌は凸顔型である（**図 17-II-1**）．

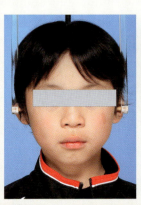
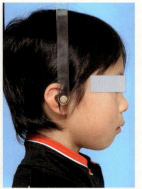
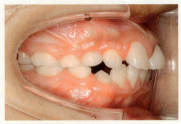
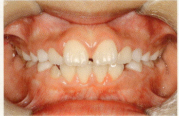
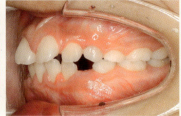

図 17-II-1　治療前の顔面写真および口腔内写真

口腔内所見：過大なオーバージェットを呈し，大臼歯関係は両側とも Angle Ⅱ 級で，ターミナルプレーンは両側とも近心階段型である．

模型分析：オーバージェット＋5.0 mm，オーバーバイト＋1.0 mm である．

パノラマエックス線写真所見：歯数，歯根形態，顎骨疾患などの異常はみられなかった．

頭部エックス線規格写真所見：顔面角 83.0°，SNA 角 87.0°，SNB 角 79.5°，ANB 角 7.5° で上顎骨の前後的位置が前方位，下顎骨の前後的位置は標準的であった．FH 平面に対する上顎中切歯歯軸傾斜角 115.0° で唇側傾斜，FMIA 55.0°，下顎下縁平面に対する下顎中切歯歯軸傾斜角 95.0° で標準的であった（**図 17-Ⅱ-2**）．

診　　断：上顎骨前方位を呈する上顎前突

治療目標：上顎骨の前方成長抑制

治療方針：サービカルプルヘッドギアを用いて上顎骨の前方成長を抑制することとした（**図 17-Ⅱ-3**）．

治療結果：動的矯正治療期間は 1 年 2 か月．上顎骨成長抑制により骨格性 Ⅰ 級が達成された．オーバージェット＋2.5 mm，オーバーバイト＋1.5 mm，上顎第一大臼歯の遠心移動により両側 Angle Ⅰ 級の大臼歯関係が確立された．（**図 17-Ⅱ-4，5**）．

予　　後：永久歯列完成，成長終了まで経過観察を行うこととした．

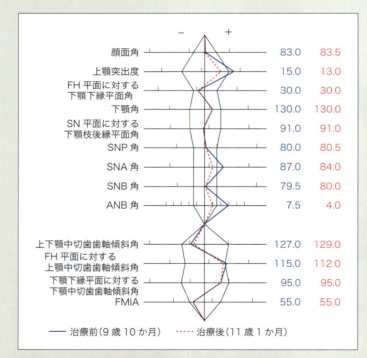

図 17-Ⅱ-2　治療前後の側面頭部エックス線規格写真分析

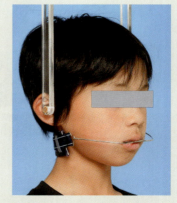

図 17-Ⅱ-3　サービカルプルヘッドギア装着時の顔面写真

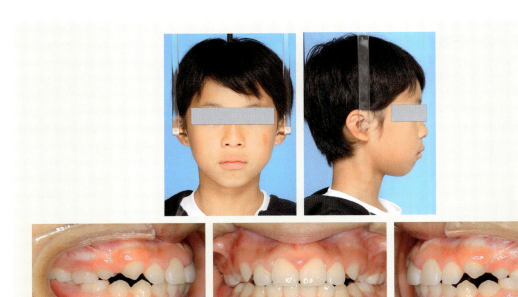

図 17-Ⅱ-4 治療後の顔面写真および口腔内写真

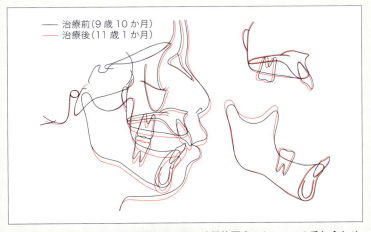

図 17-Ⅱ-5 治療前後の側面頭部エックス線規格写真のトレースの重ね合わせ

Ⅱ・2　下顎前突（症例 17-3）

混合歯列期の下顎前突では，歯性（機能性を含む）と骨格性の鑑別を行う必要がある．

歯性下顎前突に対する治療では，補助弾線付きのリンガルアーチや機能的矯正装置を使用して，上顎前歯の唇側傾斜や下顎前歯の舌側傾斜により前歯の被蓋関係を改善させる．

骨格性下顎前突では，上顎が劣成長にある場合，上顎前方牽引装置により上顎骨の成長促進を，下顎が過成長を示す場合には，チンキャップにより下顎骨の成長抑制をはかる．

症例 17-3　下顎前突

患　　者：8歳1か月，男児
主　　訴：受け口
顔貌所見：正貌は左右対称，側貌は凹顔型である（**図 17-Ⅱ-6**）．
口腔内所見：前歯部は反対咬合を呈し，大臼歯関係は両側とも AngleⅢ級で，ターミナルプレーンは両側とも遠心階段型である．
模型分析：オーバージェット－3.0 mm，オーバーバイト＋2.0 mm である．
パノラマエックス線写真所見：歯数，歯根形態，顎骨疾患などの異常はみられなかった．
頭部エックス線規格写真所見：顔面角 85.0°，SNA 角 75.0°，SNB 角 75.5°，ANB 角－0.5°で上顎骨の前後的位置が後方位，下顎骨の前後的位置は標準的であった．FH 平面に対する

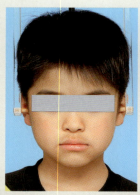
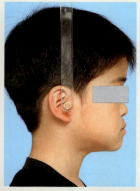
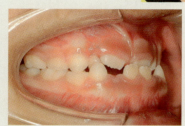
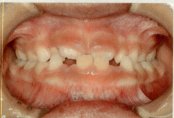
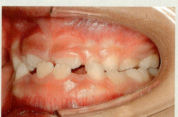

図 17-Ⅱ-6　治療前の顔面写真および口腔内写真

上顎中切歯歯軸傾斜角 112.0°で標準的，FMIA 60.0°，下顎下縁平面に対する下顎中切歯歯軸傾斜角 90.0°で標準的であった（**図 17-Ⅱ-7**）．

診　　断：上顎骨後方位を呈する前歯部反対咬合
治療目標：上顎骨の成長促進
治療方針：上顎前方牽引装置を用いて上顎骨の前方成長を促進することとした（**図 17-Ⅱ-8**）．

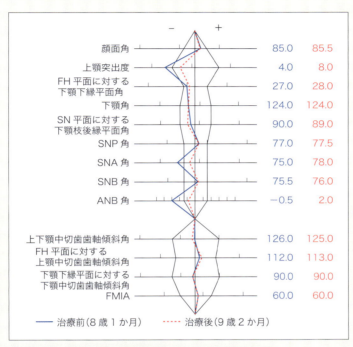

図 17-Ⅱ-7　治療前後の側面頭部エックス線規格写真分析

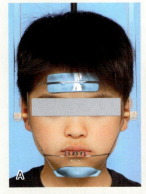
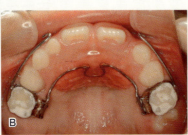
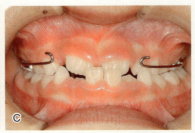

図 17-Ⅱ-8　上顎前方牽引装置装着時の顔面写真および口腔内写真
A：顎外固定装置（フェイスマスクタイプの上顎前方牽引装置）装着時の顔面写真．
B，C：口腔内装置（Nance のホールディングアーチに牽引用エラスティックを装着するためのフックを付与）装着時の口腔内写真．

治療結果：動的矯正治療期間は1年1か月．上顎骨の成長促進により骨格性Ⅰ級が達成された．オーバージェット＋3.0 mm，オーバーバイト＋2.0 mm，両側ともAngle Ⅰ級の大臼歯関係が確立された．（**図17-Ⅱ-9，10**）．

予　　後：永久歯列完成，成長終了まで経過観察を行うこととした．

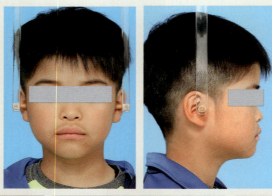
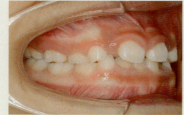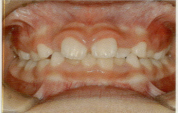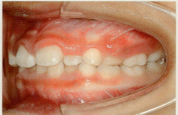

図17-Ⅱ-9　治療前の顔面写真および口腔内写真

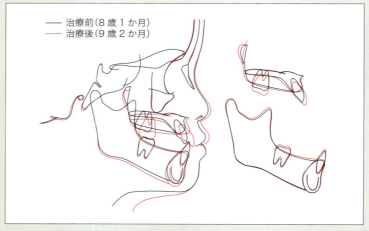

図17-Ⅱ-10　治療前後の側面頭部エックス線規格写真のトレースの重ね合わせ

II・3 開 咬 （症例17-4）

開咬は上下顎歯の垂直的被蓋関係の異常であり，病因としては舌の位置や突出，吸指癖や咬唇癖などの口腔習癖，鼻疾患による口呼吸，下顎の下方への過成長，突発性下顎頭吸収，歯の骨性癒着などが考えられる．

混合歯列期の開咬症例に対しては，一期治療として，吸指癖や舌突出癖などの口腔習癖の除去を目的としたタングクリブが適用される場合が多い．また，舌，口唇，頬などの口腔顔面筋の機能訓練により，咀嚼時，嚥下時，発音時，安静時における口腔機能の改善を期待する口腔筋機能療法も適用される．

この時期の骨格性開咬に対しては，顎整形力を発揮するハイプルチンキャップを適用する場合もある．

症例 17-4 開 咬

患　　者：8歳1か月，女児
主　　訴：前歯が咬み合わない．
顔貌所見：正貌は左右対称，側貌は直線型である（図17-II-11）．
口腔内所見：前歯部開咬を呈しており，舌突出癖を認める．大臼歯関係は両側ともAngle I 級で，ターミナルプレーンは両側とも近心階段型である．

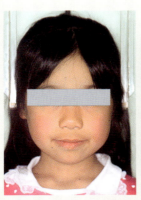
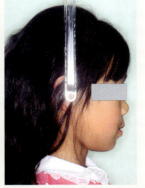
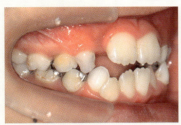
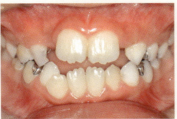
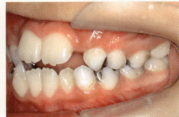

図17-II-11　治療前の顔面写真および口腔内写真

模型分析：オーバージェット＋0.5 mm，オーバーバイト−1.5 mm である．
パノラマエックス線写真所見：歯数，歯根形態，顎骨疾患などの異常はみられなかった．
頭部エックス線規格写真所見：顔面角 82.0°，SNA 角 82.0°，SNB 角 77.5°，ANB 角 4.5°で上下顎骨の前後的位置は標準的であった．FH 平面に対する上顎中切歯歯軸傾斜角 116.0°で唇側傾斜，FMIA 53.0°，下顎下縁平面に対する下顎中切歯歯軸傾斜角 99.0°で唇側傾斜を示した（**図 17-Ⅱ-12**）．
診　　断：舌突出癖による前歯部開咬
治療目標：口腔習癖の除去，口腔周囲筋の機能改善
治療方針：タングクリブを装着して，舌突出癖を改善し，さらに口腔筋機能療法により口腔周囲筋の機能改善をはかることとした（**図 17-Ⅱ-13**）．

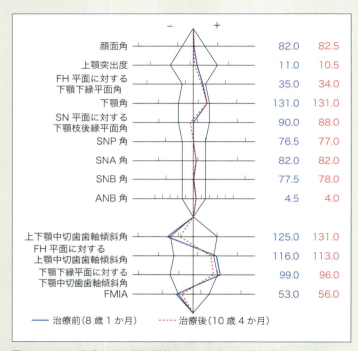

図 17-Ⅱ-12　治療前後の側面頭部エックス線規格写真分析

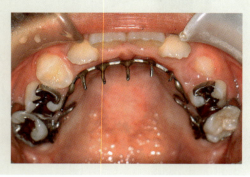

図 17-Ⅱ-13　タングクリブ装着時の口腔内写真

治療結果：動的矯正治療期間は2年3か月．舌突出癖の除去ならびに口腔周囲筋の機能改善が得られた．オーバージェット＋3.0 mm，オーバーバイト＋3.5 mmとなり，前歯部開咬が改善し，適切な被蓋が獲得された（**図17-Ⅱ-14，15**）．

予　　後：永久歯列完成，成長終了まで経過観察を行うこととした．

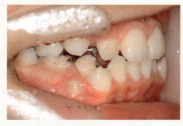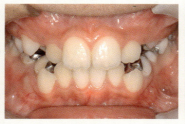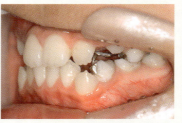

図17-Ⅱ-14　治療後の口腔内写真

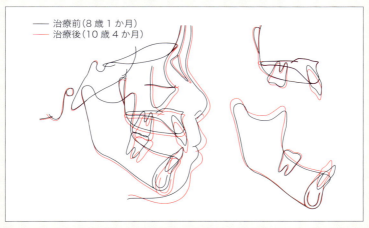

図17-Ⅱ-15　治療前後の側面頭部エックス線規格写真のトレースの重ね合わせ

Ⅱ・4　過蓋咬合（症例17-5）

　過蓋咬合は，前歯部のオーバーバイトがきわめて大きい状態であり，混合歯列期における治療としては，可撤式矯正装置である咬合挙上板により主に上下顎の臼歯を挺出させることで前歯部のオーバーバイトの改善をはかる．

　上顎前突で過蓋咬合を併発する場合は，下顎後退症例では咬合斜面板で，上顎突出症例ではサービカルプルヘッドギアにより臼歯を挺出させ，咬合挙上を行う．前歯と臼歯のみにセクショナルアーチを装着してユーティリティアーチ*により，前歯を圧下してオーバーバイトを改善することも有効である．

---

*ユーティリティーアーチ
上顎あるいは下顎において第一大臼歯と4前歯をつなぐアーチワイヤーで，前歯の垂直的・水平的な移動や第一大臼歯の遠心傾斜（アップライト）に適している．犬歯と小臼歯の歯冠部分を避け，側切歯遠心部分と第一大臼歯近心部分においてワイヤーが歯肉側に屈曲される．この屈曲によりワイヤー装着の違和感が軽減される．また，ワイヤーの実長が増加されることから荷重/たわみ特性が良好となる

症例 17-5　過蓋咬合

患　　者：8歳10か月，男児
主　　訴：前歯が深く咬みこんでいる．歯の数が足りない．
顔貌所見：正貌は左右対称，側貌は凸顔型である（**図17-Ⅱ-16**）．
口腔内所見：前歯部過蓋咬合と複数の永久歯の先天性欠如が認められる．大臼歯関係は両側とも Angle Ⅱ級で，ターミナルプレーンは両側とも近心階段型である．
模型分析：オーバージェット＋3.0 mm，オーバーバイト＋4.5 mmである．
パノラマエックス線写真所見：複数の永久歯の先天性欠如（$\frac{7\ 4\ |\ 7}{5\ 1\ |\ 1\ 7}$）を認めた．その他，歯根形態や顎骨疾患などの異常はみられなかった（**図17-Ⅱ-17**）．

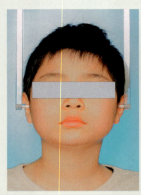
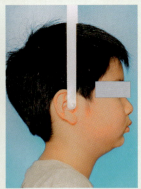
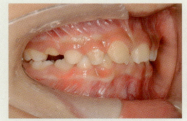
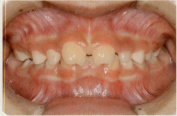
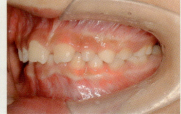

図17-Ⅱ-16　治療前の顔面写真および口腔内写真

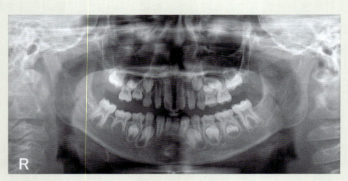

図17-Ⅱ-17　治療前のパノラマエックス線写真

頭部エックス線規格写真所見：顔面角 86.5°，SNA 角 80.0°，SNB 角 76.0°，ANB 角 4.0°で上下顎ともに前後的位置は標準的であった．FH 平面に対する下顎下縁平面角 24.0°，下顎角 128.0°でローアングルであった．FH 平面に対する上顎中切歯歯軸傾斜角 114.0°で標準的，FMIA 55.0°，下顎下縁平面に対する下顎中切歯歯軸傾斜角 98.0°で標準的であった（**図 17-Ⅱ-18**）．

診　　断：先天性多数歯欠如を伴う過蓋咬合
治療目標：下顎前歯の圧下および上下顎臼歯の挺出による咬合挙上
治療方針：咬合挙上板を装着し，下顎前歯の圧下および上下顎臼歯の挺出を促すこととした（**図 17-Ⅱ-19**）．

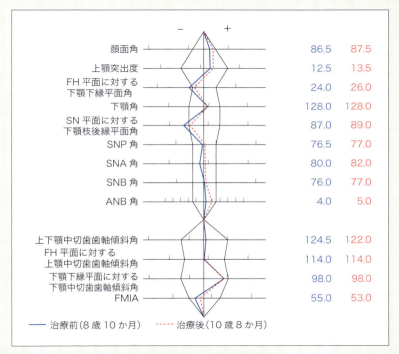

図 17-Ⅱ-18　治療前後の側面頭部エックス線規格写真分析

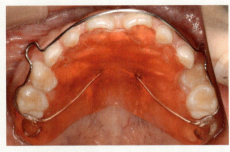
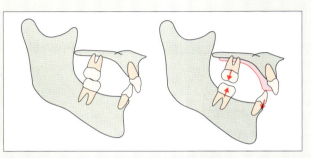

図 17-Ⅱ-19　咬合挙上板装着時の口腔内写真と作用

治療結果：動的矯正治療期間は1年10か月．上下顎臼歯部の挺出により過蓋咬合が改善した．オーバージェット＋4.0 mm，オーバーバイト＋2.0 mmとなった（**図17-Ⅱ-20，21**）．
予　　後：永久歯列完成，成長終了まで経過観察を行う．永久歯列期の矯正歯科治療では，欠如部に対する補綴治療を併用することになる．

（飯嶋雅弘）

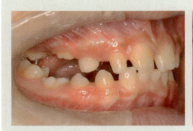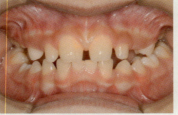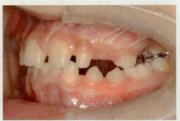

図17-Ⅱ-20　治療半年後の口腔内写真

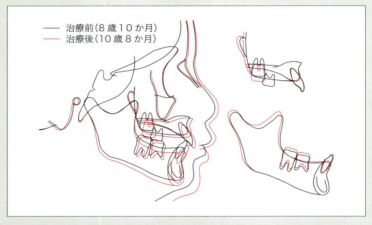

図17-Ⅱ-21　治療前後の側面頭部エックス線規格写真のトレースの重ね合わせ

Ⅱ・5　臼歯部交叉咬合（症例17-6）

　臼歯部交叉咬合の原因の1つとして上下顎骨の歯列弓幅径の不調和があげられる．上顎歯列弓幅径の狭窄が原因として考えられる場合には歯列弓の拡大をはかる．治療方法として，大臼歯の頬側傾斜が必要であれば，緩徐拡大装置やクワドヘリックス装置を装着する．また，上顎歯槽基底部の拡大が必要であれば，正中口蓋縫合を離開させる急速拡大装置を用いる．

症例 17-6　臼歯部交叉咬合

患　　者：8 歳 7 か月，男児
主　　訴：奥歯が反対に咬んでいる．
一般的所見：6 歳頃，正中埋伏過剰歯の抜歯既往歴あり．
顔貌所見：正貌は下顎が左側にやや偏位している．
口腔内所見：上顎歯列弓に狭窄が認められ，永久歯萌出スペースの不足が予想される（**図 17-Ⅱ-22**）．ターミナルプレーンは両側とも垂直型である．
模型分析：上顎第一大臼歯間幅径が 40.0 mm，下顎第一大臼歯間幅径が 43.0 mm と上顎の歯列弓幅径が狭く，上顎の歯槽基底弓幅径も狭い．
パノラマエックス線写真所見：歯数，歯根および歯槽骨の状態に異常は認められなかった．
頭部エックス線規格写真所見：上顎骨の前後的位置的関係，上顎中切歯歯軸傾斜角は標準的な値であった．
診　　断：上顎歯列弓の狭窄を伴う両側性臼歯部交叉咬合
治療目標：上顎歯列弓の側方拡大による交叉咬合の改善
治療方針：上顎歯槽基底弓の側方拡大を目的に，急速拡大装置を用いて正中口蓋縫合を離開させ，歯列弓の拡大により交叉咬合の改善をはかることとした．
治療結果：急速拡大装置を装着し，1 日 2 回スクリューを回転させ，1 日に 0.5 mm の拡大を目安に行った．急速拡大の結果，両側臼歯部の交叉咬合は改善され，上顎前歯部萌出スペースが獲得された（**図 17-Ⅱ-23**）．
予　　後：拡大終了後，急速拡大装置で 3 か月間保定を行った．永久歯列期にマルチブラケット装置による矯正歯科治療（二期治療）を行う予定である．

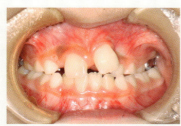
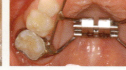

図 17-Ⅱ-22　治療前の口腔内写真

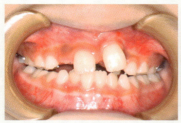
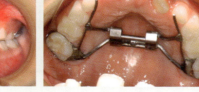

図 17-Ⅱ-23　治療後の口腔内写真

II・6　前歯部叢生，捻転（症例 17-7）

　歯列弓幅径の狭窄や乳歯の晩期残存，口腔習癖などのさまざまな原因により混合歯列期に前歯部叢生が発生する．叢生には上顎中切歯の翼状捻転や，側切歯の舌側転位が含まれる．

　スペースが十分に確保されている場合はリンガルアーチやセクショナルアーチなどを用いて改善をはかる．スペース不足が原因と考えられる場合には，拡大装置の使用を検討する．スペースの確保ができない場合には，乳犬歯の抜去や将来的な永久歯の抜去を考慮し連続抜去法を検討することもある．

　しかし，顎骨の成長発育により下顎前歯部の軽度叢生は自然と改善されることもあるので思春期性成長スパートを把握し，再評価を行って治療計画を立てることが重要である．

症例 17-7　前歯部叢生

患　　者：7歳10か月，女児
主　　訴：下の前歯がガタガタしている．
顔貌所見：特記事項なし．
口腔内所見：下顎前歯部に叢生が認められる（図 17-II-24A）．
パノラマエックス線写真所見：歯数，歯根および歯槽骨の状態に異常は認められなかった．
頭部エックス線規格写真所見：上下顎骨の前後的位置的関係，上顎中切歯歯軸傾斜角は標準的な値であった．
診　　断：下顎歯列弓の狭窄を伴う前歯部叢生
治療目標：下顎歯列弓の側方拡大による叢生の改善
治療方法：緩徐拡大装置（図 17-II-25）を用いて臼歯部の頬側傾斜による歯列弓側方拡大により，叢生の改善をはかることとした．
治療結果：1日10時間以上緩徐拡大装置を装着し，1週間に1回拡大ネジを回転させ，1か月に1mmの拡大を目安に行った．緩徐拡大の結果，前歯部の叢生は改善した（図 17-II-24B）．
予　　後：拡大終了後，緩徐拡大装置で3か月間保定を行った（図 17-II-24B）．永久歯列期にマルチブラケット装置による矯正歯科治療（二期治療）を行う予定である．

（根岸慎一）

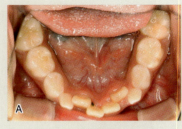
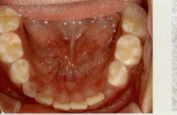
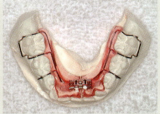

図 17-II-24　治療前後の口腔内写真
A：治療前．B：治療後．

図 17-II-25　緩徐拡大装置

II・7　正中離開（症例 17-8）

　正中離開は，主に上顎両側中切歯間に空隙がある状態を示す．乳切歯から永久切歯に交換する過程で，上顎中切歯は遠心傾斜して萌出するため正中離開となる（みにくいアヒルの子の時期 ugly duckling stage）．これは成長発育過程における正常な歯の萌出現象で生理的状態であり，側切歯や犬歯の萌出に伴い中切歯の歯冠は徐々に近心に傾斜移動し，永久歯列期には正中離開は消失する．したがって，この時期の正中離開に対しては経過を観察する．側切歯・犬歯が萌出を完了しても，正中離開が改善しない場合には矯正歯科治療を行うかどうか再評価する．

　正中離開の原因には，上唇小帯の付着位置異常（高位）や肥厚，正中過剰歯や歯牙腫，口腔習癖，隣在永久歯の萌出方向の異常，矮小な切歯，側切歯の先天性欠如などがある．

　上唇小帯が原因の場合には，小帯切除術を適用する．過剰歯や歯牙腫が原因の場合は，それらの抜去や摘出を行う．口腔習癖が原因の場合は，習癖を改善するよう指導する．隣在永久歯の萌出方向の異常が原因の場合には，その歯を正常な方向へ誘導する．矮小な切歯が原因の場合，将来的な切歯の形態修正や補綴治療も視野に入れ正中離開の改善をはかる．側切歯の先天性欠如が原因の場合には，乳側切歯の保存に努め，将来的な補綴治療の可能性を考慮し正中離開の改善を行う．

　中切歯を移動する装置として，傾斜移動で対応可能な場合は補助弾線を付与したリンガルアーチや床矯正装置を使用する．歯体移動あるいは歯根の移動を必要とする場合には，左右中切歯の唇面にブラケットを装着し，セクショナルアーチとエラスティックチェーンを用いて歯冠を近心移動させる．なお，歯の移動に際しては，歯根形成途中の歯の移動による歯根の彎曲や形成不全による短根化を避けるため，歯根の形成度をエックス線写真にて確認する．

症例 17-8　正中離開

患　　　者：9歳3か月，男児
主　　　訴：上の前歯の隙間が気になる．
家　族　歴：母が 5̄4̄|5̄ 先天性欠如
顔貌所見：特記事項なし．
口腔内所見：上顎に正中離開を認める（図17-Ⅱ-26A）．
パノラマエックス線写真所見：5̄ 4̄|4̄ 5̄，5̄ 4̄|5̄ の先天性欠如を認めた（図17-Ⅱ-27）．
頭部エックス線規格写真所見：上下顎骨の前後的位置関係および上下顎中切歯歯軸傾斜角は標準的な値であった．
診　　　断：上顎小臼歯先天性欠如を伴う正中離開
治療目標：1|1 間の空隙閉鎖
治療方針：2 1|1 2 にブラケットを装着し，セクショナルアーチを用いて（図17-Ⅱ-26B）エラスティックチェーンによる空隙の閉鎖を行うこととした．
治療結果：2 1|1 2 間の空隙の閉鎖後，唇側にワイヤーを固定し保定を行った（図17-Ⅱ-26C）．
予　　　後：永久歯に交換するまで経過観察することとした．

（川元龍夫，黒石加代子）

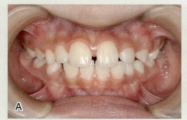 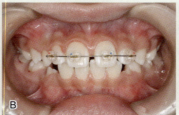 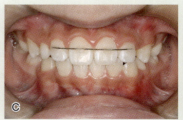

図17-Ⅱ-26　治療前後の口腔内写真
A：治療前．B：セクショナルアーチ装着時．C：治療後．

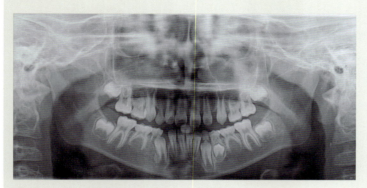

図17-Ⅱ-27　治療前のパノラマエックス線写真

II・8　歯の異所萌出（症例17-9）

　本来とは異なる位置に歯が萌出することをいう．異所萌出の原因には，負のアーチレングスディスクレパンシーによる萌出余地不足，先行乳歯の晩期残存，歯胚の位置異常，外傷，過剰歯や歯牙腫，囊胞の存在などがあげられる．

　治療方針として，過剰歯や歯牙腫など異所萌出の原因が明らかな場合は，まず原因の除去を行う．萌出余地が不足している場合にはスペースを確保し，異所萌出している歯を正常な位置に移動させる．治療にはリンガルアーチやセクショナルアーチなどを用いる．第一大臼歯が近心傾斜して第二乳臼歯の歯根を吸収し，萌出が困難となっている場合には，矯正用歯間分離ゴムを挿入して第二乳臼歯との干渉を減少させる．第二乳臼歯歯冠の遠心部を削合し第一大臼歯の萌出を促すなどの方法も用いられる．

症例 17-9　歯の異所萌出（ 6|6 の近心転位）

患　　者：7歳8か月，男児
主　　訴：上の奥歯が生えてこない．
顔貌所見：特記事項なし．
口腔内所見：6|6 が近心に転位し，E|E の遠心歯肉部に食い込んで，低位となっている．（**図17-Ⅱ-28**）．
パノラマエックス線写真所見：歯数に異常は認められなかった．6|6 が近心転位してE|E の歯根を吸収し，E|E の歯頸部と接触している（**図17-Ⅱ-29A**）．

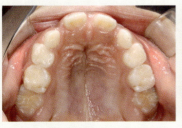
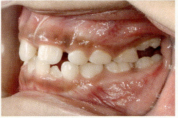

図17-Ⅱ-28　治療前の口腔内写真

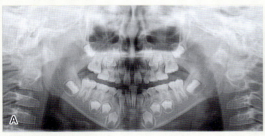
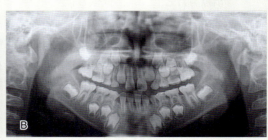

図17-Ⅱ-29　治療前後のパノラマエックス線写真

頭部エックス線規格写真所見：やや下顎骨が前方位で，上顎中切歯の唇側傾斜，下顎中切歯の舌側傾斜を認めた．
診　　断：6|6 歯胚位置異常による異所萌出（近心転位）
治療目標：6|6 遠心移動による萌出誘導
治療方針：リンガルアーチの主線を 6|6 の遠心まで延長し，6|6 の咬合面に接着したリンガルボタンとの間にエラスティックチェーンを用いて 6|6 の遠心移動を行うこととした（**図 17-Ⅱ-30**）．
治療結果：6|6 が遠心移動して，E|E 遠心の正常位置まで移動・挺出した（**図 17-Ⅱ-29B，31**）．
予　　後：永久歯に交換するまで経過観察することとした．

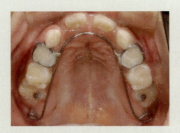 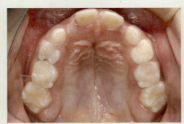 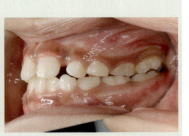

図 17-Ⅱ-30　リンガルアーチ装着時の口腔内写真　　図 17-Ⅱ-31　治療後の口腔内写真

Ⅱ・9　低位乳歯（症例 17-10）

　低位乳歯とは，辺縁隆線が隣在歯の辺縁隆線よりも低位，または咬合平面よりも低位に位置している乳歯である．直接的な原因としては骨性癒着（アンキローシス）が多く，骨性癒着した歯が同じ位置にとどまる一方で，隣在歯の歯槽骨は成長することにより，骨性癒着した歯が沈下したようにみえる．低位乳歯の発現頻度はおよそ 1～10％と報告されており，下顎の第一乳臼歯，第二乳臼歯に多く認められる．低位乳歯は清掃性の低下により齲蝕に罹患しやすくなり，第二乳臼歯が低位乳歯となった場合，隣在歯である第一大臼歯が近心傾斜して第二乳臼歯に覆い被さるように萌出し，第二小臼歯の萌出余地不足を招くため注意が必要である．

　治療方針としては，低位の程度が軽度であれば後継永久歯の交換まで経過観察を行う．後継永久歯の萌出に影響を及ぼしている場合は，低位乳歯を抜去し，後継永久歯の萌出余地を確保しておくために保隙装置を装着する．隣在歯が傾斜し低位乳歯の抜去が困難な場合はリンガルアーチやセクショナルアーチを用いて，隣在歯の歯軸を改善する．後継永久歯の萌出余地が不足している場合はスペースリゲーナーを用い，後継永久歯に萌出障害を認める場合は開窓，牽引などの萌出誘導を行う．

症例 17-10　低位乳歯

患　　者：9歳11か月，男児
主　　訴：右下の奥に隙間がある．
顔貌所見：特記事項なし．
口腔内所見：6̄|の近心傾斜，6D|間に空隙を認める（図17-Ⅱ-32）．
パノラマエックス線写真所見：6̄|の近心傾斜とE|の低位を認め，5|の萌出が困難（図17-Ⅱ-33A）．
頭部エックス線規格写真所見：下顎骨の後方位，上下顎前歯の舌側傾斜を認めた．
診　　断：E|の骨性癒着による低位乳歯
治療目標：5|を萌出させるため，6̄|を遠心傾斜移動させた後，E|を抜歯する．
治療方針：6̄|を遠心傾斜移動させるため指様弾線付きのリンガルアーチを装着する（図17-Ⅱ-34）．6̄|の遠心移動後にE|を抜歯し，リンガルアーチで保隙して5|の萌出を誘導することとした．

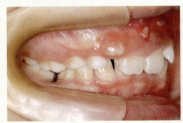 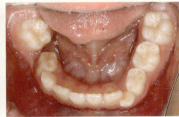

図17-Ⅱ-32　治療前の口腔内写真

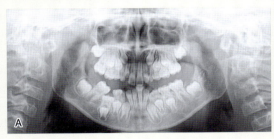 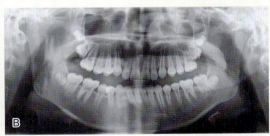

図17-Ⅱ-33　治療前後のパノラマエックス線写真

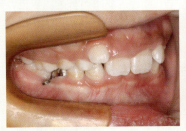 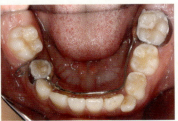 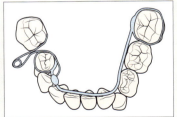

図17-Ⅱ-34　リンガルアーチ装着時の口腔内写真と模式図

予　　後：永久歯に交換するまで経過観察を行うこととした（図17-Ⅱ-33B，35）．

（川元龍夫，郡司掛香織）

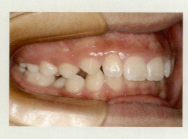
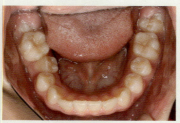

図17-Ⅱ-35　治療後の口腔内写真

Ⅱ・10　口腔習癖による不正咬合（症例17-11）

　口腔習癖により不正咬合が発現することがある．不正咬合の原因となる口腔習癖を発見した場合には，早期にその習癖を除去することで不正咬合の予防が可能である．すでに不正咬合となっている場合には，治療として習癖除去装置を用いたり，口腔筋機能療法を行うことで改善が可能である．習癖によっては，その背景に心理的問題が関係していることもあるため，患児の家庭環境や家での様子などの問診が重要である．

　また，アデノイドや慢性鼻炎など耳鼻科領域での疾患が不正咬合の原因となっている場合，医科との連携が必要になるケースも少なくない．

❶ 口腔筋機能療法（MFT）

　口腔筋機能療法 oral myofunctional therapy（MFT）とは，不正咬合の原因となる口腔習癖（吸指癖など）や非生理的な舌・口唇の状態（低位舌，口唇閉鎖不全）あるいは機能時の非生理的な運動パターン（構音時，摂食・嚥下時における舌突出）を訓練により改善し，適切な状態や運動パターンを獲得させる方法である．

1）口腔機能の把握

　口腔筋機能療法を開始する前に，患者の口腔機能について把握しておく必要がある．舌癖を例にあげると，発現するのは嚥下時なのか，会話時なのか，あるいはいずれにおいても発現がみられるのか．突出する位置は正面か側方かなどの評価を行い，口腔習癖の発現様相を細かく観察することから開始する．これらについては動画で記録しておくと評価時の再確認や患者への説明に有用である．

2）指導法

　訓練の方法はいくつかあり，患者の習癖に応じてそれらを組み合わせて指導する．代表的な訓練を以下に示す．

（1）正しい舌位の確認

　異常嚥下癖がある場合には，安静時における正しい舌位を認識させる．すなわち，切歯乳頭後部のスポットの位置に舌尖を置くことから指導する．その際，舌尖のみをスポットに付ける

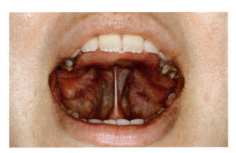

図17-Ⅱ-36　ポッピング
舌全体を口蓋に吸い付け，舌小帯を伸ばし勢いよくポンと音を鳴らす．

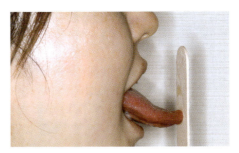

図17-Ⅱ-37　ティップ
舌をまっすぐに突き出してスティックを押す．舌尖に力を入れるように意識させる．

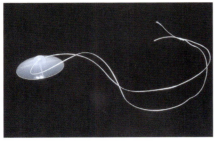

図17-Ⅱ-38　ボタンプル
前歯と上下唇の間に糸を通したボタンをくわえ込む．糸を手で引っ張り，ボタンが飛び出さないように抵抗し，口輪筋を鍛える．

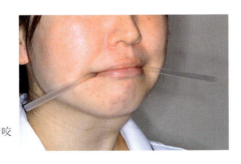

図17-Ⅱ-39　ポスチャーウィズストロー
舌尖をスポットに付け，ストローを犬歯の遠心で咬み，口唇を閉じる．鼻呼吸をするように指示する．

のではなく舌全体を口蓋に吸い付けるようにすることが重要である（**図17-Ⅱ-36**）．

(2) 舌筋の強化

　舌筋が弱い場合には，スポットの位置に舌尖を維持することや舌を口蓋に吸い付けることが困難な患者もいるためスティックを用いて舌中央部の挙上訓練や舌の突き出し訓練を行う（**図17-Ⅱ-37**）．

(3) 口輪筋の強化

　口唇閉鎖が困難な場合には，ボタンプルやストローを用いて口輪筋を鍛える訓練を行う（**図17-Ⅱ-38，39**）．

(4) 口唇のマッサージ

　上唇の翻転や下唇の過緊張を認める場合には，口唇を伸展させるマッサージについて指導する．

症例 17-11　開　咬

患　　者：8歳9か月，女児
主　　訴：上下の前歯が咬み合っていない．
現 病 歴：6歳まで母指吸引癖があり，現在も舌突出癖により開咬を呈している．
既 往 歴：軽度の精神発達遅滞がある．
顔貌所見：特記事項なし
口腔内所見：前歯部の開咬を認める（図17-Ⅱ-40A）．
模型分析：上下顎ともに歯列弓幅径が狭窄している．
診　　断：舌癖による開咬
治療目標：口腔習癖除去による前歯部開咬の改善
治療方針：口腔筋機能療法と習癖除去装置の併用による舌癖の改善とオーバーバイトの増加をはかることとした（図17-Ⅱ-40B，C）．
治療結果：治療開始後1年6か月でオーバーバイトの改善がみられたため，習癖除去装置を撤去した（図17-Ⅱ-40D）．
予　　後：適正なオーバーバイトが得られていないため口腔筋機能療法の継続，および狭窄歯列弓に対して上下顎歯列弓の側方拡大を行うこととした．

（西井　康，有泉　大）

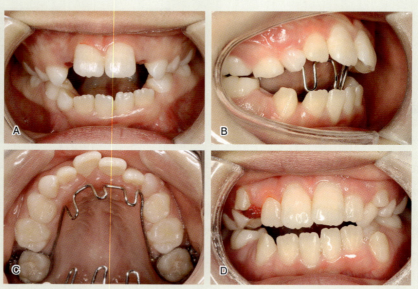

図17-Ⅱ-40　治療前後の口腔内写真
A：初診時．B，C：タングクリブ装着時．D：装置撤去時．

18章 永久歯列期の治療

I 上顎前突 (症例18-1)

I・1 定　義

　上顎前突 maxillary protrusion とは，俗に"出っ歯"と表現されるように一般的には上顎前歯が下顎前歯より著しく前方に突出した不正咬合の総称である．オーバージェットが3mm以上の者はそれ以下の者と比べて約2倍前歯の外傷のリスクがあり，オーバージェットが大きいほど外傷の可能性が高くなることが報告されている．また，オーバージェットが6mm以上の場合，切歯部に外傷を生じる確率が約30％と高く，6〜7mm以上のオーバージェットと変形性顎関節症との関連性も報告されていることから，臨床的には上顎前突とは6〜7mm以上のオーバージェットを有するものとする考えもある．

　Angleの不正咬合の分類では，通常，II級1類が上顎前突に該当する．上顎前突は，他の不正咬合と同様，機能性，骨格性および歯性の要因に分けられ，通常，これらが種々混合して存在している．したがって，治療方針を立てる際には，それぞれの要因に対してどのように対処すればよいのかについて，慎重に検討する必要がある．なお，臨床では，通常，まず機能性要因について検討し，次に骨格性要因，最後に歯性要因について検討する．

I・2　要因と治療法

❶ 機能性要因

　成長期の患者において，疾患や口腔習癖などに起因して筋機能に異常が認められる場合には，その疾患に対する治療や口腔習癖の除去ならびに機能の正常化をはかる．たとえば，鼻閉による口呼吸が上顎前突の原因と考えられれば鼻疾患に対する治療を行い，舌突出癖や咬唇癖などが原因と考えられれば，習癖除去の指導を行う．また必要に応じて，タングクリブやリップバンパーなどの習癖除去装置を用いる場合もある．

❷ 骨格性要因

1）上顎の過成長

　成長期の患者であれば，上顎の成長抑制や上顎大臼歯の遠心移動をはかる場合がある．装置としてはヘッドギアなどを用いる．ヘッドギアにはいくつかの種類があるが，ハイアングルケース（☞ p.185参照）の場合，サービカルプルヘッドギアを用いると上顎の臼歯が挺出して

Ⅲ編　治療学

下顎の後下方への回転を引き起こし，骨格性Ⅱ級の程度が強くなる．したがって，ハイアングルケースにはハイプルヘッドギアあるいはストレートプルヘッドギア（コンビネーションプルヘッドギア）を使用するなど，ヘッドギアの選択に際しては垂直的な問題も考慮すべきである．また，上顎の狭窄を伴う場合には，上顎歯列弓の拡大をはかる場合がある．装置としてはクワドヘリックス装置などを用いる．

　上顎の成長量がほとんど残されていなかったり，上顎成長抑制の治療が奏効しなかった場合には，骨格性の異常を歯性の変化で補うカムフラージュ治療，すなわち上顎の小臼歯を抜去するなどして，マルチブラケット装置により上顎前歯を口蓋側へ移動させたり，下顎の前歯を唇側へ移動させる場合もある．また，骨格性要因の異常の程度が強ければ，外科的矯正治療を行う場合もある．

2）下顎の劣成長

　成長期の患者であれば，下顎の成長促進をはかる場合がある．装置としては，アクチバトール，バイオネーターあるいはFränkel装置などの機能的矯正装置を用いる．ただし，下顎の成長促進の治療が奏効しなかったにもかかわらず，あたかも上顎前突が改善したかのような二態咬合（☞ p. 74 参照）を示すことがあるので，十分な注意が必要である．また，ハイアングルケースのように垂直的な問題のある場合には，可能なかぎり臼歯の挺出を避けるべきである．もちろん，下顎の成長を阻害する要因があれば，それを除去することも必要である．臨床上，まれに先天異常や顎関節部への外傷などにより，著しい下顎の劣成長を呈する場合がある．

　下顎の成長量がほとんど残されていない場合や，下顎の成長促進が奏効しなかった場合には，上顎の過成長の場合と同様に，カムフラージュ治療や外科的矯正治療を行う場合もある．

❸ 歯性要因

　上顎前歯が過度に唇側傾斜していれば，その口蓋側への移動によりオーバージェットの減少をはかる．同様に，下顎前歯が過度に舌側傾斜していれば，その唇側への移動により，オーバージェットの減少をはかる．また，過蓋咬合や開咬などを伴っている場合には，必要に応じて前歯や臼歯の圧下あるいは挺出を行う．また，歯と歯槽骨の大きさの不調和がある場合には，必要に応じて，歯列弓の拡大や小臼歯の抜去などを行う場合もある．装置としては，マルチブラケット装置や補助的に拡大装置などを用いる．

症例 18-1　上顎前突

患　　者：16歳5か月，女子．
主　　訴：上顎前歯の突出，口唇閉鎖不全および前歯部の咀嚼障害
一般的所見：成長はほぼ完了
顔貌所見：側貌は凸顔型で，口唇閉鎖時のオトガイ部に軽度の緊張を認める（**図18-Ⅰ-1**）．
口腔内所見：オーバージェットは＋11.0 mm，オーバーバイトは＋4.0 mmで，AngleⅡ級1類の咬合関係を示している（**図18-Ⅰ-1**）．

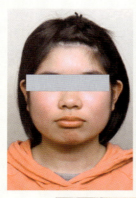
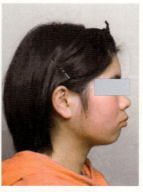
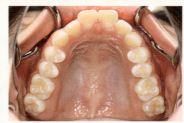
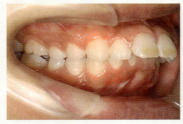
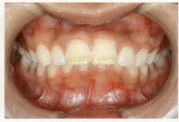
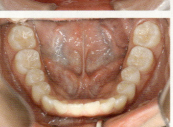

図18-Ⅰ-1　治療前の顔面写真および口腔内写真[6]

模型分析：歯冠近遠心幅径は標準的な値を示し，歯列弓幅径は平均値に対し，上顎の犬歯間幅径は 33.3 mm と－2 S.D. を超えて小さい値を示し，V 字型歯列弓である．下顎の犬歯間幅径は 28.8 mm であり標準的な値を示している．

パノラマエックス線写真所見：歯数などの異常はなく，8|8 は埋伏していた（**図 18-Ⅰ-2**）．

頭部エックス線規格写真所見：硬組織において，骨格系では SNA 角（84.5°）と SNB 角（76.5°）はともに標準的な値を示していたが，ANB 角は 8.0°で＋2 S.D. を超えて大きく，骨格性Ⅱ級を呈していた．垂直的には FH 平面に対する下顎下縁平面角は 24.5°で－1 S.D. を超えて小さく，ローアングルを示していた．メントン（Me）は正中線にほぼ一致しており，非対称は認められなかった．歯系においては，FH 平面に対する上顎中切歯歯軸傾斜角は 132.0°で＋2 S.D. を超えて大きく，上顎中切歯突出度は 15.3 mm で＋3 S.D. を超えて大きく，上顎前歯は前方位を示していた．下顎歯列正中は 0.5 mm 左方偏位しており，FMIA は 54.5°で標準的な値であった（**図 18-Ⅰ-3，4**）．軟組織においては，上唇の著しい突出と下唇の翻転を認めた．

診　　断：骨格性Ⅱ級とローアングルを伴う AngleⅡ級 1 類不正咬合

治療目標：臼歯関係Ⅱ級，4|4 の抜歯による上顎前歯の後方移動と圧下，咬合平面の平坦化

治療方針：臼歯関係がⅡ級であり，下顎に叢生をほとんど認めないことから，4|4 抜歯を伴うマルチブラケット装置による矯正歯科治療を行う．なお，上顎の加強固定として，口蓋正中に歯科矯正用アンカースクリューを植立する（**図 18-Ⅰ-5**）．また，上顎の片顎抜歯症例であるため，8|8 は萌出状況によって保存の可否を検討する．

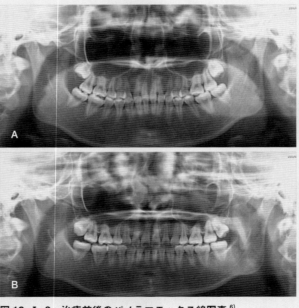

図 18-Ⅰ-2　治療前後のパノラマエックス線写真[6]
A：治療前，B：治療後

治療結果：動的矯正治療期間は2年10か月．過大なオーバージェットは改善し，臼歯関係は両側Ⅱ級で，緊密な咬合が得られるとともに，良好な側貌が獲得され，口唇閉鎖時のオトガイ部の緊張もほぼなくなった（**図18-Ⅰ-6**）．上顎前歯は圧下と後方移動した．下顎前歯は前後的位置は変化しなかったが4 mm圧下し，FH平面に対する下顎下縁平面角は維持された（**図18-Ⅰ-3，4**）．8̅は萌出スペースの不足により頬側遠心傾斜して萌出し，清掃不良となっていたので抜歯した．8̲は下顎と咬合しており，清掃状態に留意しながら保存することとした．

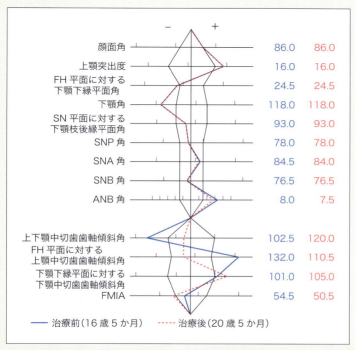

図18-Ⅰ-3 治療前後の側面頭部エックス線規格写真分析[6]

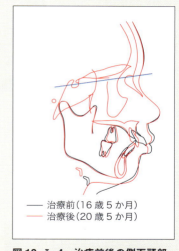

図18-Ⅰ-4 治療前後の側面頭部エックス線規格写真のトレースの重ね合わせ[6]

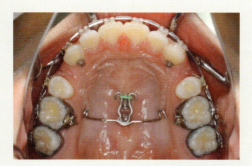

図18-Ⅰ-5 歯科矯正用アンカースクリューの植立

保定予後：上下顎歯列に可撤式保定装置を装着した．保定開始後 1 年間は終日使用とし，その後は就寝時の使用を指示した．保定開始から 2 年 6 か月が経過し，咬合は安定しており，良好なプロファイルを維持している．

（宮脇正一）

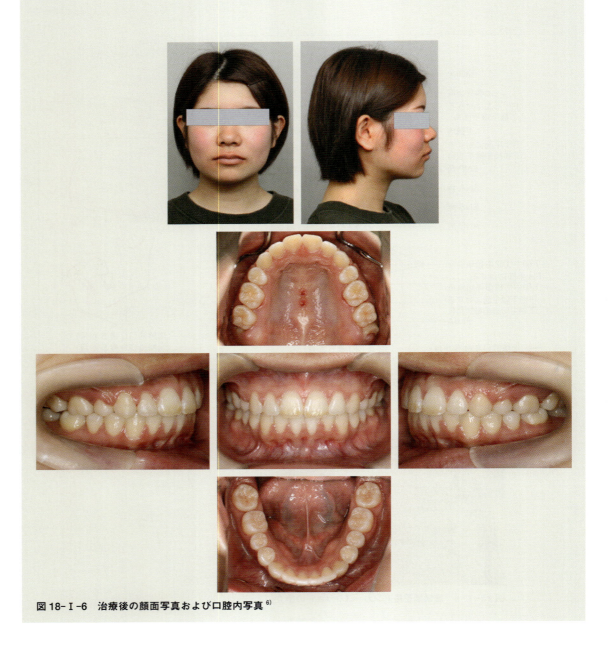

図 18-Ⅰ-6　治療後の顔面写真および口腔内写真[6]

Ⅱ 下顎前突 （症例18-2）

　下顎前突は，上下顎前歯に逆被蓋を生じる上下顎歯列弓関係の不正の総称である．前歯3歯以上の逆被蓋のほか，Ⅲ級の大臼歯関係や臼歯部交叉咬合を伴いやすい．下顎前突の発生頻度は人種や年齢によってかなりのばらつきがあり，日本人を含む東洋人では発生頻度が高い．

Ⅱ・1　下顎前突の形態的特徴

　下顎前突は成因によって，歯性，機能性，骨格性に分類される．単独の成因で生じるものは少なく，多くはこれらの成因が何らかの形で複合して存在している．

❶ 歯性下顎前突

　上下顎骨の大きさや形態にはほとんど異常がなく，前歯の転位や傾斜によって逆被蓋を呈するもの．上顎前歯の舌側転位や舌側傾斜，下顎前歯の唇側転位や唇側傾斜，またはこれらが合併して逆被蓋を生じる．

❷ 機能性下顎前突

　上下顎切歯または犬歯の早期接触などが誘因となって，下顎が本来の顎位よりも前方に偏位するもの．下顎が近心咬合位に誘導されることで，上下顎前歯に逆被蓋を呈する．

❸ 骨格性下顎前突

　上顎骨の劣成長や下顎骨の過成長，または両者の組み合わせによって下顎骨が上顎骨に対して相対的な前方位を呈し，逆被蓋を生じるもの．

Ⅱ・2　下顎前突の治療の考え方

　下顎前突の治療は歯性・機能性と骨格性の2つに大別される．さらに，骨格性下顎前突の治療は成長期と成長終了後の治療ステージに分けられる．これらの区別は治療法が異なるだけでなく，成長発育のコントロールや症例の難易度，治療後の後戻りなどと密接に関連する．そのため，治療に際しては歯性，機能性，骨格性の成因についての的確な診断が必要である．

　下顎前突は思春期前に上下顎骨の不調和がわずかであっても，思春期の成長に伴ってその不調和が顕著になることもある．そのため，過去の記録と現在の状況を照らし合わせながら，成長によって予測される不調和を注意深く観察する．

　治療においては，思春期性成長スパートを迎える前までに前歯の被蓋を改善しておくことが望ましい．一方で，下顎骨の成長は思春期性成長スパート終了時まで続くため，早期に矯正歯科治療を行ってもその後の成長により再び逆被蓋を呈することがある．したがって，成長期の矯正歯科治療の効果については，下顎骨の成長終了時までの長期的な観察が必要である．

II・3 各成因への対応

❶ 歯性・機能性下顎前突

　永久歯列期の歯性・機能性の下顎前突では，多くの症例でマルチブラケット装置による永久歯列咬合の確立，顔貌の改善をはかる．マルチブラケット装置を用いた矯正歯科治療では，抜歯の要否や抜歯部位の判定を行う．成長期における歯性・機能性の下顎前突は顎発育に影響を及ぼし，骨格性に移行する場合がある．したがって，成長期は顎骨の成長をよく観察し，骨格性への移行に注意する．

❷ 骨格性下顎前突

1）成長期

　顎骨の成長発育のコントロールが十分に行える場合は，上顎骨の成長促進または下顎骨の成長抑制で上下顎骨の近遠心的位置関係の改善をはかる．使用する矯正装置には，上顎前方牽引

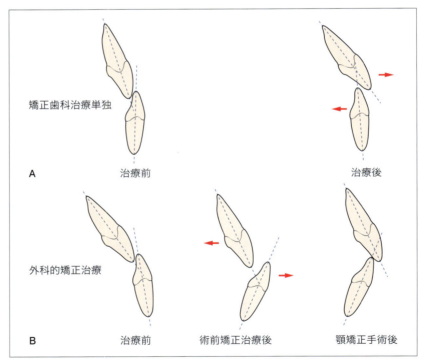

図18-II-1　骨格性下顎前突における矯正歯科治療単独（A）と外科的矯正治療（B）における上下顎切歯の移動
A：矯正歯科治療単独では，上下顎の前後関係のずれを歯性で補償するため，上顎前歯の唇側傾斜と下顎前歯の舌側傾斜により被蓋改善を行うことが多い．
B：外科的矯正治療では，顎矯正手術で上下顎関係の改善を行うため，術前矯正治療でデンタルコンペンセーションを改善するために上顎前歯の舌側傾斜と下顎前歯の唇側傾斜を行うことが多い．被蓋の改善は顎矯正手術で行う．

装置（上顎骨の劣成長），チンキャップ（下顎の過成長）などがある．

骨格性下顎前突では成長期に治療を行っても，その後の下顎骨の成長量や成長方向によっては最終的に外科的矯正治療が必要になることも少なくない．各種検査や分析による総合診断では，矯正歯科治療単独のほかに外科的矯正治療の適用についても慎重に検討を行う．

2）成長終了後

成長終了後は，矯正歯科治療単独で骨格の不調和を補償する（カムフラージュ治療）か，顎矯正手術を併用した外科的矯正治療を行うかを検討する．治療法の選択では各種検査による分析に加え，患者の主訴や外科的矯正治療の希望や必要性に関する医療面接が重要となる．

矯正歯科治療単独ではマルチブラケット装置などを用いて，上顎前歯を唇側傾斜または下顎前歯を舌側傾斜させて被蓋の改善をはかる一方で，骨格性下顎前突では，治療前から上顎前歯の唇側傾斜や下顎前歯の傾斜を認めることが多い．また，臼歯部においては上顎臼歯の頬側傾斜や下顎臼歯の舌側傾斜を認める．これらは骨格的な不調和を歯性で補うために生じる現象で，このような歯性による補償をデンタルコンペンセーションという．矯正歯科治療単独では治療前のデンタルコンペンセーションにより，治療後の前歯の歯軸が想定よりも悪化する場合がある．また，外科的矯正治療では治療後に適切な前歯歯軸となるように，術前矯正治療で上下顎前歯歯軸の適正化を図る必要がある（**図18-Ⅱ-1**）．治療前の分析ではこれらの特徴に注意しながら総合診断を慎重に行い，治療途中での治療方針の変更を避けるべきである．

症例 18-2　下顎前突

患　　者：20歳0か月，女性
主　　訴：反対咬合
現 病 歴：永久歯列期になってから前歯が反対であることが気になり始めた．
家 族 歴：特記事項なし
顔貌所見：側貌は直線型，正貌は左右対称であり，スマイル時の上顎切歯の歯肉露出量は3.5 mmで，ガミースマイルを認める（**図18-Ⅱ-2**）．
口腔内所見：オーバージェットが−2.0 mm，オーバーバイトが+3.0 mmである．$\frac{2\,1\,|\,1\,2}{2\,1\,|\,1\,2}$ が逆被蓋である．顔面正中に対して上顎歯列正中は一致，下顎歯列正中は右側に2 mm偏位している．犬歯の咬合関係は右側Ⅰ級，左側Ⅲ級である．大臼歯の咬合関係は右側Ⅰ級，左側Ⅲ級である．歯周病は認めず，口腔衛生状態は良好である．前歯部において反対咬合を呈し，接触後の下顎の偏位は認めない．
模型分析：歯列弓長径，歯列弓幅径，歯槽基底弓幅径は上下顎とも標準的な値であった．歯列弓形態において上顎は方形，下顎は帯円方形で左右非対称の形態であった．トゥースサイズレイシオは，アンテリアレイシオ，オーバーオールレイシオともに標準的な値であった．
パノラマエックス線写真所見：歯数に異常はなく，2|2 に歯根彎曲が認められた．8| は水平埋伏を認め，|8 は一部萌出が認められた（**図18-Ⅱ-3**）．
頭部エックス線規格写真所見：骨格系ではSNA角は82.0°と標準的な値を，SNB角は82.5°

とやや大きい値を示したが標準範囲内であった．ANB 角は－0.5°と小さい値を示し，骨格性Ⅲ級傾向であると判断した．顔面角は 90.5°とやや大きい値を示した．下顎角は 127.5°，FH 平面に対する下顎下縁平面角（FMA）は 26.0°と標準的な値を示し，垂直的に骨格の不正は認めなかった．歯系では FH 平面に対する上顎中切歯歯軸傾斜角は 106.0°と標準より小さい値を示し，上顎前歯の舌側傾斜を呈した．下顎下縁平面に対する下顎中切歯歯軸傾斜角は 94.0°，FMIA は 60.0°と標準的な値を示した．その結果，上下顎中切歯歯軸傾斜角は 134.5°と標準的な値を示した（**図 18-Ⅱ-4**）．軟組織では E ラインに対し上唇は 1.0 mm 後方位，下唇は 1.5 mm 前方位であった（**図 18-Ⅱ-5**）．

診　　断：下顎歯列正中の右側偏位を伴う骨格性下顎前突症
治療目標：前歯部における反対咬合の改善，右側 Angle Ⅰ級の維持，左側 Angle Ⅰ級の確立，および上下顎歯列正中の一致とした．骨格性Ⅲ級傾向であるが上顎前歯の舌側傾斜と後方位，下顎前歯の前方位を認めたことから，下顎前突は歯性によるものとも考えられ，矯正歯科治療単独で改善をはかる．

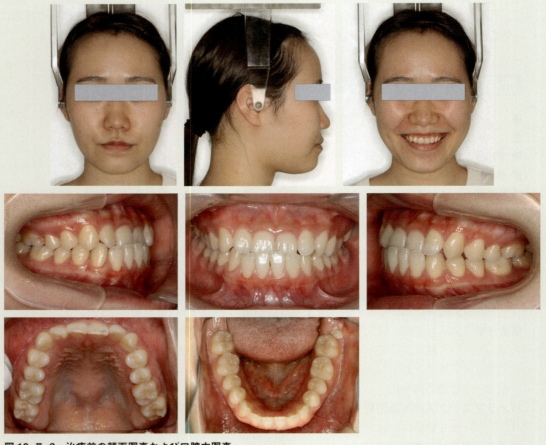

図 18-Ⅱ-2　治療前の顔面写真および口腔内写真

治療方針： 8|8 抜歯後，マルチブラケット装置による治療を行う．顎間固定としてⅢ級ゴムを併用し，上顎前歯の唇側傾斜を行うこととした．

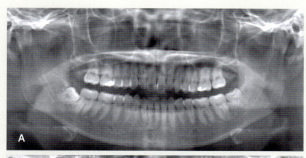
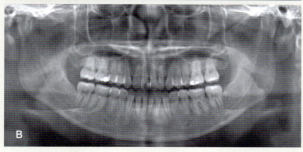

図 18-Ⅱ-3　治療前後のパノラマエックス線写真
A：治療前，B：治療後

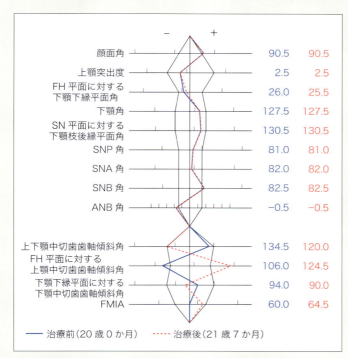

図 18-Ⅱ-4　治療前後の側面頭部エックス線規格写真分析

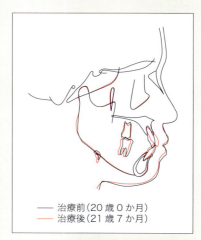

図 18-Ⅱ-5　治療前後の側面頭部エックス線規格写真のトレースの重ね合わせ

治療結果：動的矯正治療期間は1年7か月．前歯部における反対咬合は改善し，大臼歯関係は両側 Angle I 級となり緊密な咬合を獲得した（**図 18-Ⅱ-6**）．顔面正中に対し，上下顎歯列正中は一致した．オーバージェットは＋3.0 mm，オーバーバイトは＋3.0 mmと前歯部において適正な被蓋を獲得した．側面頭部エックス線規格写真所見より，SNA 角，SNB 角，ANB 角に変化は認めなかった．FH 平面に対する下顎下縁平面角（FMA）は 26.0°から 25.5°とわずかに減少を認め，下顎骨の前上方への回転を認めた．FH 平面に対する上顎中切歯歯軸傾斜角は 106.0°から 124.5°，下顎下縁平面に対する下顎中切歯歯軸傾斜角は 94.0°から 90.0°，FMIA は 60.0°から 64.5°と変化し，治療前に対して上顎前歯の唇側傾斜，下顎前歯の舌側傾斜を認めた．上下顎中切歯歯軸傾斜角は 134.5°から 120.0°へ減少した（**図 18-Ⅱ-4**）．

保定予後：上下顎歯列に Begg タイプリテーナーを装着し，前歯部の前後的被蓋や歯列正中に後戻りは認めず咬合は安定している．

（小林さくら子）

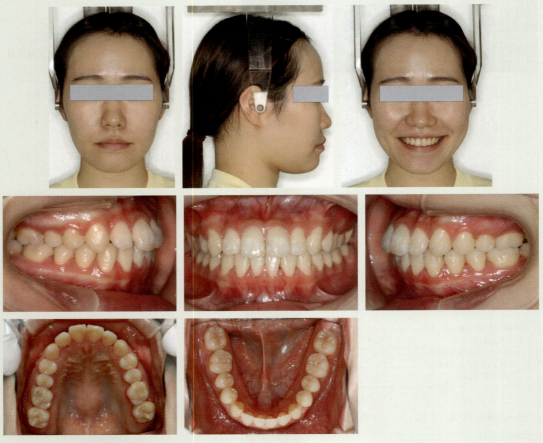

図 18-Ⅱ-6　治療後の顔面写真および口腔内写真

Ⅲ 叢　生（症例18-3）

　叢生 crowding は俗に"乱杭歯"とよばれ，顎骨歯槽部に歯が正常な歯列弓となるよう自然に排列することができず，数歯にわたって歯が唇側，舌側と交互に転位している状態をいう．叢生が顕著な場合は口腔清掃が困難となり，齲蝕や歯周病のリスクファクターになりうる．

Ⅲ・1　原　因

❶ 顎骨の劣成長

　上顎骨の側方への劣成長により歯槽基底弓幅径が狭窄すると，歯列弓幅径も狭窄し前歯部叢生を発現する．骨格性下顎前突と診断され上顎骨の劣成長が認められる症例，上顎前突症例で下顎骨の劣成長を伴う症例では，それぞれ上顎歯列と下顎歯列にアーチレングスディスクレパンシーが認められ，叢生を呈していることが少なくない．

❷ 歯冠幅径の過大

　上下顎骨の大きさや位置など骨格系に問題がなく，歯列弓周長（アベイラブルアーチレングス）と比較し歯冠幅径の総和（リクワイアードアーチレングス）が大きい場合，アーチレングスディスクレパンシーがマイナスとなり，叢生を発現する．

Ⅲ・2　治療法

　以下の方法で，ディスクレパンシーの解消を行う．

❶ 抜歯（第一小臼歯など）

　マイナスのアーチレングスディスクレパンシーが顕著な場合は，抜歯により大きなスペース（両側の小臼歯抜去で15.0 mm 程度）を得ることができる．

❷ 歯列弓の側方拡大

　緩徐拡大装置，クワドヘリックス装置，急速拡大装置，Fränkel 装置などで行う．歯列弓の拡大による叢生の改善には限界がある．側方拡大は狭窄した歯列弓を正常な幅径に戻す治療であり，ディスクレパンシーを解消するための過剰な拡大は行ってはならない．

❸ 大臼歯の遠心移動

　大臼歯部の後方にスペースがある場合，ヘッドギア，リップバンパーの適用により，あるいは歯科矯正用アンカースクリューを固定源として利用することで，大臼歯の遠心移動を行うことがある．大臼歯の遠心移動は歯列弓後方の形態や容量を検査し，慎重に進める必要がある．

❹ 歯冠隣接面のストリッピング（ディスキング）

ストリッピング（ディスキング）とは歯冠隣接面を少量切削し，歯冠幅径を小さくすることであり，これによりリクワイアードアーチレングスを小さくする．過度なストリッピングは行ってはならず，エナメル質の表層のみを，歯冠形態を損なわず，歯根間の適切な距離を維持するよう慎重に切削する．特にトゥースサイズレイシオが悪い症例や，歯肉退縮が進行し歯間鼓形空隙が大きい部位，歯冠幅径が過大な歯などが対象になる．

症例 18-3 叢 生

患　　者：18歳11か月，女性
主　　訴：前歯のガタガタを治したい．
顔貌所見：正貌は左右対称，卵円型，側貌はわずかに凸顔型
口腔内所見：上顎歯列は前歯部の叢生が顕著で，3|3 の低位唇側転位が認められる．また，2| の

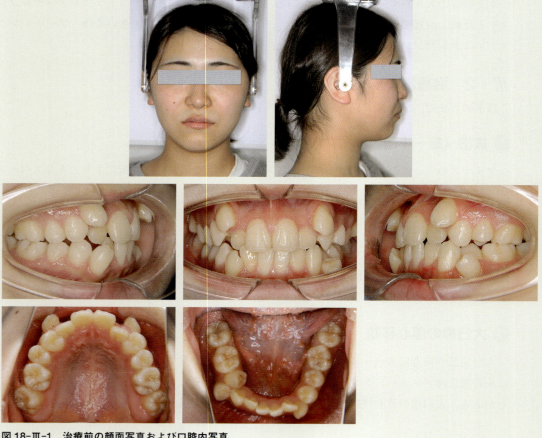

図 18-Ⅲ-1　治療前の顔面写真および口腔内写真

反対咬合が認められる．前歯部の被蓋はオーバージェット 3.0 mm，オーバーバイト 1.5 mm で，大臼歯の咬合関係はⅠ級である．下顎歯列も前歯部の叢生が顕著で，3|4 の低位唇側転位が認められる（**図 18-Ⅲ-1**）．

模型分析：歯冠幅径が全体的に大きかったが，オーバーオールレイシオは 89％ と標準値であっ

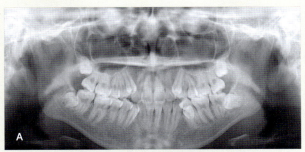
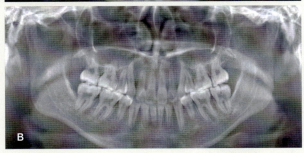

図 18-Ⅲ-2　治療前後のパノラマエックス線写真
A：治療前，B：治療後

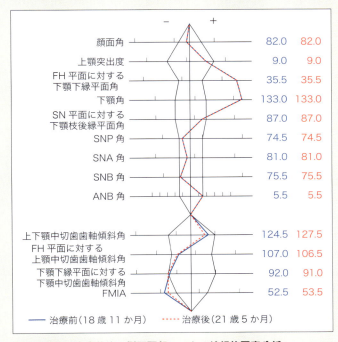

図 18-Ⅲ-3　治療前後の側面頭部エックス線規格写真分析

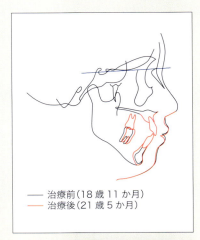

図 18-Ⅲ-4　治療前後の側面頭部エックス線規格写真のトレースの重ね合わせ

311

た．アーチレングスディスクレパンシーは上顎歯列が−17.0 mm，下顎歯列が−12.5 mm であった．

パノラマエックス線写真所見：初診時のパノラマエックス線写真より，歯数や歯根の吸収などの異常は認められず $\frac{8|8}{8|8}$ が埋伏していた（**図 18-Ⅲ-2A**）．

頭部エックス線規格写真所見：骨格系として，上下顎骨の前後的位置は上顎突出度 9.0°，ANB 角 5.5°と軽度の不調和を認めた．前歯の歯軸傾斜は，FH 平面に対する上顎中切歯歯軸傾斜角が 107.0°，下顎下縁平面に対する下顎中切歯歯軸傾斜角が 92.0°と，上下顎中切歯は正常であった（**図 18-Ⅲ-3，4**）．

診　　断：ディスクレパンシーによる前歯部叢生症例

治療目標：骨格性要因は軽度で，歯列弓幅径，前歯歯軸とも大きな不正がみられないことより，歯列弓形態は大きく変更せず叢生を改善することとした．

治療方針：マルチブラケット装置（0.018″スロット）を用いて $\frac{4|4}{4|4}$ 抜歯により治療する．埋伏している $\frac{8|8}{8|8}$ は，治療後の後戻りを予防する目的で抜歯することとした．

治療経過：①レベリング：$\underline{4|4}$ 抜歯後，$\underline{3|3}$ を少し遠心に移動させてから 0.018″スロットのマ

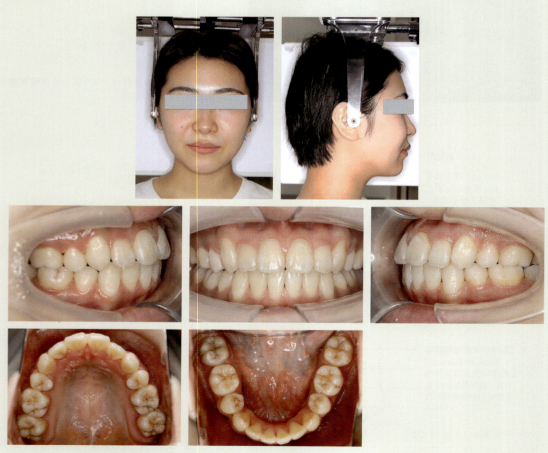

図 18-Ⅲ-5　治療後の顔面写真および口腔内写真

ルチブラケット装置を装着し，大きく変形させても持続的な弱い矯正力を発揮できる 0.012″のニッケルチタン（超弾性）ワイヤーを用いて，レベリングを行った.
②抜歯空隙の閉鎖：上顎は固定源の強化のため Nance のホールディングアーチを用いて加強固定し，エラスティックチェーンを用いて犬歯の遠心移動を行った．犬歯の遠心傾斜を抑制し，なるべく歯体移動するよう，弾性係数が高く変形しにくい 0.016×0.022″のステンレススチールワイヤーを用いた．犬歯の遠心移動後，犬歯の近心に残存した空隙はエラスティックチェーンを用いて閉鎖した.

治療結果：動的矯正治療期間は 2 年 6 か月．上顎歯列の叢生が改善され，オーバージェットは 1.5 mm，オーバーバイトは 1.0 mm で，個性正常咬合が獲得された．オーバーオールレイシオは 88.8％と，上下顎の調和が得られた．側面頭部エックス線規格写真所見より，FH 平面に対する上顎中切歯歯軸傾斜角が 1.0°舌側傾斜，下顎下縁平面に対する下顎中切歯歯軸傾斜角が 1.0°舌側傾斜していた．（**図 18-Ⅲ-3 ～ 5**）.

保定予後：Hawley タイプリテーナーで約 2 年間保定した．歯列弓形態は安定しており，良好な咬合関係が維持されている.

（山口徹太郎，池中僚亮）

Ⅳ 上下顎前突（症例 18-4）

上下顎前突 bimaxillary protrusion には骨格性のものと歯性のものがある．骨格性上下顎前突は，大臼歯の咬合関係は正常で，頭蓋に対し上顎骨，下顎骨ともに前突しているもの，歯性上下顎前突は上顎と下顎の前歯が唇側傾斜しているものをいう.

Ⅳ・1 原　因

❶ ディスクレパンシー

顎（歯槽基底弓）の大きさに対し歯冠幅径の総和が大きく，前歯が叢生を伴わず唇側傾斜し排列している場合は，アーチレングスディスクレパンシーは認めない．模型分析では歯槽基底弓長径に対し歯列弓長径が大きく，前歯を舌側傾斜することで不調和を解消する必要があるためトータルディスクレパンシーは大きくマイナスとなる.

❷ 舌　圧

巨舌症あるいは舌突出癖では，前歯に加わる舌圧が口唇圧を上回り，結果として上下顎前歯が唇側傾斜する．巨舌症に対しては必要に応じて舌縮小術を，舌突出癖に対しては口腔筋機能療法を実施する．前歯の唇側傾斜により隣接歯間に空隙が発現し，空隙歯列弓を併発することもある.

Ⅲ編　治療学

Ⅳ・2　治療法

　マルチブラケット装置による歯列不正の改善が一般的な治療法である．前歯部の空隙を併発している場合は，その空隙を閉鎖するよう前歯を舌側傾斜させる．空隙がなくトータルディスクレパンシーがマイナスの場合は，前歯を牽引し舌側傾斜させるスペースを確保する目的で，上下顎両側の第一小臼歯を抜去し治療することが多い．前歯の唇側傾斜が強く，治療により大きな舌側移動が必要な場合は，歯根吸収などの偶発症を回避するため，歯軸のトルクコントロールに注意する．

　固定の強さは，前歯の突出度とディスクレパンシーの程度に関係する．最大の固定を必要とする場合，大臼歯をヘッドギア，歯科矯正用アンカースクリュー，Nance のホールディングアーチなどにより，加強固定する．また J フックタイプのヘッドギアは，犬歯や前歯に直接牽引力を加えるため，固定の喪失を避けることができる．

Ⅳ・3　保　定

　舌突出癖など口腔習癖が原因で上下顎前突になっている症例では，口腔筋機能療法（☞ p. 294 参照）などによる悪習癖の改善が保定効果を促進し，歯列の安定に貢献する．

　上下顎前突を抜歯により改善した症例では，矯正歯科治療後の歯の後戻りにより抜歯部位が再び離開することがある．犬歯間保定装置ではこのような後戻りを防止できない場合があり，歯列全体を取り囲む Begg タイプリテーナー，Hawley タイプリテーナーが有効である．

症例　18-4　上下顎前突

患　　者：18 歳 8 か月，女性

主　　訴：前歯が出ている．

顔貌所見：正貌は左右対称，口唇閉鎖時にオトガイの緊張を認める（**図 18-Ⅳ-1**）．側貌は凸顔型で，口元の突出感が顕著で口唇閉鎖不全が認められる．

口腔内所見：上下顎前歯は叢生を伴い強く前突している．前歯部の被蓋はオーバージェット 4.0 mm，オーバーバイト 2.0 mm で，大臼歯の咬合関係は Ⅰ 級である（**図 18-Ⅳ-1**）．

模型分析：歯列弓，歯槽基底弓の幅径は正常範囲内で，歯列弓長径が大きい一方，歯槽基底弓長径は小さかった．歯冠幅径は全体的に大きく，オーバーオールレイシオは正常範囲内で上下顎歯列の調和はとれていた．

パノラマエックス線写真所見：初診時のパノラマエックス線写真より，$\frac{8|8}{8|8}$ が埋伏しており，歯根の吸収などの異常は認められなかった（**図 18-Ⅳ-2**）．

頭部エックス線規格写真所見：骨格系として，上顎突出度 10.0°，ANB 角 2.0° と上下顎の大きな前後的不調和は認められなかった．歯系の問題として上下顎前歯の顕著な唇側傾斜が認められ，FH 平面に対する上顎中切歯歯軸傾斜角が 131.0°，下顎下縁平面に対す

314

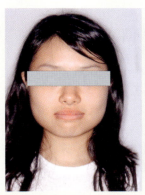
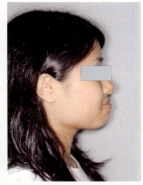

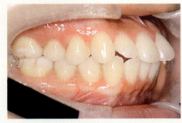
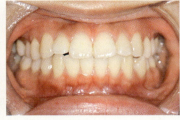
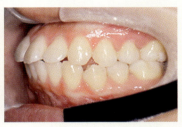

図 18-Ⅳ-1　治療前の顔面写真および口腔内写真

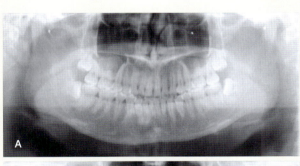
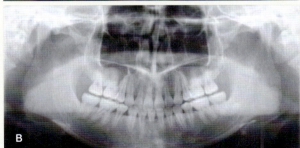

図 18-Ⅳ-2　治療前後のパノラマエックス線写真
A：治療前，B：治療後

る下顎中切歯歯軸傾斜角が 120.0°，上下顎中切歯歯軸傾斜角は 94.0°であった．下唇は E ラインまでの距離が 2.0 mm で顕著な突出が認められた（**図 18-Ⅳ-3，4**）．

診　　断：上下顎前歯の唇側傾斜による上下顎前突症例
治療目標：骨格性要因を認めず，上下顎前歯の唇側傾斜が顕著であったことより，上下顎前歯の舌側傾斜による口唇の突出および閉鎖不全の改善を計画した．下顎歯列のアーチレングスディスクレパンシーは－5.0 mm で，目標を FMIA 57.0°に設定すると，トータルディスクレパンシーは－12.6 mm と大きくマイナスの値を示しており，その解消のため $\frac{4|4}{4|4}$ の抜歯が必要と診断された．$\frac{4|4}{4|4}$ の抜歯により得られるスペースは 15.5 mm であることより，大臼歯の許容できる近心移動量から，最大の固定が必要と判断された．
治療方針：マルチブラケット装置（0.018″スロット）により $\frac{4|4}{4|4}$ を抜歯して治療する．
本症例では前歯を舌側に牽引し，前突を改善するため，小臼歯抜去により得られるスペースを利用し固定の喪失を起こさないことが必要と考え，上下顎臼歯部に植立した歯科矯正用アンカースクリューを固定源とし利用する．また，必要に応じて埋伏している $\frac{8|8}{8|8}$ を抜歯することとした．
治療経過：マルチブラケット装置を装着後，ニッケルチタン（超弾性）ワイヤーを用いてレベリングを開始した．7 か月でレベリングを終え，抜歯空隙の閉鎖および前歯の舌側への牽引を開始した．抜歯空隙の閉鎖後ディテイリングを行った．

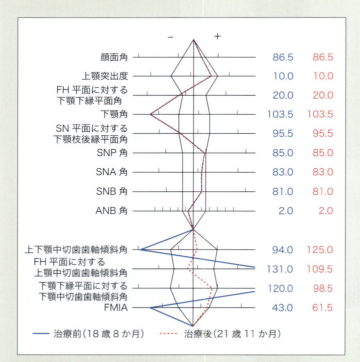

図 18-Ⅳ-3　治療前後の側面頭部エックス線規格写真分析

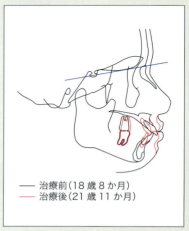

図 18-Ⅳ-4　治療前後の側面頭部エックス線規格写真のトレースの重ね合わせ

治療結果：動的矯正治療期間は 3 年 3 か月．上下顎前歯の唇側傾斜が改善され，上下顎中切歯歯軸傾斜角は 125.0°，FMIA は 61.5°であった．オーバージェットは 2.0 mm，オーバーバイトは 2.0 mm で，個性正常咬合が獲得された．骨格系には大きな変化は認められなかった．口唇の突出およびオトガイの緊張は消失し，側貌の審美的改善が明らかであった．動的矯正治療後のパノラマエックス線写真より，歯根の排列は良好で，歯根吸収などの異常所見は認められなかった（**図 18-Ⅳ-2 〜 5**）．

保定予後：Begg タイプリテーナーで 2 年半保定しており，良好な咬合関係が維持されている．

（山口徹太郎，小泉　創）

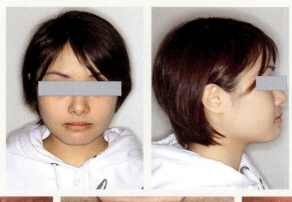
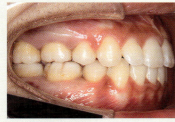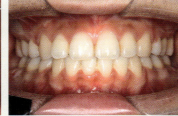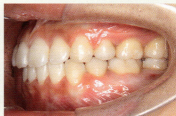

図 18-Ⅳ-5　治療後の顔面写真および口腔内写真

V 過蓋咬合（症例18-5）

V・1 定義

　咬頭嵌合位において，適切なオーバーバイトは+2〜+3mmであるが，過蓋咬合 deep overbiteではオーバーバイトが非常に大きい．その要因として，骨格性要因と歯性要因がある．

　骨格性要因では，FH平面に対する下顎下縁平面角が小さいことや下顎角が小さいことなどにより下顎骨が反時計回転していることがある．

　歯性要因では，上下顎中切歯の高位（過萌出）による前歯部に問題がある場合と上下顎臼歯の低位による臼歯部に問題がある場合とが存在する．

　過蓋咬合は，「上顎前突と過蓋咬合」や「下顎前突と過蓋咬合」など，他の不正咬合と併発していることがある．

V・2 治療上の留意点

❶ 成長期にある場合

　下顎骨の前下方への成長を促進させてオーバーバイトを小さくするために，咬合斜面板や咬合挙上板などを使用する．

❷ 成長が終了している場合

　マルチブラケット装置による矯正歯科治療単独で行う場合と外科的矯正治療を併用する場合がある．マルチブラケット装置による治療では，下顎のSpee彎曲を平坦化することで切歯は唇側傾斜し，歯列弓長径が増加する．過蓋咬合の治療においては，この切歯の唇側傾斜はオーバーバイトを減少させ，下顎歯列だけに適用すれば，オーバージェットを減少させることができる．また，切歯周囲の骨が薄く，切歯の唇側傾斜が許されない場合，歯列内にスペースを作る必要がある．

　骨格性要因が顕著な場合は，顎矯正手術を併用した外科的矯正治療を行うことがある．

❸ 過蓋咬合の保定

　成長発育期において下顎骨を時計方向へ回転させてオーバーバイトの改善を行った症例では動的矯正治療が達成された場合，少なくとも下顎骨枝の高さの成長が追いつき，神経や筋が適応するまで，垂直方向の咬合高径を保持する必要がある．

　マルチブラケット装置を用いてオーバーバイトを修正するために下顎前歯を圧下している場合は，上顎の保定装置として咬合挙上板を装着することが望ましい．また，過蓋咬合の場合，通常はオーバーコレクション（☞ p.349参照）が望ましく，理想的なオーバーバイトより少し小さくして矯正歯科治療を終了し機能的咬合を確立させる．

症例 18-5　過蓋咬合

患　者：14歳5か月，女子
主　訴：前歯の歯並びが気になる．
一般的所見：手根骨や身長体重の変化より思春期性成長スパートは過ぎている．
顔貌所見：正貌はほぼ左右対象で，側貌は凸顔型である（**図18-Ⅴ-1**）．
口腔内所見：オーバージェットは＋5.0 mm，オーバーバイトは＋6.5 mm である．第一大臼歯の咬合関係は AngleⅡ級である．
パノラマエックス線写真所見：歯数に異常はなく，$\frac{8|8}{8|8}$ が存在していた．顎関節形態に異常は認めなかった（**図18-Ⅴ-2**）．
頭部エックス線写真所見：側面頭部エックス線規格写真分析より，骨格系には問題はみられなかった．歯系では，FH 平面に対する上顎中切歯歯軸角は舌側傾斜を示し，下顎下縁平面に対する下顎中切歯歯軸角は標準範囲内であった（**図18-Ⅴ-3**）．

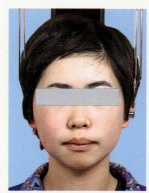
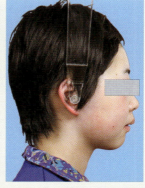
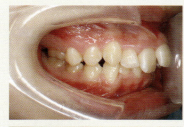
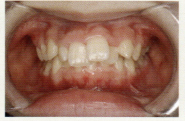
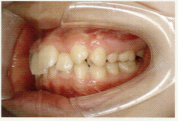
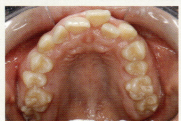
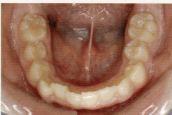

図18-Ⅴ-1　治療前の顔面写真および口腔内写真

Ⅲ編　治療学

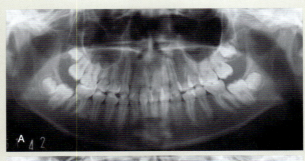
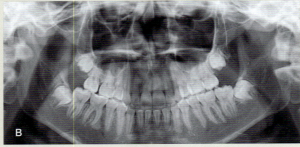

図 18-Ⅴ-2　治療前後のパノラマエックス線写真
A：治療前，B：治療後

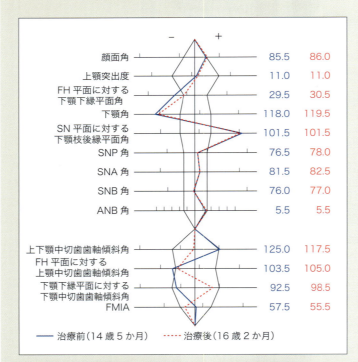

図 18-Ⅴ-3　治療前後の側面頭部エックス線規格写真分析

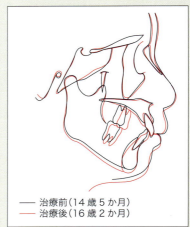

図 18-Ⅴ-4　治療前後の側面頭部エックス線規格写真のトレースの重ね合わせ

診　　断：上下顎叢生を伴う AngleⅡ級過蓋咬合症例
治療目標：①過蓋咬合の改善，②叢生の改善，③機能的咬合の確立
治療方針：$\frac{4|4}{}$ 抜歯後，マルチブラケット装置を用いて治療を行う．咬合挙上は上下顎のアーチワイヤーにコンペンセイティングカーブを付与して上下顎前歯の圧下を行うこととした．
治療結果：動的矯正治療期間は 1 年 9 か月．治療目的は達成され，患者の高い満足度も得られた（図 18-Ⅴ-4，5）．
保定予後：上顎は咬合挙上レジンを付与した Begg タイプリテーナー，下顎は犬歯間保定装置を 2 年間使用した．現在も後戻りはなく咬合は安定していた．$\frac{8|8}{8|8}$ は抜歯予定である．

（福井和徳，川鍋　仁）

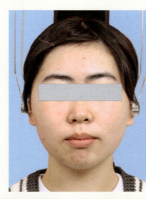
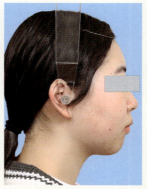

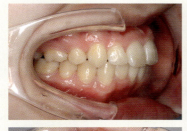
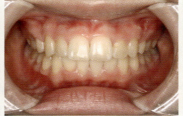
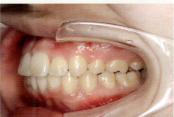

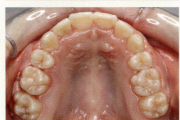
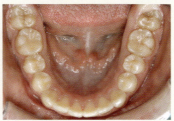

図 18-Ⅴ-5　治療後の顔面写真および口腔内写真

Ⅲ編　治療学

Ⅵ 開 咬 （症例 18-6）

Ⅵ・1 定 義

　開咬 open bite とは，咬頭嵌合位において上下顎の歯が数歯にわたり咬合接触がない状態をさす．開咬が生じる部位は前歯部が多いが（前歯部開咬），臼歯部でもみられることがある（臼歯部開咬）．また，前歯部の低位や臼歯部の高位による歯性開咬と上顎骨や下顎骨の形態異常による骨格性開咬に分類することができる．

　歯性開咬の原因は，前歯部の萌出異常，舌突出癖，異常嚥下癖や吸指癖などの口腔習癖，巨舌などの形態異常などであると考えられている．骨格性開咬は，下顎オトガイ部が後下方に向かう成長様式，重度の下顎前突，小顎症などの上下顎骨の形態異常のような遺伝的要因に起因する場合が多い．また，原因が特定されない特発性下顎頭吸収や関節リウマチなど下顎頭の病的な骨吸収により，骨格的な前歯部開咬が引き起こされることもある．

　開咬による機能的な問題として，発音の障害が起こることがある．特に /s/，/z/ などの歯擦音に発音異常が認められる場合がある．

Ⅵ・2 治療法

　永久歯列期の開咬の治療は，上下顎骨とも成長が終了していることから乳歯列期や混合歯列期のものとは異なる．永久歯列期の開咬においては，歯性開咬と骨格性開咬を区別することが重要である．

❶ 歯性開咬

　歯性開咬は，前歯部の低位や臼歯部の高位などが原因であることから，前歯の挺出あるいは臼歯の圧下により治療する．近年では，歯科矯正用アンカースクリューを利用して，大臼歯の圧下を行うことが有用であり，良好な治療結果が得られた報告がある．

　永久歯列期の開咬の治療は，マルチブラケット装置を使用して行うが，口腔習癖を有する場合は，習癖の除去が重要である．開咬を引き起こす口腔習癖には母指吸引癖，母指以外の吸指癖，舌突出癖や異常嚥下癖などの弄舌癖があげられる．吸指癖には習癖除去装置，弄舌癖にはタングクリブを用いて原因を除去することもある．また，口輪筋の機能低下による口唇閉鎖不全などを伴う場合もあり，舌，口唇および頰などの口腔領域の筋肉のトレーニングを行うことで正しい動きに整えていく口腔筋機能療法（☞ p. 294 参照）を行う場合もある．これらをマルチブラケット装置による治療前あるいは治療中に併用する．

❷ 骨格性開咬

　骨格性開咬は，フランクフルト平面に対する下顎下縁平面角および下顎角の開大，下顎オトガイ部の後下方への回転，上顎骨前方が上方傾斜している顎骨の形態などを有している．上下顎骨の大きさや形態，位置関係の異常が著しい場合は外科的矯正治療が適用となることがある．

　また，開咬は後戻りの割合が高いことが報告されている．後戻りについては，前歯の圧下お

よび臼歯の挺出により起こるため，保定の際にはこれらに注意を払う必要がある．また，開咬の要因が除去されていなければ後戻りはさらに生じやすいため，治療計画においては要因の特定が重要と考えられる．要因の分析には，前歯の低位によるもの，臼歯の高位によるものおよび顎骨の形態異常によるものに分類する神山の開咬分析（☞ p. 169 参照）なども用いられる．

保定には，器械保定に加え口腔筋機能療法を併用して，機能的な問題を除去し，後戻りを防ぐことが必要となる場合もある．

症例 18-6 開 咬

患　　者：30 歳 11 か月，女性
主　　訴：歯並びと咬み合わせが悪い．
一般的所見：口腔習癖，鼻咽腔疾患，顎関節症状などは認めない．
顔貌所見：正貌は左右対称で，側貌は凸顔型である（**図 18-Ⅵ-1**）．
口腔内所見：オーバージェット 8.0 mm，オーバーバイト −5.0 mm で前歯部開咬を呈し，第一

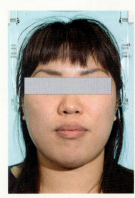
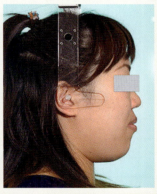
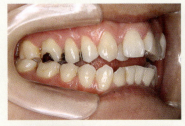
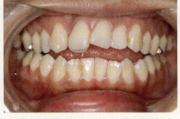
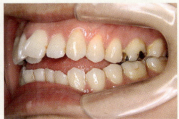
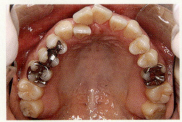
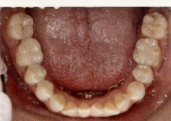

図 18-Ⅵ-1　治療前の顔面写真および口腔内写真

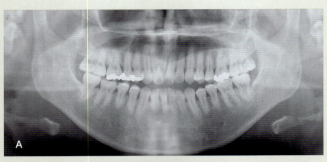
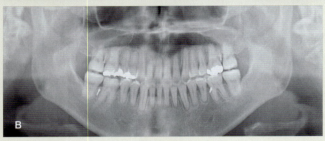

図18-Ⅵ-2 治療前後のパノラマエックス線写真
A：治療前，B：治療後．歯根吸収を認めない．

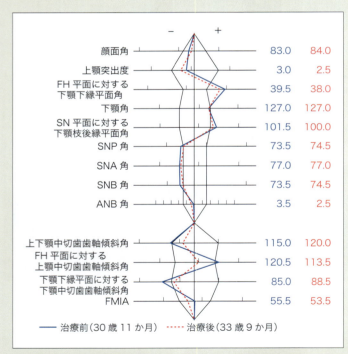

		治療前	治療後
顔面角		83.0	84.0
上顎突出度		3.0	2.5
FH平面に対する下顎下縁平面角		39.5	38.0
下顎角		127.0	127.0
SN平面に対する下顎枝後縁平面角		101.5	100.0
SNP角		73.5	74.5
SNA角		77.0	77.0
SNB角		73.5	74.5
ANB角		3.5	2.5
上下顎中切歯歯軸傾斜角		115.0	120.0
FH平面に対する上顎中切歯歯軸傾斜角		120.5	113.5
下顎下縁平面に対する下顎中切歯歯軸傾斜角		85.0	88.5
FMIA		55.5	53.5

── 治療前(30歳11か月)　┈┈ 治療後(33歳9か月)

図18-Ⅵ-3 治療前後の側面頭部エックス線規格写真分析

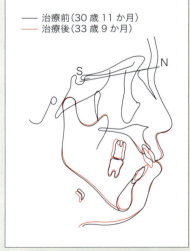

図18-Ⅵ-4 治療前後の側面頭部エックス線規格写真のトレースの重ね合わせ
上顎歯列の遠心移動，上顎大臼歯の圧下，下顎の反時計回りの回転，上下顎前歯の挺出が認められる．

大臼歯の咬合関係は両側 Angle Ⅱ級，上顎右側側切歯の舌側転位がある（**図 18-Ⅵ-1**）．

模型分析：歯冠近遠心幅径の総和は標準より大きな値を示し，2| の舌側転位を認めた．アーチレングスディスクレパンシーは上顎−7.0 mm，下顎−2.5 mm であった．

パノラマエックス線写真所見：歯根や歯周組織に問題はなく，8|8 を認めた（**図 18-Ⅵ-2**）．

頭部エックス線規格写真所見：骨格系について，前後的には ANB 角は 3.5°で骨格性Ⅰ級であった．垂直的には下顎角は標準値内であるが，FH 平面に対する下顎下縁平面角は大きく，ハイアングルを示した．歯系には FH 平面に対する上顎中切歯歯軸傾斜角は標準より大きく，唇側傾斜を示したが，FMIA は標準的であった．また，上顎臼歯の高位が認められた（**図 18-Ⅵ-3**）．

診　　断：AngleⅡ級ハイアングル開咬症例

治療目標：①前歯部開咬の改善，②過大なオーバージェットの改善，③上顎右側側切歯の改善

治療方針：8|8 抜歯後，上下顎に歯科矯正用アンカースクリュー，上顎にパラタルアーチを併用して大臼歯を圧下させ，下顎骨の反時計方向への回転をはかる．さらに，上顎歯列の

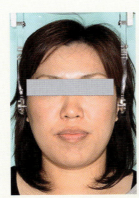
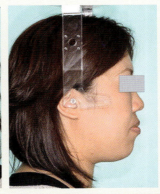
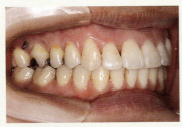
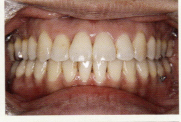
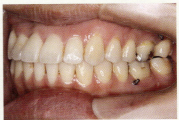
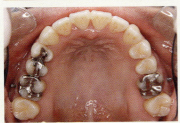
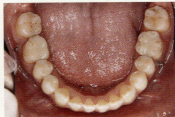

図 18-Ⅵ-5　治療後の顔面写真および口腔内写真

> 遠心移動による臼歯関係の改善および歯の排列スペースの獲得を行う．また，同時にマルチブラケット装置を用いて，前歯の挺出および個々の歯の排列を行うこととした．
> 治療結果：2年7か月の動的矯正治療により，前歯部開咬，臼歯関係，上顎右側側切歯の舌側転位および過大なオーバージェットが改善し，全顎的に緊密な咬合を獲得した（図18-Ⅵ-2～5）．
> 保定予後：上下顎とも可撤式保定装置を使用し，咬合は安定している．
>
> （北浦英樹）

Ⅶ 交叉咬合（症例18-7）

Ⅶ・1 定 義

　交叉咬合 crossbite とは，咬頭嵌合位において上顎と下顎の歯列弓が左右的に交叉して咬合している状態をいう．前歯部交叉咬合と臼歯部交叉咬合が存在し，臼歯部交叉咬合は，さらに両側性交叉咬合と片側性交叉咬合とに分けられる．
　また，上下顎臼歯が嵌合せず，上顎臼歯の舌側咬頭が下顎臼歯の頰側咬頭を越えてすれ違っている状態は，鋏状咬合 scissors bite という．

Ⅶ・2 特 徴

　臼歯部交叉咬合は，上顎歯列弓の狭窄の結果として引き起こされることが多く，しばしば下顎の側方偏位を伴う．また，上顎歯列弓の狭窄がない場合においても，咬頭干渉・早期接触によって下顎の側方偏位が生じ，片側性の臼歯部交叉咬合が引き起こされることがある．また，骨格性下顎前突では，上顎と下顎の前後的なずれが臼歯部交叉咬合の成立に関与している場合がある．一方，歯性の要因としては，患側における上顎臼歯の舌側転位・傾斜，下顎臼歯の頰側転位・傾斜があげられる．下顎の側方偏位を伴う臼歯部交叉咬合では，上下の正中線の不一致，大臼歯の近遠心関係のずれに加えて，正貌の左右非対称による審美障害や，咀嚼筋や顎関節の異常が認められることが多い．前歯部交叉咬合は，臼歯部交叉咬合に伴って認められることもあるが，上下顎前歯の位置異常により生じている場合も多い．

Ⅶ・3 治療上の留意点

　交叉咬合の治療においては，交叉咬合の成立要因を骨格性，歯性，および機能性のそれぞれの観点から分析することが重要であり，各要因における程度の判定を行う．上顎歯列の狭窄が認められる場合，骨格性か歯性であるかを見極めるとともに，歯列弓の対称性に留意し，狭窄が両側性，片側性いずれであるかを判定する．下顎については，機能性要因の有無を確認したうえで，骨格性の下顎の偏位や変形の有無や程度，歯の位置や傾斜の異常を評価する．
　機能性交叉咬合は，成長に伴って骨格性の異常を引き起こす可能性がある．したがって，若年者における交叉咬合は，顎の変形や偏位を防止する目的から早期に改善することが望まし

い．上顎歯列弓の狭窄を伴う臼歯部交叉咬合では，上顎歯列の側方拡大が適用となる．拡大を両側性，片側性のいずれに行うかを考慮したうえで，緩徐拡大あるいは急速拡大を適切に選択する．同時に，吸指癖などの口腔習癖が関与している場合にはこれを排除する．咬頭干渉や早期接触が原因となって下顎の側方偏位が生じている場合にはこれを除去することにより，偏位の改善をはかる．成長終了後の永久歯列期における治療では，マルチブラケット装置などを用いた歯の排列が行われるが，骨格性要因が大きい場合には，外科的矯正治療の適用を検討する必要がある．

症例 18-7　交叉咬合

患　者：25歳6か月，女性
主　訴：下顎の偏位
一般的所見：成人であり，成長は終了している．
顔貌所見：下顎が左方偏位しており，正貌は非対称である．側貌は直線型であり，下唇の突出感が認められる（図18-Ⅶ-1）．
口腔内所見：オーバージェットは，右側0 mm，左側−1.0 mm，オーバーバイトは，右側0 mm，左側1.0 mmである（図18-Ⅶ-1）．$\frac{123456}{123456}$ が交叉咬合を呈しており，下顎の正中線は左側に5.0 mm偏位している．第一大臼歯の咬合関係は右側AngleⅢ級，左側AngleⅠ級である．

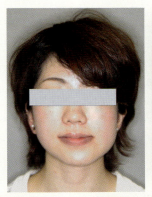
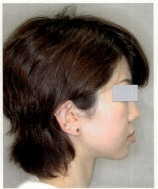
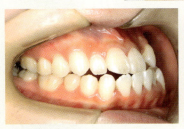
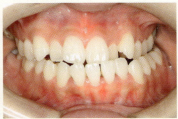
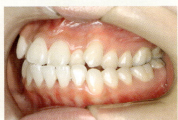

図18-Ⅶ-1　治療前の顔面写真および口腔内写真

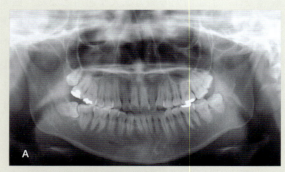
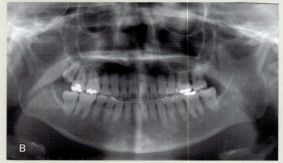

図18-Ⅶ-2 治療前後のパノラマエックス線写真
A：治療前．B：治療後

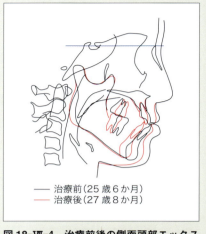

図18-Ⅶ-4 治療前後の側面頭部エックス線規格写真のトレースの重ね合わせ
外科的矯正治療により下顎骨が後退し，適正な前歯部被蓋となった．

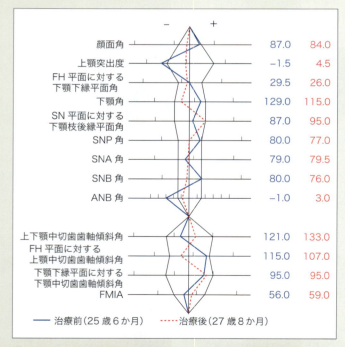

図18-Ⅶ-3 治療前後の側面頭部エックス線規格写真分析

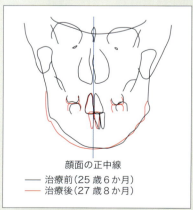

図18-Ⅶ-5 治療前後の正面頭部エックス線規格写真のトレースの重ね合わせ

その他の所見：顎運動は安定しており，顎関節症は認められない．
模型分析：歯冠幅径は平均的な値を示していた．歯列弓幅径も上下顎ともに正常範囲内であった．アーチレングスディスクレパンシーは上顎－4 mm，下顎－1 mm であった．
パノラマエックス線写真所見：8|8 の完全埋伏，8|8 の半埋伏が認められた（**図 18-Ⅶ-2**）．歯数や歯根の異常は認められなかった．
頭部エックス線規格写真所見：側面頭部エックス線規格写真分析より，骨格系では ANB 角－1.0°であり，上顎に対して下顎が前方位であった．歯系では，FH 平面に対する上顎中切歯歯軸傾斜角は 115.0°，FMIA は 56.0°と標準範囲内の値を示していた（**図 18-Ⅶ-3，4**）．正面頭部エックス線規格写真分析より，顔面正中に対して下顎骨の 5.0 mm の左方偏位が認められた（**図 18-Ⅶ-5**）．
診　　断：上下顎叢生および下顎左方偏位を伴う交叉咬合
治療目標：①交叉咬合の改善，②叢生の解消，③顔貌の非対称の改善
治療方針：骨格性Ⅲ級で下顎の左方偏位に伴う顔貌の非対称があり，患者の希望も考慮して外科的矯正治療を適用することとした．$\frac{8\ 4|4\ 8}{8\ \ |\ \ 8}$ を抜歯し，マルチブラケット装置を用いて外科的矯正治療を行うこととした．
治療結果：2 年 2 か月の動的矯正治療により，交叉咬合および叢生が改善し，緊密な咬合が獲得されるとともに，顔貌の非対称が改善した（**図 18-Ⅶ-3〜6**）．
保定予後：上下顎にフレキシブルスパイラルワイヤーリテーナー（FSW リテーナー）および可撤式保定装置を使用し，咬合は安定している．

（谷本幸太郎）

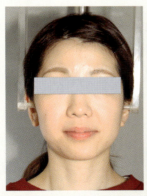
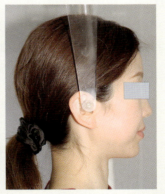
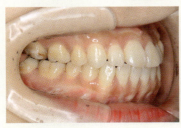
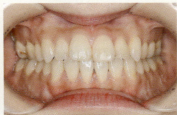
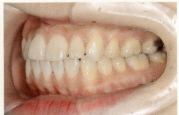

図 18-Ⅶ-6　治療後の顔面写真および口腔内写真

VIII 埋　伏（症例18-8）

　埋伏歯とは「正常な萌出時期を過ぎても歯冠が顎骨内もしくは粘膜下に，完全にもしくは不完全に留まり萌出しない歯」とされる．歯の萌出時期は歯種や個体により差があるため，埋伏と萌出遅延との区別が必要である．

VIII・1　原　因

　埋伏歯の発生原因には局所的原因と全身的原因がある．鎖骨頭蓋骨異形成症，くる病，内分泌障害などの全身的要因が原因となる場合は多数歯埋伏をしばしば認める．埋伏歯の原因としては以下のものが考えられる．

① 初期の歯胚の位置異常・形態異常
② 萌出スペース不足
③ 乳歯歯根の吸収不全
④ 過剰歯
⑤ 腫瘍，歯牙腫（図18-VIII-1），濾胞性歯嚢胞（含歯性嚢胞）（図18-VIII-2）
⑥ 外傷
⑦ 骨性癒着（アンキローシス）
⑧ 歯肉の強い線維性肥厚・増殖
⑨ 全身疾患

VIII・2　埋伏歯に起因する続発症

　萌出経路上の埋伏歯は，正常歯の萌出を阻害する．また埋伏歯が隣接歯の歯根に接触することにより隣接歯の転位・歯根吸収（図18-VIII-3）が生じる．不完全埋伏歯では，当該歯および隣接歯の齲蝕の罹患率を高め，歯周組織の感染の原因となることもある．

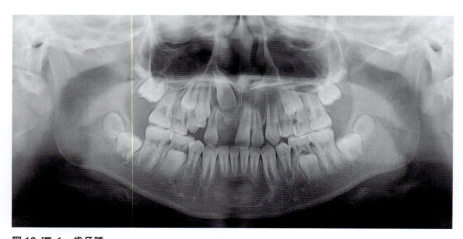

図18-VIII-1　歯牙腫
10歳，男児．<u>1</u>｜歯冠側に歯牙腫が認められる．

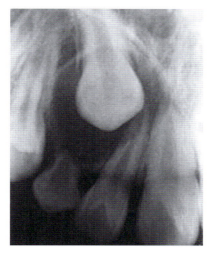

図18-Ⅷ-2 濾胞性歯囊胞
14歳7か月，男子．3⏌の十分な萌出スペースはあるが，自然萌出せず．歯冠から囊胞壁の間隔が3mm以上の境界明瞭な透過像が認められるため，濾胞性歯囊胞が疑われる．

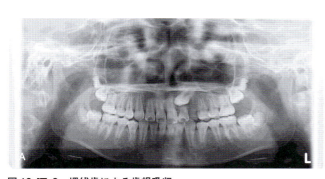
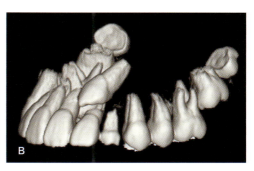

図18-Ⅷ-3 埋伏歯による歯根吸収
⏌3 歯冠の接触が原因で⏌2 の歯根吸収が生じている．
A：パノラマエックス線写真．B：エックス線CT画像．

　埋伏歯のスクリーニングにはデンタルエックス線写真やパノラマエックス線写真が有効であるが，埋伏歯の形態および周囲の歯との位置関係，歯根吸収の有無などの把握，開窓・牽引を計画する場合は，三次元的な観察が可能なエックス線CT検査などによる詳細な画像検査が必要である．

Ⅷ・3　矯正歯科治療の適否

　一般に永久歯（第三大臼歯を除く）が埋伏すると，歯列不正の原因となる．また埋伏歯が隣在歯の歯根吸収を引き起こす可能性もあることから，埋伏歯を外科的に開窓した後，矯正力を用いて牽引し，歯列内に排列することが望ましい．埋伏歯および隣在歯の予後は，埋伏歯の位置や状態，外科的侵襲の程度，埋伏歯の移動量により左右される．予後が不良と予想される場合は埋伏歯を抜去し，矯正歯科治療や補綴治療を選択し，歯列不正の改善を選択する．また，開窓術で骨性癒着（アンキローシス）が生じる場合もある．

Ⅷ・4 治療の手順

　まず十分な埋伏歯の萌出スペースを確保する．埋伏となった原因が乳歯の晩期残存であれば，乳歯を抜去し，埋伏歯の自然萌出を期待して経過観察を行う．しかし埋伏歯の歯根が完成している場合は自然萌出が困難であることが多いため，開窓を行い，埋伏歯にリンガルボタンなどのアタッチメントをダイレクトボンディング法で接着させ（**図 18-Ⅷ-4**），弱い矯正力を用いて牽引を行う．矯正装置にはリンガルアーチやマルチブラケット装置などを用いる（**図 18-Ⅷ-5**）．

Ⅷ・5 治療の留意点

　スペース確保時，埋伏歯牽引時に隣在歯に悪影響を与えないよう牽引方向などの十分な検討が必須である．また，骨性癒着や歯根彎曲を伴っている場合は移動が不可能であるため，治療開始前にエックス線CTなどの詳細な画像診断による十分な検討が必要である．骨性癒着が生じている場合は，隣在歯や固定源となる歯に予期せぬ動きが起こるので注意が必要である．排列後の埋伏歯に健全な付着歯肉を獲得させるため，可動粘膜ではなく付着歯肉を通過して萌出させるようにする．

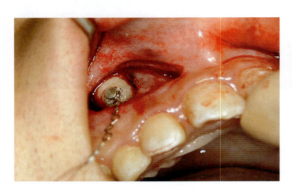

図 18-Ⅷ-4　開窓とリンガルボタン接着

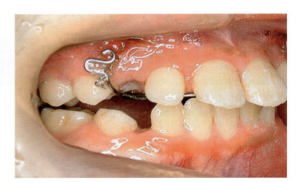

図 18-Ⅷ-5　リンガルアーチから牽引

症例 18-8　埋　伏

患　者：12歳1か月，女子
主　訴：左上の犬歯が生えてこない．
既往歴：3⏋萌出後，数年経過しても ⎿3 が萌出してこなかったため，近隣歯科を受診したところ，⎿3 埋伏を指摘され，矯正歯科を受診
顔貌所見：正貌は卵円形で左右対称，側貌は直線型である（**図 18-Ⅷ-6**）．
口腔内所見：オーバージェット 5.0 mm，オーバーバイト 4.0 mm と大きく，第一大臼歯の咬合関係はⅡ級である．上顎歯列正中は顔面正中と一致しており，下顎歯列正中は右側へ 2.5 mm 偏位している．上下顎前歯に叢生が認められる（**図 18-Ⅷ-6**）．
模型分析：現時点で萌出している永久歯の歯の大きさは正常範囲であった．
パノラマエックス線写真所見：⎿2 根尖部に ⎿3 が埋伏しており，歯冠が近心に向いていた（**図 18-Ⅷ-7**）．
エックス線 CT 画像所見：⎿2 に歯根吸収は起こっておらず（**図 18-Ⅷ-8**），また埋伏犬歯の歯根形態も正常であった．
頭部エックス線規格写真所見：骨格系では SNA 角 80.0°，SNB 角 73.0°，ANB 角 7.0° と下顎後退傾向が認められた．FH 平面に対する下顎下縁平面角は 28.0°，FH 平面に対する上顎中切歯歯軸傾斜角は 122.0°，下顎下縁平面に対する下顎中切歯歯軸傾斜角は 103.0° であり，上下顎前歯唇側傾斜を示した（**図 18-Ⅷ-9, 10**）．

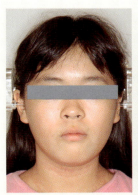
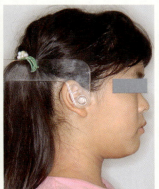

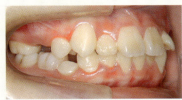
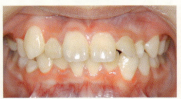
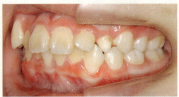

図 18-Ⅷ-6　治療前の顔面写真および口腔内写真

Ⅲ編　治療学

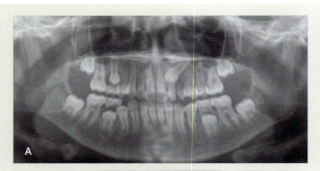
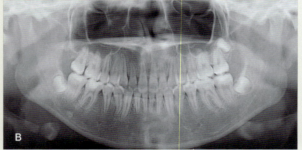

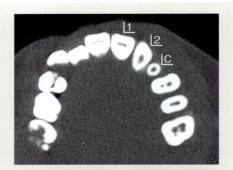
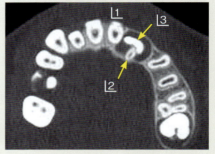

図 18-Ⅷ-7　治療前後のパノラマエックス線写真
A：治療前，B：治療後
|3 の歯軸，位置の改善が確認できる．|8 は抜歯予定である．

図 18-Ⅷ-8　治療前のエックス線 CT 画像

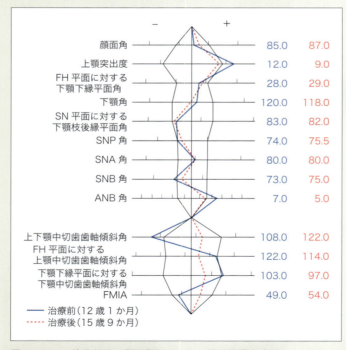

図 18-Ⅷ-9　治療前後の側面頭部エックス線規格写真分析

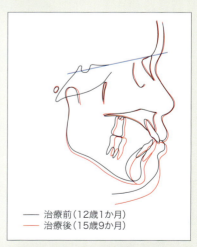

図 18-Ⅷ-10　治療前後の側面頭部エックス線規格写真のトレースの重ね合わせ

診　　断：|3 埋伏を伴った Angle Ⅱ級症例
治療目標：①埋伏犬歯の萌出スペースの確保，②開窓・牽引により |3 の萌出方向の修正，牽引，排列
治療方針：ヘッドギアで上顎大臼歯を遠心に移動させ，並行してマルチブラケット装置を装着し，萌出スペースを確保後，開窓・牽引を行うこととした（**図 18-Ⅷ-11**）．
治療結果：動的矯正治療期間は 3 年 8 か月．埋伏していた |3 を歯列内に排列でき，Ⅱ級大臼歯関係および叢生も改善した（**図 18-Ⅷ-9，10，12**）．
保定予後：上下顎それぞれに可撤式保定装置を使用し，咬合は安定している．

（松本尚之，西浦亜紀）

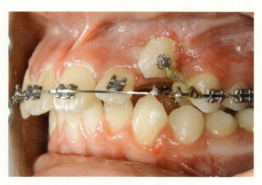

図 18-Ⅷ-11　牽引中の口腔内写真

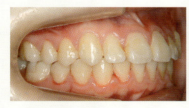 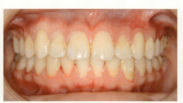 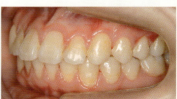

図 18-Ⅷ-12　治療後の口腔内写真

Ⅲ編　治療学

Ⅸ　外　傷（症例18-9）

Ⅸ・1　原因と分類

　口腔顎顔面の外傷には，受傷部位により軟組織の損傷，顎顔面骨折，歯の外傷がある．このうち，矯正歯科治療に関連のあるものは顎顔面骨折と歯の外傷である．

　顎顔面骨折は骨折部位により，下顎骨骨折，上顎骨折，頬骨・頬骨弓骨折，鼻骨骨折，眼窩底・眼窩床骨折，吹き抜け骨折に分けられる．原因では交通事故，作業事故，転倒・転落，衝突，暴力，スポーツが多い．その他に，腫瘍や囊胞，骨髄炎による病的骨折，抜歯が原因で生じる骨折がある．

　歯の外傷は破折性と脱臼性の大きく2つに分けられる．さらに詳細な分類とそれぞれの定義は，日本外傷歯学会が制定した「歯の外傷治療ガイドライン」（2021年10月改定）に示す通りである（**表18-Ⅸ-1**）．原因は転倒が最も多く，次いで衝突，転落，打撲と続く．永久歯の外傷は乳歯と比べ衝突の割合が多く，原因も交通事故や暴力，スポーツなど多様である．

Ⅸ・2　受傷後にみられる症状と変化

　顎顔面骨折では受傷後，歯列咬合関係の変化や咬合偏位，咬合異常，咬合不全を生じる．

　外傷による顎顔面骨折の好発部位に，下顎骨の関節突起がある．片側性の関節突起骨折では患側臼歯の早期接触，健側臼歯の開咬のほか，下顎正中の患側偏位が認められる．また，両側関節突起骨折では臼歯部の早期接触と前歯部開咬が生じる．

　上顎骨骨折においては，程度の差はあるがLe FortⅠ型，Ⅱ型，Ⅲ型の全型で咬合不全が認

表18-Ⅸ-1　歯の外傷の種類と定義

種　類		定　義
歯冠破折	不完全破折（亀裂）	実質欠損を伴わないエナメル質の不完全な破折（亀裂）
	露髄を伴わない歯冠破折	エナメル質破折：エナメル質に限局した歯の実質欠損
		エナメル質・象牙質破折：歯髄には達しないが，象牙質に及ぶ実質欠損
	露髄を伴う歯冠破折	露髄を伴うエナメル質・象牙質の実質欠損
歯根破折	歯根破折	セメント質と象牙質，歯髄を含む歯根の破折
	歯冠・歯根破折	破折線が歯冠から解剖的歯頸線を含み，歯根に達している破折．エナメル質，象牙質，セメント質を含む破折であり，歯髄まで達している場合と達していない場合がある．
脱臼	震盪	異常な動揺や歯の転位を伴わない，歯の支持組織への外傷．歯根膜の断裂はないが，内出血はある．
	亜脱臼	歯の転位はないが，明らかな動揺を伴う歯周組織への外傷．歯根膜の一部に断裂がある．
	側方脱臼	歯の歯軸方向以外への転位
	陥入	歯の根尖方向への転位
	挺出	歯の切縁方向への転位
	完全脱臼（脱落）	歯槽からの歯の完全な脱離

（日本外傷歯学会：歯の外傷治療ガイドライン，2021.）

められる．特に，Le Fort Ⅲ型骨折は臼歯の早期接触による前歯部開咬と，上顎後退に伴う骨格性反対咬合を生じる．

なお，若年者の顎顔面骨折では成長に伴って，顎顔面の偏位や咬合異常を生じる可能性がある．

歯の外傷では受傷後に歯冠変色，歯髄狭窄，歯髄壊死，歯根吸収，骨性癒着，低位を生じる．歯根吸収は外傷による歯髄や歯周組織の損傷によって生じる現象で，内部吸収と外部吸収に大別される．内部吸収では歯髄側から象牙質が吸収されるのに対し，外部吸収では歯根表面からセメント質，象牙質が吸収される．外部吸収はさらに表面吸収，炎症性吸収，置換性吸収の３つに大別される．このうち，置換性吸収では歯根膜の損傷により歯根が吸収された後，骨性癒着（アンキローシス）を引き起こす．骨性癒着は歯根が歯槽骨と癒着した状態になるため，矯正力による歯の移動に影響を与える．さらに，若年者の骨性癒着は辺縁骨の喪失，低位とそれに伴う対合歯の挺出，隣在歯の傾斜を生じやすい．

Ⅸ・3　矯正歯科治療における一般的注意点

顎顔面骨折は受傷後，骨折部の整復，固定で顎顔面の形態や咬合機能の回復を図る．一方で，顎顔面骨折では全身状態の回復が優先された結果，適切な時期に治療が行えず変形治癒をきたすことも少なくない．また，若年者の関節突起骨折では早期の下顎頭の損傷により，成長に伴って下顎頭の変形と顔面非対称を生じることがある．このような変形治癒による著しい顎顔面の偏位や咬合異常を認める症例に対しては，外科的矯正治療による咬合の回復，再構築を検討する．

歯の外傷において矯正歯科治療の方法に影響を与えるのは，歯根吸収歯ならびに骨性癒着歯の存在である．したがって，受傷後は歯根吸収の程度，低位骨性癒着歯と隣在歯の位置関係，辺縁骨喪失の程度を画像診断などで定期的に精査する必要がある．日本外傷歯学会の「歯の外傷治療ガイドライン」では，経過観察の期間を亜脱臼，側方脱臼で１年，完全脱臼で３～４年としている．

長期的なリスクが避けられない外傷歯は，矯正歯科治療を前提とした抜歯を検討することが多い．一例として，上顎前突の本格矯正では，上顎両側小臼歯の代わりに，著しい歯根吸収や低位骨性癒着を呈した上顎中切歯を抜去することがある．

骨性癒着歯はマルチブラケット装置単独での移動が困難である．したがって，骨性癒着歯の移動ではコルチトミー，歯槽部骨切り術，歯槽骨延長術を併用する．

症例 18-9 外　傷

患　者：16歳8か月，女子
主　訴：右の前歯が反対に咬み合っている．
既往歴：14歳10か月時に意識を失い転倒し，$\frac{\ \ }{2}$の完全脱臼，$\frac{1\ |\ }{1\ |12}$の不完全脱臼を生じた（図18-Ⅸ-1，2）．完全脱臼歯の再植，不完全脱臼歯の徒手整復を行い固定した．その後，上顎両側中切歯，下顎両側側切歯に歯髄症状が認められたため，根管治療を行った．
現病歴：受傷後，次第に現在の咬み合わせが気になり始めた．
顔貌所見：側貌は直線型で下唇の突出が認められる．正貌は左右対称である（図18-Ⅸ-3）．
口腔内所見：オーバーバイト＋1.5 mm，オーバージェット＋3.0 mmである．顔面正中に対して，上顎歯列正中は右側に1.5 mm偏位し，下顎歯列正中は右側に1.0 mm偏位している．犬歯の咬合関係は右側Ⅱ級，左側Ⅰ級である．大臼歯の咬合関係は右側がⅡ級，左側がⅠ級である．上顎右側側切歯は口蓋側転位している．上顎両側側切歯と下顎両側側切歯は反対咬合である（図18-Ⅸ-3）．
模型分析：歯列弓長径，歯列弓幅径，歯槽基底弓幅径は上下顎とも標準的な値であった．アーチレングスディスクレパンシーは上顎−3.0 mm，下顎−4.0 mmであった．アンテリアレイシオ，オーバーオールレイシオは平均より大きい値であった．
パノラマエックス線写真所見：$\frac{1\,|\,1}{2\,|\,2}$には根管充塡が施されていた．$\frac{8\,|\,8}{\ \ }$の歯胚を認めた（図18-Ⅸ-4）．
頭部エックス線規格写真所見：骨格系ではSNA角は74.5°と小さな値を，SNB角は77.0°と標準的な値を示した．ANB角は−2.5°と小さい値を示し，骨格性Ⅲ級傾向であると判断した．顔面角は91.0°とやや大きい値を示した．下顎角は131.5°，FH平面に対する下顎下縁平面角（FMA）は24.5°と標準的な値を示し，垂直的な骨格の不正は認めなかった．歯系ではFH平面に対する上顎中切歯歯軸傾斜角は125.5°と大きな値を示

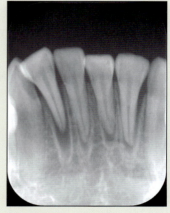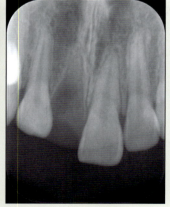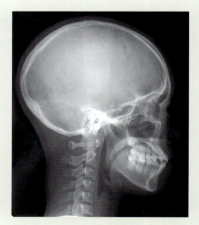

図18-Ⅸ-1　受傷時のデンタルエックス線写真　　　図18-Ⅸ-2　初診時の頭部エックス線規格写真

し，上顎前歯の唇側傾斜を呈した．下顎下縁平面に対する下顎中切歯歯軸傾斜角は92.0°と標準的な値を示した（**図 18-IX-5，6**）．

診　　断：外傷歯に再植と整復固定を行った骨格性下顎前突症
治療目標：叢生の改善と緊密な咬合の獲得を行うこととした．
治療方針：外傷歯の骨性癒着や歯の移動の可否の確認のため上下顎前歯部のみにブラケットを装着する．歯の移動を確認した後，$\frac{4|4}{4|4}$ を抜歯してマルチブラケット装置により被蓋の改善を行うこととした．

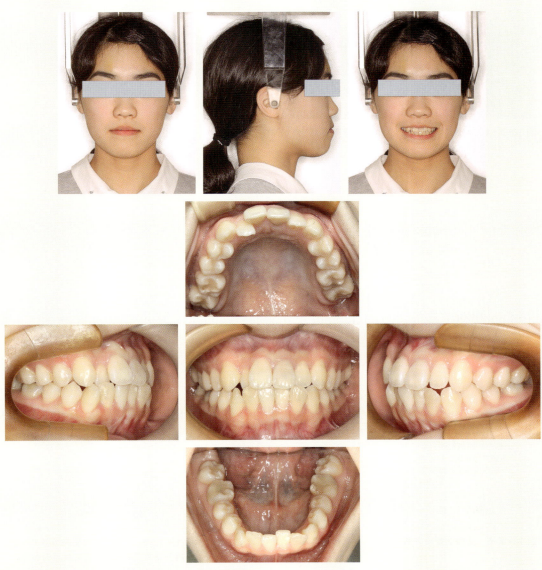

図 18-IX-3　治療前の顔面写真および口腔内写真

III編　治療学

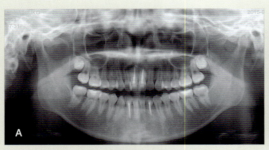
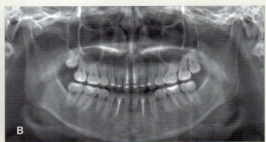
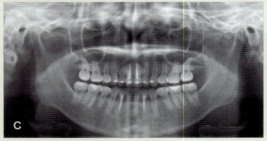

図18-Ⅸ-4　治療前後のパノラマエックス線写真
A：治療前，B：治療後，C：保定後2年

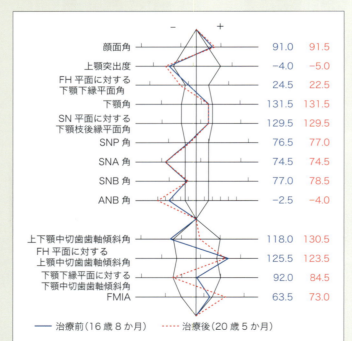

	治療前	治療後
顔面角	91.0	91.5
上顎突出度	−4.0	−5.0
FH平面に対する下顎下縁平面角	24.5	22.5
下顎角	131.5	131.5
SN平面に対する下顎枝後縁平面角	129.5	129.5
SNP角	76.5	77.0
SNA角	74.5	74.5
SNB角	77.0	78.5
ANB角	−2.5	−4.0
上下顎中切歯歯軸傾斜角	118.0	130.5
FH平面に対する上顎中切歯歯軸傾斜角	125.5	123.5
下顎下縁平面に対する下顎中切歯歯軸傾斜角	92.0	84.5
FMIA	63.5	73.0

―――治療前（16歳8か月）　・・・・治療後（20歳5か月）

図18-Ⅸ-5　治療前後の側面頭部エックス線規格写真分析

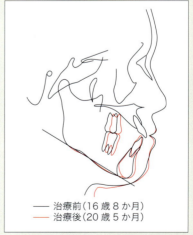

―――治療前（16歳8か月）
―――治療後（20歳5か月）

図18-Ⅸ-6　治療前後の側面頭部エックス線規格写真のトレースの重ね合わせ

治療結果：動的矯正治療期間は3年9か月．上下顎前歯部の叢生は改善し，側方歯群の緊密な咬合を獲得した．FH平面に対する上顎中切歯歯軸傾斜角は125.5°から123.5°，下顎下縁平面に対する下顎中切歯歯軸傾斜角は92.0°から84.5°と変化し，治療前に対して上下顎前歯の舌側傾斜を認めた．治療途中で上顎前歯部の歯軸の改善に限界があると判断したため，オーバージェットが大きい状態で装置を撤去した（**図18-Ⅸ-7**）．

保定予後：上下顎歯列にBeggタイプリテーナーを装着し，さらに上顎前歯部はフレキシブルスパイラルワイヤーリテーナー（FSWリテーナー）で固定した．保定2年経過後も咬合は安定し，外傷歯に変化は認められない（**図18-Ⅸ-4**）．Beggタイプリテーナー撤去後もFSWリテーナーによる長期保定を行う．

（小林さくら子）

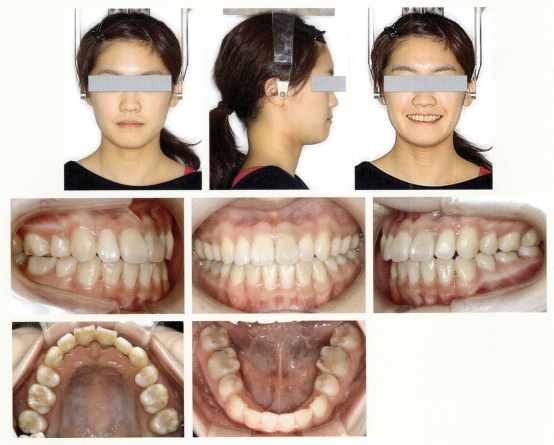

図18-Ⅸ-7　治療後の顔面写真および口腔内写真

19章 保　定

I　保定とは

I・1　定義と意義

　保定 retention とは，動的矯正治療によって適正に位置づけられた歯・歯槽部および歯列・咬合関係を長期にわたって安定させるための処置である．動的矯正治療終了直後の歯は不安定で不正咬合が再発しやすい．再発は一般に治療前の状態に戻ろうとする場合が多く，後戻りrelapse ともよばれることから保定は後戻りを防ぐための処置ともいえる．

　動的矯正治療は，顎骨の不調和や不正咬合を改善することを目的に，物理的な力（矯正力）を加え生物学的反応を起こして形態的かつ機能的に調和のとれた状態をつくることである．新しくつくられた歯列・咬合関係を維持・安定させるには，歯の支持組織の再編および咀嚼運動などの機能との適応をはかることを目的に一定期間の保定が必要である．動的矯正治療に引き続いて行われる保定は静的矯正治療と考えられる．

I・2　保定の種類

　動的矯正治療終了後，新しく獲得した歯列・咬合関係が維持・安定するためには以下の条件が必要となる．

① 正常な被蓋関係，上下顎の緊密な咬頭嵌合，適切な隣接面接触および個々の歯の適正な歯軸傾斜

② 動的矯正治療後における歯の支持組織が新しく獲得した生理的環境と順応

③ 動的矯正治療後における歯列・咬合と舌筋，口輪筋および頬筋など口腔周囲筋群との機能的調和

④ 舌癖などの口腔習癖の改善，除去

⑤ 調和のとれた上下顎の成長発育

　上記の条件を得るために行う保定の種類には，器械保定，自然保定および永久保定の3つがある．

❶ 器械保定

　動的矯正治療終了後，新しく確立した歯列・咬合関係を維持・安定できる条件が整うまで器械的装置を用いて行う保定を器械保定 mechanical retention という．矯正歯科治療においては，ほとんどの症例で動的矯正治療終了後，可撤式あるいは固定式保定装置を用いた器械保定が行われる．

❷ 自然保定

　動的矯正治療終了直後から歯列・咬合の保持条件が十分満たされている症例において，器械的装置を用いることなく自然の力により行う保定を自然保定 natural retention という．ただし，動的矯正治療終了直後から新しく確立した歯列・咬合状態を保持するための条件がすべて整っていることはまれで，一般には器械保定により保持条件が確立したと判断された時点で自然保定へと移行する．

❸ 永久保定

　動的矯正治療終了後，長期間器械保定を行っても歯列・咬合の維持・安定が懸念され，自然保定への移行が不可能と考えられる場合に，補綴治療などを併用して永久的に行う保定を永久保定 permanent retention という．たとえば，第一大臼歯欠損により近心傾斜した第二大臼歯の整直後，矯正装置を撤去した後に装着するブリッジは永久保定である．

Ⅱ　保定装置

　器械保定に用いる装置を保定装置という．保定装置が具備すべき条件として，①歯列・咬合の生理的状態をできるだけ妨げない，②咀嚼・発音・呼吸などの口腔機能を妨げない，③口腔内を清潔に保つことができる，④あまり目立たず審美性に優れる，⑤破損しにくい，⑥可撤式の場合には装置の着脱が容易で術者による調節が簡便である，などがあげられる．保定装置には可撤式保定装置と固定式保定装置があり，いずれを用いるかは，症例の特徴，動的矯正治療後の状態および患者協力度を考慮して決定される．

Ⅱ・1　可撤式保定装置

　患者自身で取り外せる保定装置であるため，口腔内および装置の清掃が容易であるという利点をもつ．しかし，保定の効果は患者が装置を使用するかどうかに影響され，外した装置の紛失や破損の可能性のあることが欠点である．可撤式保定装置には，レジン床とワイヤーからなるものと高弾性樹脂を用いたものがある．

❶ Hawley タイプリテーナー（図 19-Ⅱ-1，3）

　Hawley タイプリテーナー Hawley type retainer は 1920 年代に Hawley が発表したレジン床タイプの可撤式保定装置である．上下顎ともに唇側線は犬歯遠心部から咬合面を横切って舌側に入り，両側犬歯部に調節用バーティカルループが組み込まれる．床を維持するために大臼歯部に Adams クラスプ，単純鉤あるいは咬合面レストなどが付加される．

❷ Begg タイプリテーナー（図 19-Ⅱ-2，3）

　動的矯正治療終了時に緊密な咬頭嵌合が確立されている場合，Hawley タイプリテーナーの

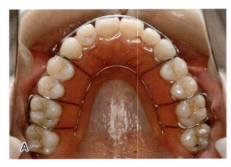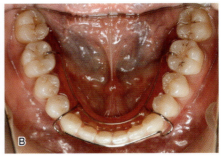

図 19-Ⅱ-1　Hawley タイプリテーナー
A：上顎咬合面観．B：下顎咬合面観．
上下顎ともに唇側線は犬歯遠心部から舌側に屈曲されレジン床内に入る．床の維持を目的として，上顎は Adams クラスプ，下顎ではオクルーザルレストを利用する場合が多い．床内にはそれぞれ補強線が組み込まれている．

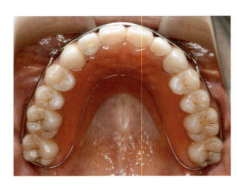

図 19-Ⅱ-2　Begg タイプリテーナー（上顎咬合面観）
唇側線は最後方臼歯遠心面に沿って舌側に屈曲され床内で終わる．小臼歯抜去症例では，保定中の空隙発現を抑制できる．

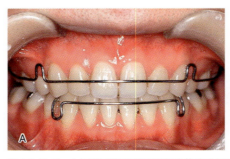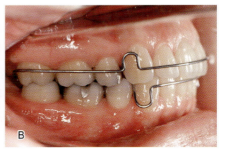

図 19-Ⅱ-3　上下顎可撤式保定装置装着時の口腔内写真
A：正面観．B：側面観．
$\frac{4|4}{4|4}$ 抜歯症例．上顎は Begg タイプリテーナー，下顎は Hawley タイプリテーナーを装着している．

唇側線は犬歯遠心部で歯列を乗り越えるため対合歯と干渉することがある．これを防ぐために，唇側線を後方まで延長し，最後方臼歯遠心に沿わせるように屈曲して製作したレジン床タイプの可撤式保定装置が Begg タイプリテーナー Begg type retainer である．ラップアラウンドリテーナー，サーカムフェレンシャルタイプリテーナーともいう．小臼歯抜去症例においては，唇側線を調節することにより保定中の空隙の発現を抑制できる利点がある．

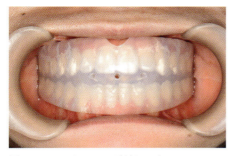

図 19-Ⅱ-4　トゥースポジショナー
高弾性樹脂で製作する可撤式保定装置．装着時は上下顎歯列が一体化するため，日中の長時間使用は困難である．

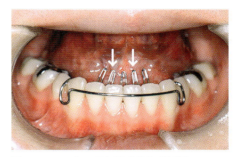

図 19-Ⅱ-5　タングクリブ付き（矢印）Hawley タイプリテーナー（齋藤　功：ヘッドギアーとⅢ級ゴムを用いて治療した成人開咬合2症例と開咬合治療の難易性因子. Monog Clin Orthod, 24：39〜58, 2002. より改変）
動的矯正治療後も舌癖の改善が不十分と考えられた症例で使用することがある．

❸ トゥースポジショナー（図 19-Ⅱ-4）

　トゥースポジショナー tooth positioner は1945年に Kestling が発表した高弾性の性質をもつ樹脂（ポリウレタンやシリコーンゴム）を用いて製作する装置である．動的矯正治療の最終段階において，マルチブラケット装置撤去後の仕上げの装置として利用し，そのまま保定装置として使用されることが多い．上下顎が一体化した装置のため，他の保定装置と比較し，歯列，咬合および顎関係を前後的，垂直的に維持できるという利点がある．しかし一方で，装置が大きく長時間の使用が困難であるという欠点をもつ．ごく限られた歯の移動を目的に，セットアップ模型を製作してトゥースポジショナーを製作した場合にはダイナミックポジショナーとよばれる．

❹ その他の可撤式保定装置

　動的矯正治療終了後において成長発育が持続している場合，成長による顎関係の変化が獲得した咬合関係に影響を与える可能性がある．このような症例では，顎関係の維持を目的として，本来動的矯正治療に使用するアクチバトール，ヘッドギア，チンキャップなどを保定装置として用いることがある．

　また，舌癖が顕著で治療結果の維持が困難と予測された場合，舌癖の抑制を目的としてレジン床にタングクリブを付加して使用することがある（**図 19-Ⅱ-5**）．さらに，保定中に下顎前歯部にごく軽度の叢生が再発した場合（**図 19-Ⅱ-6A**），レジン床内に弾線を組み込んで下顎前歯の再排列を行うスプリングリテーナーを使用することもある（**図 19-Ⅱ-6B**）．

Ⅱ・2　固定式保定装置

　患者の協力度に影響されないため，可撤式保定装置と比較して保定効果が確実である．しかし，固定式であるため口腔内の清掃がやや困難で，長期間の使用にあたっては十分な定期管理が必要である．

Ⅲ編　治療学

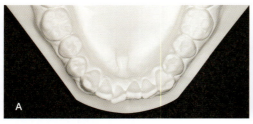
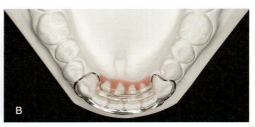

図19-Ⅱ-6　スプリングリテーナー
A：下顎前歯部に軽度叢生が再発した．
B：セットアップ模型上で製作したスプリングリテーナー．
セットアップ模型上で歯を排列し製作する．レジン床内に組み込んだ弾線により歯をわずかに移動させる．下顎前歯の再排列を適切かつ効率的に行うため，わずかなストリッピング（歯冠近遠心幅径の縮小化）が有効である．

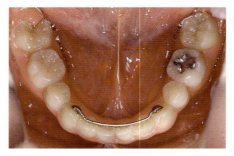
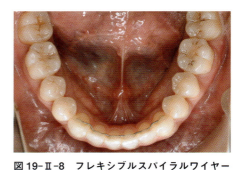

図19-Ⅱ-7　犬歯間保定装置
ステンレススチールワイヤーを切歯舌面に沿わせ，両端のメタルベースを接着性レジンで犬歯に固定する．犬歯間幅径の維持に有効である．

図19-Ⅱ-8　フレキシブルスパイラルワイヤーリテーナー
数本の細いワイヤーをひねって製作されたツイストワイヤーを前歯舌面に沿わせ，1歯ごとに接着性レジンで固定する．

❶ 犬歯間保定装置（図19-Ⅱ-7）

　犬歯間保定装置 canine-to-canine retainer はステンレススチールワイヤーを切歯舌面に接触させ，両端のメタルベースを接着性レジンで犬歯に固定する保定装置である．下顎で使用されることが多い．排列した前歯部の安定性に貢献するとされる下顎犬歯間幅径の維持に効果的である．ワイヤー周囲，特に歯肉側に歯石が沈着しやすいため，定期管理が不可欠である．

❷ フレキシブルスパイラルワイヤーリテーナー（FSWリテーナー）（図19-Ⅱ-8）

　フレキシブルスパイラルワイヤーリテーナー flexible spiral wire（FSW）retainer は数本の細いワイヤーをひねって製作したツイストワイヤーを前歯舌面に沿わせ，1歯ごとに接着性レジンで固定する保定装置である．固定した歯の生理的動揺を妨げないため脱落しにくい．主に下顎で用いられるが，上顎に適用することもある．犬歯間保定装置と同様，装置周囲に歯石やプラークが沈着しやすいことから，十分な定期管理が必要である．ボンデッドリテーナーともいう．

III 保定期間

　適切な保定期間を一律に述べることは困難である．それは，**表19-Ⅲ-1**に示すように保定期間に影響を与える要因が多数存在していることによる．動的矯正治療後における歯・歯列・咬合の安定には，歯根膜組織と歯肉線維など歯周組織の再編が深くかかわっている．装置を撤去し保定を開始すると，歯根膜は生理的状態下で咀嚼力を受けながら3〜4か月をかけて再編する．一方，歯肉コラーゲン線維と弾性線維の再編は，歯根膜よりもゆっくりと進行する．歯肉コラーゲン線維の再編はおよそ4〜6か月で完了するが，弾性歯槽頂線維の再編はさらにゆっくりと進行し，装置撤去後1年が経過しても歯を移動させるのに十分な力が働いているとされる．また，治療後の歯列・咬合が内・外側にある舌や口腔周囲筋群と調和し，新たな環境に適応するまでには一定の期間を要するが，その期間は個々の症例で異なる．

　実際の臨床においては，上記を踏まえ保定期間を決めることになる．保定期間は個々の症例で多少異なるが，永久歯列期の動的矯正治療後における保定期間は2年間程度としている場合が多い．可撤式保定装置を適用した場合には，マルチブラケット装置撤去後，最初の1年間は終日使用，次の1年間は夜間のみの使用を指示するのが一般的である．適正な動的矯正治療を行った後，適切に保定することで長期間安定した状態が保たれる（**図19-Ⅲ-1**）．しかし，口腔内は加齢とともに変化する可能性があることから，保定期間終了後も可能であれば定期的に管理することが望ましい．

（齋藤　功）

表19-Ⅲ-1　保定期間に影響する主な要因

・不正咬合の種類と程度	・歯周組織の再編
・不正咬合の原因	・歯列内外側軟組織（舌と口腔周囲筋群）の調和
・動的矯正治療終了時の咬合状態	・患者の年齢
・動的矯正治療期間	・新たな環境への適応能
・治療方法と歯の移動様式	

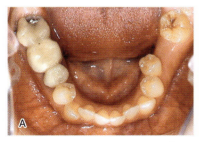 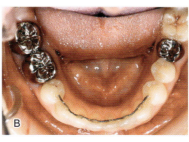 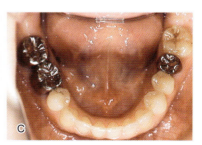

図19-Ⅲ-1　下顎歯列の長期経過（Watanabe Y et al.：Orthodontic treatment combined with tooth transplantation for an adult patient with missing mandibular first molar.：Long-term follow-up. *Am J Orthod Dentofacial Orthop*, 145：S114〜S124, 2014. より改変）
A：治療前．̄6欠損症例．欠損部に歯の自家移植を行った．
B：保定開始時．ワイヤーを小臼歯部まで延長したFSWリテーナーにより保定した．
C：保定後．動的矯正治療後7年5か月．FSWリテーナー撤去後3年4か月．
下顎前歯部は動的矯正治療後に変化しやすい部位とされるが，適切に保定することで安定した状態が保持される．

Ⅲ編　治療学

Ⅳ　再発とその防止策

Ⅳ・1　再発

　矯正歯科治療によって改善された歯列，咬合が，治療前の状態へと再び悪化する現象を再発という（**図 19-Ⅳ-1**）．

　治療後に自然保定が得られず再発する原因としては，**表 19-Ⅳ-1** のような事項があげられる．

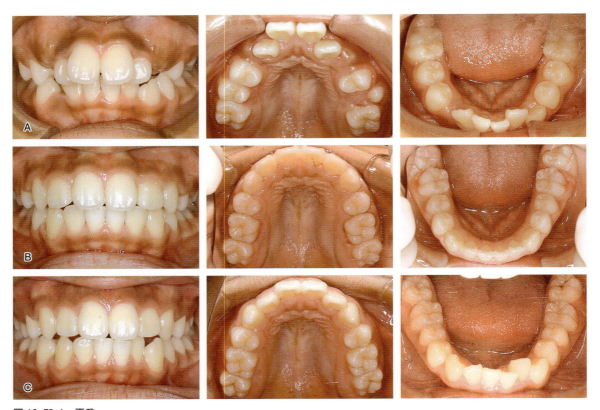

図 19-Ⅳ-1　再発
A：治療前，B：治療後，C：治療後 2 年 6 か月．叢生の症例で治療後に上下顎歯列に再発がみられる．

表 19-Ⅳ-1　再発の原因

1. 保定装置の装着に対する患者の協力が十分に得られなかった場合
2. 保定期間が不十分であった場合
3. 保定方法の選択が不適切であった場合
4. 不正咬合の原因（たとえば機能性要因）が除去されていなかった場合
5. 咬合調整が不十分であった場合
6. 当初の治療計画が変更を余儀なくされた場合

矯正歯科治療後に再発が起こった場合，スプリングリテーナーなどの可撤式保定装置で対応する場合がある．しかし，再発が許容範囲を超えて顕著となるようであれば，固定式矯正装置を用いてふたたび矯正歯科治療を行うことも考慮する必要がある．この場合，治療後に永久保定を検討する可能性も考えられる．

IV・2　再発防止策

表 19-IV-1 にあげた原因を排除することが再発予防に最も有効であることはいうまでもないが，ここでは一般的な防止策を列挙する．

1）長期保定

保定装置を患者に可能なかぎり長期間装着させる．

2）オーバーコレクション

後戻りが生じることをあらかじめ見越したうえで，意図的にやや過分な歯や顎の移動を行い，治療後の安定性の向上をはかることをオーバーコレクション over-correction という．過蓋咬合，開咬などの症例に行う場合がある．

3）永久保定

ブリッジやインレーなどの修復・補綴治療により永久的な保定をはかる．

4）口腔習癖の除去

口腔習癖は再発の主要な原因の1つとなるので，動的矯正治療中ならびに保定期間を通じてその改善に努める．

5）口腔筋機能療法（MFT）

矯正歯科治療の効果や術後の安定性を向上させるために，口腔筋機能療法によって口腔周囲筋や舌の機能の適正化をはかる場合がある（☞ p. 294 参照）．

6）咬合調整

矯正歯科治療によって歯が適切に排列されたとしても，歯冠形態の不調和などによって咬頭嵌合が十分に得られない場合は咬合調整を行う場合がある．

表 19-IV-2　外科的矯正治療後の再発の原因と防止策

再発の原因	・術直後の骨片の位置が不適当であった場合 ・術前・術後矯正治療が不十分であった場合 ・口腔機能が形態変化に適応できない場合 ・口腔習癖が残存している場合 ・咬合干渉が存在する場合 ・保定期間が不十分であった場合 ・保定装置の装着が不十分であった場合 ・当初の治療計画が変更を余儀なくされた場合
再発の防止策	・移動骨片の正確な位置決め ・骨接合部の安定化 ・安定した咬合の獲得 ・口腔機能の改善 ・術前の口腔外科・形成外科など他科との連携

Ⅲ編　治療学

Ⅳ・3　**外科的矯正治療後の再発とその防止策**

　近年，矯正歯科治療を希望する患者のニーズはより多様化し，外科的矯正治療によって顎口腔形態や機能の改善をはかる症例も増えてきている．

　顎変形症に対する外科的矯正治療における保定の概念は，基本的には顎矯正手術を併用しない矯正歯科治療単独の場合と同様である．しかしながら，外科的矯正治療の対象となる骨格性不正咬合患者は，一般的な矯正歯科治療の患者と比べて，より重度の不正咬合を呈することから，必ずしも治療後ただちに機能的な適応が得られるとはかぎらない．したがって，外科的矯正治療後の再発に対しては，リスクとなる要因を十分配慮したうえで，その予防に最大限努めるべきである（**表 19-Ⅳ-2**）．

（松本尚之）

20章 チーム医療の中の矯正歯科治療

I 口唇裂・口蓋裂の矯正歯科治療（症例20-1）

I・1 概論

　口唇裂・口蓋裂 cleft lip and/or palate はわが国において，約500人に1人の割合で発生する．最も発生頻度の高い先天性疾患の1つである．欧米人よりアジア人に発症が多いとされ，環境的要因と遺伝的要因が複数関与した多因子によって発生すると考えられている．環境的要因としては，妊娠期間中におけるアルコールの摂取，喫煙や薬剤の使用などが報告されており，遺伝的要因としては，*IRF6* などのいくつかの発症に関与している遺伝子が報告されている．

　口唇裂，唇顎裂，唇顎口蓋裂および口蓋裂〔（完全）口蓋裂，軟口蓋裂，粘膜下口蓋裂〕の裂型に分類され，両側性または片側性に分類される（図20-I-1，☞ p.29 図3-II-6参照）．

　口唇裂・口蓋裂の治療は，出生後から成人に至るまで長期にわたり，医師，歯科医師，言語聴覚士，看護師，歯科衛生士やソーシャルワーカーなどのさまざまな職種の連携が必須である．また形成外科，口腔外科，矯正歯科，耳鼻咽喉科，麻酔科，小児歯科，補綴科，産婦人科，小児科や放射線科などといったさまざまな専門領域が協力し合い，集学的・包括的なチーム医療が展開されている．

　裂型，裂幅や組織欠損量の程度によって多少の違いはあるが，主たる臨床的特徴は，審美障害，発音障害，および咬合の異常による咀嚼障害である．

　審美障害に対しては，形成外科医と口腔外科医が中心となり，口唇形成術などの外科的手術により改善をはかる．口蓋裂を伴う場合には，鼻咽腔閉鎖機能の獲得を目的として口蓋形成術が行われるが，鼻咽腔閉鎖機能不全による開鼻声や構音障害を認めることも少なくない．開鼻声や構音障害といった発音障害を認める場合，言語聴覚士による言語評価，および言語訓練が行われる．スピーチエイドなどの補綴装置を装着して，鼻咽腔閉鎖機能不全の改善をはかるこ

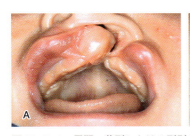 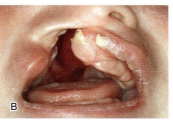 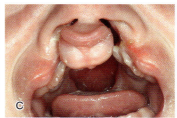

図20-I-1　唇顎口蓋裂における裂型の違い
A：片側性唇顎裂．B：片側性唇顎口蓋裂．C：両側性唇顎口蓋裂．

Ⅲ編　治療学

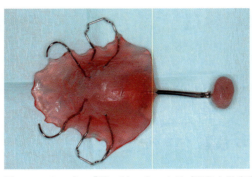
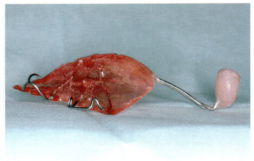

図 20-Ⅰ-2　バルブ型スピーチエイド（昭和大学歯学部スペシャルニーズ口腔医学講座口腔機能リハビリテーション医学部門のご厚意による）
スピーチエイドは，短小な軟口蓋が原因で閉鎖が困難な鼻咽腔部を補綴的に閉鎖することや不十分な軟口蓋の動きを賦活することを目的として装着される．一般的に，レジン床とクラスプで構成される硬口蓋部，硬口蓋部と鼻咽腔部を連結するワイヤーで構成される軟口蓋部，および通常レジンを用いて製作される鼻咽腔部（バルブ）によって構成される．ワイヤーを調整し，バルブの位置の調整を行うとともに，バルブの大きさを調整することで，鼻咽腔閉鎖機能の改善をはかる．

ともある（**図 20-Ⅰ-2**）．咬合異常の治療は，必要に応じて矯正歯科医が各診療科と連携をとりながら行っていく．
　口唇裂・口蓋裂の咬合異常や口腔内の特徴としては，主に以下のことがあげられる．
① 上顎骨の劣成長による骨格性下顎前突
② 上顎歯列弓の前方・側方狭窄
③ 上顎前歯の口蓋側傾斜
④ 上下顎歯列正中の不一致
⑤ 上顎歯の歯数異常（先天性欠如歯や過剰歯）
⑥ 上顎歯の形態異常（矮小歯など）
⑦ 上顎歯の位置異常（傾斜，捻転，転位や移転など）
⑧ 交叉咬合（片側性では特に患側）
⑨ 浅い口蓋形態
　特に上顎骨の劣成長，上顎歯列弓の前方・側方狭窄，上顎前歯の口蓋側傾斜，交叉咬合や浅い口蓋形態は，口蓋形成術に伴う術後の瘢痕組織が主たる原因として知られている．裂の閉鎖を目的とした外科的手術（主に口蓋形成術）によって形成される瘢痕組織による収縮方向への荷重により，上顎骨の劣成長が惹起され，上顎歯列弓の狭窄，裂側の交叉咬合や反対咬合を引き起こす．また，裂による軟組織や硬組織の組織欠損が，上顎歯の先天性欠如，形態異常，位置異常，歯列弓の変形や非対称を引き起こす．現在では，口蓋形成術の術式の変換や改良がなされ，以前と比べ術後に形成される瘢痕組織量を少なくし，上顎骨の成長に配慮した手術が行われるようになってきた．
　一般的に，口唇裂，軟口蓋裂や粘膜下口蓋裂は他の裂型と比べ，咬合異常の程度は軽度である．口唇裂・口蓋裂の咬合異常の治療は，乳歯列期から永久歯列期まで，それぞれの咬合異常に応じた治療が行われ，長期的な管理が必要となることが多い（**図 20-Ⅰ-3**）．

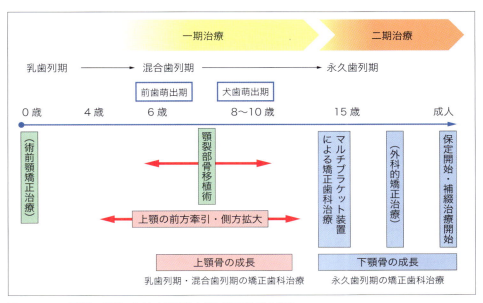

図 20-Ⅰ-3　唇顎口蓋裂における代表的な矯正歯科治療の流れ
口唇鼻形成術や口蓋形成術前の乳児期に，術前顎矯正治療を行う場合もある．上顎骨の劣成長を認める場合，必要に応じて，乳歯列期や混合歯列期前期に上顎前方牽引装置を用いて上顎骨の成長促進を行う．上顎歯列弓の狭窄，上顎前歯の捻転や叢生を認める場合は，クワドヘリックス装置，急速拡大装置やセクショナルアーチなどを用いてそれらの改善を行う．永久歯列期完成後，マルチブラケット装置を用いた矯正歯科治療を行う．骨格性下顎前突が著しい場合は，外科的矯正治療が適用となる．先天性欠如歯や形態異常歯が認められる場合は，矯正歯科治療が終了した後，補綴治療を行う．

Ⅰ・2　術前顎矯正治療

　近年，口唇鼻形成術や口蓋形成術前に，哺乳の改善，歯槽形態ならびに鼻形態の偏位・変形の改善，顎裂幅や口蓋裂幅の縮小などを目的として行う乳児の術前顎矯正治療が普及しつつある．術前顎矯正治療に用いる代表的な装置としては，Hotz 床，Nasoalveolar Molding 装置（NAM）などがあげられる．

Ⅰ・3　乳歯列期・混合歯列期の矯正歯科治療

　前述したとおり，口唇裂・口蓋裂の咬合異常の特徴として，上顎骨の劣成長に起因する骨格性下顎前突があげられる．上顎骨の成長促進を行い，上下顎の骨格的な不調和（ディスクレパンシー）を改善することを目的として，上顎前方牽引装置が用いられる．上顎前方牽引装置は一般的に，上顎骨の成長が終了する 10 歳頃より前の Hellman の咬合発育段階ⅢA 期を中心に用いられるが，乳歯列期に用いることもある．

　上顎歯列弓の狭窄に対しては，床拡大装置，クワドヘリックス装置などの緩徐拡大装置，急速拡大装置などを用いて歯列の側方拡大を行う（**図 20-Ⅰ-4，5**）．また，上顎前歯の捻転，口蓋側傾斜や歯の位置異常などに対して，リンガルアーチやセクショナルアーチなどを用いて歯の移動を行うこともある．

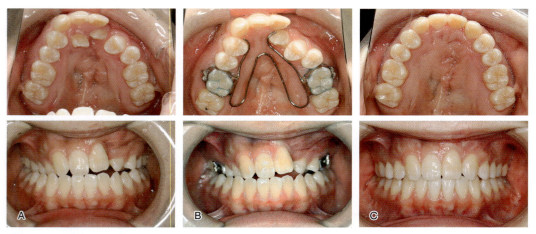

図20-Ⅰ-4　左側唇顎口蓋裂
上顎歯列弓の狭窄に対して，Porterタイプの拡大装置を用いて歯列の側方拡大を行い，マルチブラケット装置を用いて矯正歯科治療を行った．
A：初診時．B：Porterタイプの拡大装置による側方拡大．C：治療後．

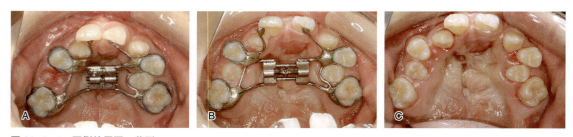

図20-Ⅰ-5　両側性唇顎口蓋裂
上顎歯列弓の狭窄に対して，急速拡大装置を用いて歯列の拡大を行った．
A：急速拡大装置装着時．B：急速拡大による歯列の拡大．C：装置撤去時．この後，マルチブラケット装置を用いた本格矯正を行う．

Ⅰ・4　顎裂部骨移植術

　顎裂部骨移植術は，口唇裂・口蓋裂の矯正歯科治療を行うにあたり，重要な治療の1つである．行う時期としては，以前は犬歯萌出期の8～10歳頃に行われることが一般的であったが，近年では，上顎中切歯の捻転やそれに伴う前歯部の早期接触の改善を目的とした矯正歯科治療で，骨欠損の改善が必要な場合，就学前の5～7歳ごろに行うこともある．移植骨には，腸骨海綿骨細片の自家骨を用いることが一般的である．顎裂部骨移植術の前に，顎裂部周囲の歯の位置異常や狭窄などを改善し，上顎の歯槽形態を整える場合もある．顎裂部の形態評価や移植後の評価には，デンタルエックス線写真，オクルーザルエックス線写真やエックス線CTが用いられる（図20-Ⅰ-6）．

　顎裂部骨移植術の目的としては，主に以下のことがあげられる．
① 鼻口腔瘻を閉鎖する．
② 上顎骨の連続した歯槽堤を形成する．

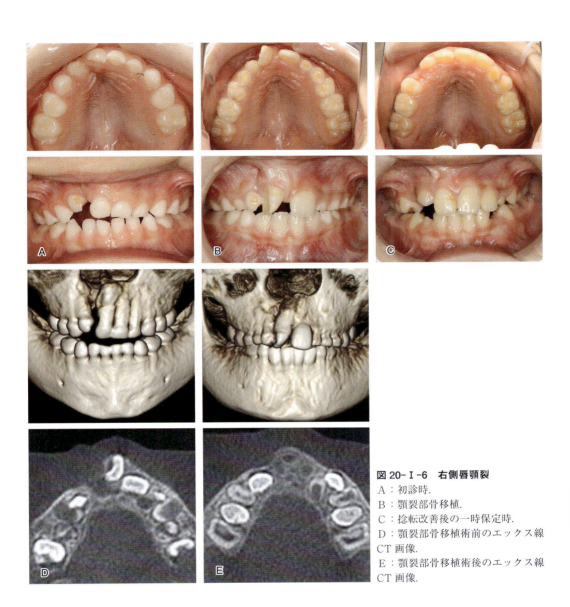

図20-Ⅰ-6 右側唇顎裂
A：初診時.
B：顎裂部骨移植.
C：捻転改善後の一時保定時.
D：顎裂部骨移植術前のエックス線CT画像.
E：顎裂部骨移植術後のエックス線CT画像.

③ 顎裂部に歯が萌出するための基盤となる骨を提供する.
④ 顎裂隣在歯に骨の支持を提供し，歯の移動を可能にする.
⑤ 鼻翼基部の骨支持により顔面の対称性を修復し，顔貌の改善を行う.

Ⅰ・5　永久歯列期の矯正歯科治療

　乳歯列期・混合歯列期の矯正歯科治療において良好な顎間関係が得られた場合，一般的な永久歯列期の矯正歯科治療と同様に，マルチブラケット装置を用いた個性正常咬合の確立を目的とする．マルチブラケット装置を用いた治療が終了した後は，治療後の歯列・咬合の安定および後戻りを防ぐために，可撤式あるいは固定式保定装置を用いて保定を行う．極度に強い瘢痕組織による後戻り傾向が続く場合には，金属床も用いられる．先天性欠如歯や形態異常歯があ

る場合は，矯正歯科治療による動的矯正治療が終了した後，インプラントやクラウンブリッジなどの補綴治療を行う．

乳歯列期・混合歯列期の矯正歯科治療後も顎間関係のディスクレパンシーが大きい（骨格性下顎前突が著しい）場合は，外科的矯正治療が適用となる．外科的矯正治療に関しては，顔貌所見，咬合状態や上下顎の移動量などを考慮し，上顎骨前方移動術（Le Fort Ⅰ型骨切り術など）と下顎骨後方移動術（下顎枝矢状分割術など）を組み合わせる場合と，上顎骨前方移動術や下顎骨後方移動術をそれぞれ単独で行う場合とがある．また，上顎骨の劣成長による骨格性下顎前突が著しい場合は，上顎骨の骨延長術が行われる場合もある．外科的矯正治療が適用となる場合は，一般的に下顎骨の成長終了後に治療を開始する．

症例 20-1　口唇裂・口蓋裂

患　　者：初診時年齢 4 歳 4 か月，女児，左側唇顎口蓋裂
主　　訴：受け口
現 病 歴：特記すべき事項なし
既 往 歴：生後 3 か月に口唇形成術，12 か月で口蓋形成術および咽頭弁形成術を施行，
　　　　　　生後 1 歳 9 か月に口唇修正を施行
家 族 歴：父親が不完全口唇裂
顔貌所見：正貌はほぼ左右対称，側貌は凹顔型で中顔面の陥凹感を認める（**図 20-Ⅰ-7**）．
口腔内所見：上顎では左側の顎裂による歯列弓の不連続性著しい狭窄が認められる．B|は口蓋側転位しており，前歯部および両側乳犬歯において交叉咬合が認められる（**図 20-Ⅰ-7**）．
パノラマエックス線写真所見：左側顎裂部に骨欠損がみられ，|2 は先天性欠如であった．
　　　　　7|7 / 7|7 の存在を認めた（**図 20-Ⅰ-8**）．

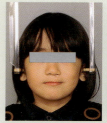
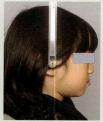
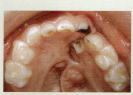
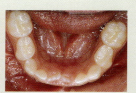
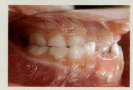
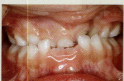
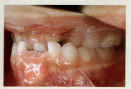

図 20-Ⅰ-7　初診時の顔面写真および口腔内写真

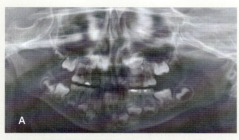
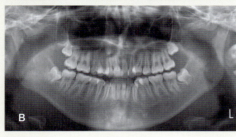
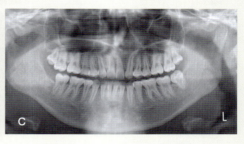

図 20-Ⅰ-8 治療前後のパノラマエックス線写真
左側唇顎口蓋裂における乳歯列期から保定までの矯正歯科治療例．
A：初診時（4歳4か月）．B：永久歯列期治療開始時（15歳4か月）．C：保定開始時（18歳4か月）．

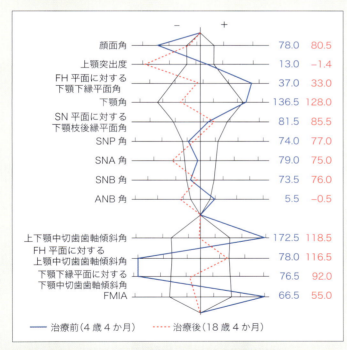
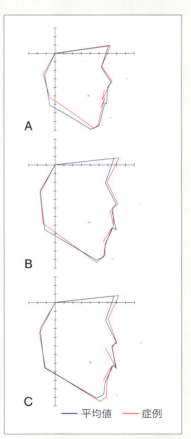

図 20-Ⅰ-9 治療前後の側面頭部エックス線規格写真分析

図 20-Ⅰ-10 各段階による側面頭部エックス線規格写真分析
A：初診時（4歳4か月）．
B：永久歯列期治療開始時（15歳4か月）．
C：保定開始時（18歳4か月）．

Ⅲ編　治療学

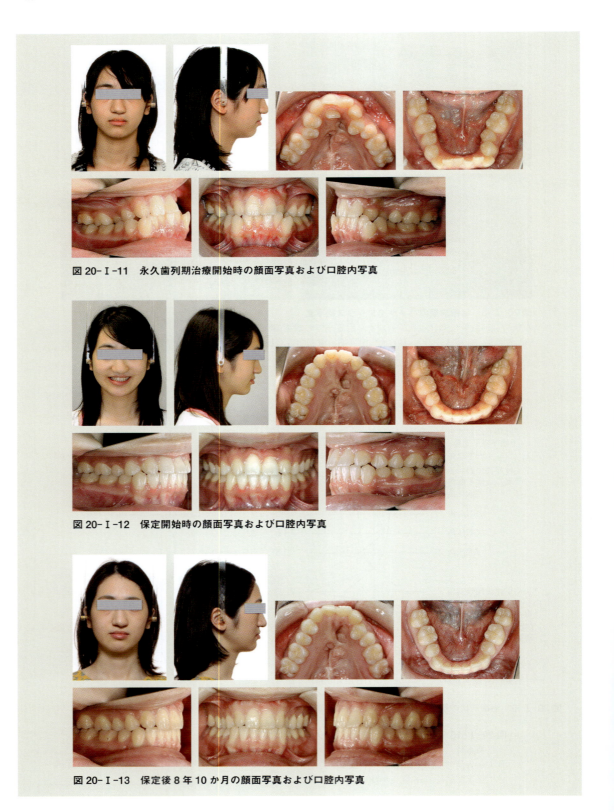

図 20-Ⅰ-11　永久歯列期治療開始時の顔面写真および口腔内写真

図 20-Ⅰ-12　保定開始時の顔面写真および口腔内写真

図 20-Ⅰ-13　保定後 8 年 10 か月の顔面写真および口腔内写真

頭部エックス線規格写真所見：ANB 角は 5.5°，SNA 角，SNB 角は−1 SD 内であるが，FH 平面に対する下顎下縁平面角は＋3 SD 以上，FH 平面に対する上顎中切歯歯軸傾斜角および下顎下縁平面に対する下顎中切歯歯軸傾斜角はともに−3 SD 以下であった．以上より，下顎の時計回りの回転による上下顎の前後的関係の不調和が認められた（**図 20-Ⅰ-9，10**）．

診　　断：左側唇顎口蓋裂，下顎骨の時計回りの回転に起因する骨格性上顎前突症例

治療方針：上顎前方牽引装置による上下顎の前後的関係の改善，補助弾線付きのリンガルアーチにて前歯部反対咬合の改善，左側顎裂部骨欠損に対する骨移植，上顎狭窄歯列弓の改善

治療経過および治療結果：

【形成外科・口腔外科】 生後 3 か月に口唇鼻形成術（鬼塚法），生後 12 か月で口蓋形成術（push-back 変法）および咽頭弁形成術，生後 1 歳 9 か月に口唇修正を施行した．9 歳 0 か月で顎裂部骨移植術を施行した．

【言　　語】 2 歳の言語検査で構音障害なしと判定した．3 歳時の言語検査において，鼻咽腔閉鎖機能良好と判定した．5 歳 8 か月に軽度開鼻声を認め，言語治療を開始したものの，7 歳時では鼻咽腔閉鎖機能は良好であった．15 歳 4 か月では言語管理を完了し，最終評価時まで良好な音声言語を維持することができた．

【矯正歯科】 口蓋形成術による口蓋の瘢痕組織を認めるものの，顎発育は十分であった．側面頭部エックス線規格写真においては，下顎骨の時計回りの回転に起因する骨格性上顎前突と診断した．ターミナルプレーンは近心階段型で，上顎中切歯歯軸傾斜角は舌側傾斜を呈する反対咬合であったことから，乳歯列期から混合歯列期前期にかけて上顎前方牽引装置とリンガルアーチを用いて反対咬合の改善を行った．また，上顎前歯部中切歯捻転改善のためにセクショナルアーチによる矯正歯科治療を行った．永久歯列完成後，オーバージェットは正の値かつ大臼歯関係は Angle Ⅰ 級であったため，$\frac{\ \ |2}{4|4}$ の抜歯を伴うマルチブラケット装置による矯正歯科治療を行うこととした（**図 20-Ⅰ-11**）．正常なオーバージェットとオーバーバイト，および左右ともにⅠ級の大臼歯関係を呈する良好な咬合を獲得した（**図 20-Ⅰ-12**）．保定後 8 年 10 か月が経過しているが，良好な咬合関係を維持している（**図 20-Ⅰ-13**）．

（槇　宏太郎，長濱　諒）

Ⅲ編　治療学

Ⅱ 顎変形症の矯正歯科治療（症例 20-2）

Ⅱ・1　外科的矯正治療の目的

　上下顎骨の前後的，垂直的あるいは水平的な位置関係の不調和が著しい骨格性の不正咬合では，矯正歯科治療単独で咬合の改善や顔貌の調和をはかることが困難である（**表 20-Ⅱ-1**，**図 20-Ⅱ-1**）．このような症例に対しては，顎矯正手術を併用した矯正歯科治療，すなわち外科的矯正治療 surgical orthodontic treatment を適用する．顎矯正手術は口腔外科あるいは形成外科において行われることから，外科的矯正治療は矯正歯科とこれらの診療科との協同治療となる．

　外科的矯正治療では，顎関係および咬合関係の改善による個性正常咬合の確立，口腔機能の回復，顔貌の審美性の改善，心理的障害の排除と社会適応性の向上などを目標とし，それぞれの診療科の専門性を生かして最良の治療結果を生み出すことを目的とする．

Ⅱ・2　外科的矯正治療の適応症

　外科的矯正治療は，上下顎骨の骨格的な不正が顕著な顎変形症 jaw deformity に対して適用される．骨格的な不正は，前後方向，垂直方向，水平（左右）方向の不正に大別されるが，実際にはこれらが複合して不正を呈する場合が多い（**表 20-Ⅱ-1**）．

Ⅱ・3　外科的矯正治療の手順

　外科的矯正治療は，①診察と検査，②診断と治療計画の立案，③術前矯正治療，④顎矯正手術，⑤術後矯正治療，⑥保定観察という手順で進められる（**図 20-Ⅱ-2**）．

❶ 医療面接と検査

　医療面接により主訴（来院動機）を把握するとともに，診断や治療計画立案に必要な検査内容について十分に説明した後，検査を開始する．診断に必要な基本的資料は，顔面（規格）写真および口腔内写真，口腔模型（平行模型または顎態模型），側面および正面頭部エックス線規格写真（セファログラム），パノラマエックス線写真である．必要に応じてデンタルエックス線写真，オクルーザルエックス線写真，エックス線 CT 画像なども撮影する．また，機能的状態を把握するために顎運動測定，筋電図測定を行う．

表 20-Ⅱ-1　外科的矯正治療の適用となる骨格的な不正

1．前後方向の不正	①下顎前突，②上顎前突，③下顎後退
2．垂直方向の不正	①開咬，②過蓋咬合
3．水平（左右）方向の不正	①交叉咬合，②偏位咬合*
4．口唇裂・口蓋裂あるいは顎顔面の先天異常に起因した骨格性不正咬合	

*偏位咬合
上下顎歯列の対向関係を左右方向について評価する場合に用いる呼称で，上下顎正中線のずれを伴って上下いずれかの歯列が左右方向に偏位あるいはねじれた状態．臼歯関係に左右差を認めることが多い．

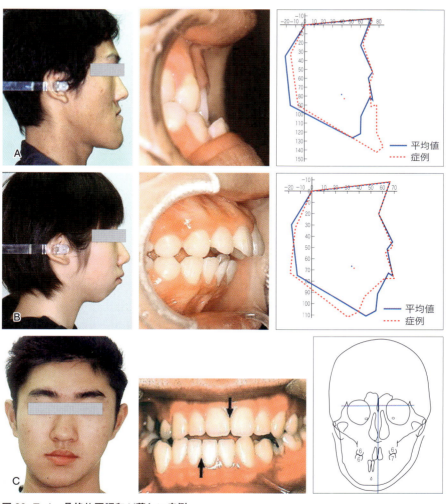

図 20-Ⅱ-1　骨格的不調和が著しい症例
A：骨格性下顎前突症（SNA 角 82.0°，SNB 角 87.0°，ANB 角 −5.0°，オーバージェット −5.0 mm，オーバーバイト 2.5 mm）．
B：下顎後退を伴う上顎前突症（SNA 角 81.0°，SNB 角 72.0°，ANB 角 9.0°，オーバージェット 9.0 mm，オーバーバイト 0 mm）．
C：下顎骨右方偏位（顔面非対称）症例．

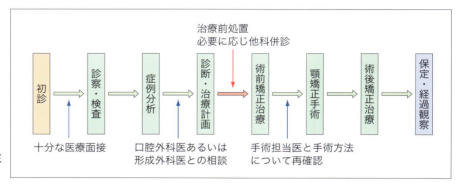

図 20-Ⅱ-2　外科的矯正治療の流れ

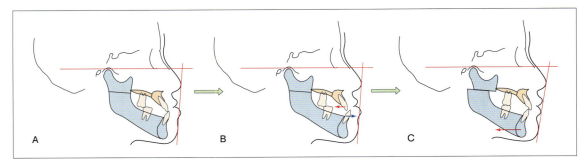

図20-Ⅱ-3 セファロメトリックプレディクションの手順
A：初診時側面頭部エックス線規格写真（デンタルコンペンセーション*を伴う骨格性下顎前突症).
B：術前矯正治療終了時の予測（上下前歯歯軸の改善；デンタルディコンペンセーション*).
C：顎矯正手術後の予測（下顎骨の後退).

❷ 診断と治療計画の立案

　現症の把握，側面および正面頭部エックス線規格写真のトレース，セファロメトリックプレディクション cephalometric prediction（図20-Ⅱ-3）およびセットアップモデル（☞ p.154参照）の製作などを行った後，問題点を整理し，口腔外科あるいは形成外科手術担当医と手術方法，顎骨の移動量，手術時期を含めた治療計画について相談し治療方針を決定する．歯周病を有する，あるいは欠損歯が多い症例では，必要に応じ専門の診療科（歯周病科や補綴科）との連携をはかり，治療方針に反映させる．また，顎矯正手術は全身麻酔下で施行するため，手術前に血液検査，呼吸機能検査，心電図検査などを行って全身状態を把握する．

❸ 術前矯正治療

　術前矯正治療は顎矯正手術前に行う矯正歯科治療で，手術後における咬合の安定を目的として行う．術前矯正治療ではマルチブラケット装置を装着し，叢生の除去，上下顎前歯歯軸の適正化（デンタルディコンペンセーション），上下顎歯列弓の不調和の改善などを行う．術前矯正治療期間は，非抜歯で治療する場合と抜歯（小臼歯抜去など）が必要な場合とで異なり，おおむね非抜歯で1～1年半程度，抜歯で1年半～2年程度必要であるが，症例によってはこれより長くなる場合がある．術前矯正治療は手術後の安定性に大きく影響する．

❹ 顎矯正手術（図20-Ⅱ-4）

　術前矯正治療の目的が達成され，手術により安定した咬合が得られると判断された時点で，手術担当医と手術方法，顎骨の移動量などについて最終確認する．最近では，3Dシミュレー

---

*デンタルコンペンセーション dental compensation
上下顎骨の位置が大きくずれている場合に，歯が歯軸角度を変えて咬合が正常に近づく方向に補償している状況をいう．骨格性下顎前突症でしばしば認められる上顎前歯の唇側傾斜および下顎前歯の舌側傾斜もその現象である．ANB角マイナスの程度が大きくなると，デンタルコンペンセーションの程度が大きくなる傾向にある．
*デンタルディコンペンセーション dental decompensation
デンタルコンペンセーションを認める骨格性下顎前突に対し外科的矯正治療を適用する場合に，術前矯正治療で行う上下顎前歯歯軸の適正化のこと．

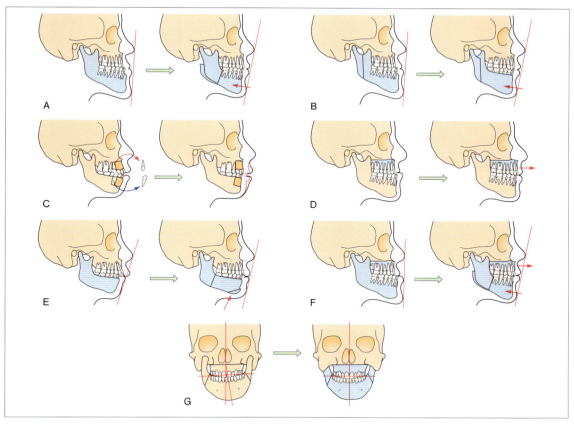

図 20-Ⅱ-4　顎矯正手術
A：下顎枝矢状分割術（法）sagittal split ramus osteotomy（SSRO）：下顎枝部を離断し下顎の後方移動や前方移動を行う．離断した骨片に筋突起が含まれる．下顎前突症に対する下顎後方移動適用例．
B：下顎枝垂直骨切り術 intraoral vertical ramus osteotomy（IVRO）：下顎枝部を離断し，主に下顎の後方移動を行う．離断した骨片に筋突起は含まれない．下顎前突症に対する下顎後方移動適用例．
C：上顎前歯部骨切り術（Wassmund 法，Wunderer 法）：小臼歯を抜去した部分を利用して上顎前歯部のみの移動を行う．
　　下顎前歯部骨切り術（Köle 法）：小臼歯を抜去した部分を利用して下顎前歯部のみの移動を行う．
D：上顎 Le Fort Ⅰ型骨切り術：上顎歯列全体の移動に最も広く利用される．上顎前方移動適用例．
E：オトガイ形成術（下顎前方移動と併用した下顎後退症例）：オトガイ部の変形を改善するために行う（赤矢印）．
F：上下顎移動術（上顎 Le Fort Ⅰ型骨切り術 + SSRO）：上顎劣成長を伴う下顎前突症への適用例
G：上下顎移動術（上顎 Le Fort Ⅰ型骨切り術 + SSRO）：顔面非対称症への適用例

ションソフトの精度向上と普及により顎矯正手術施行前に顎骨移動量や移動骨片の干渉の有無を三次元的に確認できるようになっている（**図 20-Ⅱ-5**）．**図 20-Ⅱ-4** に主な顎矯正手術を示す．この他，下顎骨前方移動量が大きな症例あるいは口唇裂・口蓋裂症例においては上顎歯槽部の前方移動量が著しく大きな場合には骨延長術を利用することがある．骨延長術では，骨皮質を離断後，骨延長器を装着して 1 日に約 1 mm の割合で骨の延長をはかる．骨延長に伴い周囲軟組織も同時に伸展するため，後戻りが比較的少ないとされる．術後においては，より緊密な咬頭嵌合を獲得するために，術前にわずかな咬合調整を行うことがある．術後は，通常 7 〜 14 日間程度上下顎歯列の顎間固定を行うことが多い．

Ⅲ編　治療学

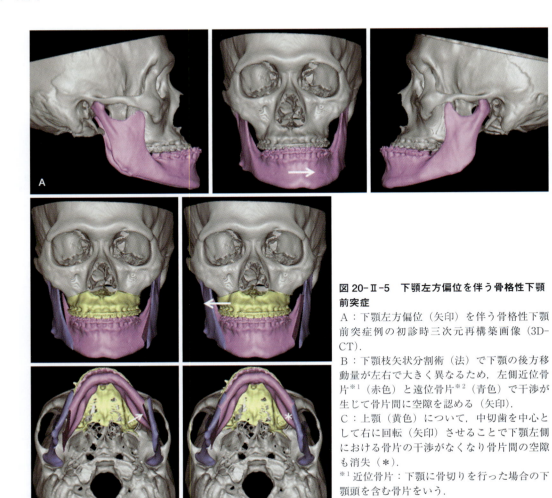

図 20-Ⅱ-5　**下顎左方偏位を伴う骨格性下顎前突症**
A：下顎左方偏位（矢印）を伴う骨格性下顎前突症例の初診時三次元再構築画像（3D-CT）．
B：下顎枝矢状分割術（法）で下顎の後方移動量が左右で大きく異なるため，左側近位骨片[※1]（赤色）と遠位骨片[※2]（青色）で干渉が生じて骨片間に空隙を認める（矢印）．
C：上顎（黄色）について，中切歯を中心として右に回転（矢印）させることで下顎左側における骨片の干渉がなくなり骨片間の空隙も消失（＊）．
[※1] 近位骨片：下顎に骨切りを行った場合の下顎頭を含む骨片をいう．
[※2] 遠位骨片：下顎に骨切りを行った場合の歯列を含む骨片をいう．

❺ 術後矯正治療

　顎間固定解除後，術後矯正治療を開始する．顎間固定解除直後から垂直ゴムを主体とした各種顎間ゴムの使用を指示し，緊密な咬頭嵌合の獲得をはかる．また，新しく獲得された顎態や咬合状態と機能とが調和するよう適切な咀嚼指導を行う．術後矯正治療期間は，通常6か月〜1年程度であるが，症例によりやや長期化することがある．

❻ 保定・経過観察

　顎位の安定および緊密な咬頭嵌合が獲得された後，マルチブラケット装置を撤去し保定装置を装着する．保定装置の適合状態や咬合の安定などについて定期的に経過観察を行う．また，不適切な舌位や舌運動が認められる症例では，舌位の認識などについて指導を続け，左右調和のとれた咀嚼を心がけるよう指導する．

症例 20-2　顎変形症

患　　者：初診時年齢 16 歳 3 か月，女子
主　　訴：前歯部の咬合不全と下顎の突出感
家 族 歴：特記すべき事項なし
既 往 歴：永久切歯萌出後，数年経過しても上下顎切歯の接触が不十分であったが放置していた．成長とともに上下顎前歯部の接触がなくなったことに気づき矯正歯科を受診
全身所見：特記すべき事項なし
顔貌所見：正貌ではオトガイの軽度右方偏位，側貌では下唇およびオトガイ部の突出感が認められる（図 20-Ⅱ-6）．
口腔内所見：大臼歯の咬合関係は両側ともⅢ級．前歯部から小臼歯部にかけて開咬を呈し，右側臼歯部は交叉咬合．上顎歯列正中は顔面正中と一致しているが，下顎歯列正中は上顎に対し右側に約 3 mm 偏位．
模型分析：オーバージェット−4 mm，オーバーバイト−5 mm．アーチレングスディスクレパンシーは上顎 0 mm，下顎 +1 mm であった．
パノラマエックス線写真：$\frac{8|8}{8|8}$ はかかりつけ歯科医院にてすでに抜歯ずみ．
頭部エックス線規格写真分析：顔面角 89.0°，ANB 角 −1.5°，SNB 角 82.5°，下顎角 141.0°，FH 平面に対する下顎下縁平面角 42.0°で下顎の前下方への過成長を認めた．また，下顎下縁平面に対する下顎中切歯歯軸傾斜角 72.0°，上下顎中切歯歯軸角 136.0°で下顎前歯の舌側傾斜を認めた（図 20-Ⅱ-7，8）．

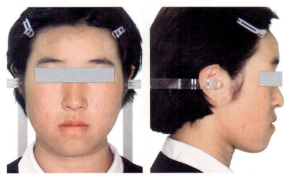
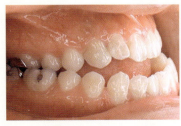 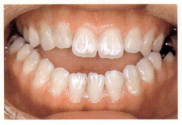 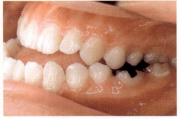

図 20-Ⅱ-6　初診時の顔面写真および口腔内写真

Ⅲ編　治療学

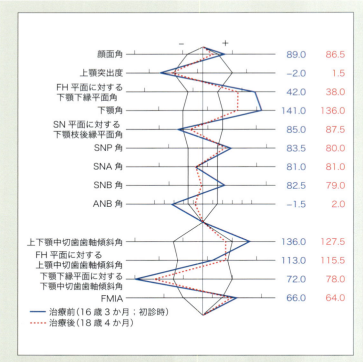

図20-Ⅱ-7　治療前後の側面頭部エックス線規格写真分析

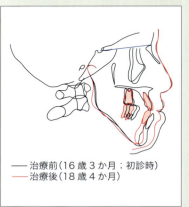

図20-Ⅱ-8　治療前後の側面頭部エックス線規格写真のトレースの重ね合わせ

診　　断：下顎の過成長と右方偏位および開咬を伴った骨格性下顎前突症
治療方針：下顎過成長による骨格性の不調和が顕著であったことから，外科的矯正治療の適応症と判断，顎矯正手術を併用し開咬，交叉咬合および正中線の改善をはかり，咀嚼機能の回復と顔貌の調和を獲得することとした．術前矯正治療は非抜歯で行い，下顎枝矢状分割術（法）を適用して下顎を右側で5mm，左側で9mm後退させる予定とした．
治療経過：術前矯正治療では，マルチブラケット装置を用いて上下顎歯列の平坦化，下顎前歯舌側傾斜の軽減および上顎歯列弓をわずかに拡大し，上下顎歯列弓幅径の調和をはかった．術前矯正治療期間1年4か月．顎矯正手術は予定どおり下顎枝矢状分割術（法）を選択し下顎を後退させた（**図20-Ⅱ-9A**）．後退量は下顎の右方偏位の改善を考慮して，右側5mm，左側9mmであった．術後14日間の顎間固定を行い（**図20-Ⅱ-9B**），顎間固定解除後ただちに顎間ゴムの使用を指示し術後矯正治療を開始した（**図20-Ⅱ-9C**）．
治療結果：術前矯正治療開始1年11か月（顎矯正手術施行後7か月）後，マルチブラケット装置を撤去し，動的矯正治療を終了して保定観察に移行した．下唇からオトガイ部の突出感が消失して側貌は良好となり，開咬，交叉咬合も改善し，適切なオーバージェット，オーバーバイトおよび緊密な咬頭嵌合が獲得された（**図20-Ⅱ-10**）．動的矯正治療終了時の側面頭部エックス線規格写真の計測値は，ANB角2.0°，SNB角79.0°，下顎角136.0°に変化し，治療前後の重ね合わせでは下顎が後退して上下顎の前後的，

垂直的な位置関係が改善した（**図20-Ⅱ-7, 8**）．保定は，上顎可撤式保定装置，下顎犬歯間保定装置により2年5か月間行い，動的矯正治療終了後も安定した咬合状態が保たれた．

（齋藤　功）

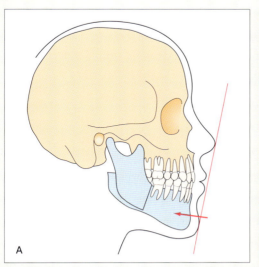
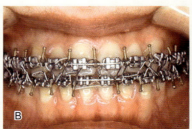
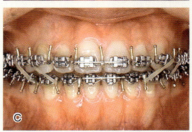

図20-Ⅱ-9　適用した顎矯正手術と手術後の口腔内写真

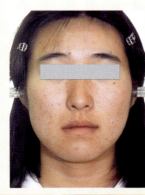
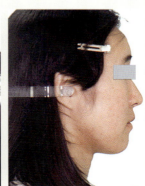
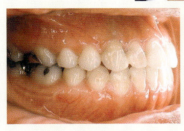
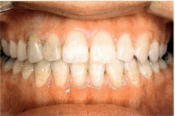
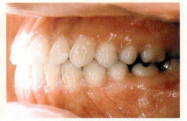

図20-Ⅱ-10　治療後の顔面写真および口腔内写真

顎関節症と矯正歯科治療 (症例 20-3)

III・1 顎関節症の概念

　　顎関節症は，顎関節や咀嚼筋の疼痛，顎関節雑音，開口障害ないし顎運動異常を主要症候とする障害の包括的診断名である．顎関節症は，20代で患者が増加し40代までは比較的高い有病率を維持するが，その後減少する．また，女性は男性の約1.5～2倍の有病率である．

　　顎関節症の発症メカニズムは不明なことが多い．日常生活を含めた環境因子・行動因子・宿主因子・時間的因子などの多様な因子が積み重なり，個体の耐性を超えた場合に発症する．

　　咬合因子と顎関節症の発現への関与は長い間議論されてきたが，これを積極的に支持するための十分な科学的根拠はない．したがって，咬合因子は顎関節症のリスク因子の1つであることは否定されないが，咬合因子が最重要因子となる場合は限定的であるというのが現在の一般的な見解である．

　　顎関節症患者の自然経過を調べた研究により，顎関節症の自覚症状の多くは一時的で，基本的には時間経過とともに改善していくことが示唆されている．あらゆる顎関節症の症状改善に有効な特定の治療法は存在しないものの，多くの場合，保存的療法により改善させることが可能である．しかしながら，顎関節の形態変化を伴う病態は，顎顔面形態に重大な影響を及ぼし，不正咬合の発症や進行に関与する可能性がある．

III・2 顎関節症の診断

　　頭蓋内疾患や隣接臓器の疾患，筋骨格系の疾患，心臓・血管系の疾患，神経系の疾患，頭痛，精神神経学的疾患など顎関節症と鑑別を要する病態の有無を確認するための診察を行う．さらに，顎関節症と関連する全身疾患や環境因子，さらには心理社会学的因子も考慮する．

　　次に，現在の顎関節症の病態の検査，診断を行う．

　　臨床検査として，症状発現部位の確認，下顎運動の検査（最大開口量，開閉口路，側方・前方運動量），顎関節雑音の検査，咀嚼筋・顎関節の触診などを行う．

　　顎関節症の画像検査には，パノラマエックス線写真，CT，磁気共鳴画像（MRI）などが用いられる．

　　以上の検査結果に基づいて，顎関節症の病態を咀嚼筋痛障害（I型），顎関節痛障害（II型），顎関節円板障害（III型），および変形性顎関節症（IV型）に鑑別診断する．1つの顎関節にこれらの病態のうち複数が存在する場合も多い．

❶ 咀嚼筋痛障害（I型）

　　咀嚼筋痛障害は，咀嚼筋痛とそれによる機能障害を主徴候とする．主な臨床症状としては筋痛，運動時痛，顎運動障害がある．

❷ 顎関節痛障害（II型）

　　顎関節痛障害は，顎関節痛とそれによる機能障害を主徴候とする．主な病変部位は，滑膜，

円板後部組織，関節靱帯（主に外側靱帯），関節包であり，それらの炎症や損傷によって顎運動時の顎関節痛や顎運動障害が惹起される．

❸ 顎関節円板障害（Ⅲ型）

顎関節円板障害は，顎関節内部に限局した，関節円板の位置異常ならびに形態異常に継発する関節構成体の機能的ないし器質的障害と定義される．主な病変部位は関節円板と滑膜であり，関節円板の転位，変性，穿孔，線維化により生じる．MRIにより確定診断が可能である．顎関節症の病態の中で最も発症頻度が高い．関節円板は前方ないし前内方に転位することがほとんどであるが，まれに内方転位，外方転位，後方転位が認められる．いずれの方向に転位した場合でも，顎運動に伴って関節円板が復位する場合（a：復位性関節円板前方転位）と復位しない場合（b：非復位性関節円板前方転位）とに分類される．

復位性関節円板前方転位では，開口時に下顎頭と関節円板の位置関係が正常に戻り，閉口時に関節円板が再び転位する．開閉口に伴って関節円板の位置関係が変化する際にクリックを生じることが多い．一方，非復位性関節円板前方転位では，どのような下顎運動を行っても関節円板は前方転位したままの状態となり，クリックは消失する．その際に下顎頭の運動制限が生じ，開口障害となった状態をクローズドロックという．また，通常は復位性関節円板前方転位で，間欠的に開口障害を生じるクローズドロックの前段階の病態を間欠ロックといい，復位性関節円板前方転位に分類される．片側の顎関節のみに下顎頭の運動制限が生じた場合，開口路の患側への偏位が認められる．下顎頭の運動制限が著しく，重度の開口障害と開口時の疼痛を呈する急性の非復位性関節円板前方転位は，やがて慢性に移行する．関節円板の変形や関節包や円板後部組織の伸展により下顎頭の運動制限やこれに伴う関節痛は軽減する．

❹ 変形性顎関節症（Ⅳ型）

退行性病変を主徴候とした病態で，その主病変部位は関節軟骨，関節円板，滑膜，下顎頭，下顎窩である．臨床症状は，関節雑音，顎運動障害，顎関節部の疼痛のうちいずれか1つ以上となる．特に関節雑音は「ジャリジャリ」といった独特の捻髪音（クレピタス）を呈することがある．また，高頻度に非復位性関節円板前方転位を伴い，さらに関節円板の穿孔や断裂を生じていることも多い．進行すると下顎頭，下顎窩，あるいは関節隆起に変形が認められる．変形性顎関節症で認められる主な下顎頭の異常所見として骨びらん，骨棘，萎縮などがある（**図20-Ⅲ-1**）．

Ⅲ・3 顎関節症を伴う不正咬合に対する矯正歯科治療の留意点

矯正歯科治療の開始前に，病歴聴取と臨床的診察により顎関節症を有しているかどうかをスクリーニングすることが重要である．矯正歯科治療を開始する際に顎関節症が疑われる場合にはあらかじめ鑑別診断を行い，病態に配慮した治療計画を立案する．これにより，治療期間中の顎関節症状の発現や増悪を可及的に予防し，症状が発現した際には適切に対処することが可能となる．また，矯正歯科治療をただちに開始することに高いリスクを伴う顎関節病態を事前

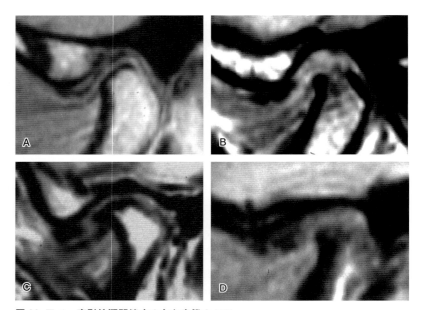

図20-Ⅲ-1　変形性顎関節症の主な病態のMRI
A：正常．B：骨びらん．下顎頭関節面皮質の連続性の喪失像．C：骨棘．鋭角な外方への骨増生像．D：萎縮．下顎頭の縮小像．

に鑑別し，場合によっては開始を遅らせる判断を行うことができる．治療開始にあたっては，術者は顎関節症の病態と病因の説明を十分に行い，患者自身がこれらを理解したうえで，病態を管理する意識をもつようにすることが重要である．

　顎関節症の臨床症状のうち，顎関節や咀嚼筋の疼痛や不定愁訴，重篤な開口障害あるいは顎運動異常に対しては，顎関節症の治療を優先し，症状の緩解を確認した後に矯正歯科治療を開始する．臨床症状の改善には，顎関節症の基本治療が行われる．顎関節症の基本治療は，病態説明と疾患教育に始まり，保存的で可逆的な治療，すなわち理学療法（咀嚼筋のマッサージ，温罨法など），運動療法，薬物療法（消炎鎮痛を目的とした非ステロイド性抗炎症薬などの投与），アプライアンス療法（歯列全体あるいは一部を硬性あるいは軟性プラスチック材料で被覆する装置を用いた治療）などを主体として行う．また，生活指導や日中上下顎の歯を持続的に接触させる歯列接触癖 tooth contacting habit（TCH）などの悪習癖の改善を中心としたセルフケアの指導も行う．咬合調整は不可逆的な治療であり，症状を悪化させる可能性もあるため顎関節症の基本治療では通常行わない．顎関節症の基本治療の期間は一般的に2週間から1か月程度であり，長くても3か月程度とする．顎関節症の自覚症状は保存的治療によって良好に緩和することが多いが，顎関節症の基本治療によっても疼痛や開口障害などの症状が改善しない場合，病態に応じた専門医による治療が必要となることが多い．慢性的な訴えが続くような場合には，心理社会学的因子への配慮も必要となる場合がある．

　臨床症状が関節雑音のみで，画像検査で下顎頭など顎関節構成組織に特段の異常所見が認められない場合は，通常の矯正歯科治療が行われることが多いが，矯正歯科治療中には顎関節に

過度の負荷が加わらないように留意する．関節円板の転位や変形のみられる関節は，滑液成分や関節構成組織の器質的変化，これに伴う潤滑機能や緩衝機能の低下を生じている可能性があり，単なる形態上の問題ととらえるべきではない．関節円板障害を伴う不正咬合患者に矯正歯科治療を行い，結果的に関節円板が正常な位置に整位される場合はあるものの，意図的に達成されるものではなく，長期的な予後も見通しが立ちにくい．したがって，矯正歯科治療は不正咬合の改善に主眼を置くことが重要であり，円板整位のみを目的とすることは推奨されない．

　また，特に注意すべきは，持続的に下顎頭の異常吸収を呈する病態である．関節軟骨は元来修復能力に乏しく，損傷した軟骨組織の回復は困難である．重篤な変形性顎関節症は，下顎頭の吸収性変化による下顎枝の短縮を惹起し，顎顔面形態や咬合に影響を及ぼす可能性がある．すなわち，成長期における下顎骨の前下方への成長の阻害や，成長終了後の下顎頭の高度な吸収による下顎枝長の短縮は，不正咬合の原因となる．これに関連した不正咬合としては，下顎の後退や回転を伴う骨格性開咬や骨格性上顎前突，下顎の側方偏位を伴う交叉咬合などがある．

　このように，変形性顎関節症は矯正歯科治療の結果や予後に重大な影響を及ぼすため，矯正歯科治療を行う際には，病態が安定状態にあることが確認されていなければならない．また，疼痛や開口障害などの症状が落ち着いた後でも，経過を長期にわたり観察する必要がある．矯正歯科治療を行う際の変形性顎関節症の病態診断にあたっては，下顎頭を中心とした顎関節組織の破壊性の変化が進行中であるかどうかの判定が重要となる．しかし，変形性顎関節症の病態は重篤な臨床症状を随伴することなく進行することもあり，進行中であるか沈静化しているかを一時点の検査で判定することは困難を伴う．そのような場合には矯正歯科治療をただちには開始せず，しかるべき観察期間を置いて再度画像検査を行い，病態が変化しているかどうかを診断する．観察期間中には，顎関節への過度な機械的負荷が生じないようにブラキシズムなどの悪習癖の改善や緩和に努め，病態の沈静化をはかる．

　以上のプロセスを経たうえで，矯正歯科治療開始の判断を慎重に行う．変形性顎関節症を有している患者においては，急性症状を伴う場合や，吸収性骨変化が進行中の場合，その時点での矯正歯科治療は原則として避けるべきである．また，急性症状がなく吸収性骨変化が停止していると思われる場合においても，注意深く矯正歯科治療を進める必要がある．安定した咬合を確立することにより，顎関節への負荷が軽減あるいは均一化され，結果的に病態の重篤化が回避されることが理想的ではあるが，決して無理な治療をせず可及的に顎関節に負担をかけない治療を心がける必要がある．

　顎関節症は再発しやすいため，症状の消退後もメインテナンスは必須となる．メインテナンスは，顎関節が臨床的に健康に回復した状態を長期に維持するために必要であり，患者自身が行うセルフケアと患者の治療への意欲を高めるために医療者が行う動機づけからなる．

症例 20-3　顎関節症および前歯部開咬を伴う歯性上顎前突

患　　者：18歳1か月の女性
主　　訴：前歯が咬んでいない
顔貌所見：正貌は左右対称である．側貌は直線型であるが，口唇閉鎖時にオトガイの緊張と上下唇のわずかな突出感が認められる（**図 20-Ⅲ-2**）．
口腔内所見：オーバージェットは 5.7 mm，オーバーバイトは－1.5 mm である（**図 20-Ⅲ-2**）．上顎中切歯間は 1.0 mm 離開しており，上顎前歯の唇側傾斜と軽度の叢生が認められる．第一大臼歯の咬合関係は両側 Angle Ⅱ 級である．
模型分析：歯冠幅径は平均的な値を示していた．歯列弓幅径は上下顎ともに正常範囲内であったが，上顎歯列弓長径は大きい値を示した．アーチレングスディスクレパンシーは，上顎－2.2 mm，下顎－2.0 mm を示した．
パノラマエックス線写真所見：歯数や歯根の異常は認められなかった（**図 20-Ⅲ-3**）．$\frac{8|8}{8|8}$ の埋伏が認められた．
頭部エックス線規格写真所見：側面頭部エックス線規格写真分析より，骨格系では ANB 角 4.0°，FH 平面に対する下顎下縁平面角 32.0°，下顎角 121.5° といずれも標準範囲内であり，上下顎の不調和は認められなかった（**図 20-Ⅲ-4，5**）．歯系では，上下顎中切歯がともに唇側傾斜しており，上下顎中切歯歯軸角が小さい値を示した．

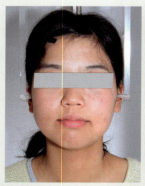
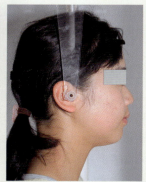
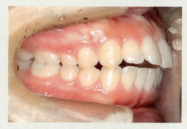
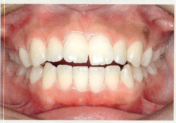
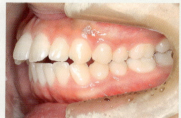

図 20-Ⅲ-2　初診時の顔面写真および口腔内写真

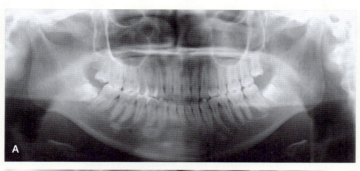
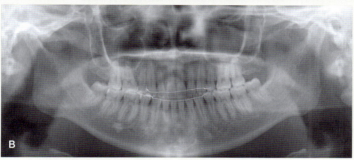

図 20-Ⅲ-3　治療前後のパノラマエックス線写真
A：治療前．B：治療後．

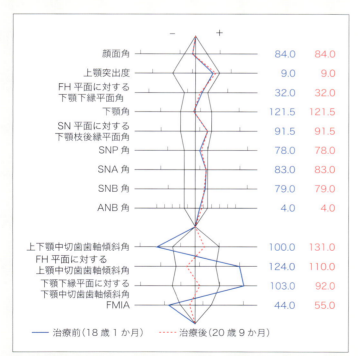

	治療前	治療後
顔面角	84.0	84.0
上顎突出度	9.0	9.0
FH平面に対する下顎下縁平面角	32.0	32.0
下顎角	121.5	121.5
SN平面に対する下顎枝後縁平面角	91.5	91.5
SNP角	78.0	78.0
SNA角	83.0	83.0
SNB角	79.0	79.0
ANB角	4.0	4.0
上下顎中切歯歯軸傾斜角	100.0	131.0
FH平面に対する上顎中切歯歯軸傾斜角	124.0	110.0
下顎下縁平面に対する下顎中切歯歯軸傾斜角	103.0	92.0
FMIA	44.0	55.0

―― 治療前（18歳1か月）
‥‥ 治療後（20歳9か月）

図 20-Ⅲ-4　治療前後の側面頭部エックス線規格写真分析

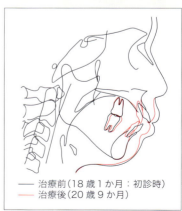

―― 治療前（18歳1か月：初診時）
―― 治療後（20歳9か月）

図 20-Ⅲ-5　治療前後の側面頭部エックス線規格写真のトレースの重ね合わせ

Ⅲ編　治療学

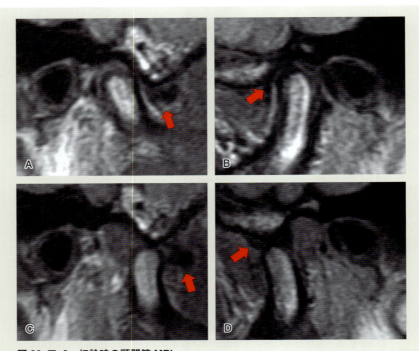

図 20-Ⅲ-6　初診時の顎関節 MRI
A：閉口位右側．B：閉口位左側．C：開口位右側．D：開口位左側．
矢印：関節円板

顎関節症の検査所見：14歳頃から右側顎関節のクリック，開口障害および大開口時の疼痛を自覚していたが，放置していた．16歳頃にクローズドロックを発症したが治療は受けることなく自然緩解し，それ以来右側顎関節のクリックは消退した．当科初診時にはクリックは認められず，最大開口量は42.0 mmであったが，開閉口運動が円滑でなく，ときどき軽度の開口障害を生じることがあった．また，硬いものを咬むと右側顎関節に疼痛を生じていた．日中に集中すると奥歯を咬み合わせている自覚があったため，TCHと判定した．咀嚼筋の圧痛は認められなかった．顎関節 MRI 所見では，閉口位において右側顎関節円板の前方転位と変形が認められた．開口位において下顎頭は関節隆起の下まで移動しているが，関節円板は下顎頭の前方に位置し正常な位置に復位していないことから非復位性関節円板前方転位と診断された（**図20-Ⅲ-6**）．左側顎関節の異常は認められなかった．

診　　断：顎関節症〔右側顎関節円板障害（Ⅲb型）〕
　　　　　前歯部開咬を伴う歯性上顎前突
治療目標：①顎関節症状（咬合時痛および開口障害）の改善，②不正咬合の改善
治療方法：顎関節症の基本治療として，病態説明を行い治療への理解を得たうえで，TCH除去のための指導，および開口訓練を行った．顎関節症状の改善が確認された後，$\frac{4|4}{4|4}$抜歯，マルチブラケット装置および加強固定のためのパラタルアーチによる矯正歯科治療を行った．

治療結果：患者への TCH に対する意識づけによって TCH がほぼ解消された結果，治療開始 1 か月後には右側顎関節の咬合時痛が消失した．また，開口訓練により開閉口運動が円滑になり，開口障害の発症がみられなくなった．顎関節症状が改善したため，矯正歯科治療を開始した．$\frac{4|4}{4|4}$ を抜歯するとともに，パラタルアーチおよび上下顎マルチブラケット装置を装着した．2 年 8 か月の動的矯正治療により，上顎前突および前歯部開咬が改善し，緊密な咬合が獲得された（**図 20-Ⅲ-4，5，7**）．口唇閉鎖時のオトガイの緊張と上下唇の突出感が改善し，良好な側貌が得られた（**図 20-Ⅲ-7**）．動的矯正治療期間中の顎関節症状の再発や悪化は認められなかった．

予　　後：保定として上下顎にフレキシブルスパイラルワイヤーリテーナー（FSW リテーナー）および可撤式保定装置を使用した．保定開始 2 年経過時において，咬合は安定しており顎関節症状の再発は認められなかった．

（谷本幸太郎）

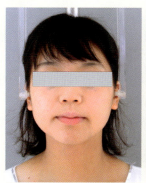
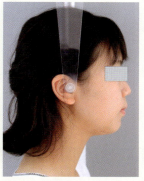
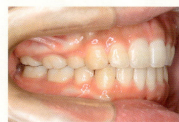
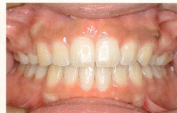
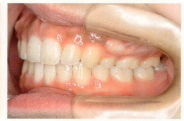

図 20-Ⅲ-7 動的矯正治療後の顔面写真および口腔内写真

IV 歯の先天性欠如と矯正歯科治療

IV・1 概要

　歯の先天性欠如は顎顔面領域にみられる最も頻度の高い先天異常の1つである．1歯ないし2歯の先天性欠如は比較的多く認めるが，3歯以上の先天性欠如の発症頻度は比較的低い．しかし，先天性欠如歯数が多くなればなるほど患者が抱える歯科的問題は複雑になり，矯正歯科をはじめ，補綴科，インプラント科，口腔外科，小児歯科などといった診療科が一体となって治療を行う集学的治療が必要となる．

　歯の先天性欠如は，外胚葉形成不全などの先天性疾患の症候群の一表現型として発症する症候性のもの（表20-IV-1）と，他の表現型を伴わない非症候性のものに大別される．さらに，これらは，一般的に第三大臼歯を除く先天性欠如歯数が1〜5歯の場合を先天性歯数不足症（ハイポドンシア hypodontia），6歯以上の場合を先天性多数歯欠損症（オリゴドンシア oligodontia），すべての永久歯が先天性欠如している場合を先天性完全無歯症（アノドンシア anodontia）と分類されている．先天性歯数不足症の発症頻度は2〜10%であるが，6歯以上を欠如する先天性多数歯欠損症は1%未満といわれている．性差は女性の発症頻度が男性に比べてやや高いと報告されている．日本人における先天性欠如歯の好発部位は先天性歯数不足症と先天性多数歯欠損症で異なり，前者では下顎第二小臼歯，下顎側切歯，上顎側切歯の順で多く，後者では下顎第二小臼歯，上顎第二小臼歯，上顎第一小臼歯の順で多い．わが国では，6歯以上の非症候性部分無歯症に対する矯正歯科治療に対して健康保険が適用となっている．

　本項では，先天性多数歯欠損症の特徴，病因，診断，治療について解説する．

IV・2 歯および顎顔面形態の特徴

　先天性多数歯欠損症と関連する歯・歯列・咬合に関する特徴は数多く報告されている．たとえば，永久歯の歯冠幅径は小さくなる傾向があり，栓状歯のような形態的な異常を伴う場合や，エナメル質形成不全のような歯の形成異常を合わせて認める場合も多い．また，空隙歯列による審美性の低下は多くの患者が抱える問題であり，さらに，過蓋咬合，上下顎前歯の舌側傾斜，欠如部位の隣在歯の傾斜や対合歯の挺出，乳歯の晩期残存，後続永久歯の萌出遅延といった特徴をもつことも報告されている．

表20-IV-1　歯の先天性欠如を症状とする症候群

症候群名	発症頻度
Down 症候群	1/1,000
外胚葉異形成症	7/10,000
Williams 症候群	1/10,000
Van der Woude 症候群	1/35,000
Oral-Facial-Digital 症候群	1/50,000
EEC 症候群	非常にまれ

一方,先天性多数歯欠損症を有する患者の顎顔面形態の特徴としては,上顎骨の後方位を伴う下顎前突傾向,咬合支持の不足や消失による下顎の反時計回りの回転,さらにフランクフルト平面に対する下顎下縁平面角の平坦化や顔面高が小さくなる傾向が生じ,その傾向は欠如歯数が多いほど影響が強くなるといわれている.また欠如部位の歯槽骨は廃用性萎縮を認める.

IV・3 病因

歯の先天性欠如は,遺伝的要因および環境的要因によって発症すると報告されているが,遺伝的な要因のほうがより影響が強いと考えられている.現在までに300を超える遺伝子が先天性欠如歯の発症に関与すると報告されている.代表的な遺伝子は MSX1, PAX9, AXIN2, EDA であり,それぞれの遺伝子と欠如部位との関連が明らかにされている(**図 20-IV-1**).また,環境的な要因としては,風疹ウイルス感染,顎骨の神経障害,顎顔面領域への外傷,化学療法や放射線治療が影響するとの報告がある.

IV・4 診断

歯の先天性欠如の診断にはパノラマおよびデンタルエックス線写真での画像診断と永久歯喪

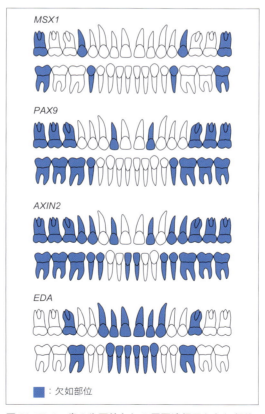

図 20-IV-1 歯の先天性欠如の原因遺伝子と欠如部位の関係

Ⅲ編　治療学

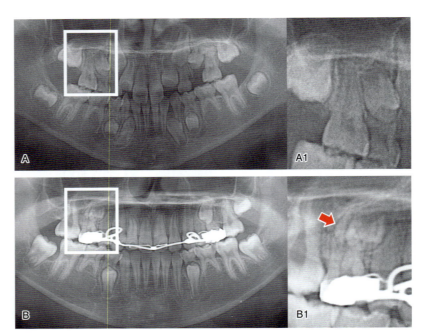

図 20-Ⅳ-2　先天性歯数不足症患者（女児）の 5| の石灰化遅延
A：9歳3か月（初診時）．|5 のみ認め，5| の石灰化を認めなかった．A1 は A の白枠の拡大を示す．
B：11歳2か月．初診時に認めなかった 5| の石灰化が観察された（赤矢印）．B1 は B の白枠の拡大を示す．

失の既往歴の有無に対する問診が必要である．なお，単に石灰化が遅れている場合に誤って先天性欠如と判断してしまう可能性があるため，永久歯の歯冠が完成した8～9歳以上のエックス線写真をもとに判断することが望ましい（**図 20-Ⅳ-2**）．また，全身的症状がある場合は症候性を疑い，全身的症状がない場合は非症候性の歯の先天性欠如と診断する．歯の先天性欠如を症状とする症候群を**表 20-Ⅳ-1** に示す．

Ⅳ・5　先天性多数歯欠損症に対する矯正歯科治療

❶ 混合歯列期の矯正歯科治療

　空隙歯列に加えて，歯の生えかわりが遅いという理由で歯科医院を受診し，歯の先天性欠如を指摘される場合があり，この時点から矯正歯科医が介入することも多い．混合歯列期における先天性多数歯欠損症に対しては，将来の補綴治療のための空隙や歯槽骨の幅や高さを保持するため，後続永久歯が欠如している乳歯は極力残存させるよう留意する．また，欠如部位に対しては隣在歯の傾斜や対合歯の挺出を防ぐことを目的に保隙装置などを用いた処置を行う．また，連続した多数歯の欠如や前歯部の欠如に対しては，義歯や人工歯を付与した床矯正装置を用いて審美面および機能面の回復を行う．上顎正中離開に対しては審美的な観点から，歯根完成後に矯正力を加えて空隙を閉鎖する場合もある．

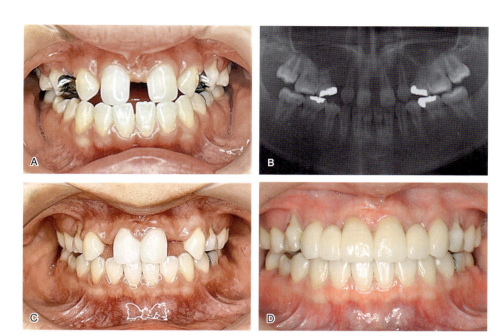

図 20-Ⅳ-3　先天性多数歯欠損症に対する集学的治療
A：初診時の口腔内写真．上顎は正中離開を認め，反対咬合を呈している．
B：初診時のパノラマエックス線写真．$\frac{542|245}{75|57}$ の先天性欠如を認める．$\frac{E|E}{E|E}$ は残存している．
C：動的矯正治療終了時．先天性欠如の $\underline{2|2}$ 相当部に空隙を集めている．
D：補綴治療終了時．ブリッジにより補綴治療を完了した．

　一方，空隙歯列の問題に加えて顎態に問題を認める場合，上顎前方牽引装置，チンキャップ，ヘッドギア，機能的矯正装置などを用いたアプローチを検討する．

❷ 永久歯列期の矯正歯科治療

　1歯ないし2歯の欠如であれば，欠如部位のスペースを矯正歯科治療によって閉鎖することが可能な場合もあるが，先天性多数歯欠損症のように多数の欠如歯を有する場合，ブリッジ，インプラント，義歯といった補綴治療が必要となる（**図 20-Ⅳ-3**）．よって矯正歯科治療を開始する前には，最終的な補綴治療を見据えた治療計画の立案が必須であり，治療にかかわるすべての歯科医師による集学的治療に対する入念なコミュニケーションが重要である．

　治療計画を立案するうえで考慮すべき点は，顎態や咬合関係のみならず，空隙や残存乳歯への対応，好ましくない位置にある永久歯の近遠心的位置関係，欠如部位と対合歯とのクリアランスがあげられ，矯正歯科治療によって永久歯を適切な位置へ移動させ，必要最小限の補綴治療で個性正常咬合が達成されるよう計画されることが望ましい．

　矯正歯科治療を行ううえで留意しなければならないことは，欠如歯が多いと十分な固定源を歯に求めるのが困難になることや，ブラケットスパンが長くなりすぎて適切な矯正力を歯に伝えにくくなることである．また，欠如部に歯槽骨の廃用性萎縮を認める場合，同部位への歯の移動は困難であるため注意が必要である．

❸ 保　定

　保定を開始する前に補綴治療を担当する歯科医師によって適切な補綴治療に必要な空隙が確保されているかの確認が必要である．臼歯部の十分な咬合支持が獲得され，1歯分の空隙のみが残存する状態であれば人工歯を付与した保定装置にて保定を行い，補綴医と相談して適切な時期に補綴治療を開始する．臼歯部の十分な咬合支持が得られない場合や連続した多数歯の欠如を認める場合，機能的な回復を目的に義歯の製作を検討する．

（森山啓司，東堀紀尚）

Ⅴ　その他の矯正歯科治療

　成人の矯正歯科治療では，治療開始年齢が上昇するにつれ，不正咬合のほかにさまざまな問題を抱えることが多く，歯周病，歯の喪失，ブラキシズム，顎関節症などの他にも全身的な疾患や心理的社会的背景と関係するものが少なくない．このような場合，包括的歯科医療として矯正歯科の他にさまざまな診療科との連携が必要となる．成人の矯正歯科治療に対する要求は多様であり，歯周病にかかりやすく，成長期に比べて治療変化に適応しづらいなどの特徴もみられ，症例ごとにきめ細かな専門的対応が求められる．また，歯周組織や移動歯の状態によってはより慎重な移動が必要とされ，治療期間も伸びる傾向にある．さらに，矯正歯科治療後の補綴治療や歯周病予防などのメインテナンスが必要なことも多く，治療計画の立案の段階から他科と綿密に連携し，実現可能な治療ゴールを設定し共有したうえで治療を進めることが重要である．

Ⅴ・1　補綴科，保存修復科との連携

❶ 補綴治療前の矯正歯科治療（症例20-4）

　歯の欠損が長期間放置された場合，隣在歯の傾斜，捻転，対合歯の挺出，審美障害が生じることがあり，そのままでは補綴治療や歯冠修復が困難な場合がある．その場合，あらかじめ適切な位置に歯を移動することで，機能的・審美的な補綴装置や修復物を設計できる．矯正歯科治療終了前にインプラントや補綴装置のシミュレーションを行うと効果的である．

❷ 咬合再構成の一環としての矯正歯科治療

　多数歯欠損などにより広範囲の補綴治療を行う場合や，著しい顎機能障害のため咬合再構成を行う場合，先に矯正歯科治療を行うことで，その後の治療がスムーズに行えることがある．

Ⅴ・2　歯周病科との連携

　歯周治療を行っている患者へ矯正歯科治療を行う場合，まず歯周病をコントロールする必要があり，歯石などの炎症の原因を取り除く．また，歯冠修復が必要な歯には，ある程度の耐久性をもつ暫間的な修復物を装着する．

矯正歯科治療中の管理として，できるだけダイレクトボンディング用のブラケットを装着し，装置周囲の清掃性に配慮する．また，移動歯の周囲歯槽骨が減少している場合は，固定源を確保し，通常よりも弱い矯正力とする必要がある．来院時には，スケーリングや口腔清掃を行い，歯周組織の状態を定期的に検査し，必要に応じて歯周病科での管理を継続する．

❶ 叢生の改善

下顎前歯部などの著しい叢生を改善することで，プラークコントロールやスケーリングが容易になり，隣在歯の歯根の近接も解消されるため，歯周病の予防や歯周治療に有効である．

❷ 外傷性咬合の除去

前歯の反対咬合や早期接触などにより外傷性咬合がみられる場合，歯の位置を改善することで咬合性外傷を軽減することができる．

❸ 歯周病による咬合崩壊症例の咬合再構成

臼歯部の欠損や歯周病による歯軸の傾斜による咬合高径の減少がみられる場合，前歯の唇側傾斜（フレアアウト）による空隙や挺出がみられることがある．歯の移動で歯軸の傾斜を改善することは咬合再構成の1つの手段となる．

V・3　口腔外科との連携

口腔外科と矯正歯科との連携については，外科的矯正治療が代表的であるが，外傷，埋伏歯の開窓・牽引，効率的な歯の移動のためのコルチコトミーなどでも連携することがあり，通常の矯正歯科治療では困難な症例に対する治療の可能性が広がる．しかし，外科的な侵襲の大きさは患者の協力度にも影響があり，治療の進行に支障をきたすこともある．このため，大きな外科的侵襲を伴う場合，代替の治療方針も含め，得られるメリットと治療リスクとを矯正歯科と口腔外科とで十分協議し，患者に説明することが重要である．

❶ 外　傷

外傷歯の整復固定に矯正装置を利用することができる．また，骨折などの外傷による歯や顎の偏位の整復に用いることもできる．

❷ 埋伏歯の開窓・牽引

埋伏歯の開窓後の牽引にリンガルアーチやマルチブラケット装置などを用いる．

❸ コルチコトミーを併用した矯正歯科治療

歯槽部皮質骨の表面を穿孔したり，皮質骨を局所的に切除（コルチコトミー corticotomy）したりすることで，効率的に歯の移動を行うことができる．また，正中口蓋縫合が癒合した成人に急速拡大装置を用いる場合，補助的にコルチコトミーを行うことがある．

Ⅲ編　治療学

> **症例** 20-4　上顎両側側切歯の先天性欠如による上顎空隙歯列症例

患　　者：32歳，男性
主　　訴：前歯の隙間が気になる．
現 病 歴：永久歯萌出後から前歯に空隙があり，歯科検診でも上顎両側側切歯の先天性欠如を指摘されていた．一般歯科医院を受診したところ，矯正歯科治療と補綴治療の必要があると指摘され紹介された．
顔貌所見：正貌は左右対称，側貌は直線型（図20-Ⅴ-1）．

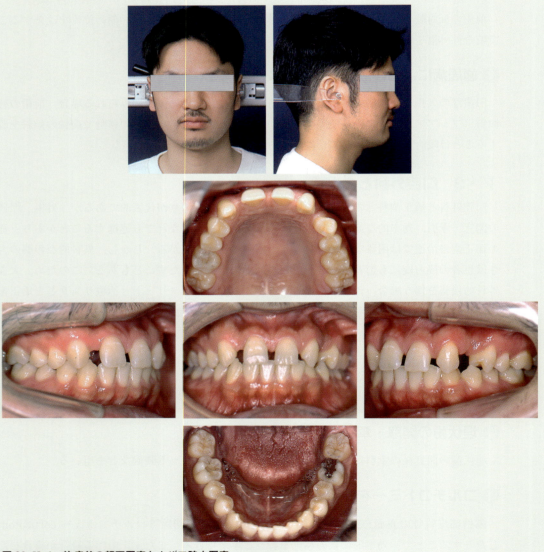

図 20-Ⅴ-1　治療前の顔面写真および口腔内写真

口腔内所見：上顎前歯部に空隙を認め，下顎前歯部に軽度叢生を認める（**図 20-Ⅴ-1**）．上顎前歯はやや唇側傾斜し，大臼歯関係は左右ともⅠ級であり，オーバージェットは＋2.0 mm，オーバーバイトは＋1.5 mm である．アーチレングスディスクレパンシーは，上顎で＋12.0 mm，下顎では－2.0 mm である．

パノラマエックス線写真所見：上顎両側側切歯の先天性欠如を認めた（**図 20-Ⅴ-2**）．

頭部エックス線規格写真所見：ANB 角は 1.0°で下顎骨の過成長傾向による上下顎関係の軽度の不調和を認め，上顎前歯の唇側傾斜を呈していた（**図 20-Ⅴ-3, 4**）．

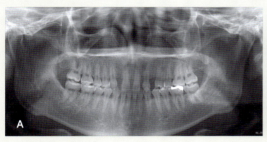 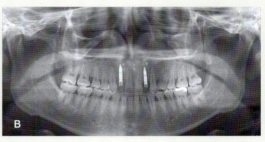

図 20-Ⅴ-2　初診時および治療後のパノラマエックス線写真
A：治療前．B：治療後．

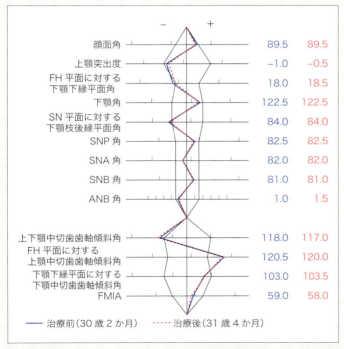

図 20-Ⅴ-3　治療前後の側面頭部エックス線規格写真分析

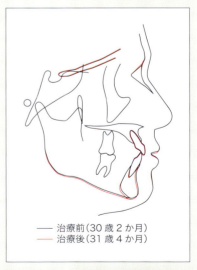

図 20-Ⅴ-4　治療前後の側面頭部エックス線規格写真のトレースの重ね合わせ

Ⅲ編　治療学

　　診　　断：上顎両側側切歯の先天性欠如による上顎空隙歯列症例
　治療方針：①マルチブラケット装置（エッジワイズ法）による上顎空隙歯列弓に対する補綴治療
　　　　　　　のためのスペースコントロールと下顎前歯部軽度叢生の解消，② 2|2 の歯科用イン
　　　　　　　プラントによる補綴治療（**図 20-Ⅴ-5**）
　治療結果：1 年 2 か月の動的矯正治療後，補綴治療を前提とした上顎歯列弓のスペースコント
　　　　　　　ロールが達成され，下顎前歯部の軽度叢生が解消された（**図 20-Ⅴ-6**）．

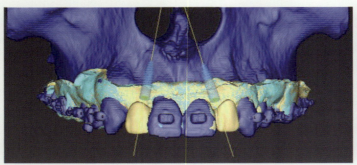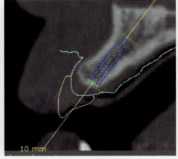

図 20-Ⅴ-5　歯科用インプラントの植立位置と補綴装置の歯冠形態の三次元シミュレーション

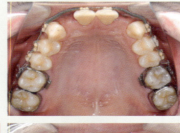
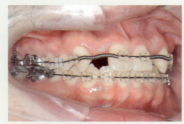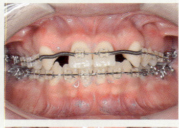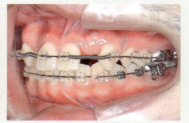
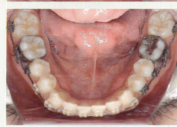

図 20-Ⅴ-6　動的矯正治療終了時の口腔内写真

保定予後： 2|2 に歯科用インプラントを植立した（**図 20-Ⅴ-5**）．上顎に Begg タイプリテーナー，下顎にスプリングリテーナーを用いて保定を開始した（**図 20-Ⅴ-7**）．

（玉置幸雄，石井太郎）

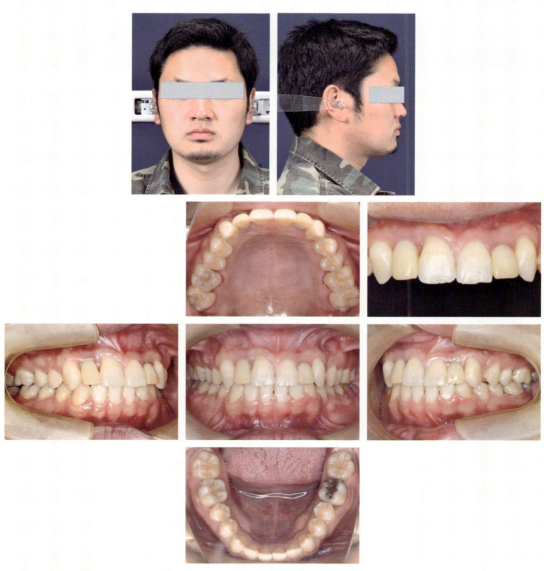

図 20-Ⅴ-7　治療後（歯科用インプラント植立終了時）の顔面写真および口腔内写真

睡眠時無呼吸

1. 睡眠時無呼吸とは

　睡眠時無呼吸 sleep apnea は，睡眠中に，10秒以上の換気停止を断続的に繰り返す睡眠関連呼吸障害の1つである．中高年の男性や閉経後の女性，肥満者に多い疾患であり，わが国の成人男性の約20％，閉経後女性の約10％が中等度以上の患者である．また，循環器や呼吸器の慢性疾患，内分泌・代謝疾患の基礎疾患を引き起こすとともに，不眠や日中傾眠の症状を伴い，居眠りによる交通事故や労働災害の発生，仕事の効率低下をもたらすことから，社会的な問題となっている．

　睡眠関連呼吸障害は，小児期においては，乳幼児突然死症候群の原因になり，身体や精神の発育成長を妨げ，不登校や学習障害などにつながるケースもあることから，医学的にも社会的にも放置できない重要な疾患である．

　睡眠時無呼吸は，脳卒中や慢性心不全に多くみられる脳の呼吸中枢からの呼吸指令の消失により，呼吸運動そのものが停止して無呼吸になる中枢型 central sleep apnea（CSA）と，無呼吸発作中も呼吸努力が認められるが，顎骨・鼻腔の形態的異常，アデノイド・口蓋扁桃の肥厚，肥満，喫煙，飲酒，睡眠薬・鎮静薬の服用，性，加齢などがもたらす上気道の狭窄あるいは閉塞により無呼吸になる閉塞型 obstructive sleep apnea（OSA），および中枢型と閉塞型が連続して生じる混在型 mixed sleep apnea（MSA）に分類される．本疾患の大部分を占める OSA は，習慣性いびき症患者の中に多く潜んでいる．

2. 診　断

　本疾患の確定診断には，終夜睡眠ポリグラフ検査が必要不可欠であり，睡眠1時間あたりの無呼吸・低呼吸の合計回数である無呼吸低呼吸指数 apnea hypopnea index（AHI）が5以上で，かつ日中傾眠，中途覚醒，倦怠感などの自覚症状を伴う場合，もしくは AHI が15以上の場合に本疾患と診断される．これに加えて，OSA における上気道の狭窄を正確に把握するためには，頭部エックス線規格写真（セファログラム）やエックス線 CT，MRI が有用である．とりわけ，MRI は，撮影費用が高価であるが，放射線被爆がなく，仰臥位（睡眠時の体位）で上気道を撮影でき，軟口蓋や舌，咽頭などの軟組織の形態を三次元において計測・評価できることから，OSA に対する優れた画像診断法である．

　一方，小児に多い睡眠関連呼吸障害である小児 OSA は，2014年，アメリカ睡眠学会の睡眠障害国際分類（International Classification of Sleep Disorders 3rd：ICSD-3）により，いびきや，睡眠中における努力性，奇異あるいは閉塞性呼吸，また，眠気，多動，行動の問題，学習の問題などの臨床症状が1つ以上あり，かつ，AHI が1以上の場合，あるいは，睡眠時間の最低25％以上が高炭酸ガス血症（$PaCO_2 > 50$ mmHg）で定義される閉塞性低換気パターンとともに，いびき，吸気鼻圧波形の平坦化，胸腹部の奇異性運動のうちの1つ以上の症状が認められる場合は，小児 OSA と診断される．

　欧米の調査によると，白人における OSA の主な原因は肥満である．しかし，多くの日本人の成人患者は睡眠呼吸障害の重症度が同程度であるのにもかかわらず，白人の患者ほどの肥満でなく，また，中国人を対象とした調査は，非肥満者の小児 OSA 患者について報告し，OSA の発症と重症化には，人種や社会的環境も影響するとされる．頭部エックス線規格写真分析において，日本人の OSA 患者は小下顎症を呈する傾向があり，頭蓋骨形態により咽頭腔が狭小化し，OSA の発症および増悪が促されることが考えられる．

3. 治　療

　OSA の治療には，医科による診断後，マスクを介して持続的に気道に空気を送り，上気道の

表1　上下顎前方移動術の治療前後における終夜睡眠ポリグラフ検査の数値変化
(Uesugi S et al.：Surgical-Orthodontic treatment of adults with mandibular retrognathism and obstructive sleep apnea. *J Clin Orthod*, **53**：521〜534, 2019.)

計測項目		上下顎前方移動術		
		手術前	手術後1年	手術後3年
AHI		9.8	非測定	1.1
動脈血酸素飽和度（％）	平均値	95	非測定	95.1
	最低値	88	非測定	89.2

拡張をはかる持続的陽圧呼吸治療continuous positive airway pressure（CPAP）や，下顎あるいは舌を前方に位置づけることにより睡眠時の上気道の拡張をはかる口腔内装置oral appliance（OA）が用いられる．小児では多くの場合，アデノイドや口蓋扁桃の肥厚が原因であるが，その場合は切除手術が治療法の第一選択となる．また，マスクに対する不快感や呼吸のしにくさなどによりCPAP治療を受け入れることのできない患者が多く存在する．一方，OA治療は，顎関節症に伴う下顎の運動制限，重度の歯周炎や不正咬合がある場合には適用とならないことが問題である．

4．矯正歯科からの治療へのアプローチ

小顎症や歯列狭窄などの顎顔面劣成長を呈する小児のOSA患者に対する上顎骨の急速拡大や下顎骨の成長誘導による治療は，鼻腔や咽頭気道を拡張し，鼻呼吸障害とともに，睡眠呼吸障害を改善する．OSAを伴う成長期の上顎前突に対して，機能的矯正装置であるツインブロック装置twin block applianceの使用は，下顎の前方成長を促すとともにAHIを減少させ，動脈血酸素飽和度を回復させると報告されている．顎変形症に対する外科的矯正治療において，Le Fort I型骨切り術による上顎前方移動は，上部気道を拡張し，鼻腔抵抗を減少する．下顎後退を呈する成人OSA患者に対する上下顎前方移動術は，AHIを減少し，呼吸機能を改善する（**表1**，**図1**）．歯科医師が，不正咬合の検査・診断において，患者の上気道の狭窄やOSAの関連症状に気づくことがある．したがって，OSAの疑いのある場合は，呼吸器内科，循環器内科，耳鼻咽喉科などに紹介し，医科と歯科との連携治療を行うことが，今後，重要性を増してくるといえよう．

（小野卓史，細道　純）

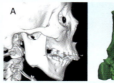

上下顎前方移動術前

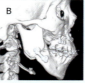

上下顎前方移動術後1年

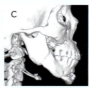

上下顎前方移動術後3年

図1　上下顎前方移動術による治療前後のCTによる顎顔面頭蓋および上部気道の三次元構築画像（Uesugi S et al.：Surgical-Orthodontic treatment of adults with mandibular retrognathism and obstructive sleep apnea. *J Clin Orthod*, **53**：521〜534, 2019.)
上顎前歯の前突と下顎の後退を主訴に来院した成人女性における治療前後の変化．AからCにかけて，AHIは9.8から1.1へと減少した．

21章 矯正歯科治療における口腔衛生管理

I 矯正歯科治療前の口腔内環境

　矯正歯科治療は一般の歯科治療に比べ，いくつかの特殊性をもっている．そのうちの1つが治療期間である．通常，矯正歯科治療の治療期間は短くて1～2年，長いと10年以上の長期に及ぶ場合もある．また，もう1つの大きな特殊性は，口腔内に矯正装置を装着することである．長期間の矯正装置の装着は，口腔内の自浄性の低下や不潔域の拡大を生じ，齲蝕ならびに歯周病の発症を促す可能性がある．

　したがって，矯正歯科治療を開始するにあたっては，治療によって齲蝕や歯周病などを発症させることがないよう留意する必要がある．そのためには，精密検査時に術者が患者の口腔環境を把握し，患者に自身の口腔衛生管理の実態や状況を認知させ，衛生状態が不良の場合には改善がはかれるよう指導を行う必要がある．また，口腔衛生管理の状況に改善を認めない場合には，矯正歯科治療開始の延期や，治療の中断などの対応が必要となる場合もあるため，治療開始にあたっては，口腔衛生管理の重要性について患者に十分な説明と指導が必要とされる．

II 矯正歯科治療中の口腔内環境

　矯正歯科治療患者の口腔内環境は，以下のような特徴をもっている．
① 歯列不正のために口腔清掃が困難となりやすい（図21-II-1）．
② 不正咬合による形態的不調和や咀嚼機能不良のため自浄性が低下しやすい．
③ 矯正装置の装着はプラークの沈着，不潔域の増加および自浄作用の低下を招きやすく，齲蝕や歯周病の誘因の1つとなりうる（図21-II-1）．
④ 成人では歯周病への罹患や補綴歯が多い．

　矯正歯科治療では，図21-II-1のような口腔内環境にある患者を対象に矯正装置を装着する．図21-II-2は，矯正歯科治療で最も使用頻度の高いマルチブラケット装置が装着されている口腔内である．近年の矯正用ワイヤーの進歩によって，複雑なワイヤー屈曲を要する機会は少なくなってはいるが，単純なワイヤーの装着であっても，ワイヤーの接する部分，ブラケット周囲やワイヤーの下部が不潔域になりやすい．したがって，治療中には，不正咬合の改善処置のみに目を奪われることなく，定期的な検査と異常所見への適切な対応，そして継続的な口腔衛生管理・指導を具体的に行うことが大切である．

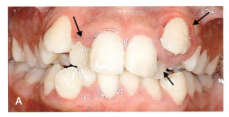
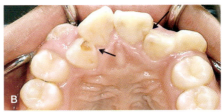

図 21-Ⅱ-1　不正咬合患者の口腔内環境
A：正面観．不正咬合により特に叢生部位は自浄性の低下により食物残渣が残留，停滞し不潔域になりやすい．
B：咬合面観．口腔清掃も困難であるため齲蝕を発症しやすい．

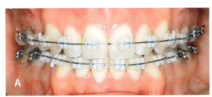
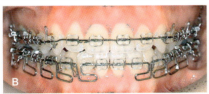
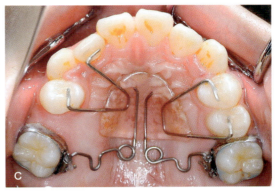

図 21-Ⅱ-2　矯正装置装着時の口腔内環境
A：マルチブラケット装置装着時．B：複雑に屈曲されたアーチワイヤーを装着したマルチブラケット装置．C：複雑な形状な固定式矯正装置であるペンデュラム装置．

Ⅲ　口腔内環境の検査と記録

　矯正歯科治療を行うにあたり，以下のような心構えが必要であり，これらは矯正歯科治療の基本的要項といえる．
① 矯正歯科治療前の齲蝕や歯周病の状況を初回検査時に把握し記録する．治療を要する場合には，動的矯正治療開始までに改善するよう指導する．
② 治療中は，定期的に歯の白濁，白斑および着色などの初期症状を含めて齲蝕の有無や歯周病の確認を行う．
③ 動的矯正治療終了後の保定期間中においても口腔衛生状態の検査を行う．
　具体的には，齲蝕・白濁部の有無，歯肉炎・歯周炎や口腔粘膜の異常の有無，歯や口腔の汚れの程度，口臭の有無などのチェックに加え，食事・生活習慣の確認を行う（**表 21-Ⅲ-1**）．また，齲蝕活動性の測定*も行うことが望ましい．

---

*齲蝕活動性の測定
齲蝕活動性の測定にはいくつかの検査がある．プラーク，唾液，歯周ポケット内の病原微生物の量，唾液の性状などを測定する．これらから得られる情報は，治療途中における齲蝕の罹患しやすさの目安になる．また，患者の口腔衛生管理に関するモチベーションを高める資料ともなる．

表21-Ⅲ-1　患者の口腔衛生管理に関する口腔内や生活習慣に関する検査項目（例）

	検査項目	項目の内容
口腔内の状態	1. 歯の状態 2. 歯肉の状態 3. 口腔清掃状態	1. 齲蝕，修復処置，動揺，欠損，着色・変色などについて記す 2. 炎症の有無や色素の沈着について記す 3. 検査時の清掃状態について記す
生活習慣	1. 健康状態 2. 偏食や間食の有無 3. 口腔清掃習慣 4. 口腔清掃指導 5. かかりつけの歯科医院	1. 患者自身の感じている健康状態についてたずねる 2. 「ある」と答えた場合は，具体的な内容についてたずねる 3. ブラッシングをいつするか（起床時，朝食後，昼食後，間食後，就寝時）についてたずねる 4. ブラッシング指導を受けた経験の有無を確認し，「ある」と答えた場合は，いつ受けたのかについてもたずねる 5. 定期的に歯科医療を受診しているかどうかについてたずねる

Ⅳ 口腔衛生指導

Ⅳ・1　矯正歯科治療開始前の口腔衛生指導

　矯正歯科治療を行うにあたり，現状の患者の口腔衛生状況を患者自身に把握させ，口腔衛生管理に対するモチベーションを高めることから始める．
① 矯正装置の装着でブラッシングが困難になることを説明し，あらかじめ口腔清掃の必要性とブラッシング方法について指導する．
② 矯正歯科治療中に齲蝕や歯周病により装置を撤去する必要が生じることは少なくなく，治療の中断，治療期間の延長を招くことを説明する．
③ 歯並びをよくするには患者本人の積極的な関与が必要であり，ブラッシングによる口腔衛生管理が矯正歯科治療を行ううえで重要な要件であることを説明する．
　これらの指導の際には，一連の矯正歯科治療の流れを確認できる具体例を提示しつつ行うことが効果的である．
　患者（および保護者）に対し，これらの説明内容の理解を確認した後，次のような具体的なブラッシング指導を行う．
① 歯ブラシの大きさや形の選択
② 歯磨剤の選択と使用量の指導（フッ化物配合歯磨剤の推奨）
③ 食後のブラッシングの習慣化
④ 正しいブラッシング法の指導と磨き癖の修正
⑤ 手鏡の使用による磨き残しの有無の確認

Ⅳ・2　矯正歯科治療中の口腔衛生指導

❶ 初めて矯正装置を装着するときの口腔衛生指導

　初めての装置装着時には，ブラッシング指導に十分な時間をかけ，不正咬合の状態と使用する矯正装置の種類に応じた口腔清掃指導を行うことが重要である．特に低年齢の患者の場合には，本人のみならず保護者にも指導内容を提示・説明し，家庭での日常的なチェックを勧め

る．また，矯正装置の中でも上下顎のすべての歯に装置を装着する必要があるマルチブラケット装置は，補助的清掃手段としてのフロッシング，歯間ブラシ，水流式口腔洗浄器，電動歯ブラシなども正しく使用されれば効果は大きい．必要に応じて治療開始前の指導およびモチベーションの強化を再度行い，ときには歯垢染色剤を用いて磨き残しの確認を行うことも有効である．

❷ 動的矯正治療中の口腔衛生指導（図 21-Ⅳ-1）

来院時には，装着されている矯正装置の周囲の白斑，齲蝕や汚れの有無，歯肉炎，歯周炎の有無，口腔粘膜の異常，口臭の有無などを確認する．装置の周囲，特にマルチブラケット装置はブラケットの周囲や，アーチワイヤー下部の確認が非常に重要である．

マルチブラケット装置装着時のブラッシングの一般的な方法は，通常のスクラビング法のように，歯面に対して直角に歯ブラシを当てて磨くだけではなく，アーチワイヤーを境にして，歯冠側と歯頸側からそれぞれブラケットの方向に歯ブラシを当て小刻みに動かし清掃する．また，ワンタフトブラシや歯間ブラシなどの小さな毛先の歯ブラシも使用し，アーチワイヤー下部の歯間清掃を行う．

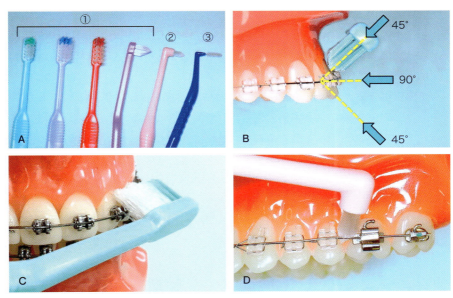

図 21-Ⅳ-1　動的矯正治療中の口腔衛生指導
A：動的矯正治療中は矯正装置により歯ブラシが届きにくい場所ができるため，矯正用歯ブラシ（①）やワンタフトブラシ（②），歯間ブラシ（③）などを使用するとよい．
B：マルチブラケット装置装着時のブラッシング法．ブラケット周囲は自浄性が悪いため，歯に対して90°で磨くだけでなく，歯頸側と歯冠側方向から45°の角度で歯ブラシを当て，3方向からそれぞれ小刻みにブラッシングを行う．
C：ブラケットを装着した歯の歯頸部やバンドを装着した歯のバンドと歯肉の境目は汚れが溜まりやすいため，歯肉溝周辺を小刻みにブラッシングする．
D：アーチワイヤー下部の歯間部は特に磨きにくいため，ワンタフトブラシや歯間清掃用ブラシを用いると行いやすい．

可撤式矯正装置の場合は，口腔内の清掃だけでなく装置の清掃も習慣化するよう指導する．床矯正装置については義歯と同様に水流下で歯ブラシを用いて洗浄し，ときにはリテーナー用洗浄剤を用いることを勧める．

治療中に口腔衛生状態に問題があれば，ブラッシング方法の確認と再指導およびモチベーションの再強化を行う．また，歯垢染色剤を用いることで本人に自覚を促すことも大切であり，場合によっては保護者にも伝える．

万一，治療中に齲蝕や歯周病が発生した場合には，治療が必要であれば状況に応じて装置の一時撤去を行い，その処置を優先する．早めの対応がよりよい結果を招く．

❸ 保定期間中の口腔衛生指導（図21-Ⅳ-2）

保定期間中は，動的矯正治療時の矯正装置に代わり，固定式または可撤式の保定装置が口腔内に装着される．保定時の口腔内環境は，矯正装置が装着されたばかりの時期に比べればはるかに清掃が行いやすい状態にあり，装置に対する異物感も少ない．

しかし，保定も矯正歯科治療の一部であり，保定期間中は矯正装置が装着されている動的矯正治療期間中と同様の口腔衛生管理に対するモチベーションを保つ必要がある．

図21-Ⅳ-2 にBeggタイプリテーナーとフレキシブルスパイラルワイヤーリテーナー（FSWリテーナー）を示す．

Beggタイプリテーナーは使用頻度の高い可撤式保定装置であるが，歯頸部に食物残渣を停滞させたまま装着すると，齲蝕や歯周病を発症させることになるため，食後（装置装着前）の口腔清掃の習慣化が必要である．

FSWリテーナーは比較的使用頻度の高い固定式保定装置の1つであり，ダイレクトボンディング法の進歩により審美的にも良好で異物感は少ない．しかし，固定式保定装置であるため，ワイヤーの下や歯頸部に歯石やプラークが沈着しやすく，可撤式保定装置と比較して齲蝕や歯周病が生じやすいため，ブラッシング指導が重要となる．

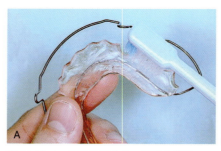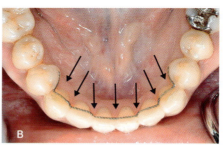

図21-Ⅳ-2 保定治療中の口腔衛生指導
A：Beggタイプリテーナーの清掃．毎日のブラッシング時にレジン床の表面や裏側の汚れを磨き水洗する．汚れや臭いが気になるときにはリテーナー用洗浄剤などを用いると効果的である．
B：FSWリテーナー．固定式装置のため矢印の部分が不潔域となり，歯石も沈着しやすく歯周炎や齲蝕の原因となる．ブラッシング時に特に注意して磨くよう指導する．

IV・3　生活習慣への指導

　矯正歯科治療は，他の歯科治療と異なり，長期間にわたり口腔内に装置を装着する必要があるため，口腔衛生状態が低下しやすい．したがって，治療を行う際には，喫煙の有無などの生活背景や，ブラッシングの回数や頻度などの口腔衛生習慣，食事の回数や間食の有無などの食習慣など，患者の生活習慣に伴うリスクファクターを把握し，個々の患者に応じた齲蝕や歯周病の予防対策について指導し，口腔衛生管理を行うことが重要となる．生活習慣の乱れが口腔環境に与える悪影響は決して小さくない．

IV・4　医療者による口腔衛生管理と清掃指導

　口腔衛生管理は，患者が毎日行う清掃（セルフケア）と医療者が診療室で各種器具を用いて行う清掃（プロフェッショナルケア）に分けることができる．矯正装置の存在により，セルフケアで十分に除去できないプラーク，歯石や歯面の着色などは，定期的にプロフェッショナルケアにて清掃・除去を行う．特に，マルチブラケット装置の調整時にアーチワイヤーを口腔内より除去した際には，隣接面やブラケット周囲を清掃することにより，齲蝕の発生予防につながる．また，磨き残しなどがみられる場合には，改めてブラッシング方法について指導することによって，口腔内の環境を良好に保つことができる．

矯正歯科治療における口腔衛生管理

　矯正歯科治療は，患者および家族，歯科医師，歯科衛生士，歯科技工士の相互の協力体制が確保されることによって安全に行うことができる．口腔衛生の意義と重要性をよく理解し，それぞれの立場で実践することが大切である．術者は効果的で異物感の少ない装置を選択・製作し，適切に口腔内への装着を行い，適切な口腔衛生指導のもと，効率よく治療を進行させることが望まれる．また，患者には矯正歯科治療の進行にあわせて行われる指導内容を守るよう指導する．この相互の理解と協力なくしては良好な結果を得ることはできない．もちろん，術者側は齲蝕や歯周病の発生をできるだけ防止する方法を講じることが前提となるが，口腔衛生管理は，プロフェッショナルケア，セルフケアの両面から行われるべきである．

　両面で行える齲蝕予防の有効な方法としては，歯科診療施設で行うフッ化物歯面塗布法と，家庭でも行えるフッ化物洗口法などがある．セルフケアで行えるフッ化物洗口法は，4歳から開始し，14歳ごろまで継続することが望ましいとされるが，それ以降の年齢でも予防効果があるとされる．また，矯正装置を装着している患者など，齲蝕の発生リスクの高い者への応用も効果的であるとされ，フッ化物を応用した口腔衛生管理も積極的に行っていく必要がある．

　しかしやはり，矯正歯科治療中の口腔衛生管理の中心は，日常生活で行われる毎日のブラッシングによる口腔清掃である．したがって，毎回の治療の際に，歯や顎の移動だけではなく，セルフケアによる口腔衛生管理が正しくできているか確認し，指導を行うことが重要となる．

（藤原琢也，後藤滋巳）

22章 矯正歯科治療に伴う偶発症・併発症

　「医療にかかわる場所で医療の全過程において発生する人身事故の一切を包含したもの」が医療事故と定義されている．さらに医療事故は，医療内容に問題があり起こった事故（過失）と，医療内容に問題がないにもかかわらず起こった事故（不可抗力による）に分類される．

　偶発症，合併症，併発症は，不可抗力による事故に含まれ，「手術や検査などの際，偶然に起こった症候あるいは事象で，因果関係がないか，不明なもの」は偶発症，「ある病気が原因となって起こる別の病気」を合併症，「手術や検査などの後，それらがもとになって起こることがある病気」が併発症とされる．

　したがって，矯正歯科治療を行う際には，高い治療目標や短い治療期間のみを追い求めるのではなく，治療過程における下記のような偶発症，合併症，併発症の可能性を十分に考慮し，常に予防と対策を視野に入れながら治療を行うことが重要である．

I 歯根吸収

　矯正歯科治療に伴う偶発症や併発症としてしばしば問題となるのが歯根吸収である（**図22-I-1**）．歯根吸収は，外傷や歯の萌出過程において顎骨内で歯冠と歯根が接触した場合，舌癖など，矯正歯科治療以外の要因によっても生じ，また矯正歯科治療による正常な歯の移動においても，多少の歯根尖部の変化は生じることがある．しかし特に矯正力が過大となった場合や，移動歯に対して一定方向の力ではなく，多方向へ揺さぶる力（ジグリング）が生じた場合には，病的に歯根吸収が生じる可能性があるとされる．しかし，歯根吸収を起こしやすい体質や，歯根の形態や長さによっても，発生のリスクや吸収の程度は異なり，その原因やメカニズムはいまだ明確にはなっていない．

　歯根吸収は，幼年期・青少年期から治療を開始した場合より成人以降に治療を開始した場合のほうが吸収の程度が強い傾向にある（**図22-I-2**）．また，外傷の既往歯や，歯根の先細り，彎曲，短根歯などは歯根吸収を生じやすく，歯根の形態や長さによってもその程度が異なる．さらに，すでに歯根吸収が生じている歯の移動を行う場合や，舌突出癖，吸指癖，咬唇癖などの口腔習癖を伴う場合は，矯正歯科治療によって歯根吸収が進行したり，発生したりする確率は通常より高くなる．

　したがって，矯正歯科治療を開始する前には十分に精査を行い，歯根形態の異常やすでに歯根吸収が認められる歯の移動を開始する際には，短くなった歯根にとって過大な矯正力を生じさせることのないよう，また対合歯との関係にも注意を払い，効率よく歯の移動を行う必要がある．

　表22-I-1に歯根吸収の予防と発生時の対策を示す．

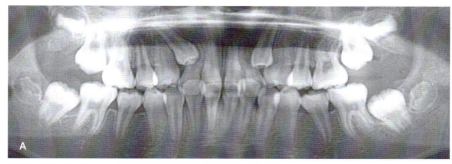
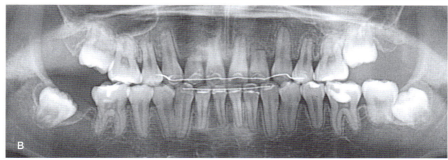

図22-Ⅰ-1 隣在歯の萌出過程で生じた歯根吸収
A：矯正歯科治療前のパノラマエックス線写真．3|3 歯冠が 2|2 の歯根に接触している．
B：治療後のパノラマエックス線写真．2|2 の歯根が著しく吸収している．また 1|1 や下顎前歯にも根尖部の吸収が認められる．

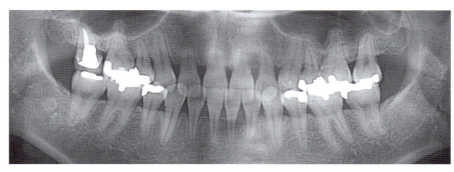

図22-Ⅰ-2 成人の矯正歯科治療後の歯根吸収
4|4 を抜去し治療を行った．上顎前歯部に歯根吸収を認める．

表22-Ⅰ-1 歯根吸収の予防と発生時の対策

歯根吸収の予防	・治療前にはエックス線検査を行い，歯根の長さ・形態を調べ，歯根吸収がないことを確認する ・術中も定期的にエックス線検査を行う ・矯正力は弱い力を用いる ・圧下は特に歯根吸収を起こしやすいため，慎重に行う ・成人の矯正歯科治療では特に注意を要する
発生時の対策	・治療前に行った精密検査の結果を見直すとともに，既往歴を再確認するなどして原因を追求する ・口腔習癖の確認とその除去 ・ジグリングなどの矯正力の確認とその除去 ・加えている矯正力を一定期間中断または減弱させる ・治療目標を変更する ・できるだけ短期間で動的矯正治療を終えるようにする

II 白濁・齲蝕

　矯正装置には可撤式と固定式があるが，齲蝕のリスクが高くなるのは，患者自身で取り外すことができない固定式矯正装置である．たとえば，リンガルアーチ，クワドヘリックス装置などの固定式矯正装置では，大臼歯にバンドを使用することが多く，バンドと歯の適合不良や，合着時のセメント量の不足による歯面の脱灰，白濁，齲蝕の危険性は大きい．特にバンドの内部で脱灰，齲蝕が発生した場合，バンドによって歯面が覆われているため，発見がむずかしい．したがって，来院時には，バンドの緩み，セメント部分の消失の有無などに注意する．

　マルチブラケット装置は歯の三次元的移動が可能なことから，最も広範に用いられている固定式装置であるが，基本的にすべての永久歯にブラケットを接着し，ブラケットにアーチワイヤーが結紮されるため，ブラケット周囲やアーチワイヤー下部の自浄性が低く，矯正装置の中でも不潔域を生じやすい装置である．したがって，口腔衛生管理が不良な場合，矯正装置の中でも特に齲蝕（**図 22-II-1**）や，歯面の白濁，白い斑点が生じるホワイトスポットを発生させる可能性が高い．

　治療中，口腔衛生管理の不良により齲蝕を発症した場合には，修復処置のために矯正歯科治療を中断する必要があったり，場合によっては，矯正歯科治療そのものを中止せざるを得ないこともある．したがって，口腔清掃性が不良である場合には，治療前に口腔衛生管理の重要性を患者本人また保護者に十分に説明し理解してもらうことが必須となる．それでも改善を認めない場合には，矯正歯科治療の開始を見合わせることも必要となる．

　しかしながら，患者の中には心身障害などを有し，自身では口腔清掃が十分に行えない場合もある．また，齲蝕などの歯質の損傷は口腔清掃の不良のみが原因で生じるものではなく，ブラケット装着時に行うエッチングや，ブラケット撤去作業時のエナメル質の損傷の危険性も少なくない．そこで，材料学的内容を含めたブラケット装着方法の開発や，フッ化物の応用がなされ，近年では定期的なフッ化物洗口のみならず，フッ素を長期にわたり放出する矯正歯科材料を利用することで積極的に齲蝕を予防する方策もとられている．また，エナメル質にエッチングを必要としない接着材の開発や，ブラケット周囲のエナメル質全面をコーティングし，外的侵襲から物理的化学的にエナメル質を保護する方法の確立などの改良が進んでいる．このように，患者に対する指導のみではなく，齲蝕リスクを低減する対策も講じていくべきである．

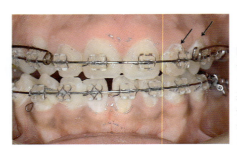

図 22-II-1　矯正歯科治療中に清掃不良により発生した齲蝕
マルチブラケット装置を装着し，来院しない期間が長期に及び，清掃不良のため齲蝕を発症した症例．治療を中断し装置撤去後，齲蝕処置を依頼する必要があるため矯正の治療期間が長期に及ぶこととなる．

III 歯周組織への為害作用

歯周組織への為害作用については，齲蝕と同様に食物残渣がリスクファクターとなる．不適合なバンドの使用は論外であるが，固定式矯正装置を用いる場合には不潔域が生じやすく，歯肉炎や歯周炎を引き起こす要因となる．口腔清掃指導は歯肉，歯槽骨などの歯周組織保護の観点からも徹底させる．特に口腔清掃の指導に際しては歯科衛生士の役割は大きい．

歯周組織に炎症を認めたまま矯正歯科治療を行うと，歯周ポケットや，歯の動揺度が増大するとされ，炎症を悪化させることとなる．近年，成人の矯正歯科治療が増加しており，治療前から歯周病を有する患者も増えている．したがって，特に成人の場合には，精密検査時に歯周検査を行い，歯周病が認められた場合には，まず歯周治療を行い，炎症がコントロールされるまでは矯正歯科治療を開始すべきではない．

IV 口腔軟組織への傷害

矯正装置を構成するレジンや金属線によって，歯肉，頰，舌など周囲組織への傷害を招くことがある．床矯正装置の場合は，辺縁部分が不適合であったり，鋭利であったりすると圧迫，摩擦が生じて炎症を伴う潰瘍（褥瘡性潰瘍）を形成することがある．

クワドヘリックス装置や急速拡大装置など，口蓋粘膜や歯肉より一定の距離を保って装着するよう設計される装置では，舌に潰瘍が形成される場合がある．装置の設計，製作段階においては舌の動態に十分に注意する．

マルチブラケット装置による治療の際，複雑に屈曲されたアーチワイヤーが装着される機会も多く，時としてアーチワイヤーの一部が歯肉や頰粘膜を強く圧迫してしまうことがある．また，アーチワイヤーの最遠心部がバッカルチューブから突出し，最後方歯の遠心部頰粘膜に損傷が生じることもある．したがって，アーチワイヤーを装着する際には，装着時に歯肉や粘膜と接触していないかを確認するだけではなく，歯の動きを予測し，それに伴うアーチワイヤーの動きを考慮する必要がある．また，口腔周囲筋の緊張の強い症例では，ブラケットやアーチワイヤーが頰粘膜を圧迫し，炎症を生じさせることもある．必要に応じて一部装置の除去や装置自体の再設計を考慮する．

矯正歯科治療の場合には，切削器具を使用する機会が少なく，タービンなどによる口腔軟組織の損傷は少ない．しかし，プライヤーを口腔内で使用するため，プライヤーやワイヤーの先端で軟組織を損傷しないよう，特にアーチワイヤーの脱着時にはプライヤーをしっかり把持するよう注意する．また，バンド装着時には，バンドプッシャーにてバンドを歯に圧入するが，フリーハンドにて行うとバンドプッシャーの先端で口腔軟組織を損傷させることがあるため，隣在歯に支持を求めるなど特に注意して行う必要がある．

顎関節症

　不正咬合と顎機能異常との関連性は高く，不正咬合者には治療開始前から，顎関節雑音，筋の過緊張や圧痛の存在，開口障害の既往などを有していることが少なくない．したがって，初診時や精密検査時にこれらの諸症状を見落とすことのないよう十分注意する必要がある．もし，これらの諸症状を伴う場合には，あらかじめその症状への対応を口腔外科，補綴科などとの連携も含めて行い，その結果をもとにして矯正歯科治療を開始することが大切である．
　近年，下顎の後方への矯正力が顎関節症に関係するという報告もみられるが，負荷する力の大きさや期間，時期など，適正な矯正力であれば大きな問題を生じることは少ない．しかしながら，顎整形力で比較的大きな矯正力を必要とするチンキャップなどは，成長発育が旺盛で，諸組織の改造機転がスムーズに行われる時期を中心に実施されることから，目的外の組織，器官における成長発育や改造力を阻害するような過大な矯正力を用いることなく治療を行うことが重要である．
　矯正歯科治療中もしくは治療終了後に顎関節雑音，痛み，開口障害などの顎関節症特有の諸症状を呈することがある．治療中は，矯正力による歯や顎の移動の効果判定のみならず，顎機能異常と思われる諸症状の発現や初診時にみられた症状の進展，悪化の有無にも注意し治療を進める必要がある．状況によっては，一時，矯正歯科治療を中断し，顎関節症への対応を優先した後に，治療方針の見直しも想定しなければならない．

 ## 皮膚への傷害

　顎外固定装置の使用に際して，矯正力をもたらすゴムバンドが頰，あるいは頸部を刺激し肌荒れ，発赤さらには炎症を生じさせることがある．その場合には，予防のため皮膚接触部分に布製のカバー（ネックバンドなど）をあてがう．しかし，顎外固定装置は夜間を中心に使用するため，患者によっては長時間の同箇所への密着からむれが生じ，あせも，ただれなどの皮膚疾患が発現することもまれにある．したがって，ヘッドキャップ，ネックバンドなどの適用に際しては，形態のみならず通気性に優れた材料を考慮する．
　また，ダイレクトボンディング法に用いるエッチング材，ボンディング材には組織への為害作用をもつ成分も含まれることから，薬液の皮膚への付着などが生じないように，治療ポジション，操作手順などに気をつける．

 ## アレルギー

　歯科治療におけるアレルギーで主に問題となるのは，金属や局所麻酔薬，薬剤，ラテックスなどに対するアレルギーである．その中でも，矯正歯科治療においては，矯正装置を長期間，口腔内に装着する必要があるため，大部分の矯正用材料に含まれる金属やラテックスなどのアレルギーに留意し治療を行う必要がある．

Ⅶ・1　金属アレルギー

　金属アレルギーは，金属材料からの金属イオンの溶出によるものである．矯正歯科治療では線材料として 18-8 ステンレススチール，ニッケルクロム，コバルトクロム，ニッケルチタンなどが主に用いられる．ステンレススチールによる重度なアレルギー発症はほとんどないが，ニッケル，コバルト，クロムが感作源となることがある．

　歯科金属アレルギーの主たる臨床症状は，金属との接触部に起こる接触皮膚炎や粘膜炎，あるいは口腔から離れた遠隔部位の湿疹様反応や掌蹠膿疱症などである．治療中に金属アレルギーを発症した場合には，治療の中断や，場合によっては治療を中止する必要もあるため，注意が必要となる．また，歯科金属アレルギーの発症が疑われる患者は，アレルギー性鼻炎や特定の食品に対するアレルギーなど，すでに別のアレルギー疾患を有していることが多いとされ，体質的な要素が関連している可能性が指摘されている．したがって，アレルギーの有無やネックレスやピアスなどの金属製品にて皮膚がかぶれたことがないかなど，初診時に問診にて確認を行うことが重要となる．金属アレルギーの疑いが考えられる際には，アレルゲン検索法として，パッチテストが一般的に行われている．

　パッチテストは，患者の腕や背中にイオン化した金属試薬を貼付け，2 日後に除去する．除去約 2 時間後（貼付 2 日後），除去 1 日後（貼付 3 日後），除去 5 日後（貼付 7 日後）の通常 3 回，皮膚反応を観察し判定する．これまではニッケル，コバルト，クロムなどの金属に陽性を認めた場合には，多くの金属製ブラケットや線材料は，それら金属を含有するため矯正歯科治療は困難であった．しかし近年，セラミックやコンポジットレジン系のブラケット，チタンモリブデンワイヤーなど，歯科材料の進歩によりニッケルフリーの矯正装置やワイヤーが開発され，それらにアレルギーを有する患者に対しても治療が可能となってきている．

Ⅶ・2　ラテックスアレルギー

　矯正歯科治療においては，医療従事者が装着するゴム手袋をはじめ，マルチブラケット装置と併用することが多い顎間ゴムやエラスティックチェーンなど，ラテックスが素材となる製品や矯正用材料が多く用いられている．ラテックスアレルギーは，天然ゴム素材のタンパク質成分であるラテックスアレルゲンを原因としたアレルギー反応である．臨床症状としては，軽症例では接触した皮膚の搔痒感，紅斑，蕁麻疹などであるが，重症例は，全身の蕁麻疹，呼吸困難などさまざまある．また，ラテックスアレルギーを有する患者の 30 ～ 50％に，バナナやキウイなどの果物を摂取した際に，アナフィラキシーなどの即時型のアレルギー反応を起こすことがある．これは，ラテックス－フルーツ症候群ともよばれ，果物に含まれるアレルゲンとラテックスの交叉反応性に起因しているとされ，注意が必要となる．

　ラテックスアレルギーの発症を回避するためには，患者や保護者に，アレルギーの既往に関する詳細な医療面接を行うとともに，治療中，ラテックスとの接触を遮断する必要がある．したがって，ラテックスが含有されていない手袋や矯正用材料を用い，ラテックスフリーの治療環境にて治療を行う必要がある．

（藤原琢也，後藤滋巳）

Ⅲ編　治療学

Ⅷ 歯科矯正用アンカースクリューによる併発症

　近年，歯科矯正用アンカースクリューが薬事承認され，わが国でも広く使用されるようになってきた．歯槽骨や顎骨に直接ネジ止めすることによる絶対的固定源の確保は，これまで困難とされてきた大臼歯の圧下や，歯列全体を一塊として移動させるような治療が可能となった．しかし，その普及に伴って，使用方法に注意しないと併発症を招くおそれがあり，警鐘が鳴らされている．

　植立予定部位については，模型，エックス線CT，パノラマエックス線写真，デンタルエックス線写真などを用いた術前の検査が必要となる．特にスクリューの植立に必要な骨の厚みの確認や，隣接する歯根に傷害を与える可能性があり正確な植立位置の確認が必要とされるときには，エックス線CTとステントを用いた植立位置の検査が重要である．

　植立部位に関しては，解剖学的構造を把握し，骨の厚み，歯根の位置，脈管の存在などに留意する必要がある．特に上顎頬側においては上顎洞の位置，上顎前歯根尖部では切歯孔や鼻腔の位置，口蓋部においては大口蓋動脈の存在と鼻腔の位置を把握して，穿孔や脈管の損傷などを起こさないよう注意する．また，特に歯根間の狭窄部では，歯根や歯槽骨に損傷を与えないよう細心の注意を要する．

　歯科矯正用アンカースクリュー使用時における併発症には以下のようなものがある．

❶ スクリューの動揺，脱落

　スクリューの脱落は10〜20％に認められる．特に思春期以前の若年者は成人に比較して脱落が多い．原因として成人に比べて骨質が軟らかいこと，骨代謝が活発であること，口腔衛生状態の不良などが考えられるが，詳細は不明である．

　スクリューの動揺や脱落を防止するためには，植立部位の解剖学的構造の精査を十分に行うことが必要である．

❷ スクリューの破折

　スクリューの破折（**図22-Ⅷ-1**）は0.5〜1.5％程度に認められ，植立時だけでなく撤去時にも起こりうる．植立時のスクリューの破折を回避するためには，植立トルクを10 N・cm以

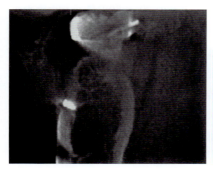
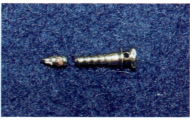

図22-Ⅷ-1　歯科矯正用アンカースクリューの破折（後藤滋巳ほか：安心・安全 歯科矯正用アンカースクリュー この症例にこの方法．医歯薬出版，東京，2013．）
術前エックス線CTより歯根が存在しないことは確認していたが，皮質骨が厚く，アンカースクリューが破折した．ただちに切開して除去手術を行った．

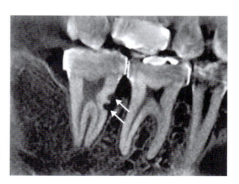

図22-Ⅷ-2 歯科矯正用アンカースクリューによる歯根の損傷と歯槽骨の吸収（後藤滋巳ほか：安心・安全 歯科矯正用アンカースクリュー この症例にこの方法．医歯薬出版，東京，2013．）
二度のアンカースクリュー植立の既往があり，7|に2か所の切削跡と周囲歯槽骨の吸収像を認める．

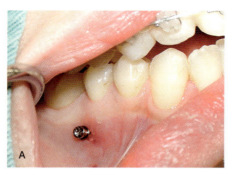 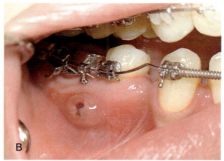

図22-Ⅷ-3 歯科矯正用アンカースクリュー植立による周囲軟組織の肥厚（後藤滋巳ほか：安心・安全 歯科矯正用アンカースクリュー この症例にこの方法．医歯薬出版，東京，2013．）
アンカースクリュー植立後，2か月程度で歯肉の肥厚によってヘッド部が埋没した．次第に排膿を認めるとともに動揺が大きくなり，除去に至った．
A：植立直後．B：植立2か月後

下になるようコントロールする必要がある．

❸ 硬組織，軟組織への傷害

　スクリュー植立時および撤去時に，歯根の損傷（**図22-Ⅷ-2**），歯根膜への傷害，神経損傷，鼻腔や上顎洞への穿孔，気腫などが起こることがある．

❹ スクリュー周囲軟組織の炎症・感染

　スクリュー周囲にはプラークが沈着しやすく，周囲軟組織の炎症，肥厚（**図22-Ⅷ-3**），インプラント周囲炎などを生じることがある．これを予防するためには口腔衛生状態を良好に保つことが重要である．

（宮澤　健，後藤滋巳）

付　録　矯正用材料，矯正用器械・器具

I　矯正用材料

　矯正用材料とは矯正歯科治療を行う際に必要な材料の総称で，材質は無機材料，有機材料に大別される．無機材料には線材料，バンド，チューブ，セメント，フラックスなどがあり，有機材料にはダイレクトボンディング材，エラスティック，床用レジンなどがある．その他数種類の材料を組み合わせたものもある．また，線材料やエラスティックなどのサイズはインチ（inch，〃）で表記する場合が多い（1.0〃 = 25.4 mm）．

I・1　線材料

　リンガルアーチ（舌側弧線装置）の主線や弾線，床矯正装置のクラスプ，マルチブラケット装置のアーチワイヤーなどに使用され，その断面形態，径，材質によって分類される．また，特に矯正力を弱くするために，数本のワイヤーを束ねたツイストワイヤー twist wire（**図1**）などもある．

❶ 矯正用ワイヤー

　矯正用ワイヤーには，直線状のものとアーチ状の形状のもの（アーチワイヤー arch wire；**図2，表1**）があり，ブラケットやチューブに装着して使用する．
　使用されるワイヤーの種類は，断面形態によってラウンドワイヤー round wire（丸線），レクタンギュラーワイヤー rectangular wire（断面が長方形の角線），スクエアワイヤー square wire（断面が正方形の角線）などがある．
　材質はステンレススチール，コバルトクロム合金，ニッケルチタン合金，チタンモリブデン

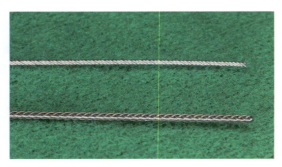

図1　ツイストワイヤー

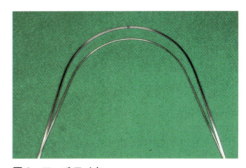

図2　アーチワイヤー
上：レクタンギュラーワイヤー，下：ラウンドワイヤー

表1 アーチワイヤーの種類とサイズ

ラウンドワイヤー（直径）	0.010″（0.25 mm），0.012″（0.3 mm），0.014″（0.35 mm），0.016″（0.4 mm），0.018″（0.45 mm），0.020″（0.5 mm），0.022″（0.55 mm）
レクタンギュラーワイヤー	0.016″× 0.022″，0.017″× 0.022″，0.017″× 0.025″，0.018″× 0.025″，0.019″× 0.025″，0.021″× 0.025″，0.0215″× 0.028
スクエアワイヤー	0.016″× 0.016″，0.017″× 0.017″，0.020″× 0.020″

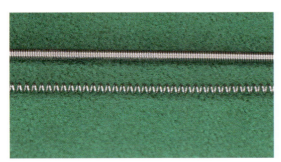

図3　コイルスプリング
上：クローズドコイルスプリング
下：オープンコイルスプリング

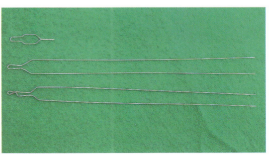

図4　結紮線
上：プリフォームドリガチャーワイヤー（専用器具用）
中：プリフォームドリガチャーワイヤー
下：コバヤシフック

合金などがある．コバルトクロム合金の線材は，冷間加工と低熱処理硬化性とにより高弾性が得られるが，この特性を生かすため，矯正歯科治療ではワイヤーを屈曲後に薄茶色程度に熱処理して使用する．ニッケルチタン合金は，大きな変形を加えても永久変形を起こしにくく，変形に対する荷重増加も少ないという超弾性の性質をもっているため，矯正力として弱く持続的な力を発生させることができる．チタンモリブデン合金は，弾性係数，すなわち剛性（力に対する変形のしにくさ）がステンレススチールより小さく，ニッケルチタン合金より大きいといった中間的な特性をもつ．ニッケルチタン合金と比較して，屈曲しやすく，ニッケルを含有しないため，ニッケルアレルギーの患者に使用することができる．

❷ コイルスプリング

　コイルスプリング coil spring は歯の移動にスプリングの弾性を利用するもので，クローズドコイルスプリングとオープンコイルスプリングがある（**図3**）．クローズドコイルスプリングは空隙を閉鎖するためにスプリングを引き伸ばして装着する．オープンコイルスプリングは歯間を離開するためにスプリングを圧縮して装着する．アーチワイヤーと同様に，コバルトクロム合金やニッケルチタン合金のコイルスプリングが利用されている．

❸ 結紮線

　結紮線 ligature wire はアーチワイヤーとブラケットまたはブラケット同士の連結，顎間固定などに使用される．サイズは直径 0.008″（0.2 mm）〜 0.014″（0.35 mm）で用途によって使い分ける（**図4**）．

付　録

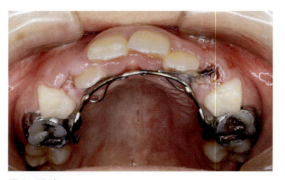

図5　弾線
舌側転位した 2|2 を唇側移動するための複式弾線

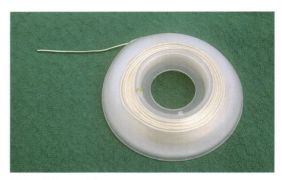

図6　ブラスワイヤー

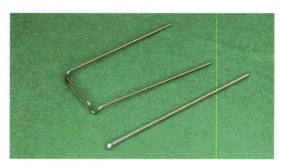

図7　クラスプ
上：Adams クラスプ，下：ボールクラスプ

❹ 弾　線

ワイヤーが元の状態に戻る復元力を利用して，弱い持続的な矯正力によって歯の移動に用いられるワイヤーを弾線 elastic wire, spring wire という．線径が比較的小さい直径 0.020″（0.5 mm）のコバルトクロム合金の矯正用ワイヤーを利用することが多い（**図5**）．

❺ ブラスワイヤー

歯間分離や歯列弓周長の測定に用いられる．また，アーチワイヤーにろう着してフックとしても用いられる．直径は 0.016″（0.4 mm）〜 0.032″（0.8 mm）がある．材質は銅と亜鉛の合金である（**図6**）．

❻ クラスプ

可撤式床矯正装置に組み込まれるワイヤータイプの維持部分の総称である．直径 0.028″（0.7 mm）〜 0.040″（1.0 mm）の線径が比較的大きいステンレススチール，コバルトクロム合金のワイヤーを屈曲して用いる．Adams クラスプやボールクラスプ（**図7**）は既製のものもある．

Ⅰ・2　バンド材料

バンドは矯正装置の固定部をろう着したり，アタッチメントを溶接して用いる．特にクラウンなどのダイレクトボンディングがむずかしい部位や，咬合力のかかりやすい大臼歯部に用いることが多い．

それぞれの歯種に対して歯の形態に適合するような既製バンド（**図8**）を使用する．また，あらかじめチューブが溶接されているバンドもある．材質はステンレススチールで，個々の歯に適合するようサイズは20～30種類ある．

Ⅰ・3　ブラケット

マルチブラケット法で用いるアタッチメントの一種で，アーチワイヤーを維持する．ブラケットにはアーチワイヤーを挿入する溝（スロット）があり，スロットのサイズには0.018″×0.025″と0.022″×0.028″の2種類がある．接着様式によりバンドに溶接するもの（電気溶接用）と歯に直接接着するもの（ダイレクトボンディング用）がある．材質はコバルトクロム合金，ステンレススチール，セラミックス，プラスチックなどがある．術式や歯種の違いにより，その種類は非常に多い．

❶ 具備すべき性質

アーチワイヤーを維持しやすい形であること，アーチワイヤーを結紮しやすい形であること，アーチワイヤーからの矯正力により変形せず強固な材質であること，アーチワイヤーとの間に摩擦が少ないものであることなどである．

❷ ブラケットの構造

形状はアーチワイヤーを入れる溝が方形（**図9左**）で，レクタンギュラーワイヤーを用いることで，エッジワイズ法の特徴である歯体移動やトルクの付与が効果的に作用する．ブラ

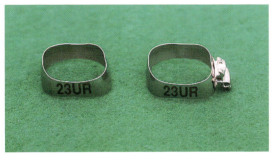

図8　既製バンド
左：上顎右側大臼歯用バンド
右：あらかじめチューブが溶接された上顎右側大臼歯用バンド

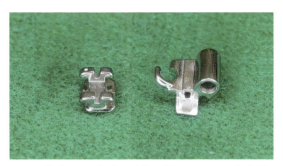

図9　ブラケット（左），ダブルバッカルチューブ（右）

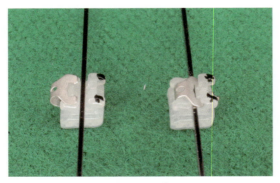

図10 セルフライゲーティングブラケット
左：キャップを開いた状態，右：キャップを閉じた状態

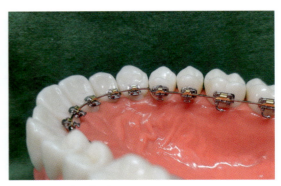

図11 リンガルブラケット

ケットの形態によりスタンダードブラケットとストレートワイヤーブラケットに分けられ（☞ p.230 参照），後者は，ブラケット自体にイン・アウト量，オフセット角度，傾き（アンギュレーション），トルクを組み込んで設計されている．ブラケットに組み込まれたキャップなどを利用してアーチワイヤーをブラケットスロット内に固定する機構をもち，結紮操作を省略できるセルフライゲーティングブラケット self-ligating bracket もある（**図10**）．

また，審美性の目的から，歯の舌面にブラケットを装着する治療法ではリンガルブラケット lingual bracket（**図11**）が用いられる．

❸ チューブ

アーチワイヤーを歯（主に最後臼歯）に維持するための管でアタッチメントの一種である．ろう着用，電気溶接用，ダイレクトボンディング用がある．リップバンパーなどに用いられるラウンドチューブとアーチワイヤーを維持するために大臼歯に付加されるチューブがある．

チューブには，上下顎大臼歯にボンディングあるいはバンドに溶接してバンディングするものがある．2つのチューブが付与されたものをダブルバッカルチューブ（**図9右**）という．上顎大臼歯にはヘッドギア用のチューブとアーチワイヤー用のチューブを付与したものが使用されることが多い．

❹ その他のアタッチメント

補助的な矯正装置で，結紮線や矯正用ゴムの維持部となるフック類，バッカルアタッチメント（サージカルフック，クリンパブルフックなど），リンガルアタッチメント（リンガルクリート，リンガルボタン，リンガルシース，STロックなど）（**図12**）などがある．

I・4　接着材

歯の表面にブラケットなどのアタッチメント類を接着（ダイレクトボンディング）したり，バンドの合着や固定式保定装置を歯面に接着するなどの目的で用いられる．

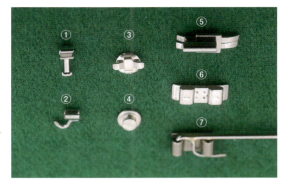

図12 アタッチメント
①：サージカルフック，②：クリンパブルフック，
③：リンガルクリート，④：リンガルボタン，
⑤：リンガルシース（水平式），
⑥：リンガルシース（垂直式），⑦：ST ロック

❶ レジン系

　接着材の基材は Bis-GMA 系と MMA 系があり，主にブラケットなどの歯面への接着に用いられる．Bis-GMA 系接着材の性状はペーストタイプが多く，光重合レジンが主流で，一部には，カリエスリスクに配慮したフッ化物徐放性のものもある．MMA 系接着材は接着性即時重合レジンで，性状は粉と液を混和するタイプであり，筆積法にて接着に用いる．

❷ セメント

　グラスアイオノマー系セメント，リン酸亜鉛セメント，カルボキシレートセメントなどがある．性状は粉・液状タイプで主にバンド合着に用いられる．
　また，光重合タイプのレジン強化型グラスアイオノマーセメントもあり，粉と液を混和するタイプでブラケットの接着に用いられる．

Ⅰ・5　エラスティック

　エラスティック elastic は高弾性の性質をもつゴム製品の総称で，素材はラテックス（天然ゴム）や熱硬化性ポリウレタンゴムである．

❶ エラスティックリング

　矯正用ゴムリングで，口腔内用のエラスティックリング（**図 13**）は顎内ゴム，顎間ゴム（Ⅱ級ゴム，Ⅲ級ゴム，垂直ゴム，交叉ゴム）などとして，サイズは内径が 1/8″（3.2 mm）から 3/4″（19 mm）のものが使用されている．エラスティックリングの強さは内径やゴムの厚さなどの組み合わせによって張力が選択できる．2 日程度で最初の力が半減するため，1～2 日で交換する．
　口腔内から外に及ぶエラスティックリングは前方牽引ゴムとして，主に歯や歯列弓の前方移動に使用される．
　口腔外用のエラスティックリング（**図 14**）はチンキャップ，ヘッドギアに使われ，1 週間に 1 回程度交換する．
　エラスティックモジュールは小さなゴムリングで，ブラケットにアーチワイヤーを結紮する

付録

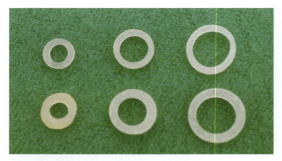

図13 口腔内用のエラスティックリング

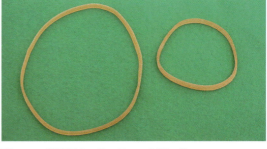

図14 口腔外用のエラスティックリング

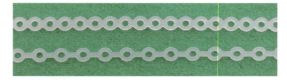

図15 エラスティックチェーン

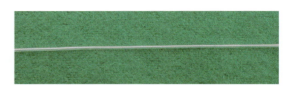

図16 エラスティックスレッド

際に用いる．

　エラスティックセパレーターは歯間分離用のゴムリングで，大臼歯にバンドを挿入する際などに用いる．

❷ エラスティックチェーン

　鎖状のゴム（図15）で，収縮性を利用し，歯間空隙の閉鎖，埋伏歯の萌出促進，捻転歯の回転などに用いる．

❸ エラスティックスレッド

　ゴム糸（図16）で，低位歯の挺出，埋伏歯の牽引，捻転歯の回転，歯間空隙の閉鎖，歯間分離に用いる．チューブタイプもある．

❹ ベルトタイプのエラスティック

　ベルト状で，サービカルプルヘッドギアなどに用いる．

❺ トゥースポジショナー

　トゥースポジショナー tooth positioner はゴム素材の復元力を利用して，保定装置として使用する．ポリウレタンやシリコーンゴムが用いられている（☞ p.345 図19-Ⅱ-4 参照）．

Ⅰ・6　床用レジン

　アクチバトール，床矯正装置，保隙装置，保定装置などに利用される．材質はメチルメタクリレートが主に用いられており，重合方法によって加熱重合レジン，常温重合レジン，光重合

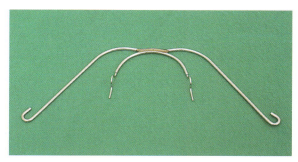
図17 フェイスボウ

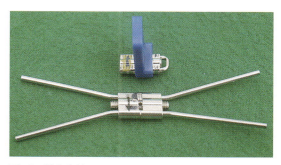
図18 拡大ネジ

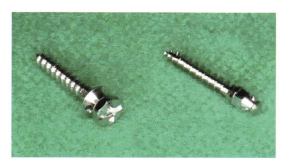
図19 歯科矯正用アンカースクリュー

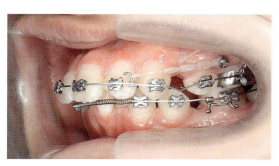
図20 ５６ 間に頬側より植立した歯科矯正用アンカースクリュー

レジンに分類される．

　床用レジンとしての所要性質は，①薄くても破損しないこと，②口腔内で膨潤や変形などを起こさないこと，③口腔粘膜に為害性がないこと，④成形方法が容易なこと，⑤成形による寸法変形がないこと，などである．

Ⅰ・7　その他の矯正用材料

　顎外固定装置に用いられるフェイスボウ（**図17**），ヘッドキャップ，ネックバンド，チンキャップ，フェイスマスクなどがある．

　拡大ネジ（**図18**）は，顎または歯列弓の拡大のために用いられ，レジン床に埋め込むものやバンドにろう着するものがある．

　銀ろう silver solder は，矯正装置製作時に結合させようとする金属間（ワイヤーとワイヤー，チューブとワイヤー，バンドとワイヤーなど）へ溶かして流し，ろう着に用いる．形状は線状で，低融の非貴金属添加系銀ろうである．

　歯科矯正用アンカースクリュー（**図19**）は，チタンあるいはチタン合金製の小型のネジで，顎骨内に埋入することにより（**図20**），歯を移動させるための絶対的固定源として用いられる．顎間固定や顎外固定のように患者の協力を必要とせず，通常の矯正歯科治療では困難な歯の圧下や大臼歯の遠心移動などを行うための強固な固定源となる．

〔吉田教明〕

付録

II 矯正用器械・器具

II・1 バンド製作のための器具

　バンドの製作法には，口腔内で製作する直接法，模型上で製作する間接法，既製バンドを使用する方法がある．今日では各歯に適合のよい既製バンドが製造されているので，既製バンドの製作に必要な器具について説明する．

❶ 歯間分離鉗子

　ゴムの小リング（エラスティックセパレーター）による歯間分離では，エラスティックセパレータープライヤー separating elastics pliers（**図 21A**）を使用し，ブラスワイヤーによる歯間分離では How のプライヤー How pliers（**図 21B**）を用いる．

❷ バンド賦形プライヤー

　既製バンドに膨隆を与えて辺縁を調整し，バンドを個人の歯に適合するために用いる．

1）バンドマージンコンタリングプライヤー band margin contouring pliers（**図 21C**）

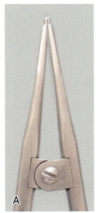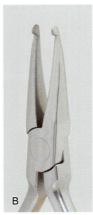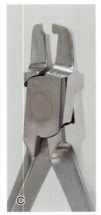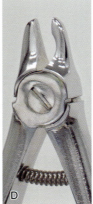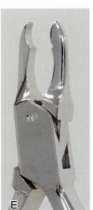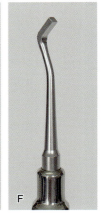
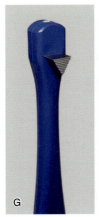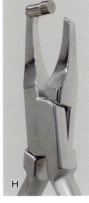

図 21　バンド製作のための器具
A：エラスティックセパレータープライヤー
B：How のプライヤー
C：バンドマージンコンタリングプライヤー
D：Mershon のバンドコンタリングプライヤー
E：バンドコンタリングプライヤー
F：バンドプッシャー
G：バンドシーター（臼歯用）
H：バンドリムービングプライヤー（臼歯用）

2）Mershon のバンドコンタリングプライヤー Mershon band contouring pliers（**図 21D**）
3）バンドコンタリングプライヤー band contouring pliers（**図 21E**）

❸ バンド追進器

バンドを歯に適合する際やバンドを圧接するために用いる．セメント合着する際にも用いられる．

1）バンドプッシャー band pusher（**図 21F**）
バンドを歯に適合させる目的で使用する．先端が屈曲しており，すべり止めの溝が刻まれている．

2）バンドシーター（臼歯用） molar band seater（**図 21G**）
バンドプッシャーである程度までバンドを挿入した後に用いる．咬合力でバンドが挿入される．

❹ バンド撤去プライヤー

バンドの撤去に用いる．バンド撤去の際，歯の損傷を避けるために，アルミニウムやプラスチックのチップが固定部についている．

1）バンドリムービングプライヤー（前歯用） anterior band removing pliers
2）バンドリムービングプライヤー（臼歯用） posterior band removing pliers（**図 21H**）

Ⅱ・2　線屈曲のためのプライヤー

❶ 線屈曲のためのプライヤー

プライヤーの基本構造を**図 22** に示す．先端部を分類して説明をする．

1）Young のプライヤー Young pliers（**図 23A**）
先端部の一方の内面は平坦で他方は 3 段の円柱状になっている．0.5 ～ 0.9 mm ワイヤーの屈曲に用いるが，先端部は細いため，0.7 mm 以上のワイヤー屈曲には用いない．先端部はリンガルアーチの補助弾線の屈曲に用いられる．

2）Peeso のプライヤー Peeso pliers（**図 23B**）
先端の一方は内面が平坦，他方は軽度に凸で，0.6 mm 以上のワイヤーの屈曲に用いる．

3）Tweed のアーチベンディングプライヤー Tweed arch bending pliers（**図 23C**）
レクタンギュラーワイヤー，スクエアワイヤーの屈曲に用い，オフセット，インセット，トルクを与える．

4）ループフォーミングプライヤー loop forming pliers（**図 23D**）
一方の先端部は凹形，他方は円錐形で 3 段の太さに分かれている．レクタンギュラーワイヤー，スクエアワイヤーの屈曲に用い，0.045″，0.060″，0.075″のループやオメガループの屈曲に用いる．

付 録

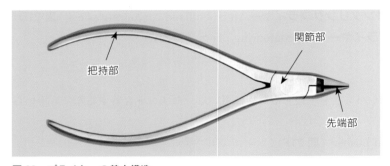

図22 プライヤーの基本構造

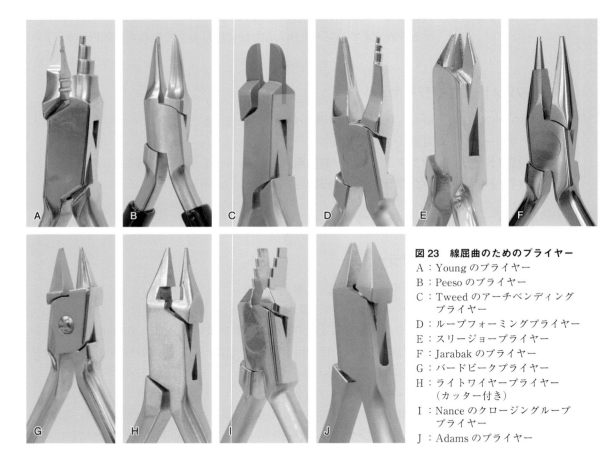

図23 線屈曲のためのプライヤー
A：Young のプライヤー
B：Peeso のプライヤー
C：Tweed のアーチベンディングプライヤー
D：ループフォーミングプライヤー
E：スリージョープライヤー
F：Jarabak のプライヤー
G：バードビークプライヤー
H：ライトワイヤープライヤー（カッター付き）
I：Nance のクロージングループプライヤー
J：Adams のプライヤー

5）スリージョープライヤー（三嘴プライヤー） three jaw pliers（図23E）

先端部の一方は2本と他方は1本に分かれており，急角度のワイヤーの屈曲に適している．クワドヘリックスの活性化に用いる．

6）Jarabak のプライヤー Jarabak pliers（図23F）

ライトワイヤー法（Begg法）に用いられるプライヤーで，ラウンドワイヤーのループの屈曲に用いる．先端部の3段の溝によりバーティカルループの長さをそろえられる．

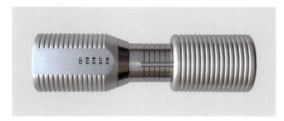

図24 アーチフォーミングタレット

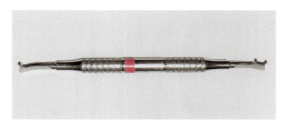

図25 トルキングキー

7）バードビークプライヤー bird beak pliers（**図23G**）
　先端部は小型の円錐と四角錐で，主にラウンドワイヤーの屈曲に用いる．

8）ライトワイヤープライヤー（カッター付き） light wire pliers（**図23H**）
　先端部は円錐と四角錐でアーチワイヤーの屈曲やループを付与するのに適している．

9）Nanceのクロージングループプライヤー Nance closing loop pliers（**図23 I**）
　バーティカルループを屈曲するのに用いる．4段階の高さの屈曲ができるため，高さや長さをそろえることができる．

10）Adamsのプライヤー Adams pliers（**図23J**）
　先端部は両側とも四角錐で，Adamsクラスプの屈曲に用いる．

❷ 線屈曲に関連する器具

1）アーチフォーミングタレット arch forming turret（**図24**）
　アーチフォームを製作する際に，前歯部の彎曲を曲げるために用いる．頰側矯正用と舌側矯正用や，ワイヤーの断面（丸・角）と太さ，トルクの有無とその程度（0〜16°）により種類の異なる製品がある．

2）アーチチャート arch chart
　アーチフォームの左右対称性を確認するためのチャートである．

3）シングルトルキングキー，ダブルトルキングキー torquing key（**図25**）
　両端に太さ0.018″と0.022″，深さ0.035″の溝があり，レクタンギュラーワイヤー，スクエアワイヤーのブラケットスロットへの挿入に用いる．

II・3　装着のための器具

　アーチワイヤーのブラケットへの結紮や装着には，金属の結紮線または合成ゴム製のリングを用いる．

❶ 金属線による結紮に用いる器具

1）Weingartのユーティリティプライヤー Weingart utility pliers（**図26A**）
　先端部はカーブしており内面に溝がついている．アーチワイヤーの保持，ワイヤー断端の屈曲，エラスティックの装着などに用いる．

付録

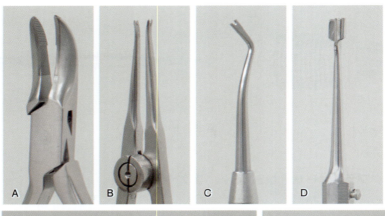

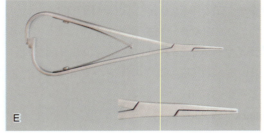 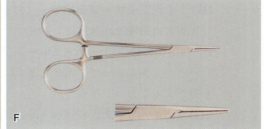

図 26　結紮のための器具
A：Weingart のユーティリティプライヤー
B：リガチャータイイングプライヤー
C：リガチャーディレクター
D：リガチャーツイスター
E：持針器
F：モスキートプライヤー（モスキートフォーセップス）

2）How のプライヤー How pliers
　先端部は 3 mm 前後の円盤状で内面に溝がついている．リガチャーワイヤーの結紮，アーチワイヤーの着脱，ワイヤー断端の屈曲，エラスティックの装着などに用いる．

3）リガチャータイイングプライヤー ligature tying pliers（図 26B）
　結紮線を先端部にかけ，関節部のフックで固定して，把柄部を握り結紮線に張力をかけ，プライヤーを回転して結紮を行う．

4）リガチャーディレクター ligature director（図 26C）
　結紮や切断後の結紮線の断端をアーチワイヤーの下へ押し込む際に使用する．

5）リガチャーツイスター ligature twister（図 26D）
　結紮線をツイスター先端にかけ，ねじり，結紮する．

6）持針器 needle holder（図 26E）
　結紮線を頭部で把持し，回転して結紮する．

❷ エラスティックモジュール，リガチャーリングによる結紮に用いる器具

合成ゴムの小リングの把持，操作に用いる．

モスキートプライヤー mosquito pliers（モスキートフォーセップス mosquito forceps）（**図 26F**）

止血鉗子を改良したもので，頭部の内面には鋸歯状の刻みがある．頭部形状は曲型と直型がある．

II・4　ワイヤーの切断に用いる器具

結紮線末端の余剰部およびアーチワイヤーのワイヤーエンドの切断に用いる．

1) ピンアンドリガチャーカッター pin and ligature cutter（**図 27A**）

口腔内での結紮線やロックピンの切断に用いる．

2) セーフティーエンドカッター safety hold distal end cutter（**図 27B**）

アーチワイヤーが装着された口腔内で，バッカルチューブの後ろに突き出た余分なアーチワイヤーの末端を切断する．切断したワイヤーはカッター先端部に保持される．

3) ワイヤーニッパー wire nipper（**図 27C**）

口腔外でのワイヤーの切断に用いる．

II・5　その他の器具

❶ アタッチメント装着用の器械・器具

バンドを歯に適合後に，チューブやブラケットなどのアタッチメントをバンドに溶接する．バンドを装着しない場合には，歯にアタッチメントをダイレクトボンディングする．

1) 電気溶接に用いる器械・器具

(1) エレクトリックスポットウェルダー electric spot welder（**図 28**）

電気抵抗を利用して，金属を溶解してバンドにブラケットをスポット溶接する．補助装具を

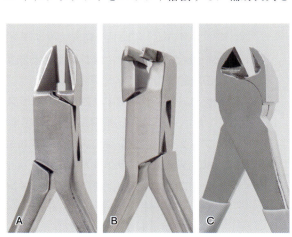

図 27　切断のための器具
A：ピンアンドリガチャーカッター
B：セーフティーエンドカッター
C：ワイヤーニッパー

付　録

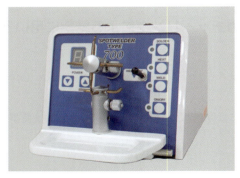

図28　エレクトリックスポットウェルダー

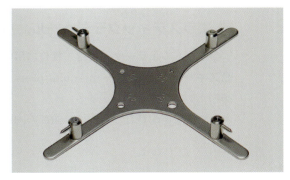

図29　Boone のブラケットポジショニングゲージ

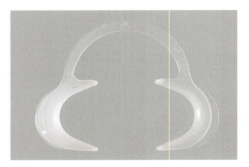

図30　口角鉤

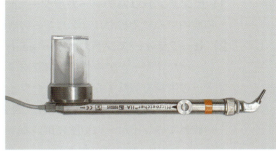

図31　チェアサイド用マイクロサンドブラスター

加えることにより，熱処理，内部歪みの除去，電気ろう着，アーチワイヤーの焼なましにも用いることができる．

(2) ブラケットポジショニングゲージ bracket positioning gauge

　ブラケットの位置を正しくマークするための器具で，ダイレクトボンディングにも用いる．

　a．Boone のブラケットポジショニングゲージ Boone bracket positioning gauge（図29）

　ブラケットの位置の設定に使用される．ニードルは，歯の咬頭頂や切縁よりそれぞれ 3.5, 4.0, 4.5, 5.0 mm の高さでバンドにブラケットのスロットラインをマークする．ダイレクトボンディングでは，咬頭頂や切縁よりブラケットスロットに所定の高さのピンを合わせる．

2) ダイレクトボンディングに用いる器具

(1) 口角鉤（図30）

(2) チェアサイド用マイクロサンドブラスター（図31）

　リン酸エッチングを適用できない修復歯の機械的歯面処理に用いる．

(3) ブラケットポジショニングゲージ bracket positioning gauge

(4) ボンディングブラケットホルダー bonding bracket holder（図32）

(5) ディブラケッティングインスツルメント

　ブラケットを歯面から撤去する際に用いる．撤去時の痛みが少ない．

　a．ブラケットリムービングプライヤー

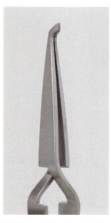 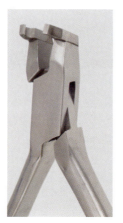 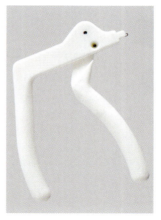 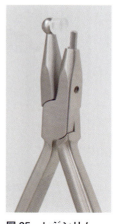

図32 ボンディングブラケットホルダー　　図33 セラミックブラケットリムーバー　　図34 ディボンディングインスツルメント　　図35 レジンリムーバー

　　b．セラミックブラケットリムーバー（図33）
　　c．ディボンディングインスツルメント（図34）

（6）レジンリムーバー（図35）

ブラケット撤去後の歯面に残留したレジンを削り取るためのもので，歯面を傷つけない．

（7）光重合照射器

光重合タイプの接着材の重合に用いる．

② ろう着・技工用器具

1）デンタルバーナー（ブロートーチ）（図36A）

自在ろう着の際に用いる．細く火力の強い炎を得ることができる．

2）ろう着用ピンセット（図36B）

ロックボタンが装着されているピンセットで，ろう着の際にワイヤーを保持できる．

3）切下（図36C）

ろう着後のホウ砂や酸化膜の除去ならびに研磨に用いる．

4）電解研磨器

電解液を介して，ワイヤー表面を電解研磨し，酸化膜の除去やワイヤーの細径化に用いる．

5）熱処理器

コバルトクロム合金ワイヤーなどを加熱して熱処理を行う．

6）加圧成型器

プラスチック板を加圧して，リテーナー，トゥースポジショナーなどの製作に用いる．

7）構成咬合器（図37）

8）アクチバトール用重合フラスコ

アクチバトールを重合するための高径の大きいフラスコである．

付録

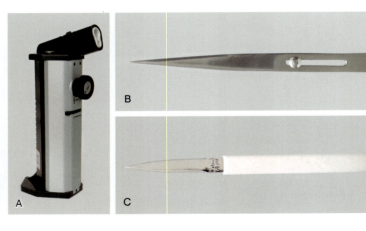

図36　ろう着器具
A：デンタルバーナー
B：ろう着用ピンセット
C：切下

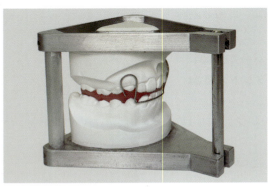

図37　構成咬合器

❸ 計測用器具

1）矯正用ノギス（図38）
　　口腔模型の歯列弓幅径，歯冠幅径の計測に用いる．

2）技工ノギス，デンタルキャリパス
　　口腔模型の歯槽基底弓幅径の計測に用いる．

3）大坪式模型計測器（図39）
　　口腔模型で歯列弓長径，歯槽基底弓長径の計測に用いる．

4）テンションゲージ（図40）
　　顎内・顎間ゴムの牽引力，コイルスプリングの弾力測定などに用いる．

5）ばね秤（図41）
　　顎外固定装置などで牽引するゴムの力を測定する．1kgぐらいまで測定できるばね秤が必要である．

6）フェイスボウ（図42）
　　頭蓋に対する上顎の位置を正確に咬合器に装着するために，フェイスボウトランスファーを行う．

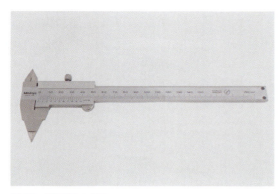
図38　矯正用ノギス

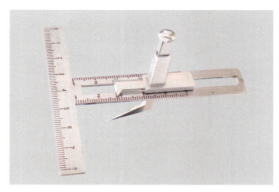
図39　大坪式模型計測器

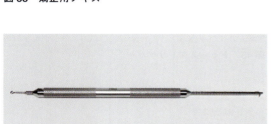
図40　テンションゲージ

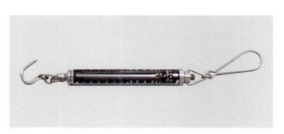
図41　ばね秤

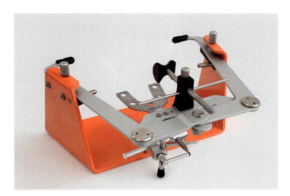
図42　フェイスボウ

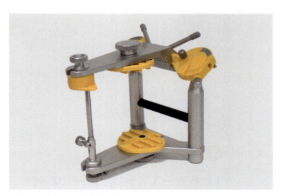
図43　半調節性咬合器

7）半調節性咬合器（図43）

フェイスボウトランスファーにより咬合接触や顎運動を咬合器上で再現する．顎変形症治療では，咬合器上でモデルサージェリーによる上下顎骨骨切り後の位置の再現や，ダブルスプリント法で用いる中間スプリントを製作するのに用いる．

8）口腔内スキャナー（図44）

口腔内スキャナーにより口腔内を三次元撮影し，コンピュータソフトウエア上で歯や歯列弓の三次元計測や，三次元画像データをCT画像データと連携させ，精査することができる．

付録

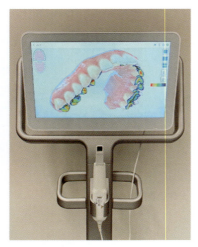

図44 口腔内スキャナー

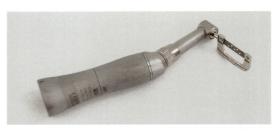

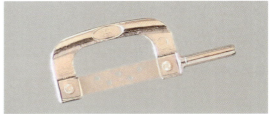

図45 トゥースストリッパー

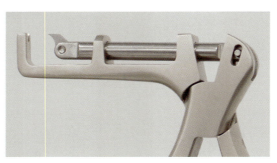

図46 バッカルチューブコンバーティブルキャップリムービングプライヤー

④ その他

1) トゥースストリッパー（図45）

　隣接面のエナメル質を削除して，歯を移動するための空隙を作るために用いる．

2) バッカルチューブコンバーティブルキャップリムービングプライヤー（図46）

　　buccal tube convertible cap removing pliers

　バッカルチューブのキャップを撤去するために用いる．

（影山　徹，川原良美）

参 考 文 献

1章 歯科矯正学の定義と歴史

1) Weinberger BW：Orthodontics：an historical review of its origin and evolution. CV Mosby, St Louis, 1926.
2) Guilford SH：Orthodontia, or, malposition of the human teeth：its prevention and remedy. Press of Spangler & Davis, Philadelphia, 1889.
3) Angle EH：Treatment of malocclusion of the teeth. The S.S. White Dental Manufacturing, Philadelphia, 1907.
4) American Association of Orthodontists.
   https://aaoinfo.org/resources/glossary-of-orthodontic-terms/
5) Wahl N：Orthodontics in 3 millennia. *Am J Orthod Dentofacial Orthop*, **127**：255〜259, 510〜515, 749〜753, **128**：252〜257, 2005.
6) 鈴木祥井ほか：日本の歯科矯正の歴史．日本矯正歯科学会，東京，2004.
7) 榎　恵監修：歯科矯正学．第1版．医歯薬出版，東京，1974.
8) 飯田順一郎ほか編：歯科矯正学．第6版．医歯薬出版，東京，2019.

2章 矯正歯科治療の目的と意義

1) 外務省：世界保健機関（WHO）概要
   https://www.mofa.go.jp/mofaj/gaiko/who/who.html
2) ICD-11（International Classification of Diseases 11th Revision）．
   https://icd.who.int/browse/2024-01/mms/en#614347322
3) Göranson E et al.：Malocclusions and quality of life among adolescents: a systematic review and meta-analysis. *Eur J Orthod*, **45**：295〜307, 2023.

3章 成長発育

● Ⅰ 成長発育概論
1) Corliss CE：Pattern's Human Embryology Elements of Clinical Development. McGraw-Hi, New York, 1976, 119.
2) Scammon RE：The measurement of the body in children. *In*：The Measurement of Man（Harris JA et al. eds.）. University of Minnesota Press, Minneapolis, 1930.
3) 高石昌弘：身体計測値からみた小児の成長発達．新小児医学大系2 小児発達科学．中山書店，東京，1986, 137〜163.
4) Tanner JM：Growth at adolescence. 2nd ed. Blackwells, Oxford, 1962.
5) 厚生労働省：平成22年乳幼児身体発育調査報告書
   https://www.mhlw.go.jp/stf/houdou/0000042861.html
6) 文部科学省：令和4年度学校保健統計．調査結果の概要
   https://www.mext.go.jp/content/20231115-mxt_chousa01-000031879_1a.pdf
7) Tanner JM and Whitehouse RH：Assessment of skeletal maturity and prediction of adult height（TW2 method）. 2nd ed. Academic Press, London, 1983.
8) 杉浦保夫，中沢　修：骨年齢 - 骨格発育のX線診断 -．中外医学社，東京，1968.
9) Greulich WW and Pyle SI：Radiographic atlas of skeletal development of the hand and wrist. 2nd ed. Stanford University Press, Stanford, 1959.
10) 村田光範ほか：日本人標準骨成熟アトラス．金原出版，東京，1993.
11) O'Reilly MT and Yanniello GJ：Mandibular growth changes and maturation of cervical vertebrae - A

longitudinal cephalometric study. *Angle Orthod*, 58 : 179〜184, 1988.

12) Wadsworth BJ : Piaget's theory of cognitive and affective development. Longman, New York, 1989.

13) Erikson EH : A way of looking at things‑Selected papers from 1930 to 1980 (Schlein S ed.). WW Norton, New York, 1987.

14) Robert M et al. eds. : Nellson Text Book of Pediatrics. 18th ed. W.A. Saunders, Philadelphia, 2007.

● Ⅱ 頭蓋および顎顔面骨の発生および成長

1) 大峽 淳：口腔組織・発生学. 第3版（前田健康ほか編）. 医歯薬出版，東京，2024.

2) Gray H and Clemente CD : Anatomy of the Human Body. Lea & Febiger, Philadelphia, 1985.

3) Sperber GH : Craniofacial embryoloby. 4th ed. Wright, London, 1989.

4) 宇田川信之：口腔生化学. 第5版（早川太郎ほか編）. 医歯薬出版，東京，2011.

5) Proffit WR : Contemporary Orthodontics. 5th ed. Elsevier‑Mosby. St. Louis, 2013.

6) Weinmann JP and Sicher H : Bone and bones. 2nd ed. C. V. Mosby, St. Louis, 1955.

7) Scott JH : Dento‑facial development and growth. Pergamon Press, Oxford, 1967.

8) Moss ML : The functional matrix ; functional cranial components. *In* : Vistas in Orthodontics (Kraus BA and Reidel R eds.). Lea & Febiger, Philadelphia, 1962.

9) Sinclair D : Human Growth after Birth. 4th ed. Oxford University Press, Oxford, 1985.

10) 星野一正：臨床に役立つ生態の観察. 体表解剖と局所解剖. 第2版. 医歯薬出版，東京，1987.

11) 金子丑之助：日本人体解剖学. 改訂19版. 南山堂，東京，2000.

12) Enlow DH : The human face. Harper & Row, New York, 1968.

13) Melsen B : The cranial base. *Acta Odontol Scand*, 32 : 9〜126, 1974.

14) Proffit WR : The etiology of orthodontic problems. *In* : Contemporary Orthodontics. Elsevier‑Mosby, St. Louis, 1986, 137〜141.

15) 白川哲夫ほか編：小児歯科学. 第6版. 医歯薬出版，東京，2023.

16) 山下 浩：小児歯科学総論. 医歯薬出版，東京，1977.

17) Enlow DH and Hans MG : Essentials of Facial Growth. W.B. Saunders, Philadelphia, 1996.

18) Moyers RE : Handbook of orthodontics. 4th ed. Year book Medical Publishers, Chicago, 1988.

19) Enlow DH : Handbook of Facial Growth. 2nd ed. W.B. Saunders, Philedelphia, 1992.

20) Enlow DH : Facial Growth. 3rd ed. W.B. Saunders, Philadelphia, 1990.

21) Enlow DH : Handbook of facial growth. W.B. Saunders Co, Philadelphia, 1975.

22) Behrents RG : A Treatise on the Continuum of Growth in the Aging Craniofacial Skeleton. University of Michigan Center for Human Growth and Development, Ann Arbor, 1984.

● Ⅲ 歯列と咬合の成長発育・加齢変化

1) Vastardis H : A human MSX1 homeodomain missense mutation causes selective tooth agenesis. *Nat Genet*, 13 : 417〜421,1996.

2) Das P : Haploinsufficiency of PAX9 is associated with autosomal dominant hypodontia. *Hum Genet,* 10 : 371 〜376, 2002.

3) Song S : EDA gene mutations underlie non‑syndromic oligodontia. *J Dent Res*, 88 : 126〜131, 2009.

4) 須田直人：膜性骨形成と歯の発生・萌出における副甲状腺ホルモン関連ペプチド（PTHrP）の働き. 歯基礎医会誌，45 : 103〜112, 2003.

5) Yamaguchi T : Exome resequencing combined with linkage analysis identifies novel PTH1R variants in primary failure of tooth eruption in Japanese. *J Bone Miner Res*, 26 : 1655〜1661, 2011.

6) Schour I and Massler M : The development of the human dentition. *J Am Dent Assoc*, 28 : 1153〜1160, 1941.

7) Linde A : Dentin and Dentinogenesis. Vols. Ⅰ and Ⅱ. CRC Press, Boca Raton, 1984.

8) 大江規玄：歯の発生学. 医歯薬出版，東京，1984.

9) 日本小児歯科学会：日本人の乳歯歯冠並びに乳歯列に及ぼす影響. 小児歯誌，11 : 97〜102, 1993.

10) Broadbent BH : Bolton Standards and Technique in Orthodontic Practice. *Angle Orthod*, 7 : 209〜233, 1937.

11) 小野博志：歯列の成長変化に関する研究，第1報. 乳歯列の成長変化について. 口病誌，27 : 361, 1960.

参考文献

12) 北村晴彦：永久歯の萌出順序型に関する生物統計学的研究．歯科学報，67：315〜345，1967．

13) 日本小児歯科学会：日本人小児における乳歯・永久歯の萌出時期に関する調査研究．小児歯誌，26：1〜18，1988．

14) Moorrees CF et al.：Changes in dental arch dimensions expressed on the basis of tooth eruption as a measure of biologic age. *J Dent Res,* **44**：129〜141, 1965.

15) 齊藤一誠，長谷川信乃；第4章口腔機能の発達．Ⅱ発語・構音．小児歯科学．第6版．医歯薬出版，東京，2023．

16) ジャクリーヌ・ヴェシエール著，中田俊介ほか訳：音声の科学—音声学入門．白水社，東京，2016，85．

● Ⅳ 口腔機能の発達

1) 河村洋二郎：歯科学生のための口腔生理学．永末書店，京都，1972．

2) 中村嘉男：咀嚼運動の生理学．医歯薬出版，東京，1998．

3) Kawamura Y ed.：Physiology of Mastication (Frontiers of Oral Biology vol. 1). Karger AG, Basel, 1974.

4) Weijs WA：Evolutionary approach of masticatory motor patterns in mammals. *In*：Advances in Comparative and Environmental Physiology vol. 18 (Bels VL, Chardon M and Vandewalle P eds.). Springer‐Verlag, Berlin, 1994, 281〜320.

5) Hiiemae KM：Mammalian mastication：a review of the activity of the jaw muscles and the movements they produce in chewing. *In*：Development, Function and Evolution of Teeth (Butler PM and Joysey KA eds.). Academic Press, London, 1978, 359〜398.

6) Liu ZJ et al.：Coordination of cortically induced rhythmic jaw and tongue movements in the rabbit. *J Neurophysiol,* **69**：569〜584, 1993.

7) Lund JP and Olsson KA：The importance of reflexes and their control during jaw movement. *Trends Neurosci,* **6**：458〜463, 1983.

8) Morimoto T et al.：Sensory components facilitating jaw‐closing muscle activities in the rabbit. *Exp Brain Res,* **76**：424〜440, 1989.

9) Shiere FR and Manly RS：Masticatory function of adolescents. *J Dent Res,* **34**：318〜321, 1955.

10) 日本顎口腔機能学会編：新よくわかる顎口腔機能咬合・摂食嚥下・発音を理解する．医歯薬出版，東京，2017．

11) 船越正也：顎口腔系の発達．新小児歯科学（祖父江鎮雄ほか編）．医歯薬出版，東京，2001，64〜67．

12) Bradley RM：Essentials of Oral Physiology. Mosby‐Year Book, St. Louis, 1995.

13) Mathew OP and Sant'Ambrogio G：Respiratory function of the upper airway. Marcel Dekker, New York, 1998.

14) Quershi MA et al.：Changes in rhythmic suckle feeding patterns in term infants in the first month of life. *Dev Med Child Neurol,* **44**：34〜39, 2002.

15) Jean A：Brain stem control of swallowing：Neural network and cellular mechanisms. *Physiol Rev,* **81**：929〜969, 2001.

16) Jean A：Brain stem control of swallowing：Localization and organization of the central pattern generator. *In*：Neurophysiology of the Jaw and Teeth (Taylor AM ed.). Macmillan Press, London, 1990.

17) Yamada Y et al.：Coordination of cranial motoneurons during mastication. *Respir Physiol Neurobiol,* **147**：177〜189, 2005.

18) 向井美惠：摂食嚥下機能の発達と成熟．標準言語聴覚障害学摂食嚥下障害学（熊倉勇美，椎名英貴編）．医学書院，東京，2014，4〜11．

19) Graber TM：Orthodontics Principles and Practice. 3rd ed. W.B. Saunders, Philadelphia, 1972.

20) 舘村　卓：ゼムリン言語聴覚学の解剖生理．第4版．医歯薬出版，東京，2007．

21) 大平章子：音韻・構音の発達と加齢に伴う変化．標準言語聴覚障害学発声発語障害学．第2版（熊倉勇美，今井智子編）．医学書院，東京，2015，108〜117．

4章 咬 合

● Ⅰ 咬合概論，Ⅱ 正常咬合

1) Hellman M：Variation of occlusion. *Dent Cosmos,* **63**：608〜619, 1921.

2) Friel S：Occlusion. Observations on its development from infancy to old age. *Interl Orthodontia Oral Surg Radiog,* **13**：322〜343, 1927.

3) Posselt U：Range of movement of the mandible. *J Am Dent Assoc*, **56**：10〜13, 1958.

4) Brill N et al.：Mandibular positions and mandibular movements. *Brit dent J*, **106**：391〜400, 1959.

5) Murphy TR：The timing and mechanism of the human masticatory stroke. *Arch Oral Biol*, **10**：981〜994, 1965.

6) Bonwill WGA：The scientific articulation of human teeth as founded on geometrical, mathematical and mechanical laws. *Items if interest*, **21**：617〜636, 1899.

7) Angle EH：Classification of malocclusion. *Dental Cosmos*, **41**：248〜264, 350〜357, 1899.

8) Howland JP and Brodie AG：Pressures exerted by the buccinator muscle. *Angle Orthod*, **36**：1〜12, 1966.

9) Andrews LF：The six keys to normal occlusion. *Am J Orthod*, **62**：296〜309, 1972.

10) 桑原　聡：低年齢反対咬合者の切歯被蓋改善前後にみられる咀嚼運動の変化に関する研究. 日矯歯会誌, **48**：601〜613, 1989.

11) 小林義典：機能運動と咬合. 顎口腔機能分析の基礎とその応用―ME 機器をいかに臨床に活かすか（石岡　靖ほか編）. デンタルダイヤモンド, 東京, 1991, 98〜107.

12) 新井一仁, 石川晴夫：骨格性反対咬合者の咀嚼運動経路. 日矯歯誌, **53**：154〜168, 1994.

13) Moss ML：The functional matrix hypothesis revisited. 1. The role of mechanotransduction. *Am J Orthod Dentofacial Orthop*, **112**：8〜11, 1997.

14) Moss ML：The functional matrix hypothesis revisited. 2. The role of an osseous connected cellular network. *Am J Orthod Dentofacial Orthop*, **112**：221〜226, 1997.

15) Moss ML：The functional matrix hypothesis revisited. 3. The genomic thesis. *Am J Orthod Dentofacial Orthop*, **112**：338〜342,1997.

16) Moss ML：The functional matrix hypothesis revisited. 4. The epigenetic antithesis and the resolving synthesis. *Am J Orthod Dentofacial Orthop*, **112**：410〜417, 1997.

17) 山田好秋：咀嚼と嚥下からみた脳機能. *Jpn J Rehabil Med*, **45**：645〜650, 2008.

18) Morquette P et al.：Generation of the masticatory central pattern and its modulation by sensory feedback. *Prog Neurobiol*, **96**：340〜355, 2012.

● Ⅲ 不正咬合

1) 厚生労働省：平成 28 年度歯科疾患実態調査の概要. 厚生労働省, 2016.

2) 厚生労働省：令和 4 年度歯科疾患実態調査の概要. 厚生労働省, 2023.

3) Cons NC et al.：DAI：the Dental Aesthetic Index. College of Dentistry, University of Iowa City, 1996.

4) Brook PH et al.：The development of an index of orthodontic treatment priority. *Eur J Orthod*, **11**：309 〜 320, 1989.

5) Richmond S et al.：The development of the PAR Index：Reliability and validity. *Eur J Orthod*, **14**：125 〜 139, 1992.

6) 厚生労働省：令和 6 年度診療報酬改訂の概要【歯科】. 2024.

7) Millärniemi S：Malocclusion in Finnish rural children. An epidemiological study of different stages of dental development. Doctoral thesis, Center for study of child growth and development, University of Helsinki, 1970.

8) Poulton DR et al.：The relationship between occlusion and periodontal status. *Am J Orthod*, **47**：690 〜 699, 1961.

9) Angle EH：Classification of Malocclusion. *Dental Cosmos*, **41**：248 〜 261, 1899.

10) Angle EH：Treatment of Malocclusion of the Teeth Angle's system seventh sedition. The S.S. White Dental Manufacturing, Philadelphia, 28 〜 59, 1907.

11) 榎　恵監修：歯科矯正学. 第 1 版. 医歯薬出版, 東京, 1974.

12) 福原達郎：歯科矯正学入門. 第 1 版. 医歯薬出版, 東京, 1995.

13) Sassouni V：A classification of skeletal facial types. *Am J Orthod*, **55**：109 〜 123, 1969.

5章　不正咬合の原因

● I　不正咬合の原因のとらえ方，II　先天的原因
1) 大山紀美栄：ハプスブルク家の顔．かお・カオ・顔　顔学へのご招待（伊藤学而，島田和幸編）．あいり出版，京都，2007，28〜35．
2) Nanci A：Ten Cate's Oral histology. Development, Structure and Function. 9th ed. Mosby, St. Louis, 2017.
3) Epstein CJ et al.：Inborn Errors of Development：The Molecular Basis of Clinical Disorders of Morphogenesis. 3rd ed. Oxford University Press, Oxford, 2016.
4) Jones KL：Smith's Recognizable Patterns of Human Malformation. 8th ed. Elsevier, St. Louis, 2021.
5) 黒田敬之監修：アトラス顎顔面矯正―顎変形症と口唇口蓋裂の矯正治療―．医歯薬出版，東京，2002．
6) 一色泰成：唇顎口蓋裂の歯科矯正治療学．医歯薬出版，東京，2003．
7) 高橋庄二郎：口唇裂・口蓋裂の基礎と臨床．日本歯科評論社，東京，1996．
8) Gorlin RJ：Gorlin's Syndrome of the Head and Neck. 5th ed. Oxford University Press, Oxford, 2010.
● III　後天的原因
1) Proffit WR：Contemporary Orthodontics. 4th ed. Mosby, St. Louis, 1994, 130〜161.
2) 白川哲夫ほか編：小児歯科学．第6版．医歯薬出版，東京，2023，84〜88，100〜103，310〜317．

6章　不正咬合の予防

1) 飯塚哲夫：矯正歯科の基礎知識．永末書店，京都，2006．
2) Graber LW et al.：Orthodontics Current Principles and Techniques 7th ed. Elsevier, St. Louis, 2022.

7章　矯正歯科治療に伴う生体反応

1) 矢嶋俊彦：歯周組織と顎骨．口腔の発生と組織．南山堂，東京，1998，68．
2) Thurow RC：Edgewise Orthodontics Third Edition. Mosby-Year Book, St. Louis, Missouri, 1972, 88.
3) Barber AF and Sims MR：Rapid maxillary expansion and external root resorption in man：a scanning electron microscope study. *Am J Orthod*, **79**：630〜652, 1981.
4) Langford SR and Sims MR：Root surface resorption, repair, and periodontal attachment following rapid maxillary expansion in man. *Am J Orthod,* **81**：108〜115, 1982.
5) Joho JP：The effects of extraoral low-pull traction to the mandibular dentition of Macaca mulatta. *Am J Orthod*, **64**：555〜577, 1973.
6) 飯田順一郎：実験的歯の移動時の歯根膜における血管透過性亢進反応の経時的変化について．口病誌，**49**：143〜154，1982．
7) 近藤勝義：インピーダンス・プレチスモグラフィーによる歯根膜循環動態の研究．口病誌，**23**：20〜42，1964．
8) 下野正基ほか：歯の移動の臨床バイオメカニクス．骨と歯根膜のダイナミズム．医歯薬出版，東京，2006．
9) Al-Qawasmi RA et al.：Genetic predisposition to external apical root resorption. *Am J Orthod Dentofacial Orthop*, **123**：242〜252, 2003.
10) Komori T：Functions of the osteocyte network in the regulation of bone mass. *Cell Tissue Res*, **352**：191〜198, 2013.
11) McNamara JA Jr.：Neuromascular and skeletal adaptations to altered function in orofacial region. *Am J Orthod*, **64**：578〜606, 1973.
12) Petrovic A：Mechnisms and regulation of mandibular condylar growth. *Acta Morphol Neerl Scand*, **10**：25〜34, 1972.
13) Reitan K：Biomechanical principles and reaction. *In*：Orthodontics, Current Principles and Techniques. 6th ed. (Graber et al. eds.). Elsevier, St. Louis, 2016, 101〜192.
14) Sringkarnboriboon S et al.：Root resorption related to hypofunctional periodontium in experimental tooth movement. *J Dent Res*, **82**：486〜490, 2003.

参考文献

8章 診　断

1) 山根源之ほか編：口腔内科学．第3版，永末書店，京都，2023．
2) 矢﨑義雄，小室一成編：内科学．第12版，朝倉書店，東京，2022．
3) 南学正臣ほか編：内科学書 Vol.1．第9版，中山書店，東京，2019．
4) 福井次矢，奈良信雄編：内科診断学．第3版，医学書院，東京，2024．
5) 日本顎変形症学会編：顎変形症治療の基礎知識．クインテッセンス出版，東京，2022．
6) 鈴木富雄，阿部恵子編：よくわかる医療面接と模擬患者．名古屋大学出版会，名古屋，2011．
7) 伊藤孝訓編：歯科医療面接　アートとサイエンス．第3版，砂書房，東京，2020．
8) 医療系大学間共用試験実施評価機構：歯学生診療参加型臨床実習に必要とされる 技能と態度についての学修・評価項目（第2版），2024．
　　https://www.cato.or.jp/pdf/dentistry-osce_54.pdf

9章 検　査

● Ⅰ 形態的検査（Ⅰ・1 全身的検査〜Ⅰ・6 画像検査）
1) 文部科学省：学校保健統計調査．学校保健統計調査による身体発育値および発育曲線，2022年度．
　　https://www.e-stat.go.jp/stat-search/files?page=1&layout=datalist&toukei=00400002&tstat=000001011648
　　&cycle=0&tclass1=000001211780&tclass2=000001211901&tclass3val=0
2) Nance HN：Limitations of orthodontic treatment. I. Mixed dentition diagnosis and treatment. *Amer J Orthodont Surg*, **33**：177, 1947.
3) Lundström A：Introduction to Orthodontics. McGraw-Hill, New York, 1960.
4) Baugut G：Tabellen fur die Praxis der Kieferorthop adie. Hanser, Munchen, 1983.
5) Bolton WA：The clinical application of a tooth-size analysis, *Am J Orthod*, **48**：504〜529, 1962.
6) Bjork A and Helm S：Prediction of the age of maximum puberal growth in body height. *Angle Orthod*, **37**：134〜143, 1967.
7) Grave KC et al.：Skeletal ossification and the adolescent growth spurt. *Am J Orhtod*, **69**：611〜619, 1976.
8) 三浦不二夫：カラーアトラス歯科矯正診断学．医歯薬出版，東京，1997．
9) 飯塚哲夫ほか編：歯科矯正学．第3版，医歯薬出版，東京，1997．
10) 福原達郎：歯科矯正学入門．医歯薬出版，東京，153〜154．
11) 葛西一貴ほか編：歯科矯正学．第4版，医歯薬出版，東京，2001，131．
12) 石川博之ほか編：新しい歯科矯正学．改訂版，永末書店，京都，2006，89．
13) 小野博志：乳歯および永久歯の歯冠近遠心幅径と各歯列内におけるその相関について．口病誌，**27**：221〜234，1960．
14) 三浦不二夫監訳：モイヤース歯科矯正ハンドブック．医歯薬出版，東京，1976．
15) 両川弘道，沢　秀一郎：成長発育と歯牙移動とのかかわりあい．歯牙移動（与五沢文夫編）．医歯薬出版，東京，1989，65〜80．
16) 両川弘道：骨成熟と顎顔面頭蓋の成長に関する研究．新潟歯学会誌，**5**：87〜104，1975．
17) 杉浦保夫，中沢　修：日本人の骨年齢．中外医学社，東京，1979．
18) Lee WG and Robert LV Jr.：Orthodontics：Current Principles and Techniques, 6e, Mosby, St. Louis, 2016.
● Ⅰ 形態的検査（Ⅰ・7 頭部エックス線規格写真分析）
1) 飯塚哲夫，石川富士郎：頭部エックス線規格写真による症例分析法の基準値について―日本人成人男女正常咬合群―．日矯歯誌，**16**：4〜12，1957．
2) 坂本敏彦：日本人顔面頭蓋の成長に関する研究―SELLA TURCICA を基準として―．日矯歯誌，**18**：1〜17，1959．
3) Proffit WR, 高田健治訳：新版プロフィットの現代歯科矯正学．クインテッセンス出版，東京，2004．
4) Broadbent BH：A new X-ray technique and its application to orthodontia. *Angle Orthod*, **1**：45〜66, 1931.
5) Downs WB：Variations in facial relationship：Their significance in treatment and prognosis. *Am J Orthod*,

426

34：812〜840, 1948.

6) Graber TM：New horizons in case analysis‐clinical cephalometrics. *Am J Orthod*, **38**：603〜624, 1952.

7) Hofrath H：Die Bendeutung der Rontgenfern‐und Abstandsaufnahme fur die Diagnostik der Kieferanomalien. *Fortschr Orthod*, **1**：232〜258, 1931.

8) Ricketts RM：Planning treatment on the basis of the facial pattern and an estimate of its growth. *Angle Orthod*, **27**：14〜37, 1957.

9) Steiner CC：The use of cephalometrics as an aid to planning and assessing orthodontic treatment. *Am J Orthod*, **10**：721〜735, 1960.

10) Tweed CH：Clinical Orthodontics. C. V. Mosby, St. Louis, 1966.

11) 浅井保彦：頭部 X 線規格写真による反対咬合の軟組織側貌の評価．反対咬合その基礎と臨床（須佐美隆三，中後忠男編）．医歯薬出版，東京，1984，237〜247.

12) 根津　浩：Cephalometric comparison of clinical norms between the Japanese and Caucasians．日矯歯誌，**41**：450〜465，1982.

● Ⅱ 機能検査

1) 飯塚哲夫ほか編：歯科矯正学．第 3 版．医歯薬出版，東京，2019，67〜74.

2) Posselt U：Physiology of occlusion and rehabilitation. Blackwell Scientific Publications, Oxford, 1962.

3) 神山光男，大畑昌子：頭部 X 線規格写真法による不正咬合の"機能分析"―その基準値と一症例について―．日矯歯会誌，**18**：28〜36，1959.

4) Woźniak K et al.：Surface electromyography in orthodontics‐a literature review. *Med Sci Monit*, **31**：416〜423, 2013.

5) Gameiro G et al.：Is the main goal of mastication achieved after orthodontic treatment? A prospective longitudinal study. *Dental Press J Orthod*, **22**：72〜78, 2017.

6) Eslamian L and Leilazpour AP：Tongue to palate contact during speech in subjects with and without a tongue thrust. *Eur J Orthod*, **28**：475〜479, 2006.

11 章　矯正歯科治療における抜歯の考え方

1) Proffit RW and Fields WH：Contemporary Orthodontics. 4th ed. Elsevier‐Mosby, St. Louis, 2007, 276〜279.

2) Angle HA：Treatment of Malocclusion of the Teeth and Fractures of the Maxillae. 6th ed. The S.S. White Dental Manufacturing, Philadelphia, 1900.

3) 福原達郎：抜歯論争　対立から共存へ．日歯評論，**67**：46〜54，2007.

4) Lundström FA：Malocclusion of the teeth regarded as a problem in connection with the apical base. *Int Orthod Oral Surg Radiogr*, **11**：591〜602, 1925.

5) Case SC：The Question of Extraction in Orthodontia. *The Dental cosmos*, **48**：373〜389, 1906.

6) 飯塚哲夫：矯正治療における抜歯問題．歯科矯正学．クインテッセンス出版，東京，1989，171.

7) Tweed HC：Clinical Orthodontics. C.V. Mosby, St. Louis, 1966.

8) 岩澤忠正ほか：良い顔貌をもつ正常咬合者の軟組織分析と Tweed 三角について．日矯歯会誌，**33**：99〜104，1974.

9) Kjellgren B：Serial extraction as a corrective procedure in dental orthopedic therapy. *Acta Odontol Scand*, **8**：17〜43，1948.

10) Proffit RW and Fields WH：Contemporary Orthodontics 5th ed. Elsevier‐Mosby, St. Louis, 2012, 463〜471.

11) 渋井尚武：連続抜去法 その咬合誘導上の問題点について．*The Quintessence*, **6**：905〜915，1987.

12) 大野粛英ほか：連続抜去法　その臨床的なメリット，デメリット．歯界展望，**53**：719〜733，1979.

12 章　治療学概論

1) Proffit WR et al.：Contemporary Orthodontics. 6th ed. Mosby, St. Louis, 2018.

2) 加治初彦監修：臨床に生かす　GP による限局矯正 LOT．クインテッセンス出版，東京，2022.

3) 後藤滋巳ほか：歯科矯正用アンカースクリュー活用術．医歯薬出版，東京，2019.

参考文献

4) 三谷英夫：矯正治療のためのアトラス　咬合と顎顔面頭蓋のバイオメカニクス．東京臨床出版，東京，2015．

13章　矯正力

1) Andresen V et al.：Funktions-kiefeeorthopadie. 6th ed. Johann Ambrosis Barth, Munchen, 1957.
2) Fränkel R：The theoretical concept underlying treatment with function correctors. *Eur Orthod Soc Rep Cong*, 42：233〜254, 1966.
3) Rogers AP：Muscle training and its relation to orthodontia. *Int J Orthod*, 4：555〜577, 1918.
4) Zickefoose WE, 山口秀晴ほか訳：オーラルマイオファクショナルセラピー口腔筋機能療法の診査と指導（Techniques of oralmyofunctional therapy）．わかば出版，東京，1989．
5) 福原達郎：歯科矯正学入門．医歯薬出版，東京，1995，118〜134．
6) 飯塚哲夫ほか：歯科矯正学．クインテッセンス出版，東京，1992，159〜162．
7) Ander N：L'orthopedie ou l'art de prevenir et de corriger dans les enfant. Les Difformities du Corps, 1a veure Alix, Paris, 1741.
8) Kingsley NW：Treatise on Oral Deformities. Appleton, New York, 1880.
9) Angle EH：Treatment of Malocclusion of the Teeth and Fractures of the Maxillae. Angle's System. S. S. White Dental Manufacturing, Philadelphia, 1990.
10) Oppenheim A：Biologi corthodontic therapy and reality. *Angle Orthod*, 6：69〜79, 1936.
11) Graber LW：Chin cup therapy for mandibular prognathism. *Am J Orthod*, 72：23〜41, 1977.
12) Haas AJ：Treatment of maxillary deficiency by opening the mid-palatalsuture. *Angle Orthod*, 65：200〜217, 1965.
13) Sakamoto T：Effective timing for the application of orthopedic force in the skeletal class Ⅲ malocclusion. *Am J Orthod*, 80：411〜416, 1981.
14) Sakamoto T et al.：A roentgenocephalometric study of skeletal changes during and after chin cup treatment. *Am J Orthod*, 85：341〜350, 1984.
15) 三浦不二夫，井上直彦：ライトワイヤーテクニック．医歯薬出版，東京，1972，28〜67．
16) Stoner MM：Force control in clinical practice. *Am J Orthod*, 46：163〜186, 1960.
17) 相馬邦道ほか編：歯科矯正学．第5版．医歯薬出版，東京，2008，179〜183．
18) Storey E and Smith R：Force in orthodontia and its relation to tooth movement. *Australian J dent*, 56：13, 1952.
19) 後藤滋巳ほか：新しい歯科矯正学．第3版．永末書店，京都，2012，63〜69．

14章　矯正歯科治療における固定

1) Creekmore TD and Eklund MK：The possibility of skeletal anchorage. *J Clin Orthod*, 17：266〜269, 1983.
2) Roberts WE et al.：Rigid endosseous implant utilized as anchorage to protect molars and close an atrophic extraction site. *Angle Orthod*, 60：135〜152, 1990.
3) Kuroda S and Tanaka E：Risks and complications of miniscrew anchorage in clinical orthodontics. *Jpn Dent Sci Rev*, 50：79〜85, 2014.
4) 後藤滋巳ほか編：症例でわかる　歯科矯正用アンカースクリュー活用術．医歯薬出版，東京，2019．

15章　矯正用材料の特性

1) 山根正次監修：歯科材料学事典．学建書院，東京，1987．
2) Proffit WR 著，高田健治訳：新版プロフィットの現代歯科矯正学．クインテッセンス出版，東京，2004．
3) 前川　南ほか：断面サイズの異なる矩形低応力ヒステリシス矯正用ニッケルチタン合金ワイヤーの3点曲げ特性の比較．日歯理工会誌，36：470〜477，2017．

参考文献

16章　矯正装置

● Ⅱ　器械的矯正装置
1）相馬邦道ほか編：舌側弧線装置．歯科矯正学．第 5 版．医歯薬出版，東京，2008，199～203．
2）後藤滋巳ほか編著：チェアサイド，ラボサイドの新矯正装置ビジュアルガイド．第 1 版．医歯薬出版，東京，2015．
3）山内和夫，作田　守：歯科学生のための歯科矯正学．医歯薬出版，東京，1992．

● Ⅱ・1・C 拡大装置
1）Proffit WR et al.：Contemporary orthodontics 5th ed. Elsevier, St Louis, 2013, 347～528.
2）Graber LW et al.：Orthodontics current principles and technique. 6th ed. Elsevier, St. Louis, 2017, 395～634.
3）Stanley RN and Reske NT：Chapter 19 Treatment of Class I nonextraction problems, principles of appliance construction, and retention appliances. *In*: Bishara SE ed. Textbook of Orthodontics. Saunders, Philadelphia, 2001, 290～323.
4）Ricketts RM et al.：Bioprogressive therapy. Book 1. Rocky Mountain orthodontics. 1979.
5）McNamara JA and Brudon WL：Orthodontics and dentofacial orthopedics. Needham Press, Ann Arber, 2001.
6）Adams PC：The Design and construction of removable orthodontic appliances. The Williams and Wilkins Co., Bristol, 1964.
7）Kingsley NW：A treatise on oral deformities as a branch of mechanical surgery. 1st ed. D. Appleton, New York, 1880.
8）久永　豊，石川博之：スライディングプレート．チェアサイド・ラボサイドの矯正装置ビジュアルガイド 2 （後藤滋巳ほか編）．医歯薬出版，東京，2009，74～81．
9）中納治久ほか：下顎前突，乳歯列期・混合歯列期：下顎の成長発育抑制が必要な反対咬合の改善．矯正歯科治療 この症例にこの装置（後藤滋巳ほか編）．医歯薬出版，東京，2010，72～77．
10）Angell EC：Treatment of irregularity of the permanent or adult teeth. *Dent Cosmos,* **1**：540～544, 1860.
11）Haas AJ：Rapid expansion of the maxillary dental arch and nasal cavity by opening the midpalatal suture. *Angle Orthod*, **31**：73～90, 1961.
12）Biederman W：A hygienic appliance for rapid expansion. *JPO J Pract Orthod,* **2**：67～70, 1968.
13）Porter LJ：What may be considered rational methods of orthodontic therapy? *Am J Orthod Dentofacial Orthop*, **19**：242～258, 1933.

● Ⅱ・2・B 顎外固定装置
1）Baumrind S et al.：Quantitative analysis of the orthodontic and orthopedic effects of maxillary traction. *Am J Orthod*, **84**：384～98, 1983.
2）Armstrong MM：Controlling the magnitude, direction, and duration of extraoral force. *Am J Orthod*, **59**：217～243.
3）Papageorgiou SN et al.：Effectiveness of early orthopaedic treatment with headgear：a systematic review and meta‐analysis . *Eur J Orthod*, **39**：176～187, 2017.
4）Graber LW：Chin cup therapy for mandibular prognathism. *Am J Orthod*, **72**：23～41, 1977.
5）Woon SC et al.：Early orthodontic treatment for Class III malocclusion：A systematic review and meta‐analysis. *Am J Orthod Dentofacial Orthop*, **151**：28～52, 2017.

● Ⅱ・2・C その他
1）Kesling H：The philosophy of the tooth positioning appliance. *Am J Orthod*, **31**：297～304, 1945.
2）Nahoum H：The vacuum formed dental contour appliance. *NY State Dent J*, **9**：385～390, 1964.
3）Boyd RL et al.：The Invisalign system in adult orthodontics: mild crowding and space closure cases. *J Clin Orthod*, **234**：203～212, 2000.
4）Kuo E and Hordt C：Attachments in der Invisalign‐Therapie. Kiefer‐orthopadie, （Special issue）：25～28, 2001.
5）永良百合子ほか：CAD/CAM を用いた熱可塑性樹脂製矯正装置の矯正力発現に関する生体力学的検討．日臨バイオメ

429

参考文献

力会誌，**14**：14〜19，2008.

6）槇　宏太郎：アライナー矯正における留意事項．日歯医会誌，**75**：11，31〜38，2023.

● Ⅲ 機能的矯正装置

①アクチバトール

1）Andresen V：The Norwegian system of functional gnatho-orthopedics. *Acta Gnathol*, **1**：5〜36, 1936.

2）髙橋新次郎：新編機能的顎矯正法．医歯薬出版，東京，1961.

3）三浦不二夫，井上直彦：F.K.O. 機能的顎矯正法．基礎篇．而至化学工業，東京，1967.

4）藤原琢也，後藤滋巳：チェアサイド・ラボサイドの新矯正装置ビジュアルガイド（後藤滋巳ほか編）．医歯薬出版，東京，2015，160〜163.

②バイオネーター

1）Balters W：Kraftwirkung oder formgestaltende Reiszsetzung? *Zahnarztl lcne Welt*, **7**：437〜441, 1952.

2）Balters W and Herrmann C：Ausgewählte Schriften und Vorträge：eine Einführung in die Bionator-Heil-methode. Ges. für Ganzheitliche Medizin, Heidelberg, 2004.

3）Balters W：Schriften und Bilder aus dem Nachlass：Bionator-Therapie, Erziehung des Kindes, Balters-Tagungen, die Dynamik des Lebendigen, der Orthostase-Komplex, Diverses. Herrmann, Heidelberg, 2013.

③Fränkel 装置

1）Fränkel R：The theoretical concept underlying the treatment with function correctors. *Rep Congr Eur Orthod Soc,* **42**：233〜254, 1966.

2）Fränkel R：A functional approach to orofacial orthopedics. *Br J Ortod*, **7**：41〜51, 1980.

3）Fränkel R：Concerning recent articles on Fränkel appliance therapy. *Am J Orthod*, **85**：441〜447, 1984.

4）Fränkel R 著，中田　稔監訳：フランケル装置とそのテクニック．クインテッセンス出版，東京，1994，23〜184.

● Ⅳ その他の矯正装置

①バイトジャンピングアプライアンス

1）Sander FG：Indikation für die Anwendung der Vorschubdoppelplatte Prakt. *Fortschr Kieferorthop*, **2**：209〜222, 1988.

2）Sander FG and Lassak C：The modification of growth with the jumping-the-bite plate compared to other functional orthodontic appliances. *Fortschr Kieferorthop,* **51**：155〜164, 1990.

3）Sander FG and Weinreich A：The bite-jumping-appliance. *Dtsch Stomatol*, **41**：195〜198, 1991.

4）Sander FG and Wichelhaus A：Skeletal and dental changes during the use of the bite-jumping plate. A cephalometric comparison with an untreated Class-Ⅱ group. *Fortschr Kieferorthop*, **56**：127〜139, 1995.

5）Miyazawa K et al.：The simplified bite jumping appliance：An improved functional appliance. *Orthod Waves*, **74**：18〜21, 2015.

6）Sakai N et al.：Comparative study of the treatment effects of bionator and bite jumping appliances on Class Ⅱ malocclusions. *Orthodontic Waves*, **75**：1〜9, 2016.

②Herbst 装置

1）Pancherz H：Treatment of class. malocclusions by jumping the bite with the Herbst appliance A cephalometric investigation. *Am J Ortod*, **76**：423〜442, 1979.

2）Sanden E et al.：Complications during Herbst appliance treatment. *J Clin Orthod*, **38**：130〜133, 2004.

3）Drosen C et al.：Long-term effects of Class Ⅱ Herbst treatment on the pharyngeal airway width. *Euro J Orthod*, **40**：82〜89, 2018.

③顎外力を併用した機能的矯正装置

1）Teuscher U：A growth-related concept for skeletal Class Ⅱ treatment. *Am J Orthod*, **74**：258〜275, 1978.

④ペンデュラム装置

1）Hilgers JJ：The pendulum appliance for Class Ⅱ non-compliance therapy. *J Clin Orthod*, **26**：706〜714, 1992.

2）Hilgers JJ：The pendulum appliance Part Ⅰ：Creating the Gain. 近畿東海矯正歯会誌，**29**：7〜36, 1994.

参考文献

3）吉田亜貴：Pendulum 装置を用いて上顎第一大臼歯の遠心移動を行った 3 症例．*Orthod Waves*, **62**：36〜48, 2003.

17 章　乳歯列期・混合歯列期の治療

● Ⅱ・7 正中離開
1）白川哲夫ほか編：小児歯科学．第 6 版．医歯薬出版，東京，2023.

● Ⅱ・10 口腔習癖による不正咬合
1）山口秀晴ほか：口腔筋機能療法（MFT）の臨床．わかば出版，東京，1998.
2）高橋　治，高橋未哉子：新版 口腔筋機能療法 MFT の実際．クインテッセンス出版，東京，2012.

18 章　永久歯列期の治療

● Ⅰ 上顎前突
1）日本矯正歯科学会：矯正歯科診療のガイドライン上顎前突編．

　https://www.jos.gr.jp/asset/guideline_maxillary_protrusion.pdf

2）Nguyen QWV et al.：A systematic review of the relationship between overjet size and traumatic dental injuries. *Eur J Orthod*, **21**：503〜515, 1999.

3）Tulloch JF et al.：Influences on the outcome of early treatment for Class Ⅱ malocclusion. *Am J Orthod Dentofacial Orthop*, **111**：533〜542, 1997.

4）Koroluk LD et al.：Incisor trauma and early treatment for Class Ⅱ Division 1 malocclusion. *Am J Orthod Dentofacial Orthop*, **123**：117〜125, 2003.

5）Pullinger AG et al.：A multiple logistic regression analysis of the risk and relative odds of temporomandibular disorders as a function of common occlusal features. *J Dent Res*, **72**：968〜979, 1993.

6）福嶋美佳ほか：口蓋の歯科矯正用アンカースクリューと小臼歯の片顎抜去を伴う矯正歯科治療により過大な overjet と顎口腔機能を改善した上顎前突症例．Clin Investig Orthod（Jpn Ed），**82**：14〜20，2023.

7）高橋　治，高橋未哉子：新版 口腔筋機能療法 MFT の実際．クインテッセンス出版，東京，2012.

8）Pullinger AG, Seligman DA：Quantification and validation of predictive values of occlusal variables in temporomandibular disorders using a multifactorial analysis. *J Prosthet Dent*, **83**（1）：66〜75, 2000.

● Ⅱ 下顎前突
1）日本矯正歯科学会：矯正歯科治療の診療ガイドライン 成長期の骨格性下顎前突編．

　https://www.jos.gr.jp/asset/guideline_mandibular_protrusion_growth.pdf

● Ⅵ 開　咬
1）Huang GJ：Long-term stability of anterior open-bite therapy：A Review. *Seminars in Orthodontics*, **8**：162〜172, 2002.

2）Rijpstra C and Lisson JA：Etiology of anterior open bite：a review. *J Orofac Orthop*, **77**：281〜286, 2016.

3）Alsafadi AS et al.：Effect of molar intrusion with temporary anchorage devices in patients with anterior open bite：a systematic review. *Prog Orthod*, **17**：9, 2016.

4）Kim YH：Anterior openbite and its treatment with multiloop edgewise archwire. *Angle Orthod*, **57**：290〜321, 1987.

5）神山光男，滝口弘毅：頭部エックス線規格写真法による開咬の分析．日矯歯誌，**17**：31〜40，1958.

6）Smithpeter J and Covell D Jr：Relapse of anterior open bites treated with orthodontic appliances with and without orofacial myofunctional therapy. *Am J Orthod Dentofacial Orthop,* **137**：605〜614, 2010.

● Ⅷ 埋　伏
1）川本達雄監修：埋伏歯の臨床 その保存活用と抜歯．第 1 版．医歯薬出版，東京，1998.

2）Beckerand A and Chaushu S：Management of Impactions. ORTHODONTICS Current principles and techniques. 6th ed.（Graber LW, et al. eds），Mosby, St. Louis, 2017.

3）Proffit WR, 高田健治訳：新版プロフィットの現代歯科矯正学．クインテッセンス出版．東京．2004.

4）Becker A：Orthodontic Treatment of Impacted Teeth. 3rd ed. Wiley-Blackwell, New Jersey, 2012.

● Ⅸ 外　傷
1）日本外傷歯学会：歯の外傷治療ガイドライン．

参考文献

https://www.ja-dt.org/file/guidline.pdf

2) Proffit WR ほか，黒田敬之監訳：Contemporary Treatment of Dentofacial Deformity 顎顔面異形成―その治療体系と臨床―．東京臨床出版，東京，2011，602.

3) 白砂兼光，古郷幹彦編著：口腔外科学．第4版．医歯薬出版，東京，2020，88〜93，114〜116.

4) 日本外傷歯学会：日本外傷歯学会学術用語集．第1版．クインテッセンス出版，東京，2017.

5) 日本口腔外科学会，日本口腔顎顔面外傷学会：外傷診療ガイドライン 第Ⅱ部．日本口腔外科学会ホームページ．

6) 宮新美智世：外傷を受けた歯に見られる所見と経過．日補綴歯会誌，6：125〜132，2014.

7) 青木紀昭ほか：陳旧性下顎頸部骨折に外科的矯正手術を応用し咬合改善を行った1症例．日口腔診断会誌，29：150〜154，2016.

8) 谷池直樹ほか：高齢者における下顎骨関節突起骨折変形治癒後の咬合不全に対して下顎枝矢状分割術で対応した1例．日口外傷誌，20：11〜16，2021.

19章　保　定

● Ⅰ 保定とは，Ⅱ 保定装置

1) Proffit WR et al.：Contemporary Orthodontics. 5th ed. Elsevier‐Mosby, St. Louis, 2013, 606〜620.

2) Nanda R et al.：Retention and stability in orthodontics, W.B. Saunders, Philadelphia, 1993, 1〜8, 97〜106, 135〜152.

3) 槇　宏太郎ほか編：歯科矯正マニュアル．南山堂，東京，2006，78〜80.

4) 与五沢文夫監修：矯正臨床の基礎．クインテッセンス出版，東京，2008，345〜361.

5) 齋藤　功：ヘッドギアーとⅢ級ゴムを用いて治療した成人開咬合2症例と開咬合治療の難易性因子．*Monog Clin Orthod*, 24：39〜58, 2002.

6) Watanabe Y et al.：Orthodontic treatment combined with tooth transplantation for an adult patient with missing mandibular first molar.：Long‐term follow‐up. *Am J Orthod Dentofacial Orthop*, 145：S114〜S124. 2014.

● Ⅳ・3 外科的矯正治療後の再発とその防止策

1) 石山智香子ほか：骨格性下顎前突症例の外科的矯正治療後の長期安定性．日顎変形誌，13：111〜117，2003.

20章　チーム医療の中の矯正歯科治療

● Ⅰ 口唇裂・口蓋裂の矯正歯科治療

1) Dixon MJ et al.：Cleft lip and Palate：synthesizing genetic and environmental influences. *Nat Rev Genet*, 12：167〜178, 2011.

2) Shi B and Losee JE：The impact of cleft lip and palate repair on maxillofacial growth. *Int J oral sci*, 7：14〜17, 2015.

3) 大山喬史編：口唇裂口蓋裂の補綴治療．医歯薬出版，東京，1997，171〜174.

● Ⅱ 顎変形症の矯正歯科治療

1) 戸塚靖則，高戸　毅監修：口腔科学．朝倉書店，東京，2013，599〜630.

2) Proffit WR et al.：Contemporary Orthodontics. 5th ed. Elsevier‐Mosby, St. Louis, 2013, 685〜724.

3) 菅原準二，川村　仁：現代外科矯正治療の理論と実践．東京臨床出版，東京，2000.

4) 片桐　渉ほか：本邦における外科的矯正治療の実態調査－2017年度日本顎変形症学会実態調査の結果より－．日顎変形誌，30：213〜225，2020.

5) 日本顎変形症学会編：顎変形症治療の基礎知識．クインテッセンス出版，東京，2022.

● Ⅲ 顎関節症と矯正歯科治療

1) 矢谷博文：顎関節症と咬合の関係に関する up‐to‐date な見解．日顎誌，30：36〜43，2018.

2) 日本顎関節学会編：顎関節症治療の指針2020．10〜19，2020.

● Ⅳ 歯の先天性欠如と矯正歯科治療

1) Gill DS et al.：The multidisciplinary management of hypodontia：a team approach. *Br Dent J*, 218：143〜149, 2015.

参考文献

2) 梶井　正ほか：新先天奇形症候群アトラス（梶井正ほか監修）．南江堂，東京，1998．

3) Matalova E et al.：Tooth agenesis：from molecular genetics to molecular dentistry. *J Dent Res*, **87**：617〜623, 2008.

4) Higashihori N et al.：Frequency of missing teeth and reduction of mesiodistal tooth width in Japanese patients with tooth agenesis. *Prog Orthod*, **19**：30, 2018.

● V　その他の矯正歯科治療

1) Mathews DP and Kokich VG：Managing treatment for the orthodontic patient with periodontal problems. *Semin Orthod*, **3**：21〜38, 1997.

2) Marks M：Tooth movement in periodontal therapy. St Louis, Mosby, 1980.

3) Wennström JL et al.：Periodontal tissue response to orthodontic movement of teeth with infrabony pockets. *Am J Orthod Dentofacial Orthop*, **103**：313〜319, 1993.

4) Bollen AM et al.：The effects of orthodontic therapy on periodontal health. a systematic review of controlled evidence. *J Am Dent. Assoc*, **139**：413〜422, 2008.

5) Fischer TJ：Orthodontic Treatment Acceleration with Corticotomy‐assisted Exposure of Palatally Impacted Canines. *Angle Orthod*, **77**：417〜420, 2007.

6) D'Amico RM et al.：Long‐term Results of Orthodontic Treatment of Impacted Maxillary Canines. *Angle Orthod*, **73**：231〜238, 2003.

7) Suri L and Taneja P：Surgically assisted rapid palatal expansion：A literature review. *Am J Orthod Dentofacial Orthop*, **133**：290〜302, 2008.

● コラム　睡眠時無呼吸

1) Chang JL et al.：International Consensus Statement on Obstructive Sleep Apnea. *Int Forum Allergy Rhinol*, **13**：1061〜1482, 2023.

2) Sateia MJ：International classification of sleep disorders‐third edition：highlights and modifications. *Chest*, **146**：1387〜1394, 2014.

3) Zhang C et al.：Effects of twin block appliance on obstructive sleep apnea in children：a preliminary study. *Sleep Breath,* **17**：1309〜1314, 2013.

4) Uesugi S et al.：Surgical‐Orthodontic treatment of adults with mandibular retrognathism and obstructive sleep apnea. *J Clin Orthod*, **53**：521〜534, 2019.

5) 黒崎紀正，黒田敬之監修：いびきと睡眠時無呼吸症候群の歯科的治療．砂書房，東京，1999．

21章　矯正歯科治療における口腔衛生管理

1) 日本矯正歯科学会，日本小児歯科学会，日本口腔衛生学会：矯正歯科治療等における口腔衛生管理に関する提言．2004．

2) 石川博之ほか：新しい歯科矯正学．改訂版．永末書店，京都，2006．

3) 後藤滋巳ほか：混合歯列期の矯正歯科治療．医歯薬出版，東京，2002．

4) 相馬邦道ほか編：歯科矯正学．第5版．医歯薬出版，東京，2008．

5) 中垣晴男ほか：臨床家のための口腔衛生学．改訂版．永末書店，京都，2000．

6) 全国歯科衛生士教育協議会編：新歯科衛生士教本 歯科矯正学．医歯薬出版，東京，1993．

7) 荒川浩久ほか編：スタンダード口腔保健学－健康科学として考える－．学建書院，東京，2003．

8) 宮武光吉ほか編：口腔保健学．第2版．医歯薬出版，東京，2001．

9) 厚生労働省医政局長，厚生労働省健康局長：医政発第0114002号，健発第0114006号「フッ化物洗口ガイドライン」，平成15年1月14日．

22章　矯正歯科治療に伴う偶発症・併発症

1) 千葉逸郎ほか：用語委員会報告．口腔衛生関連学術用語の統一に関する見解．口腔衛生会誌，**61**：318〜328, 2011．

2) 日本病院管理学会監，濃沼信夫編：医療安全用語事典．エルゼビアジャパン，東京，2004, 95.

3) 中島和江，児島安司：ヘルスケアリスクマネジメント．医学書院，東京，2000, 2.

参考文献

4) 日本医療機能評価機構医療事故防止センター：医療事故情報収集等事業平成 22 年年報．2011，6〜340．

● Ⅰ 歯根吸収

1) Mohandesan H et al.：Links A radiographic analysis of external apical root resorption of maxillary incisors during active orthodontic treatment. *Eur J Orthod*, **29**：134〜139, 2007.

2) Mavragani M et al.：Links is mild dental invagination a risk factor for apical root resorption in orthodontic patients?. *Eur J Orthod*, **28**：307〜312, 2006.

3) Smale I et al.：Links Apical root resorption 6 months after initiation of fixed orthodontic appliance therapy. *Am J Orthod Dentofacial Orthop*, **128**：57〜67. 2005.

4) Chan E and Darendeliler MA：Links Physical properties of root cementum：Part 5. Volumetric analysis of root resorption craters after application of light and heavy orthodontic forces. *Am J Orthod Dentofacial Orthop*, **127**：186〜195, 2005.

5) Artun J et al.：Links Apical root resorption six and 12 months after initiation of fixed orthodontic appliance therapy. *Angle Orthod*, **75**：919〜926, 2005.

● Ⅱ 白濁・齲蝕 〜 Ⅳ 口腔軟組織への傷害

1) Miyazawa K et al.：Indirect laminate veneers as an indirect bonding method.*World J Orthod*, **5**：308〜311, 2004.

2) Miwa H et al.：Links A resin veneer for enamel protection during orthodontic treatment. *Eur J Orthod*, **23**：759〜767, 2001.

3) Miwa H et al.：Development of a new direct veneer restoration −regin-glass ionomer cement laminate without removal of enamel−, *Aichi-gakuin Dental Science*, **12**：45〜51, 1999.

4) Wennstromn JL and Lindhe J：Some Periodontal Tissue Reactions to Orthodontic Tooth Movement in Monkeys. *J Clin Periodontol*, **14**：121〜129, 1987.

● Ⅴ 顎関節症

1) Egermark I et al.：Links A 20-year follow-up of signs and symptoms of temporomandibular disorders and malocclusions in subjects with and without orthodontic treatment in childhood. *Angle Orthod*, **73**：109〜115, 2003.

2) Imai T et al.：Links Long-term follow-up of clinical symptoms in TMD patients who underwent occlusal reconstruction by orthodontic treatment. *Eur J Orthod*, **22**：61〜67, 2000.

● Ⅶ アレルギー

1) Schuster G et al.：Links Allergies induced by orthodontic alloys：incidence and impact on treatment. Results of a survey in private orthodontic offices in the Federal State of Hesse, Germany. *J Orofac Orthop*, **65**：48〜59, 2004.

2) Marigo M et al.：Links Evaluation of immunologic profile in patients with nickel sensitivity due to use of fixed orthodontic appliances. *Am J Orthod Dentofacial Orthop*, **124**：46〜52, 2003.

3) Janson et al.：Links Nickel hypersensitivity reaction before, during, and after orthodontic therapy. *Am J Orthod Dentofacial Orthop*, **113**：655〜660, 1998.

4) 井上昌幸ほか：GP のための金属アレルギー臨床．デンタルダイヤモンド，東京，2007．

5) 秋葉陽介ほか：歯科金属アレルギーの現状と展望．日補綴会誌，**8**：327〜339，2016．

6) 日本アレルギー学会監修，Anaphylaxis 対策委員会編：アナフィラキシーガイドライン 2022．日本アレルギー学会，東京，2022．

7) 近藤康人ほか：ラテックスアレルギーの発生状況 2015．日ラテックスアレルギー研会誌，**19**：41〜43，2015．

8) 赤澤 晃：ラテックスアレルギー安全対策ガイドライン 2013—ここだけはおさえておきたいラテックスアレルギー—．アレルギー，**64**：700〜702，2015．

9) 山口秀紀ほか：全身麻酔施行にあたりラテックスアレルギーへの対応を行った 3 症例．日大口腔科学，**46**：88〜95，2020．

● Ⅷ 歯科矯正用アンカースクリューによる併発症

1) 後藤滋巳ほか：安心・安全 歯科矯正用アンカースクリュー この症例にこの方法．医歯薬出版，東京，2013．

索　引

数字

4 つの D　*196*
18-8 ステンレススチール　*214*
21 トリソミー症候群　*104*

和文索引

あ

アーチチャート　*413*
アーチフォーミングタレット　*413*
アーチレングスディスクレパンシー　*152, 309, 313*
アーチワイヤー　*232, 402, 413*
　　──の屈曲　*235*
　　──の装着　*237*
アーティキュラーレ　*160*
アイデアルアーチ　*237*
アウターボウ　*249*
青山松次郎　*8*
アクチバトール　*257, 298*
アクチバトール用重合フラスコ　*417*
アクロメガリー　*24, 110*
アセトアミノフェン　*135*
亜脱臼　*336*
アタッチメント　*405, 406*
Adams クラスプ　*244, 404, 413*
Adams のプライヤー　*412, 413*
圧下　*198*
圧迫側　*124*
アデノイド　*114, 143, 387*
アデノイド顔貌　*115, 143*
後戻り　*193, 322, 342*

アナフィラキシー　*399*
アノドンシア　*108, 376*
アプライアンス療法　*370*
アベイラブルアーチレングス　*56, 152*
Apert 症候群　*36, 38, 106*
アライナー　*255*
アライナー型矯正装置　*254*
アレルギー　*398*
アンカレッジロス　*200*
アンギュレーション　*234, 406*
アンキローシス　*113, 292, 331, 337*
Angle I 級不正咬合　*97*
Angle II 級 1 類不正咬合　*98*
Angle II 級 2 類不正咬合　*98*
Angle II 級不正咬合　*97*
Angle III 級不正咬合　*98*
Angle の不正咬合の分類　*97, 144*
Angle の Line of occlusion　*78*
鞍状歯列弓　*92*
安静空隙　*171*
アンテリアレイシオ　*151*

い

E アーチ　*4, 5*
E ライン　*84, 141, 147, 170*
閾値　*101*
閾値モデル　*101*
維持管　*221*
維持線　*221*
維持装置　*221*
維持バンド　*220, 226, 227*
維持部　*228*
異常嚥下癖　*115, 322*

異所萌出　*291*
一次口蓋　*26*
一期治療　*191, 274*
一般型　*16*
移転　*94*
遺伝　*24*
遺伝的要因　*101*
移動歯　*200*
医療事故　*394*
医療面接　*139*
インセット　*235, 411*
インダイレクトボンディング法　*234*
咽頭期　*61, 62, 175*
咽頭弓　*25*
咽頭挙筋群　*71*
咽頭筋　*71*
咽頭腔　*42*
咽頭扁桃　*16, 114, 115, 122, 143*
インナーボウ　*249*
インフォームドコンセント　*138*
インフラデンターレ　*159*
インプラント　*379*
インプラント周囲炎　*401*

う

Wits 分析　*169*
Weingart のユーティリティプライヤー　*413, 414*
齲蝕　*9, 116, 388, 396*
齲蝕活動性　*389*
齲蝕予防　*393*
Wunderer 法　*363*

え

永久歯　*53*

索　引

――の先天性欠如　118
――の早期喪失　113
――の抜去　187
――の萌出順序　53
永久歯列期　190
――における予防　122
――の咬合　53
――の正常咬合　78
永久切歯の萌出　51
永久変形　213
永久保定　343, 349
栄養障害　111
エステティックライン　170
エックス線CT　156
エックス線写真　154
エッジワイズ装置　229
エッジワイズブラケット　229
エッジワイズ法　6, 7, 204, 230, 234, 237, 238, 384, 405
エッチング　396
エナメル芽細胞　45
エナメル器　44, 45
エナメル質減形成　111
榎　恵　8
榎本美彦　8
エラスティック　216, 407
エラスティックスレッド　408
エラスティックセパレーター　408
エラスティックセパレータープライヤー　410
エラスティックチェーン　233, 408
エラスティックモジュール　233, 237, 407, 415
エラスティックリング　233, 407
エレクトリックスポットウェルダー　415, 416
遠位骨片　364
嚥下　61, 142
嚥下機能検査　175
嚥下障害　62
嚥下性無呼吸　62

遠心　89
遠心階段型　49, 51
遠心対称捻転　96
遠心転位　93
円錐歯　109

お

凹顔型　100, 147
横顔裂　28
応力緩和　216
大坪式模型計測器　150, 418, 419
オーバーオールレイシオ　151
オーバーコレクション　318, 349
オーバージェット　79, 297
オーバーバイト　79
オープンコイルスプリング　233, 403
オープンバーティカルループ　236
オクルーザルエックス線写真　155
おしゃぶり　114
オステオカルシン　30, 131
オステオポンチン　30
オトガイ形成術　363
オトガイの緊張　314
オトガイ帽装置　251
オフセット　235, 411
オメガループ　236, 411
オリゴドンシア　108, 376
オルビターレ　159

か

加圧成型器　417
外エナメル上皮　45
回帰方程式予測法　153
開咬　90, 273, 281, 296, 322, 323
開口運動　77, 171
開口筋　59, 67, 76, 85
開口障害　398

解釈モデル　139, 140
外傷　10, 116, 336, 338, 381
外傷性咬合　381
外舌筋　71
開窓　332, 335, 381
開窓術　88, 331
咳嗽反射　62
外側鼻突起　26
外側翼突筋　69
外側翼突筋神経　69
回転　199
ガイドバー　266
ガイドプレーン　266
外胚葉性間葉　44
外胚葉性中胚葉　25
開鼻声　13, 65, 351
外部吸収　128, 337
開閉口運動路　81
Kaup指数　19
過蓋咬合　90, 262, 274, 283, 284, 285, 318
下顎安静位　73, 142, 171
下顎位　73, 170
下顎運動　142
下顎運動経路　171
下顎運動検査　170
下顎遠心咬合　97, 273
下顎下縁平面　161
下顎下縁平面に対する下顎中切歯歯軸傾斜角　162, 164, 184
下顎角　165
下顎近心咬合　98
下顎孔　68
下顎骨　68
――の重ね合わせ　166
――の成長曲線　39
――の成長発育　42
――の成長抑制　190, 192, 251, 252, 253, 278, 304
――の発生　28
下顎骨後方移動術　356
下顎骨骨折　336
下顎骨体　68
下顎最後退位　73

下顎枝　　42, 68
下顎枝傾斜角　　166
下顎枝後縁平面　　161
下顎枝矢状分割術（法）　　356, 363, 366
下顎枝垂直骨切り術　　363
下顎神経　　28, 68, 69
下顎唇側誘導線　　258
下顎前歯部骨切り術　　363
下顎前突　　89, 262, 270, 278, 303, 305
下顎体　　42
下顎中切歯間歯槽突起稜　　159
下顎張反射　　60
下顎頭　　42
下顎頭位　　73
下顎頭原基　　28
下顎頭最後退位　　73
下顎頭最後方位　　73, 171
下顎突起　　26, 44
下顎の過成長　　305, 366
下顎の劣成長　　298
下顔面　　107, 141
加強固定　　204, 226, 228
加強固定装置　　249, 251
顎運動　　75
顎運動検査　　170, 171
顎外固定　　203
顎外固定装置　　200, 219, 249
顎関節　　70
顎関節 MRI　　374
顎関節円板障害（Ⅲ型）　　369
顎関節円板障害（Ⅲb 型）　　374
顎関節雑音　　398
顎関節症　　368, 372, 374, 398
顎関節障害　　116
顎関節痛障害（Ⅱ型）　　368
顎関節軟骨　　33
顎関節部のエックス線写真　　156
顎顔面骨　　25
顎顔面骨折　　336, 337
顎機能異常　　398
顎矯正手術　　360, 362, 366

顎整形力　　129, 133, 196, 239, 398
角線　　402
拡大装置　　239
拡大ネジ　　245, 409
顎態模型　　148
学童前期　　17
顎内固定　　201
顎内固定装置　　200, 219
顎二腹筋　　77
顎偏位　　33
顎変形症　　12, 360, 365, 387
顎変形症治療　　419
確率表　　153
顎裂部骨移植術　　354
下行口蓋動脈　　68
重ね合わせ　　166
下歯槽神経　　28, 68
荷重－たわみ曲線　　212, 216
過剰歯　　108, 118, 188
下唇小帯　　109
下垂体性巨人症　　24, 110
画像検査　　154, 331, 368, 370, 371
仮想正常咬合　　80
家族歴　　140
顎間固定　　201, 363
顎間固定装置　　200, 219
顎間ゴム　　201
顎間誘導線　　258
学校保健統計　　19
顎骨　　68
合併症　　394
可撤式矯正装置　　219, 242, 392
可撤式の緩徐拡大装置　　242
可撤式保隙装置　　270
可撤式保定装置　　343
顆頭安定位　　73, 142
顆頭位　　73
顆頭最後方位　　73
ガミースマイル　　305
神山の開咬分析　　169, 323

カムフラージュ治療　　298, 305
カルシトニン　　110
カルボキシレートセメント　　407
加齢変化　　44, 56, 60
眼窩下神経　　68
眼窩平面　　148
環境的要因　　101
間歇的な力　　198
間欠ロック　　369
含歯性嚢胞　　111, 330
冠状縫合　　36
緩徐拡大　　133, 239
緩徐拡大装置　　241, 242, 286, 288, 309, 353
間接検査法　　174
間接性骨吸収　　125
関節突起　　28, 68, 104, 130, 336
関節軟骨　　32, 33, 42, 369, 371
関節リウマチ　　31, 135, 322
完全口蓋裂　　28
感染性心内膜炎　　135
完全脱臼　　336
陥入　　336
顔面角　　161
顔面型　　146
顔面写真　　146
顔面神経　　26
顔面頭蓋　　29, 30, 39
　　――の成長発育　　39
顔面の発生　　26
顔面の非対称　　86, 105
顔面平面　　160
顔面平面に対する上顎中切歯切縁の位置関係　　165
顔面裂　　28

き

既往歴　　140
器械的矯正装置　　218
器械的矯正力　　195

索 引

器械保定　342
技工ノギス　418
技工用器具　417
切下　417, 418
器質性構音障害　176
気腫　401
既製バンド　405, 410
基礎床　243
キヌタ骨　26, 28
機能検査　170
機能性下顎近心咬合　271
機能性下顎前突　303, 304
機能性交叉咬合　117, 326
機能正常咬合　81
機能性不正咬合　12
機能性要因　180, 274
機能的運動　172
機能的矯正装置　220, 257,
　298, 379
機能的矯正力　195
逆被蓋　303, 305
脚部　221
キャッチアップグロース　252
キャッピング　21
臼歯部開咬　322
臼歯部交叉咬合　286, 287,
　326
吸指癖　114, 228, 273,
　322, 394
吸唇癖　114, 142
急速拡大　133, 239
急速拡大装置　239, 286,
　287, 309, 353, 397
吸啜運動　60, 62
頬筋　71, 72, 258, 264,
　342
頬筋機構　71
頬骨　40
頬骨弓　40, 69, 106
頬骨上顎縫合　40
頬骨側頭縫合　40
頬骨突起　68
狭窄歯列弓　91, 92
胸鎖乳突筋　72
頬小帯　109

矯正歯科治療　9
　——の開始時期　193
　——の目的　190
矯正歯科治療中の管理　381
矯正装置　218
　——の基本的条件　218
　——の分類　218
矯正用ゴムリング　233, 407
矯正用材料　212, 402
矯正用ノギス　418, 419
矯正用歯ブラシ　391
矯正用ワイヤー　212, 402
矯正力　195
頬側　89
頬側傾斜　94, 109, 208,
　226, 241, 286, 288, 305
頬側転位　93
狭頭症　36
狭母音　13
頬面管　249
局所的原因　103, 110, 111,
　330
虚血帯　124, 125
巨舌症　109, 143, 313
巨大歯　108
亀裂　336
近位骨片　364
近遠心関係の異常　89
筋機能　11
筋機能異常　11
筋機能検査　173
近心　89
近心階段型　49, 50
近心対称捻転　96
近心転位　93
近心捻転の改善　226
金属アレルギー　252, 399
金属床　355
筋電図　173
筋突起　42, 43, 68, 104,
　131, 363
筋肉位　74, 171, 172
銀ろう　409

く

空隙　144
空隙歯列　108, 376, 382
空隙歯列弓　92
偶発症　394
グナチオン　160
グラインディングタイプ　82
クラウンブリッジ　356
クラウンループ　270
グラスアイオノマー系セメント
　407
クラスプ　243, 404
クリック　374
クリンパブルフック　233,
　406, 407
Crouzon 症候群　36, 38,
　105
グループファンクション　81
くる病　36, 111
クレチン症　24, 36
クレチン様顔貌　24
クレピタス　369
クロージングループ　237
クローズドコイルスプリング
　233, 403
クローズドバーティカルループ
　237
クローズドロック　369, 374
クロム　399
クワドヘリックス　412
クワドヘリックス装置　241,
　286, 298, 309, 353, 397

け

傾斜　94
傾斜移動　132, 198
茎状突起　26, 71
形成遅延　110, 111
計測項目　161
計測点　159
計測平面　160
計測用器具　418
形態異常歯　353, 355

形態的検査　*145*
茎突舌骨筋　*77*
外科的矯正治療　*298, 305,*
　350, 356, 360, 366, 381,
　387
結紮線　*233, 237, 403*
月状骨　*20*
欠如歯　*108*
ゲノムインプリンティング
　107
牽引　*331, 335, 381*
牽引側　*124, 126*
限界運動　*172*
限界運動範囲　*75, 81*
限局矯正治療　*194*
限局治療　*194*
言語の発達　*22*
検査　*145*
現在歯　*143*
犬歯間幅径　*54*
犬歯間保定装置　*346*
犬歯誘導　*81*
現症　*140*
現病歴　*140*

こ

コイルスプリング　*233, 403*
高位　*96*
高位付着　*52, 120, 143*
抗炎症薬　*135*
構音　*64*
構音異常　*142*
構音器官　*64*
構音機能　*64, 65*
構音障害　*65, 176, 351*
口窩　*26, 27*
口蓋　*26, 42*
口蓋咽頭筋　*71*
口蓋化構音　*142*
口蓋形成術　*351, 352*
口蓋垂裂　*28*
口蓋側　*89*
口蓋側転位　*93*
口蓋突起　*26*

口蓋帆挙筋　*61, 64*
口蓋帆張筋　*26, 62*
口蓋平面　*161*
口蓋扁桃　*16, 115, 122,*
　143, 386, 387
　——の肥厚　*115, 143,*
　386, 387
口蓋裂　*28, 108, 351*
光学印象　*148*
口角鉤　*416*
高カルシウム血症　*111*
広義の矯正力　*195, 196*
咬頬　*10*
咬筋　*69*
咬筋神経　*69*
咬筋粗面　*43, 69*
口腔衛生管理　*388, 390*
口腔衛生指導　*390*
口腔衛生状態　*389*
口腔機能　*56*
口腔筋機能療法　*270, 273,*
　282, 294, 314, 322, 349
口腔外科　*349, 351, 359,*
　360, 361, 362, 376, 381,
　398
口腔周囲筋　*71, 121*
口腔習癖　*114, 118, 120,*
　142, 180, 228, 270, 271,
　273, 274, 294, 322, 394
　——の除去　*281, 282, 349*
口腔腫瘍　*116*
口腔清掃　*390*
口腔内環境　*388*
口腔内写真　*147*
口腔内スキャナー　*148, 419,*
　420
口腔内装置　*387*
口腔模型　*148, 418*
広頸筋　*72*
後頸筋　*72*
咬合　*66*
　——の分類　*137, 144*
咬合位　*73, 74*
咬合異常　*352*
咬合音　*173*

高口蓋　*106, 107*
硬口蓋　*61, 64, 65, 71,*
　352
咬合関係　*144*
　——の異常　*269, 270*
咬合機能検査　*174*
咬合挙上板　*247, 283, 285,*
　318
咬合再構成　*380, 381*
咬合斜面板　*245, 283, 318*
咬合性外傷　*10, 143*
咬合調整　*349*
咬合発育段階　*21, 53*
咬合平面　*161*
咬合平面傾斜角　*162*
咬合平面に対する下顎中切歯歯軸
　傾斜角　*162, 164*
咬合崩壊　*10, 381*
咬合誘導　*76*
咬合力　*174*
咬合彎曲　*78*
口呼吸　*98, 114, 122, 142*
交叉咬合　*90, 273, 326,*
　327
交叉ゴム　*203*
合指（趾）症　*106*
甲状舌骨筋　*62*
甲状腺機能低下症　*24*
甲状腺ホルモン欠乏症　*36*
口唇閉鎖困難　*142*
口唇閉鎖不全　*142, 314, 322*
咬唇癖　*114, 142, 394*
口唇裂　*28, 351*
口唇裂・口蓋裂　*65, 103,*
　351, 356
構成咬合位　*260, 264, 275*
構成咬合器　*417*
咬舌癖　*114*
咬爪癖　*115*
後側頭泉門　*35*
後天的原因　*110*
喉頭蓋　*62, 64*
後頭蓋窩　*37*
咬頭嵌合位　*74, 142, 170*
咬頭干渉　*76, 270*

439

索 引

喉頭口閉鎖　62
後頭内軟骨結合　38
後鼻棘　159
高分子材料　216
後方運動　77
後方滑走運動　172
後方限界運動　172
咬耗　56, 83, 148
口輪筋　71, 72, 195, 260, 264, 295, 322, 342
誤嚥性肺炎　63
Goldenhar 症候群　104
Köle 法　363
コーンビーム CT　156
個性正常咬合　81
個成長　18
骨延長術　356, 363
骨改造　127
骨核　20
骨格系　161, 163
骨格性 I 級　99
骨格性開咬　169, 281, 322
骨格性過蓋咬合　169
骨格性下顎前突　274, 278, 303, 304, 352, 353, 356, 366
骨格性Ⅲ級　100
骨格性上下顎前突　313
骨格性上顎前突　208, 274
骨格性Ⅱ級　99
骨格性要因　180
骨格年齢　20
骨格分類　99
骨芽細胞　30
骨化中心　20, 28, 36
骨基質　30
骨吸収　131
骨形成　131
骨形成不全症　31, 88
骨細胞　31
骨小腔　31
骨成熟度　145, 155
骨成熟度指数　156
骨性癒着　113, 120, 121, 292, 331, 332, 337

骨性癒着歯　337
骨粗鬆症　31, 57, 111, 134
骨端核　20, 21, 155
骨端軟骨　20, 42, 145
骨端板軟骨　32, 33
骨添加　28, 35, 39, 40, 41, 42, 43
骨転化説　123
骨内萌出　46
骨年齢　20
骨の発生様式　31
骨膜性成長　33
骨リモデリング　31, 38, 40
骨量　31
固定　200
　　――の種類　201
　　――の喪失　200
固定源　200, 409
固定式矯正装置　219
固定式の緩徐拡大装置　241
固定式保定装置　345
ゴニオン　160
コバヤシフック　403
コバルト　399
コバルトクロム合金　215, 403
Coffin の拡大装置　242
コルチコトミー　381
根拠に基づいた医療　138
コンケイブタイプ　147
混合歯列期　190, 378
　　――における予防　118
　　――の咬合　49
　　――の正常咬合　83
　　――の治療　274
混在型　386
コンビネーションプルヘッドギア　250, 298
コンベックスタイプ　147

さ

サーカムフェレンシャルタイプリテーナー　344
サージカルフック　406, 407

サードオーダーベンド　236
サービカルプルヘッドギア　250, 275, 283
鰓弓　25
鰓溝　26
最後方位　73
最後方咬合位　172
最小の固定　206
最前方位　75, 76, 171
最前方咬合位　172
最大開口位　171
最大開口量　81
最大側方咬合位　172
最大身長成長速度　18
最大成長速度　18
最大の固定　205
最適な矯正力　132, 196
再発　348
再発防止策　349
作業側　58, 76, 81, 82, 172
鎖骨頭蓋異形成症　106
鎖骨頭蓋異骨症　106
鎖骨頭蓋骨異形成症　31, 33, 36, 106
Sassouni の顔面型の分類　100
Sassouni の分析　169
佐藤運雄　8
差働矯正力　197
三角骨　20
Ⅲ級ゴム　201, 307
三叉神経　26, 68, 69, 75, 77
三嘴プライヤー　412

##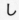

シース　226
シームレスバンド　229
歯音　64
歯科技工士　220
歯科矯正学　1

歯科矯正用アンカースクリュー　206, 207, 208, 300, 309, 322, 325, 400, 409
歯科金属アレルギー　399
歯科疾患実態調査　87
歯牙腫　112, 330
歯科用インプラント　384
歯冠近遠心幅径　150
歯間空隙　47
歯冠・歯根破折　336
歯冠破折　336
歯冠幅径　418
歯間ブラシ　391
歯間分離鉗子　410
磁気共鳴画像　156
ジグリング　128, 394
歯系　162, 163
歯茎音　64
歯垢染色剤　391, 392
歯根吸収　10, 128, 331, 394
歯根の損傷　401
歯根破折　336
歯根膜　123
歯根膜感覚　59, 67, 68
歯根膜咀嚼筋反射　59
歯根彎曲　305, 332
自在ろう着　222, 417
歯軸傾斜　48, 51, 210, 274, 342
歯周炎　10, 387, 389, 391, 392, 397
歯周治療　380
歯周病　10, 116, 122, 135, 143, 380, 388
思春期　18
思春期後期　18
思春期性成長スパート　18, 21
思春期前期　18
耳小骨　28
歯小嚢　45
矢状縫合　36
持針器　414

歯髄　45, 109, 127, 128, 133, 155, 336, 337
歯髄壊死　337
歯数の異常　99, 103, 108
姿勢　12, 59, 67, 71, 72, 141, 158, 170
歯性開咬　229, 322
歯性下顎前突　271, 274, 278, 303, 304
歯性上下顎前突　162, 313
歯性上顎前突　372
歯性の異常　269
歯性要因　180, 181
歯石　10, 346, 380, 392, 393
自然保定　343
歯槽窩　68
歯槽基底弓　150, 313, 314
歯槽基底弓長径　151, 418
歯槽基底弓幅径　150, 418
歯槽基底論　4, 182
歯槽骨　123
歯槽骨延長術　337
歯槽突起　28, 42, 68, 71, 242
歯槽部骨切り術　337
持続的な力　197
持続的陽圧呼吸治療　387
歯体移動　132, 198
至適矯正力　196
歯肉炎　10, 143, 389, 391, 397
歯肉の肥厚　112
歯乳頭　45
歯胚　44
　——の位置異常　111
Simon の三平面　148
斜位　146
斜顔裂　28
若年性関節リウマチ　135
若年性特発性関節炎　135
斜台　37
斜頭　36
Jarabak のプライヤー　412
Jarabak 法　6

習慣性開閉口運動　172
習慣性咬合位　74
習慣性咀嚼側　58
醜形恐怖症　13
充血帯　125
習癖除去装置　294, 322
終末蝶番運動　75, 171
手根骨エックス線写真　20, 145, 155
手根骨骨核　20, 145
主線　222, 226, 227
主訴　139
術後矯正治療　364
術前顎矯正治療　353
術前矯正治療　362, 366
準備期　61, 175
準備固定　204, 235
上咽頭収縮筋　71
小下顎　104, 106, 107, 108
上下顎移動術　363
上下顎前突　97, 313, 314
上下顎中切歯歯軸傾斜角　162, 165
上顎顎外固定装置　249
上顎間縫合　40
上顎骨　68
　——の重ね合わせ　166
　——の成長曲線　39
　——の劣成長　352, 353, 356
上顎骨前方移動術　356
上顎骨体　68
上顎神経　68
上顎唇側誘導線　258
上顎前歯部骨切り術　363
上顎前突　89, 261, 273, 275, 297, 299
上顎前方牽引装置　252, 304, 353, 379
上顎第一大臼歯の位置不変説　97
床拡大装置　353
上顎中切歯間歯槽突起稜　159
上顎中切歯突出度　163
上顎突起　25, 26, 44

441

索　引

上顎突出度　　*161, 163*
上顎の過成長　　*297*
上顎複合体　　*40*
上顎 Le Fort I 型骨切り術　　*363*
床矯正装置　　*243, 378, 392*
上歯槽神経　　*68*
鐘状期　　*45*
硝子様変性　　*125*
硝子様変性組織　　*132, 133*
上唇小帯　　*109, 120, 143*
　──の高位付着　　*52, 120, 143*
上唇小帯切除術　　*120*
掌蹠膿疱症　　*399*
小舌症　　*109, 143*
常染色体顕性（優性）遺伝疾患　　*101*
常染色体潜性（劣性）遺伝疾患　　*101*
小泉門　　*35*
小帯　　*109, 120*
　──の異常　　*109*
指様弾線　　*222, 293*
上皮間葉転換　　*25*
正面　　*146*
正面観　　*41, 104, 121, 141, 344, 389*
正面頭部エックス線規格写真分析　　*159*
小誘導線　　*259*
床用レジン　　*217, 408*
小菱形骨　　*20*
褥瘡性潰瘍　　*397*
食物残渣　　*228, 389, 392, 397*
初診　　*137, 191, 361*
女性ホルモン　　*24*
初潮　　*18, 21*
歯齢　　*21, 53*
歯列　　*70*
歯列弓　　*54, 89, 144, 150*
　──の拡大　　*225*
　──の側方拡大　　*242, 309*
歯列弓形態　　*144*

歯列弓周長　　*56, 152*
歯列弓長径　　*150, 418*
歯列弓幅径　　*150, 418*
歯列接触癖　　*370*
唇顎口蓋裂　　*29, 351, 356*
唇顎裂　　*28, 351*
シングルトルキングキー　　*413*
神経型　　*16*
深頸筋　　*72*
神経損傷　　*401*
神経堤　　*25*
神経堤細胞　　*25*
診察　　*141*
唇・舌側弧線装置　　*220*
唇側　　*89*
唇側傾斜　　*94, 95*
唇側線　　*244, 263*
唇側転位　　*93*
深側頭筋神経　　*69*
身体醜形障害　　*13*
診断　　*136*
診断用セットアップモデル　　*154*
真鍮線　　*152*
身長　　*145*
震盪　　*336*
審美障害　　*326, 351, 380*
審美性　　*13*
シンフィシス　　*160*
診療ガイドライン　　*138*

す

垂直型　　*49, 50, 52*
垂直関係の異常　　*90*
垂直ゴム　　*202, 364*
水頭症　　*36*
水平関係の異常　　*90*
水平埋伏　　*119, 187, 305*
睡眠時無呼吸　　*386*
睡眠態癖　　*115*
水流式口腔洗浄器　　*391*
数歯にわたる位置異常　　*96, 143*
Scammon の臓器発育曲線　　*15*

スクエアワイヤー　　*402, 411*
スクリュー　　*245*
　──の脱落　　*400*
　──の破折　　*207, 400*
スクリューキー　　*239*
スケレタルアンカレッジ　　*207*
スタンダードエッジワイズ法　　*232*
スタンダードブラケット　　*230, 406*
Stickler 症候群　　*108*
ステンレススチール　　*214, 402*
ストップループ　　*236*
Stoner の 4D　　*196*
ストリッピング　　*310*
ストレートタイプ　　*147*
ストレートプルヘッドギア　　*250, 298*
ストレートワイヤーブラケット　　*231, 406*
ストレートワイヤー法　　*232*
スピーチエイド　　*351*
Spee 彎曲　　*78, 318*
　──の平坦化　　*185*
スプリングリテーナー　　*345*
スペースコントロール　　*269*
スペースリゲーナー　　*292*
スポット　　*294*
スライディングプレート　　*248*
スライディングメカニクス　　*237*
スリージョープライヤー　　*412*
スレッドタイプ　　*216*
スロット　　*405*

せ

生活習慣　　*21, 139, 389, 390, 393*
成熟型嚥下　　*62, 115, 142*
正常咬合　　*77*
　──を成立させるための要件　　*84*
星状網　　*45*

生殖器型　16
成人期　23, 34, 44, 60, 84, 192, 193
生体反応　257
正中　26, 89
正中過剰歯　52, 289
正中口蓋縫合　40, 133, 239
正中矢状平面　148
正中唇裂　28
正中線　89
正中離開　96, 120, 289, 290
成長　15
　──の安定期　17
成長曲線　17
成長速度　17, 18
成長速度曲線　17
成長パターン　5, 7, 16, 17, 18, 39
成長発育　15
　──の評価法　18
成長板軟骨　32
成長ホルモン　31, 110
成長ホルモン分泌不全性低身長症　24, 88
成長ホルモン補充療法　135
静的矯正治療　342
静的な咬合　67
正貌　146
性ホルモン　24
声門破裂音　142
声門閉鎖　62
生理的年齢　20
セーフティーエンドカッター　415
セカンドオーダーベンド　204, 235
セクショナルアーチ　283, 290, 292, 353
舌　143
舌圧　313
舌咽神経　26
石灰化年齢　21
舌筋群　71
舌筋の強化　295

舌骨　26, 37, 62, 68
舌骨下筋群　71
舌骨小角　26
舌骨上筋群　71
舌骨体　26
切歯孔　26, 27, 400
切歯点　75, 76, 172
舌小帯　110, 120, 143
摂食嚥下リハビリテーション　57
舌側　89
舌側傾斜　94, 95
舌側弧線装置　4, 7, 8, 180, 197, 201, 219, 220, 402
舌側線　263
舌側転位　93
絶対成長　19
絶対的固定源　400, 409
切端咬合　89, 90
切端咬合位　74, 75, 76, 171
接着材　217, 406
接着性レジン　217
セットアップモデル　154, 186, 362
舌突出癖　11, 12, 114, 143, 228, 273, 282, 296, 313, 322, 394
舌癖　121, 189, 294, 342, 345, 394
セファログラム　158
セファログラムコレクション　185
セファロメトリックプレディクション　362
セメント　407
セラ　159
セラミックブラケットリムーバー　417
セルフケア　393
セルフライゲーティングブラケット　231, 237, 406
線維骨　131
線維性結合　33, 34
前エナメル芽細胞　45
穿下性骨吸収　125, 133

浅頸筋　72
線材料　402
前歯部開咬　322, 372
前歯部交叉咬合　326
前歯部叢生　288
前歯部反対咬合　12
栓状歯　109
前上歯槽神経　68
舟状頭　36
全身的原因　110
全身的検査　145
全身の診察　141
前象牙芽細胞　45
前側頭泉門　35
センターポール型　253
先端巨大症　24, 110
先天異常　103
先天性完全無歯症　108, 376
先天性欠如　45, 118, 284, 382
先天性欠如歯　376
先天性歯数不足症　376
先天性食道閉鎖症　60
先天性多数歯欠如　285
先天性多数歯欠損症　376, 379
先天性腸壁無神経節症　60
先天性部分無歯症　108
先天的原因　103
尖頭　36
前頭蓋窩　37
前頭頬骨縫合　40
前頭筋　72
尖頭合指症　106
前頭上顎縫合　40
前頭突起　68
前頭鼻突起　26
尖頭漏斗機構　56
前鼻棘　159
前方運動　74, 77, 81
前方滑走運動　172
前方クリステンゼン現象　78
前方限界運動　172
泉門　35

443

索　引

そ

早期接触　76, 142, 270, 303
早期喪失　112, 113, 119, 225, 228, 270
早期治療　194
早期萌出　111
早期癒合　36
象牙芽細胞　45, 128
象牙質　45
増殖軟骨層　33, 34
叢生　96, 309, 310, 381
相対成長　19
相対捻転　96
壮年期　23
層板骨　127, 131
相反固定　204
束状骨　127, 131
側頭筋　69
側頭骨　26, 37, 68, 70
側頭骨下顎窩　42
側貌　146
側方拡大　227
側貌型　141, 147
　　──の分類　147
側方滑走運動　172
側方限界運動　172
側方歯群　52
　　──の交換　52
側方歯群交換期　54
側方脱臼　336
側面　146
側面頭部エックス線規格写真　84, 99, 159
　　──による機能分析　172
側面頭部エックス線規格写真分析　159
咀嚼　11, 56
咀嚼運動　56
咀嚼運動経路　76
咀嚼期　61
咀嚼機能　174
咀嚼機能検査　174
咀嚼機能障害　11

咀嚼筋　69
咀嚼筋筋電図　174
咀嚼筋痛障害（Ⅰ型）　368
咀嚼サイクル　58
咀嚼側　58
咀嚼能力　11, 60, 174, 187
塑性変形　213

た

Turner 症候群　105
ターミナルプレーン　48, 49, 52, 83, 144, 270
第一急進期　17
第一鰓弓　25
第一大臼歯間幅径　54
第一大臼歯の咬合関係　49, 97
第一大臼歯の萌出　49
第一第二鰓弓症候群　25, 104
大角　26
対角ゴム　203
体格指数　19
帯環　229
大臼歯の圧下　400
大臼歯の遠心移動　309
第三鰓弓　26
第三大臼歯の抜去　187
胎児期　17
代謝性骨疾患　31
体重　145
対称捻転　96
胎生期　17
大泉門　35, 36
ダイナミックポジショナー　345
第二急進期　17
第二鰓弓　26
大脳皮質咀嚼野　59
大理石病　31
大菱形骨　20
ダイレクトボンディング　230, 405, 406, 415, 416
ダイレクトボンディング法　234, 332, 398

多因子疾患　101
Down 症候群　36, 104
Downs 法　161
多核巨細胞　31
高橋新次郎　8
高山紀齋　8
多数歯先天性欠如　119
脱灰　396
脱臼　336
タッピング　172
脱落　336
ダブルチューブタイプ　221
　　──の維持装置　221, 227
ダブルトルキングキー　413
ダブルバッカルチューブ　406
単一遺伝性疾患　101
タングクリブ　228, 281, 282, 322, 345
タングスラスト　114
単式弾線　222
単純鉤　244
単純固定　203
弾性　212
弾性エネルギー　213
弾性係数　212
弾性限度　213, 215
弾性高分子材料　216
弾性変形域　213
男性ホルモン　24
弾線　245, 404
断続的な力　197
短頭　36
短頭型　39

ち

チーム医療　140, 220, 351
チェアサイド用マイクロサンドブラスター　416
置換性吸収　337
チタンモリブデン合金　215, 403
チタンモリブデンワイヤー　399
中隔横断線維　124, 128

444

索　引

中顔面　　*141*
中心位　　*73, 142, 171*
中心結節　　*144*
中心咬合位　　*74, 142, 170*
中枢型　　*386*
中頭蓋窩　　*37*
中頭型　　*39*
中等度の固定　　*205*
チューブ　　*230, 406*
長管骨　　*32, 42, 70, 110*
長期保定　　*349*
蝶形骨間軟骨結合　　*38*
蝶後頭軟骨結合　　*38*
蝶篩骨軟骨結合　　*38*
超弾性　　*215, 403*
超弾性ワイヤー　　*313, 316*
超短頭型　　*39*
長頭型　　*39*
直接検査法　　*174*
直接性骨吸収　　*125, 196*
直線型　　*99, 147*
チョッピングタイプ　　*81*
治療計画　　*179, 362*
　　——の立案　　*177, 179*
治療結果の評価　　*193*
治療後の安定性　　*181*
治療の開始時期　　*179*
治療方針　　*137, 178*
治療方法　　*180*
治療目標　　*177*
血脇守之助　　*8*
チンカップ　　*251, 252*
チンキャップ　　*251, 305,*
　　379, 398
チンキャップタイプ　　*253*
チンリトラクター　　*251*

つ

Tweed のアーチベンディングプ
　　ライヤー　　*411, 412*
Tweed の三角　　*165, 184*
Tweed 法　　*184*
ツイストワイヤー　　*402*
ツインブロック装置　　*387*

ツチ骨　　*26, 28*
強い矯正力　　*132, 133, 197*

て

低位　　*95*
低位乳歯　　*292, 293*
低カルシウム高リン血症　　*111*
釘管装置　　*4, 5*
挺出　　*198, 336*
低身長　　*135*
ディスキング　　*310*
ディスクレパンシー　　*183*
ディスタルシュー　　*270*
ティップ　　*295*
ティップバックベンド　　*206,*
　　235
ディブラケッティングインスツル
　　メント　　*416*
ディボンディング　　*217*
ディボンディングインスツルメン
　　ト　　*417*
寺木定芳　　*8*
転位　　*93*
電解研磨器　　*417*
添加性成長　　*36*
電気溶接　　*415*
電気ろう着　　*416*
典型正常咬合　　*81*
テンションゲージ　　*418, 419*
デンタルエックス線写真　　*154*
デンタルキャリパス　　*418*
デンタルコンペンセーション
　　305, 362
デンタルディコンペンセーション
　　362
デンタルバーナー　　*417, 418*
電動歯ブラシ　　*391*

と

Teuscher 装置　　*268*
トゥースサイズレイシオ
　　151, 310
トゥースストリッパー　　*420*

トゥースポジショナー　　*345,*
　　408
頭蓋　　*25*
頭蓋冠　　*29, 35*
　　——の成長発育　　*35*
頭蓋腔　　*35*
頭蓋骨　　*68*
　　——の成長　　*33*
　　——の成長を制御する要因
　　34
　　——の発生　　*29*
頭蓋骨縫合早期癒合症　　*36*
頭蓋底　　*29, 33*
　　——の成長発育　　*36*
頭蓋底角　　*165*
橈骨の骨端核　　*21*
頭指数　　*39*
豆状骨　　*20, 21*
塔状頭　　*36*
動的矯正治療　　*137, 190*
動的な咬合　　*67*
糖尿病　　*135*
頭部　　*25*
頭部エックス線規格写真　　*158*
頭部エックス線規格写真分析
　　158
頭部神経堤細胞　　*25*
トータルディスクレパンシー
　　184, 185, 313
特発性下顎頭吸収　　*322*
凸顔型　　*99, 147*
トランスパラタルアーチ　　*225*
Treacher Collins 症候群　　*25,*
　　106
トルク　　*199, 411*
トルクコントロール　　*314*
トルコ鞍　　*39*

な

内因性因子　　*24*
内エナメル上皮　　*45*
内舌筋　　*71*
内側鼻突起　　*26*
内側翼突筋　　*69*

445

索 引

内側翼突筋神経　*69*
内部吸収　*128, 337*
内分泌障害　*110*
ナジオン　*159*
斜めゴム　*233*
軟口蓋　*61*
軟口蓋裂　*28*
軟骨基質　*31, 32*
軟骨結合　*29, 36*
軟骨細胞　*31*
軟骨性骨　*33*
軟骨性成長　*33*
軟骨性脳頭蓋　*29*
軟骨頭蓋　*36*
軟骨内骨化　*32, 36, 42*
軟骨無形成症　*31*
Nance のクロージングループプ
　ライヤー　*412, 413*
Nance の分析　*152*
Nance のホールディングアーチ
　227, 270, 313

に

二期治療　*192, 274*
II 級ゴム　*201*
二次口蓋　*26*
二次骨化中心　*32, 33, 34*
二次性徴　*65*
二次性徴形質　*21*
二次性徴年齢　*21*
二態咬合　*74, 142, 298*
ニッケル　*399*
ニッケルアレルギー　*403*
ニッケルチタン合金　*215, 403*
ニッケルチタンワイヤー
　313, 316
ニッケルフリー　*399*
日本人成人男子の標準偏差図表
　167
日本人における FMIA　*184*
乳犬歯間幅径　*51, 54*
乳歯　*47*
　——の先天性欠如　*118*

——の早期喪失　*112, 119*
——の早期脱落　*53*
——の抜去　*187*
——の晩期残存　*111, 119*
——の萌出　*47*
乳児型嚥下　*62, 115, 142*
乳児期　*17*
乳歯列期　*190, 269*
　——における予防　*117*
　——の咬合　*47*
　——の正常咬合　*82*
　——の治療　*269*
乳切歯歯軸　*48*
乳・幼児期　*17*
乳幼児身体発育調査　*19*

ね

ネックバンド　*398*
熱処理　*215*
熱処理器　*417*
捻転　*95, 226*
捻転歯　*408*
粘膜下口蓋裂　*28*

の

脳下垂体　*110*
脳幹網様体　*75, 77*
脳頭蓋　*29*
　——の成長発育　*35*
嚢胞性疾患　*111*
Northwestern 法　*163*
ノギス　*150*
Nolla の分類　*54*

は

歯　*70*
　——の異所萌出　*291*
　——の位置異常　*89*
　——の移動　*123*
　——の移動様式　*132, 196, 198, 199, 222, 347*

——の大きさ　*52, 85, 101, 143, 144, 152, 183, 193, 230, 333*
——の形態異常　*103, 104, 108*
——の骨性癒着　*120*
——の先天性欠如　*376*
——の動揺度　*133, 397*
——の萌出　*46*
——の萌出異常　*103, 111*
——の萌出遅延　*31*
バーティカルループ　*222, 412, 413*
バードビークプライヤー
　412, 413
Herbst 装置　*266*
ハイアングルケース　*185, 275, 297, 298*
バイオネーター　*263, 298*
バイトジャンピングアプライアン
　ス　*266*
ハイプルチンキャップ　*251, 281*
ハイプルヘッドギア　*250, 275, 298*
ハイポドンシア　*108, 376*
Hyrax 型　*239*
歯ぎしり　*116*
バクシネーターメカニズム
　71, 86
白濁　*396*
破骨細胞　*31, 131*
破骨細胞前駆細胞　*31, 131*
破骨細胞分化因子　*30*
鋏状咬合　*91, 208, 273, 326*
バジオン　*160*
パターンジェネレーター　*75, 77*
破断点　*213*
発育　*15*
発育空隙　*47, 269*
発育指数　*19*
発育年齢　*20*
発音　*13*
発音異常　*13, 142*

446

発音機能検査　*175*
バッカルアタッチメント　*406*
バッカルクラウントルク　*236*
バッカルシールド　*264*
バッカルチューブ　*249*, *397*, *415*
バッカルチューブコンバーティブルキャップリムービングプライヤー　*420*
バッカルルートトルク　*226*, *236*
抜歯　*182*
　──の基準　*184*
　──の必要性　*2*, *4*, *182*, *183*
　──の部位と数　*187*
抜歯空隙　*201*, *205*, *206*
　──の閉鎖　*237*, *313*, *316*
抜歯不可論　*4*
抜歯論争　*4*
発声　*63*
発声障害　*176*
パッチテスト　*399*
ばね秤　*418*, *419*
パノラマエックス線写真　*155*
パラタルアーチ　*225*, *263*, *325*, *374*
パラタルクリブ　*269*, *270*, *273*
破裂音　*64*
パワーチェーン　*233*
晩期残存　*112*, *119*
瘢痕組織　*116*, *352*, *355*, *359*
反対咬合　*98*, *270*
半調節性咬合器　*419*
バンド　*229*, *405*
バンドコンタリングプライヤー　*410*, *411*
バンド材料　*405*
バンドシーター　*410*, *411*
バンド追進器　*411*
バンド撤去プライヤー　*411*
バンド賦形プライヤー　*410*

バンドプッシャー　*397*, *410*, *411*
バンドマージンコンタリングプライヤー　*410*
バンドリムービングプライヤー　*410*, *411*
バンドループ　*270*
反復唾液嚥下テスト　*175*

ひ

Peeso のプライヤー　*411*, *412*
非移動歯　*200*
鼻咽腔疾患　*116*
鼻咽腔閉鎖　*62*
鼻咽腔閉鎖機能　*64*
鼻咽腔閉鎖機能不全　*13*, *142*, *351*
Pierre Robin 症候群　*107*
鼻音化　*142*
鼻窩　*26*, *27*
光重合照射器　*417*
鼻腔　*26*, *40*
鼻口腔瘻　*354*
鼻呼吸　*98*
鼻骨間縫合　*40*
ビザンチン様口蓋　*106*
皮質骨　*33*, *128*, *381*, *400*
鼻上顎複合体　*37*, *40*
　──の成長　*40*
非ステロイド性抗炎症薬　*135*
ビスホスホネート　*134*
ビスホスホネート関連顎骨壊死　*134*
比体重　*19*
鼻中隔彎曲　*115*
非抜歯論　*182*
非復位性関節円板前方転位　*369*, *374*
鼻閉　*142*
紐状装置　*4*, *5*, *6*
標準値　*19*
標準偏差　*19*
標準偏差図表　*151*

表情筋　*71*
鼻翼　*26*
鼻涙管　*26*, *28*
比例限度　*212*
ピンアンドリガチャーカッター　*415*

ふ

ファーストオーダーベンド　*235*
ファンクショナルレギュレーター　*264*
ファンクショナルワックスバイト法　*172*
ファンタイプの拡大装置　*242*
Boone のブラケットポジショニングゲージ　*416*
フェイスボウ　*249*, *409*, *418*, *419*
フェイスボウトランスファー　*418*, *419*
フェイスマスク　*252*
フェイスマスクタイプ　*253*
不完全破折　*336*
不完全埋伏歯　*330*
復位性関節円板前方転位　*369*
副甲状腺　*110*
副甲状腺ホルモン　*110*
複式弾線　*222*
不潔域　*397*
藤代眞次　*8*
不正咬合　*1*, *9*, *86*
　──による障害　*9*
　──の疫学　*86*
　──の原因　*101*
　──の種類　*89*, *181*, *347*
　──の分類　*4*, *97*
　──の予防　*117*
付着歯肉　*143*, *332*
フッ化物歯面塗布法　*393*
フッ化物徐放性　*407*
フッ化物徐放性ボンディング材　*217*
フッ化物洗口　*396*

447

索　引

フッ化物洗口法　393
フッ化物の応用　396
フッ化物配合歯磨剤　390
フック　233
フック像　21
不適合修復物　116
不適合補綴装置　116
不動固定　203
部分矯正治療　194
部分計測法　152
プラーク　9, 10, 228, 346, 388, 389, 392, 393, 401
プライヤー　412
ブラキシズム　116, 371
ブラケット　230, 405
　──の装着　234
　──の撤去　217
ブラケットアンギュレーション　234
ブラケットウイング　230
ブラケットスロット　230, 413
ブラケットハイト　234
ブラケットポジショニング　234
ブラケットポジショニングゲージ　416
ブラケットリムービングプライヤー　416
ブラスワイヤー　404
ブラッシング　393
ブラッシング指導　390
フランクフルト平面　148, 160
フランクフルト平面に対する下顎下縁平面角　162, 184
フランクフルト平面に対する下顎枝後縁平面角　165
フランクフルト平面に対する上顎中切歯歯軸傾斜角　166
Fränkel 装置　264, 298, 309
ブリッジ　343, 349, 379
プリフォームドリガチャーワイヤー　403

フレキシブルスパイラルワイヤーリテーナー　346, 392
ブロートーチ　417
プロスチオン　159
フロッシング　391
プロテアーゼ　31
プロテオグリカン　31
プロトラクター　252
プロフィログラム　166
プロフェッショナルケア　393

へ

閉口運動　76, 142
閉口筋の伸張反射　60
平衡側　58
平行模型　148
閉鎖経路　76
閉鎖路　76, 172
閉塞型　386
併発症　394
Beckwith–Wiedemann 症候群　106
Begg タイプリテーナー　314, 344, 392
Begg 法　6, 412
ヘッドギア　249, 275, 297, 309, 335, 379
ヘッドキャップ　398
ヘッドプレートコレクション　184, 185
別に厚生労働大臣が定める疾患　88
ヘリカルループ　236
Hertwig 上皮鞘　45
ベルトタイプのエラスティック　408
Hellman と Friel の説　79
Hellman の咬合発育段階　21, 54
偏位咬合　360
変形性顎関節症（Ⅳ型）　369, 371
偏心位　74
偏心咬合位　74

片側性交叉咬合　90
ペンデュラムスプリング　267, 268
ペンデュラム装置　267
扁桃　71, 72
扁平骨　35

ほ

包括的歯科医療　380
縫合　29, 34, 35, 40
縫合性成長　34, 35
萌出異常　111
萌出位置異常　113
萌出経路　49
萌出順序　47, 52, 53, 113, 189
萌出遅延　111
萌出方向の異常　120
萌出余地の不足　112
帽状期　45
How のプライヤー　410, 414
Porter タイプの拡大装置　241, 354
ボールクラスプ　244, 404
ホールダウェイライン　170
Hawley タイプリテーナー　314, 343
ボーンハウジング　231
保隙　118, 119
保隙装置　292
ポゴニオン　159
母指吸引癖　114, 270, 273, 296, 322
母指尺側種子骨　21, 145, 155
補助弾線　222
ポスチャーウィズストロー　295
ボタンプル　295
Posselt の図形　75, 171
Hotz 床　353
ポッピング　295
保定　342, 380
保定期間　347

保定装置　*343*
補綴科　*351, 362, 376,*　*380, 398*
補綴治療　*380*
ポリオン　*159*
ポリゴン表　*166*
ホリゾンタルループ　*236*
Bolton 分析　*151*
ホルモン　*24*
ホルンタイプ　*253*
ホワイトスポット　*396*
本格矯正　*192*
ボンディングブラケットホルダー　*416, 417*
ボンデッド型急速拡大装置　*239*
ボンデッドリテーナー　*346*

ま

埋伏　*330, 333*
埋伏過剰歯　*107, 188*
埋伏歯　*120, 330, 381*
マウスピース型矯正装置　*254*
膜性骨　*39*
膜性脳頭蓋　*29*
膜内骨化　*31, 32, 35, 40*
曲げ剛性　*214*
摩擦音　*64*
丸線　*402*
マルチブラケット装置　*229,*　*298, 304, 307, 312, 314,*　*316, 318, 322, 326, 332,*　*335, 339, 355, 366, 374,*　*381, 384, 391, 396, 397*
マルチブラケット法　*197,*　*405*
マンディブラーキネジオグラフ　*171*

み

三浦不二夫　*8*
水飲みテスト　*175*

みにくいアヒルの子の時期　*51, 83, 289*
未分化間葉系細胞　*30, 32,*　*33*
未萌出側方歯群歯冠幅径の予測　*153*

む

無呼吸低呼吸指数　*386*
Mershon のバンドコンタリングプライヤー　*410, 411*
無舌症　*109*

め

メッケル軟骨　*26, 28, 30*
メントン　*160*

も

モーメント　*199*
模型　*148*
模型計測法　*150*
モスキートフォーセップス　*414, 415*
モスキートプライヤー　*414,*　*415*
モチベーション　*389, 390,*　*391, 392*
モディファイドアロークラスプ　*244*
問診　*139, 142, 143, 294,*　*378, 399*
問題志向型診療記録　*138*
問題志向型診療システム　*138*
問題リスト　*177*

や

焼なまし（焼鈍）　*222, 416*
Young のプライヤー　*411,*　*412*

ゆ

有鉤骨　*20, 21*
有鉤骨鉤　*21*
有鉤骨鉤像　*21*
有鉤骨フック像　*21*
ユーティリティアーチ　*283*
有頭骨　*20*
誘導線　*258*
誘導面形成　*259, 261, 262*
癒合歯　*109, 118*
癒合不全　*36*
癒着歯　*109*
指サック　*269, 270, 273*
指しゃぶり　*114*

よ

幼児期　*17*
翼口蓋裂　*160*
翼上顎裂　*160*
翼状捻転　*96*
抑制矯正　*117, 191, 269*
翼突下顎縫線　*72*
翼突筋粗面　*43, 69*
翼突口蓋縫合　*40*
予測模型　*154*
予防矯正　*117, 190, 269*
弱い矯正力　*196*

ら

蕾状期　*44*
ライトワイヤー・エッジワイズ法　*6*
ライトワイヤープライヤー　*412, 413*
ライトワイヤー法　*6, 412*
ライヘルト軟骨　*26*
ラウンドチューブ　*406*
ラウンドワイヤー　*402, 412,*　*413*
　——の屈曲　*413*
Russell–Silver 症候群　*107*

索　引

ラップアラウンドリテーナー　344

ラテックスアレルギー　252, 399

ラテックス-フルーツ症候群　399

ラビアルクラウントルク　236

ラビアルパッド　264

ラビアルルートトルク　236

り

リーウェイスペース　52, 269

リガチャータイイングプライヤー　414

リガチャーツイスター　414

リガチャーディレクター　414

リガチャーリング　415

リガチャーワイヤー　414

リクワイアードアーチレングス　152

梨状陥凹　62

理想咬合　77

理想咬合位　172

リップバンパー　264, 309

リテーナー　417

リテーナー用洗浄剤　392

リバースプルヘッドギア　252

リモデリング　31, 33

両唇音　64

両側性交叉咬合　90

両側性鋏状咬合　91

リンガルアーチ　220, 270, 292, 293, 332, 353, 381

リンガルアタッチメント　406

リンガルクラウントルク　236

リンガルクリート　406, 407

リンガルシース　406, 407

リンガルシールド　264

リンガルブラケット　231, 406

リンガルボタン　233, 332, 406, 407

リンガルルートトルク　236

リングタイプのエラスティック　216

リン酸亜鉛セメント　407

リンパ型　16

る

頬骨　32, 127, 131

ループ　236, 411, 412, 413

ループフォーミングプライヤー　411, 412

Le Fort I 型　336

Le Fort I 型骨切り術　356, 387

Le Fort II 型　336

Le Fort III 型　336

Lundström の区画分析　152

れ

霊長空隙　47, 269

暦年齢　20

暦齢正常咬合　81

レクタンギュラーワイヤー　402, 411

レジリエンス　213

レジン　407

レジン強化型グラスアイオノマーセメント　407

レジン床　243, 264

レジン部　228

レジンボタン　228

レジンリムーバー　417

レベリング　237

連続弾線　222

連続抜去法　188

ろ

弄唇癖　114

弄舌癖　114, 270, 322

ろう着　417

ろう着用ピンセット　417, 418

ローアングル　300

ローアングルケース　185, 275

Rohrer 指数　19

露髄を伴う歯冠破折　336

露髄を伴わない歯冠破折　336

ロックワイヤー　221

ロバンシークエンス　107

濾胞性歯嚢胞　111, 330, 331

わ

矮小歯　109

ワイヤー　402

ワイヤーニッパー　415

Wassmund 法　363

ワンタフトブラシ　391

欧文索引

A

A　*159*
A–B plane angle　*162*
A–B 平面角　*162*
activator　*257*
active element　*244*
Adams pliers　*413*
Adams クラスプ　*244, 404, 413*
Adams のプライヤー　*412, 413*
adenoid　*114*
AHI　*386*
ANB angle　*163*
ANB 角　*163*
anchorage　*200*
anchorage preparation　*204*
Andresen V　*7*
Angle　*4*
Angle Class Ⅰ malocclusion　*97*
Angle Class Ⅱ division 1 malocclusion　*98*
Angle Class Ⅱ division 2 malocclusion　*98*
Angle Class Ⅱ malocclusion　*97*
Angle Class Ⅲ malocclusion　*98*
Angle EH　*7*
angle of convexity　*161, 163*
Angle Ⅰ級不正咬合　*97*
Angle Ⅱ級1類開咬症例　*250*
Angle Ⅱ級1類過蓋咬合症例　*250*
Angle Ⅱ級1類症例　*205*
Angle Ⅱ級1類不正咬合　*98*
Angle Ⅱ級2類症例　*250*
Angle Ⅱ級2類不正咬合　*98*
Angle Ⅱ級不正咬合　*97*

Angle Ⅲ級不正咬合　*98*
Angle の Line of occlusion　*78*
Angle の不正咬合の分類　*97, 144*
anodontia　*108, 376*
ANS　*159*
anterior band removing pliers　*411*
anterior bite plate　*247*
anterior nasal spine　*159*
Apert 症候群　*36, 38, 106*
apnea hypopnea index　*386*
Ar　*160*
arch chart　*413*
arch forming turret　*413*
arch length discrepancy　*152*
arch wire　*402*
archial analysis　*169*
articulare　*160*
available arch length　*152*
axiversion　*94*
A 点　*159*

B

B　*159*
Ba　*160*
ball clasp　*244*
band contouring pliers　*411*
band margin contouring pliers　*410*
band pusher　*411*
basal arch length　*151*
basal arch width　*150*
basion　*160*
Beckwith–Wiedemann 症候群　*106*
Begg PR　*7*
Begg type retainer　*344*
Begg タイプリテーナー　*314, 344, 392*
Begg 法　*6, 412*
bilateral crossbite　*90*

bilateral scissors bite　*91*
bimaxillary protrusion　*97, 313*
bionator　*263*
bird beak pliers　*413*
Bis–GMA 系　*407*
bite jumping appliance　*266*
bite plate　*247*
Björk A　*7*
BMI　*156*
BMP　*30*
bodily movement　*198*
Bolton 分析　*151*
bonding bracket holder　*416*
bone maturity index　*156*
Boone bracket positioning gauge　*416*
Boone のブラケットポジショニングゲージ　*416*
Bourdet E　*7*
bowing effect　*257*
BP　*134*
brachycephaly　*39*
bracket positioning gauge　*416*
Broadbent BH　*7*
Brodie AG　*7*
BRONJ　*134*
buccal tube convertible cap removing pliers　*420*
buccoversion　*93*
B 点　*159*

C

canine–to–canine retainer　*346*
cant of occlusal plane　*162*
Case CS　*7*
CBCT　*156*
Celsus AC　*7*
central sleep apnea　*386*
centric occlusion　*170*
centric relation　*171*
cephalic index　*39*

索 引

cephalometric prediction
362
cervical pull headgear   250
cervical vertebral maturation
21, 145
chin cap   251
chin cap appliance   251
chronological normal occlusion
81
clasp   243
cleft lip and/or palate   103,
351
CO   170
Co–Cr 合金   215
Coffin の拡大装置   242
coil spring   403
combination pull headgear
250
concave type   100
concave (facial) type   147
cone–beam computed
tomography   156
conical tooth   109
constricted arch   92
continuous positive airway
pressure   387
continuous spring   222
convex type   99
convex (facial) type   147
coronal arch length   150
coronal arch width   150
corticotomy   381
CPAP   387
CR   171
crossbite   90, 326
Crouzon 症候群   36, 38,
105
crowding   96, 309
CSA   386
CVM 法   21, 145

D

DAI   87
deep bite   90

deep overbite   318
Dental Aesthetic Index   87
dental compensation   362
dental decompensation   362
denture pattern   162, 163
developmental space   47
Dewey M   7
diastema   96
differential force   197
direct bone resorption   125
disease–oriented system
138
distance U*1* to A–P   163
distance U*1* to facial plane
165
distoversion   93
doctor–oriented system   138
dolichocephaly   39
DOS   138
double spring   222
Downs BW   7
Downs 法   161
Down 症候群   36, 104

E

EBM   138
edge–to–edge bite   90
edgewise appliance   229
elastic   407
elastic wire   404
electric spot welder   415
E–line   84, 170
EMG 症候群   106
Erikson   22
esthetic line   84, 147
evidence–based medicine
138
expansion appliance   239
expansion screw   245
extra oral anchorage   249
extraoral anchorage   203
extraoral anchorage appliance
219
extrusion   198

E アーチ   4, 5
E ライン   84, 141, 147,
170

F

facial angle   161
facial plane   160
Fauchard P   7
FGF2   30
FGF23   31
FGF シグナル   31
FH plane to mandibular plane
angle   162
FH to SN plane angle   165
FH–SN 平面角   165
FH 平面   160
FH 平面に対する下顎中切歯歯軸
傾斜角   184
finger spring   222
finger sucking habit   114
fixed orthodontic appliance
219
flexible spiral wire retainer
346
FMA   165, 184
FMIA   165, 184
four D   196
Fox J   7
Fränkel's functional regulator
264
Fränkel 装置   264, 298,
309
Frankfort horizontal plane
160
Frankfort–mandibular incisor
angle   165
Frankfort–mandibular plane
angle   165
free way space   171
FSW retainer   346
FSW リテーナー   392
functional normal occlusion
81

索引

functional orthodontic appliance　*220, 257*
functional orthodontic force　*195*

G

Gn　*160*
gnathion　*160*
Go　*160*
Goldenhar 症候群　*104*
gonial angle　*165*
gonion　*160*
Greulich と Pyle のアトラス　*21*
GZN　*166*

H

Haas 型　*239*
Harris CA　*7*
Häupl K　*7*
Hawley CA　*7*
Hawley type retainer　*343*
Hawley タイプリテーナー　*314, 343*
headgear　*249*
heavy force　*197*
Hellman M　*7*
Hellman と Friel の説　*79*
Hellman の咬合発育段階　*21, 54*
Hemifacial microsomia　*104*
Herbst appliance　*266*
Herbst E　*7*
Herbst 装置　*266*
Hertwig 上皮鞘　*45*
high angle case　*185*
high pull chin cap　*251*
high pull headgear　*250*
Hippocrates　*7*
H-line　*170*
Hofrath H　*7*
Hotz 床　*353*
How pliers　*410, 414*

How のプライヤー　*410, 414*
Hunter J　*7*
hypodontia　*108, 376*
hypothetical normal occlusion　*80*
Hyrax 型　*239*
H ライン　*170*

I

Id　*159*
ideal occlusion　*77*
IGF1　*30*
Ii　*160*
IMPA　*165, 184*
incisor mandibular plane angle　*165*
inclined plate　*245*
Index of Treatment Need　*87*
indirect bone resorption　*125*
individual normal occlusion　*81*
infraversion　*95*
interceptive orthodontics　*117*
intercuspal position　*170*
interincisal angle　*162, 165*
intermaxillary anchorage　*201*
intermaxillary anchorage appliance　*219*
intermaxillary elastics　*201*
intramaxillary anchorage　*201*
intramaxillary anchorage appliance　*219*
intraoral scanner　*148*
intraoral vertical ramus osteotomy　*363*
intrusion　*198*
IOS　*148*
IOTN　*87*
IP　*170*

Is　*160*
IVRO　*363*

J

Jarabak J　*7*
Jarabak pliers　*412*
Jarabak のプライヤー　*412*
Jarabak 法　*6*
jaw deformity　*360*
Johnson ALR　*7*
jumping plate　*245*
J フックタイプのヘッドギア　*314*

K

Kaup 指数　*19*
Ketcham AH　*7*
Kingsley NW　*7*
Köle 法　*363*

L

L1 to mandibular plane angle　*162, 164*
L1 to occlusal plane angle　*162, 164*
labial bow　*244*
labioversion　*93*
Le Fort I 型　*336*
Le Fort I 型骨切り術　*356, 387*
Le Fort II 型　*336*
Le Fort III 型　*336*
leeway space　*52*
ligature director　*414*
ligature twister　*414*
ligature tying pliers　*414*
ligature wire　*403*
light force　*196*
light wire pliers　*413*
limited orthodontic treatment　*194*
Line of occlusion　*78*

453

索 引

lingual arch　*220*
lingual bracket　*406*
linguoversion　*93*
lip biting habit　*114*
lip bumper　*264*
lip sucking habit　*114*
loop forming pliers　*411*
LOT　*194*
low angle case　*185*
Lundström AF　*7*
Lundström の区画分析　*152*

M

magnetic resonance imaging
　156
malocclusion　*9*
mandibular plane　*161*
maxillary protraction
　appliance　*252*
maxillary protrusion　*297*
maximum anchorage　*205*
maximum opening position
　171
M–CSF　*31, 131*
Me　*160*
mechanical orthodontic
　appliance　*218*
mechanical orthodontic force
　195
mechanical retention　*342*
menton　*160*
Mershon band contouring
　pliers　*411*
Mershon JV　*7*
Mershon のバンドコンタリング
　プライヤー　*410, 411*
mesioversion　*93*
mesocephaly　*39*
MFT　*270, 274, 294, 349*
minimum anchorage　*206*
minor tooth movement　*194*
mixed sleep apnea　*386*
MMA 系　*407*
Mo　*160*

moderate anchorage　*206*
modified arrow clasp　*244*
molar band seater　*411*
mosquito forceps　*415*
mosquito pliers　*415*
MRI　*156*
MSA　*386*
MTM　*194*

N

N　*159*
nail biting habit　*115*
NAM　*353*
Nance closing loop pliers
　413
Nance HN　*7*
Nance holding arch　*227*
Nance のクロージングループプ
　ライヤー　*412, 413*
Nance の分析　*152*
Nance のホールディングアーチ
　227, 270, 313
nasion　*159*
Nasoalveolar Molding 装置
　353
natural retention　*343*
needle holder　*414*
Ni–Ti 合金　*215*
Nolla の分類　*54*
normal occlusion　*77*
Northwestern 法　*163*
NSAIDs　*135*
N–S–Ba　*165*

O

O　*171*
OA　*387*
obstructive sleep apnea　*386*
occipital pull chin cap　*251*
occlusal plane　*161*
oligodontia　*108, 376*
open bite　*90, 322*
Oppenheim AJ　*7*

optimal orthodontic force
　196
optimum orthodontic force
　196
Or　*159*
oral appliance　*387*
oral myofunctional therapy
　294
orbitale　*159*
orthodontic anchoring screw
　207
orthodontic appliance　*218*
orthodontic force　*195*
orthodontic plate　*243*
orthopedic force　*196*
OSA　*386*
over-correction　*349*

P

palatal arch　*225*
palatal plane　*161*
PAR index　*87*
path of closure　*172*
PAX9　*46*
Peer Assessment Rating index
　87
Peeso pliers　*411*
Peeso のプライヤー　*411,
　412*
peg-shaped tooth　*109*
pendulum appliance　*267*
permanent retention　*343*
Pierre Robin 症候群　*107*
pin and ligature cutter　*415*
PNS　*159*
Po　*159*
Pog　*159*
pogonion　*159*
point A　*159*
point B　*159*
POMR　*138*
porion　*159*
Porter タイプの拡大装置
　241, 354

POS　　*138*
Posselt の限界運動経路の記録
　　75
Posselt の図形　　*75, 171*
posterior band removing pliers
　　411
posterior bite plane　　*248*
posterior nasal spine　　*159*
Pr　　*159*
preventive orthodontics
　　117
primate space　　*47*
problem oriented medical
　　record　　*138*
problem (patient) –oriented
　　system　　*138*
profile　　*147*
protractor　　*252*
pterygomaxillary fissure
　　160
PTH　　*30, 31*
PTHrP　　*46*
Ptm　　*160*

Q

QOL　　*14, 57*
quad–helix appliance　　*241*
quality of life　　*14, 57*

R

ramus inclination　　*165*
ramus plane　　*161*
ramus to FH plane angle
　　165
ramus to SN plane angle
　　166
RANKL　　*30, 31, 131*
RUNX2　　*30, 31*
rapid expansion　　*239*
reciprocal anchorage　　*204*
rectangular wire　　*402*
reinforced anchorage　　*204*
relapse　　*342*

removable orthodontic
　　appliance　　*219, 242*
required arch length　　*152*
rest position　　*171*
retention　　*342*
reverse pull headgear　　*252*
Riedel RA　　*7*
Rogers AP　　*7*
Rohrer 指数　　*19*
root resorption　　*128*
rotation　　*199*
round wire　　*402*
RP　　*171*
Russell–Silver 症候群　　*107*

S

S　　*159*
saddle shaped arch　　*92*
safety hold distal end cutter
　　415
sagittal split ramus osteotomy
　　363
Sandstedt CE　　*7*
Sassouni の顔面型の分類
　　100
Sassouni の分析　　*169*
Scammon の臓器発育曲線　　*15*
Schange JMA　　*7*
scissors bite　　*91, 326*
self–ligating bracket　　*406*
sella　　*159*
separating elastics pliers
　　410
silver solder　　*409*
Simon PW　　*7*
Simon の三平面　　*148*
simple anchorage　　*203*
simple clasp　　*244*
single spring　　*222*
skeletal anchorage　　*207*
skeletal Class I　　*99*
skeletal Class II　　*99*
skeletal Class III　　*100*
skeletal pattern　　*161, 163*

sleep apnea　　*386*
sliding plate　　*248*
slow expansion　　*239*
SN plane　　*160*
SN plane to mandibular plane
　　angle　　*163*
SNA angle　　*163*
SNA 角　　*163*
SNB angle　　*163*
SNB 角　　*163*
SNP angle　　*165*
SNP 角　　*165*
SN 平面　　*160*
SN 平面に対する下顎下縁平面角
　　163
SN 平面に対する下顎枝後縁平面
　　角　　*166*
SN 平面に対する上顎中切歯歯軸
　　傾斜角　　*163*
spaced arch　　*92*
Spee 彎曲　　*78, 318*
　　——の平坦化　　*185*
spring　　*245*
spring wire　　*404*
square wire　　*402*
SSRO　　*363*
stationary anchorage　　*203*
Stickler 症候群　　*108*
Stoner の 4D　　*196*
straight pull headgear　　*250*
straight type　　*99*
straight (facial) type　　*147*
ST ロック　　*221, 406, 407*
super brachycephaly　　*39*
supraversion　　*96*
surgical orthodontic treatment
　　360
symphysis　　*160*
Swedish banana　　*75*

T

T1 強調画像　　*157*
T2 強調画像　　*157*
TAD　　*207*

Tanner の分類　*21*
TCH　*370, 374*
Temporary Anchorage Device　*207*
terminal plane　*48*
Teuscher 装置　*268*
Thompson JR　*7*
three jaw pliers　*412*
thumb sucking habit　*114*
Ti-Mo 合金　*215*
tipping movement　*198*
TMA　*215*
TMA ワイヤー　*267*
tongue biting habit　*114*
tongue crib　*228*
tongue thrusting　*114*
tooth contacting habit　*370*
tooth positioner　*345, 408*
tooth-size ratio　*151*
torque　*199*
torquing key　*413*
torsiversion　*95*
transpalatal arch　*225*
transversion　*94*
Treacher Collins 症候群　*25, 106*
Turner 症候群　*105*
TW2 法　*21*
Tweed arch bending pliers　*411*
Tweed CH　*7*

Tweed のアーチベンディングプライヤー　*411, 412*
Tweed の三角　*165, 184*
Tweed 法　*184*
　——の抜歯基準　*184*
twin block appliance　*387*
twist wire　*402*
Type1　*169*
Type2　*169*
Type3　*169*
typical normal occlusion　*81*

U

U1 to FH plane angle　*166*
U1 to SN plane angle　*163*
ugly duckling stage　*51, 289*
undermining bone resorption　*125*
unilateral crossbite　*90*
unilateral scissors bite　*91*

V

V shaped arch　*92*
vertical pull chin cap　*251*
VE 検査　*175*
VF 検査　*175*
V 原理　*43*
V 字型歯列弓　*92, 300*

W

Wassmund 法　*363*
Weingart utility pliers　*413*
Weingart のユーティリティプライヤー　*413, 414*
winging　*96*
wire nipper　*415*
Wits 分析　*169*
Wunderer 法　*363*
W アーチ　*241*

X

X-ray computed tomography　*156*
X 連鎖性遺伝疾患　*101*

Y

Y axis　*160*
Y axis to FH plane angle　*162*
Young pliers　*411*
Young のプライヤー　*411, 412*
Y 軸　*160*
Y 軸角　*162*

【編者略歴】

後(ご)藤(とう)滋(しげ)巳(み)
- 1977年　愛知学院大学歯学部卒業
- 1996年　愛知学院大学歯学部教授
- 2023年　愛知学院大学名誉教授

齋(さい)藤(とう)　功(いさお)
- 1984年　新潟大学歯学部卒業
- 1988年　新潟大学大学院修了
- 2004年　新潟大学大学院教授
- 2024年　新潟大学名誉教授

西(にし)井(い)　康(やすし)
- 1986年　東京歯科大学歯学部卒業
- 2019年　東京歯科大学教授

槙(まき)　宏(こう)太(た)郎(ろう)
- 1984年　昭和大学歯学部卒業
- 1989年　昭和大学大学院修了
- 2003年　昭和大学歯学部教授
- 2023年　昭和大学歯学部特任教授

森(もり)山(やま)啓(けい)司(じ)
- 1986年　東京医科歯科大学歯学部卒業
- 1990年　東京医科歯科大学大学院修了
- 1998年　徳島大学歯学部教授
- 2007年　東京医科歯科大学大学院教授

山(やま)城(しろ)　隆(たかし)
- 1990年　大阪大学歯学部卒業
- 1995年　大阪大学大学院修了
- 2006年　岡山大学大学院教授
- 2013年　大阪大学大学院教授

本書の内容に訂正等があった場合には，弊社ホームページに掲載いたします．下記URL，またはQRコードをご利用ください．
https://www.ishiyaku.co.jp/corrigenda/details.aspx?bookcode=456850

歯科矯正学　第7版　　ISBN978-4-263-45685-9

1974年10月30日	第1版第1刷発行
1979年12月20日	第2版第1刷発行
1991年 9月15日	第3版第1刷発行
2001年 4月15日	第4版第1刷発行
2008年 3月25日	第5版第1刷発行
2019年 1月20日	第6版第1刷発行
2024年 9月10日	第7版第1刷発行

編　集　後　藤　滋　巳
　　　　齋　藤　　　功
　　　　西　井　　　康
　　　　槙　　宏　太　郎
　　　　森　山　啓　司
　　　　山　城　　　隆
　　　　　　　（五十音順）

発行者　白　石　泰　夫

発行所　医歯薬出版株式会社

〒113-8612　東京都文京区本駒込1-7-10
TEL.（03）5395-7638（編集）・7630（販売）
FAX.（03）5395-7639（編集）・7633（販売）
https://www.ishiyaku.co.jp/
郵便振替番号 00190-5-13816

乱丁，落丁の際はお取り替えいたします　　　印刷・あづま堂印刷／製本・榎本製本

© Ishiyaku Publishers, Inc., 1974, 2024. Printed in Japan

本書の複製権・翻訳権・翻案権・上映権・譲渡権・貸与権・公衆送信権（送信可能化権を含む）・口述権は，医歯薬出版（株）が保有します．
本書を無断で複製する行為（コピー，スキャン，デジタルデータ化など）は，「私的使用のための複製」などの著作権法上の限られた例外を除き禁じられています．また私的使用に該当する場合であっても，請負業者等の第三者に依頼し上記の行為を行うことは違法となります．

[JCOPY] ＜出版者著作権管理機構　委託出版物＞

本書をコピーやスキャン等により複製される場合は，そのつど事前に出版者著作権管理機構（電話 03-5244-5088，FAX 03-5244-5089，e-mail：info@jcopy.or.jp）の許諾を得てください．